| 기본 간호 실습 평가 대비 |

Basic Skills for Nursing Practice

최신 기본 간호 실무 지침

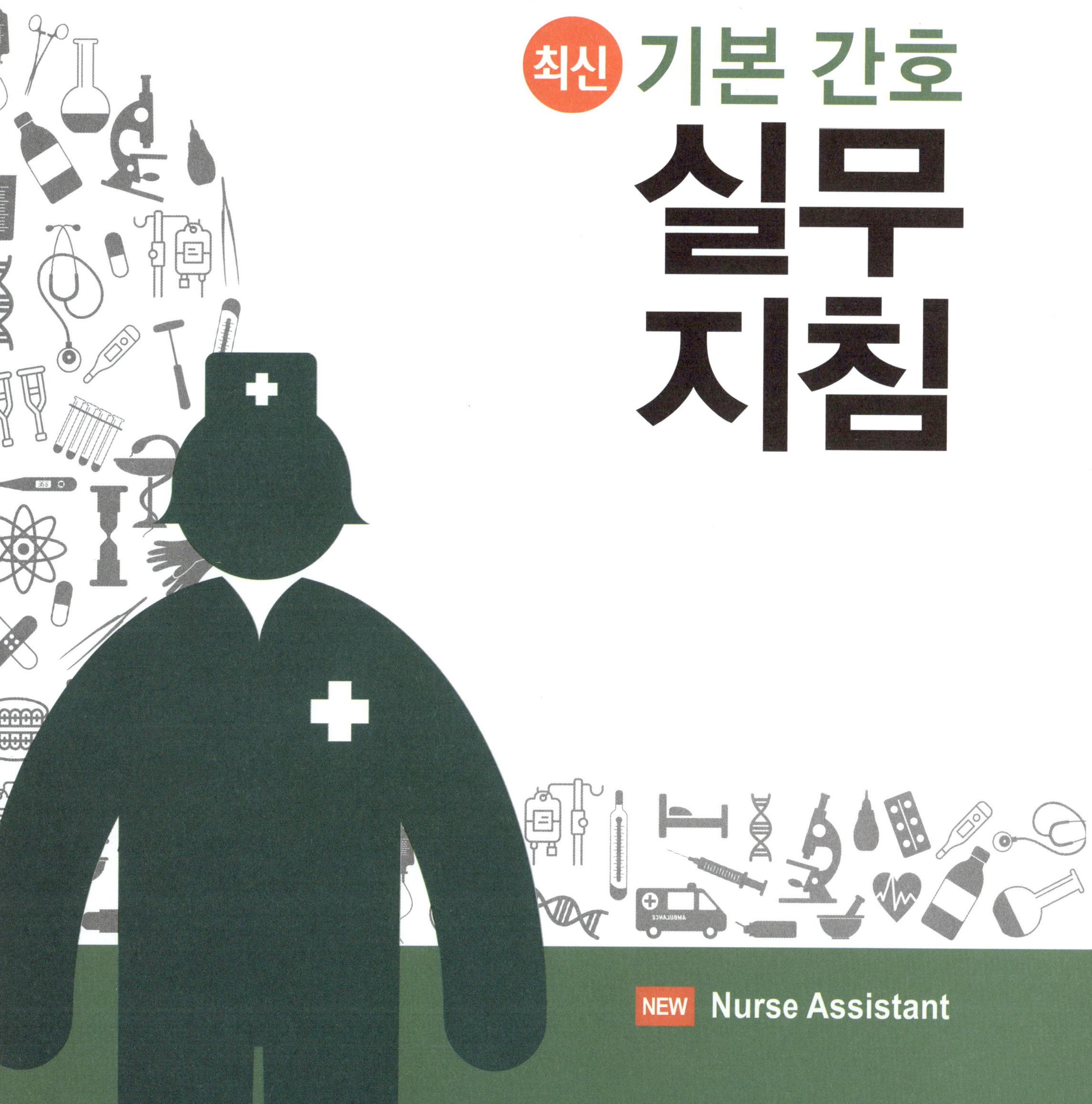

NEW Nurse Assistant

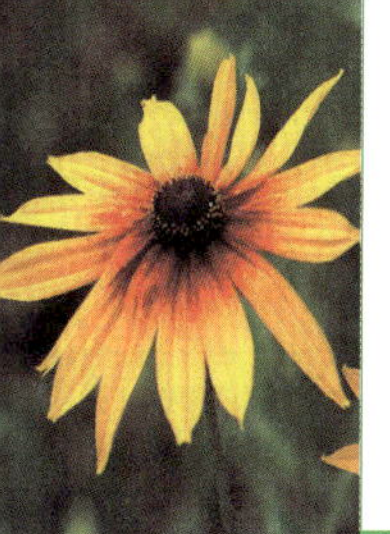

Preface

머 | 리 | 말

현대 의학의 눈부신 발달과 더불어 보다 나은 간호 지식을 가진 간호조무사의 필요성에 따라 간호조무사의 역할과 활동 영역 또한 점차 확대되어 가고 있다.

간호조무사 교육훈련기관의 지속적인 질 관리를 통해 보건의료 현장에서 요구되는 간호조무사를 양성 · 공급할 수 있는 체계를 구축하기 위해 '간호조무사 교육훈련기관 지정 · 평가' 제도가 의무화되어 2017년 1월 1일부터 시행되고 있다.

이는 보건복지부 장관의 지정 · 평가를 받은 간호조무사 교육훈련기관에서 교육과정을 이수한 사람만이 간호조무사 국가시험을 응시할 수 있다는 의미로, 이 제도의 중요성은 매우 크다고 할 수 있다.

따라서 본서는 실무 관련 주요 지침 내용과 임상 사례를 중심으로 한 핵심 간호술 위주로 스스로 학습할 수 있는 여건을 조성하고, 간호조무사 교육훈련기관 지정 · 평가 계획에 따라 특별 제작된 실무 관련 주요 지침서라 할 수 있다.

본서의 특성은

첫째 핵심 간호술에 맞추어 각각의 수행 절차를 사진으로 제시하고 있으며

둘째 한국간호교육평가원의 평가 기준에 맞추어 실습 교육 및 지도에 대한 세부 지침 수록으로 실무에 즉시 적용 가능

셋째 간호조무사 교육훈련기관 지정 · 평가에 대비해 대상자 간호를 위한 실습 관련 핵심 간호술을 동영상으로 제작

이 한 권의 실무 지침서가 여러분의 시험 결과에 분명 절대적인 영향을 미치리라 확신하면서 앞날에 큰 영광이 함께 하길 기원한다.

박이균 저

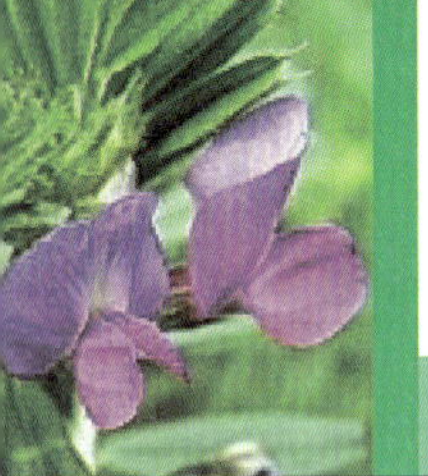

National Examination

C_O_N_T_E_N_T_S

목 차

C_O_N_T_E_N_T_S

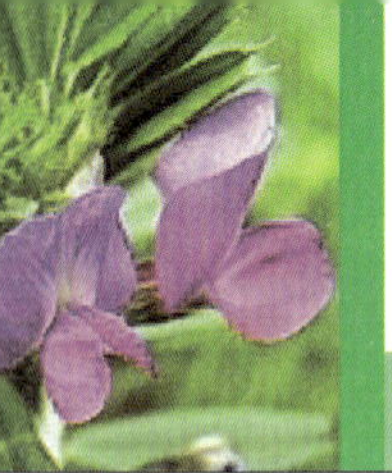

National Examination

C_O_N_T_E_N_T_S

C_O_N_T_E_N_T_S

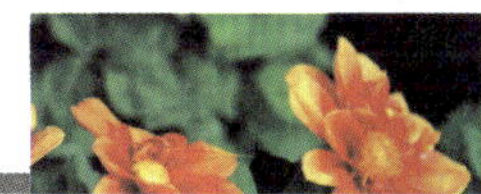

01 침대 위에서의 이동 기술

■ 목 표

장기간 누워 지내는 대상자에게 나타날 수 있는 관절의 굳어짐과 변형을 예방하고 편안함을 제공하기 위함이다.

■ 물 품

침상, 베개

■ 수행 항목

수행 방법 및 절차

침대 머리 쪽으로 이동

환자가 침대 아래(발)쪽으로 미끄러져 내려가 있을 때 침대 위쪽으로 이동하여 체위를 안락하게 유지하기 위함이다.

1

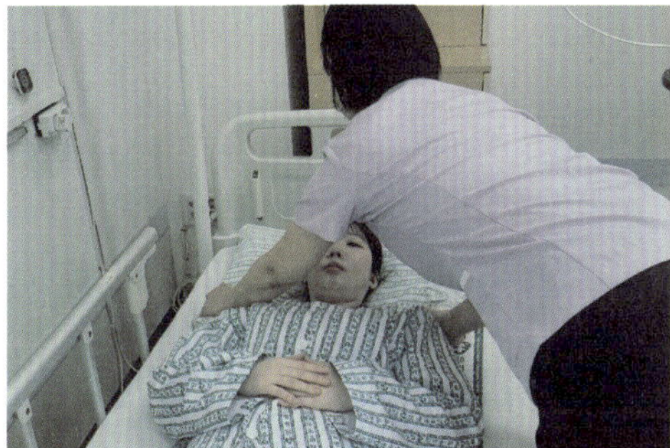

침대 매트를 수평으로 눕히고 베개를 머리 쪽에 옮긴다.

2

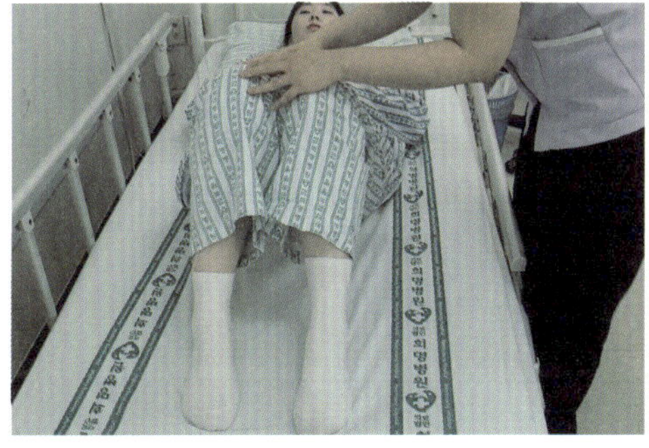

환자의 무릎을 세워 발바닥이 침대 바닥에 닿게 한다.

3

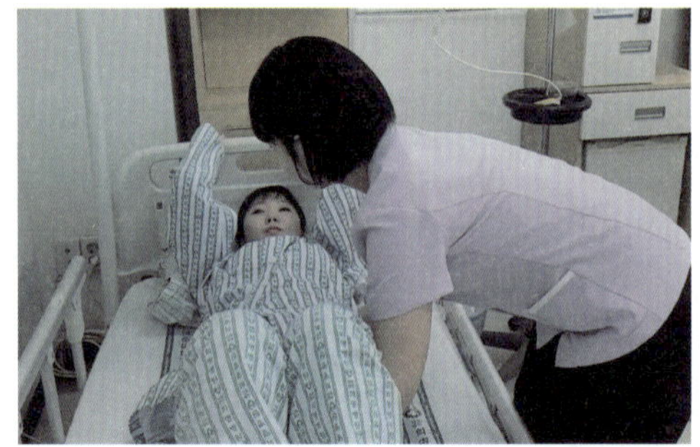

환자가 협조를 할 수 있는 경우 환자가 침대 머리 쪽 난간을 잡게 한 후 간호조무사는 환자의 대퇴 아래에 한쪽 팔을 넣고 나머지 한쪽 팔은 침상 면을 밀며 신호를 하여 환자와 같이 침상 머리 쪽 방향으로 움직인다.

4

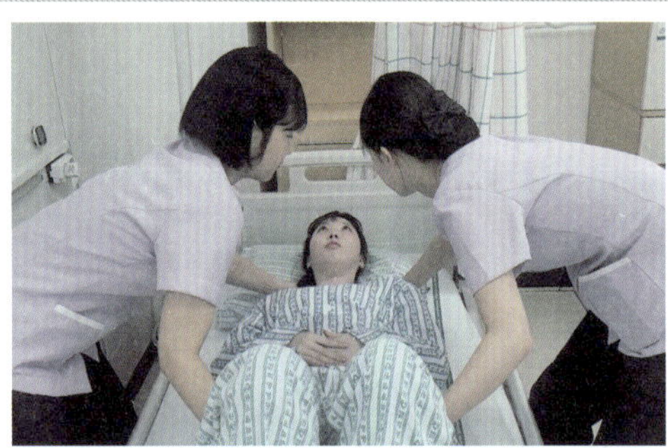

환자가 협조를 할 수 없는 경우 침상 양편에 한 사람씩 마주 서서 한쪽 팔은 머리 밑으로 넣어 어깨와 등 밑을, 다른 팔은 둔부와 대퇴를 지지하도록 하여 신호에 맞춰 두 사람이 동시에 환자를 침대 머리 쪽으로 옮긴다.

5

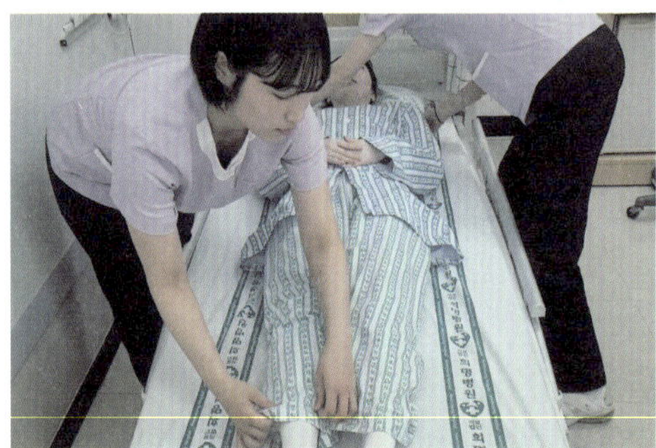

불편한 곳이 있는지 확인하고, 바르게 하여 준다.(침대 커버와 옷이 구겨져 있는지, 팔의 위치와 찰과상 등)

침대 오른쪽 또는 왼쪽으로 이동

오랜 시간 누워 있는 환자가 좌우 한 쪽으로 쏠려 있을 때 침대 중앙으로 이동하여 체위를 안락하게 유지하기 위함이다.

1

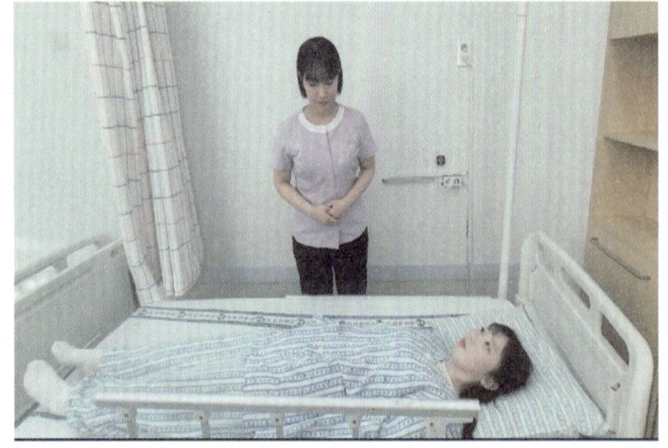

환자를 이동하고자 하는 쪽에 선다.

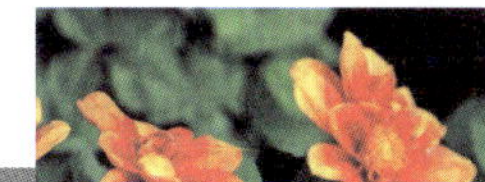

2

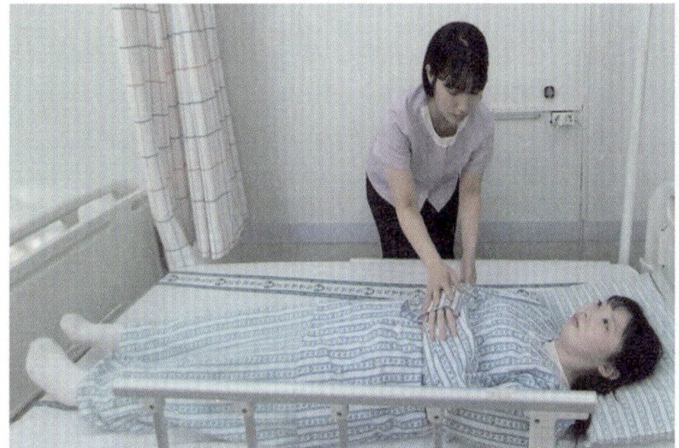

간호조무사는 환자의 두 팔을 가슴 위에 포갠다.

3

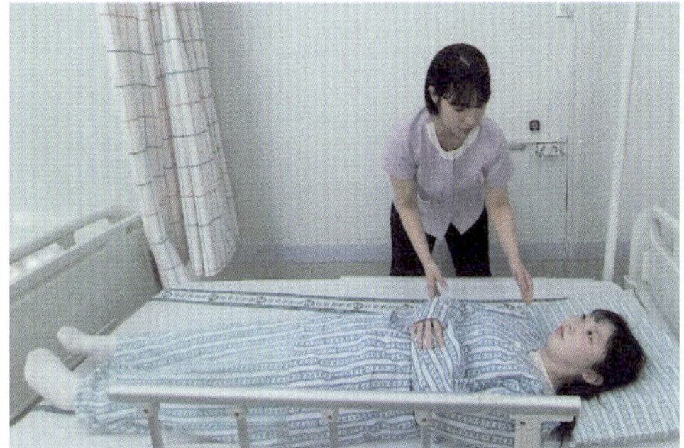

상반신과 하반신을 나누어 이동시킨다.

4

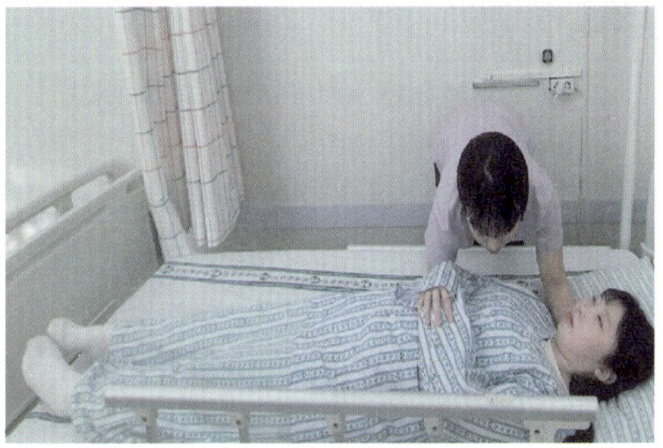

한 손은 환자의 목에서 겨드랑이를 향해 넣어서 받치며, 다른 한 손은 허리 아래에 넣어서 상반신을 이동시킨다.

5

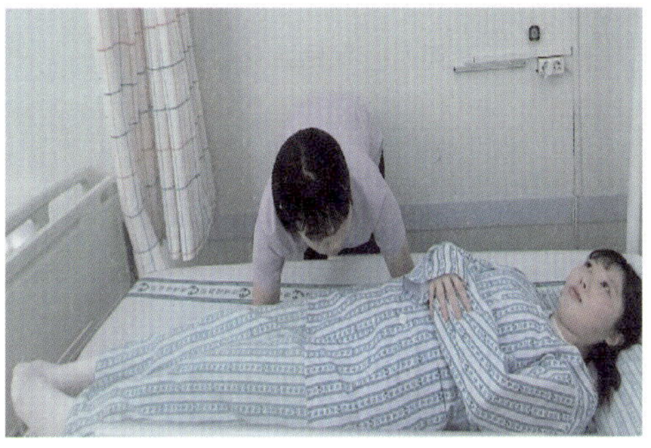

하반신은 허리와 엉덩이 밑에 손을 깊숙이 넣고 이동시킨다.

6

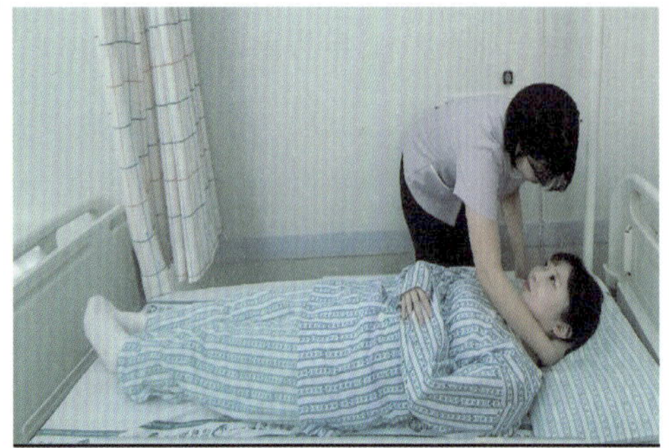

환자의 머리에 베개를 받쳐 안락한 자세를 취하게 한다.

7

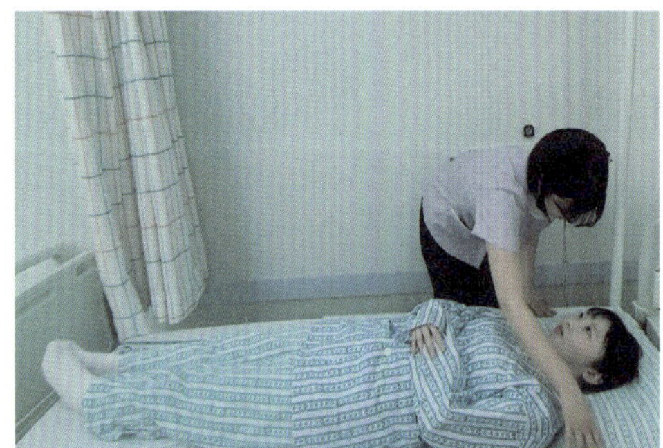

환자의 옷 및 침대 시트 등 불편한 곳이 있는지 확인한다.

침대에서 옆으로 눕힐 때의 이동

옆으로 돌려 눕히기는 체위 변경 등과 같이 자세를 바꿀 필요가 있을 때 시행한다.

1

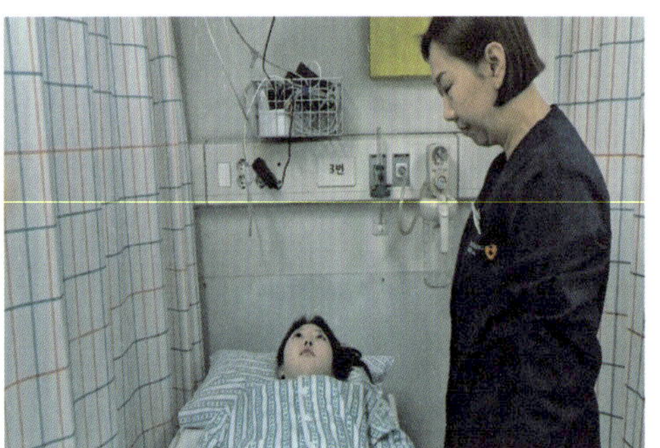

간호조무사가 돌려 눕히려고 하는 쪽에 선다.

2

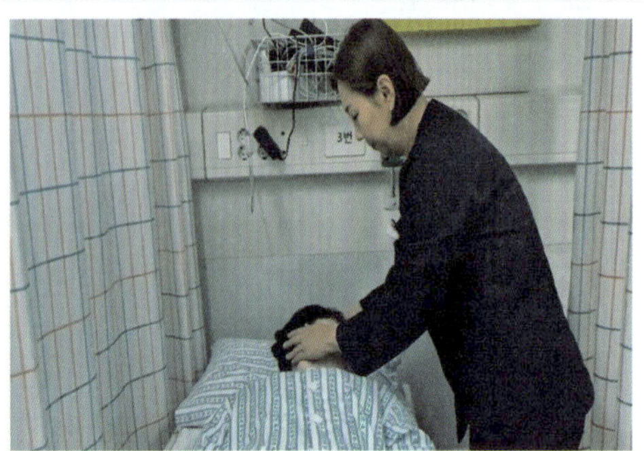

돌려 눕히려고 하는 쪽으로 머리를 돌린다.

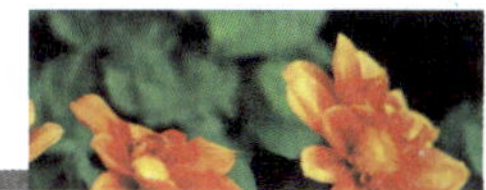

3

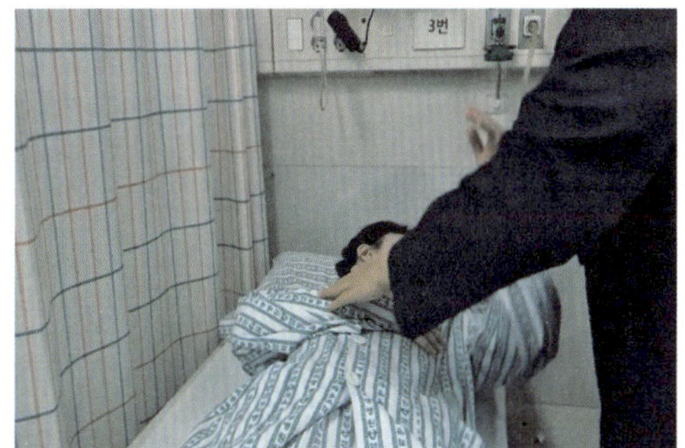

옆으로 누웠을 때 팔이 몸에 눌리지 않도록 간호조무사 먼 쪽 팔을 가슴에 얹게 하고 눕히려는 쪽의 손은 위로 올리게 한다.

4

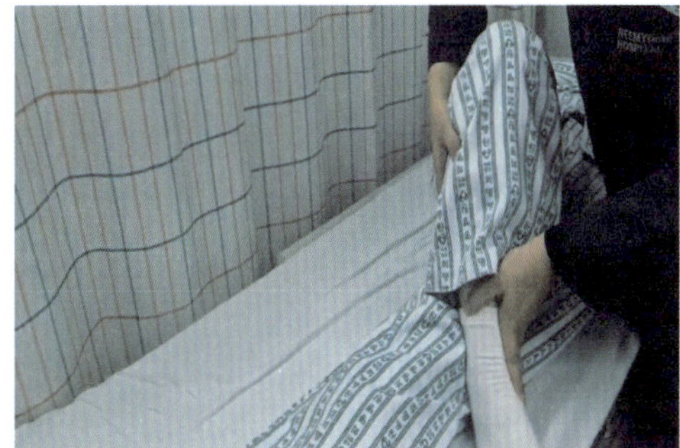

무릎을 굽히거나 돌려 눕는 방향과 반대쪽 발을 다른쪽 발 위에 올려놓는다.

5

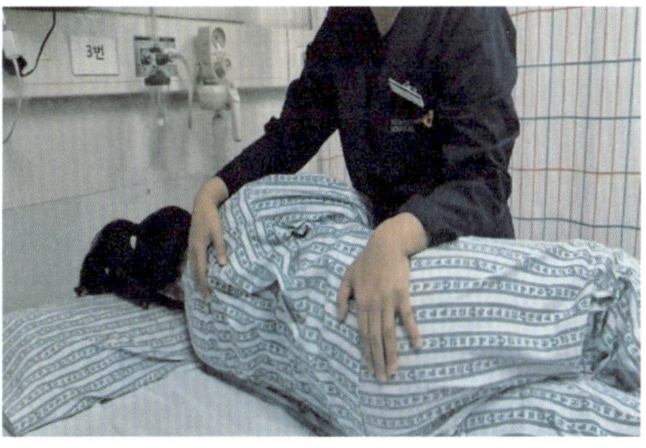

반대쪽 어깨와 엉덩이에 손을 대고, 옆으로 돌려 눕힌다.

6

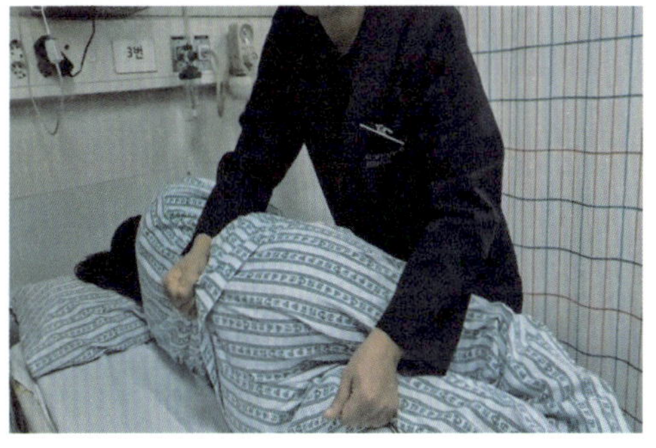

엉덩이를 움직여 뒤로 이동시키고 어깨를 움직여 편안하게 하여 준다.

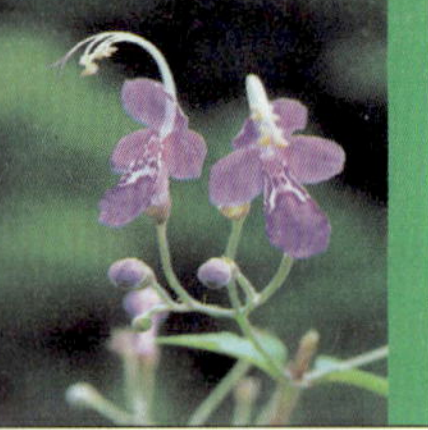

7

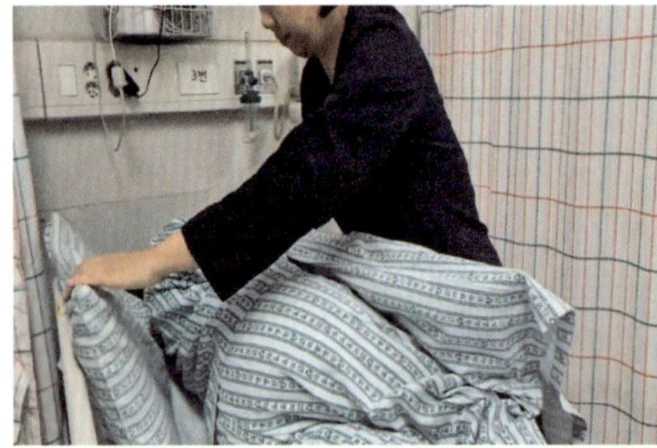

필요하다면 베개를 등과 필요 부위에 받쳐 준다.

8

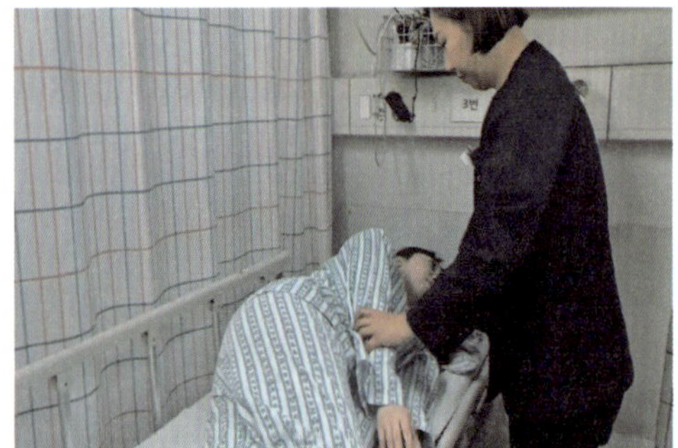

스스로 돌아눕는 것이 가능한 환자는 스스로 하도록 하며, 최소한만 돕는다.

9

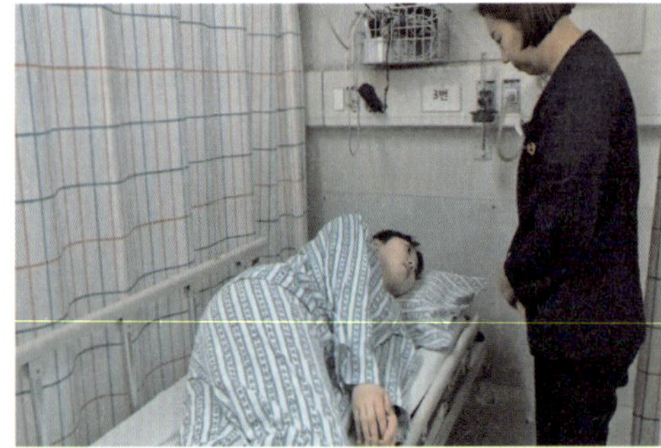

환자를 움직일 때 간호조무사가 환자의 앞에서 수행해야 한다.

침대에서 일어나 앉힐 때의 이동 – 반신마비(편마비) 환자인 경우

1

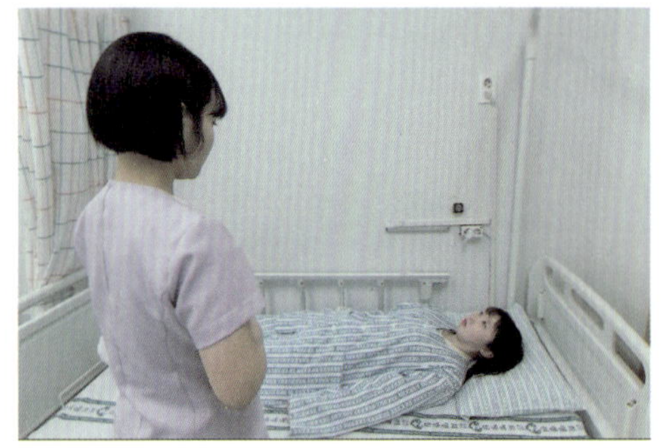

일어나는 것에 대해 설명한다.

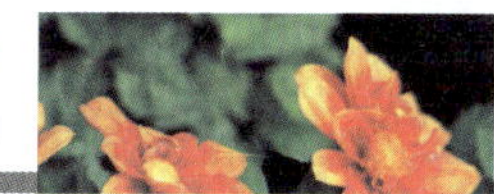

2

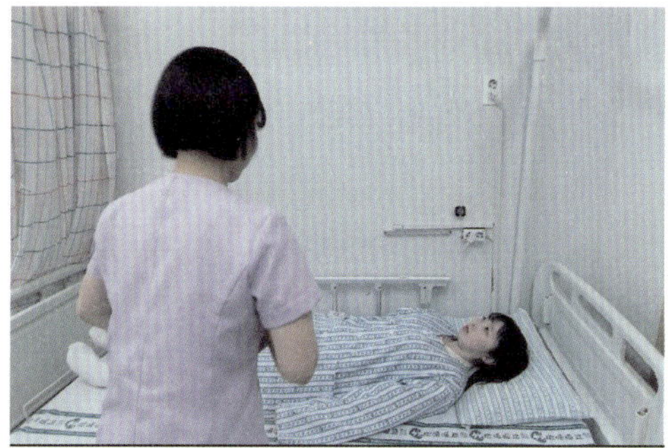

간호조무사는 환자의 건강한 쪽에 선다.

3

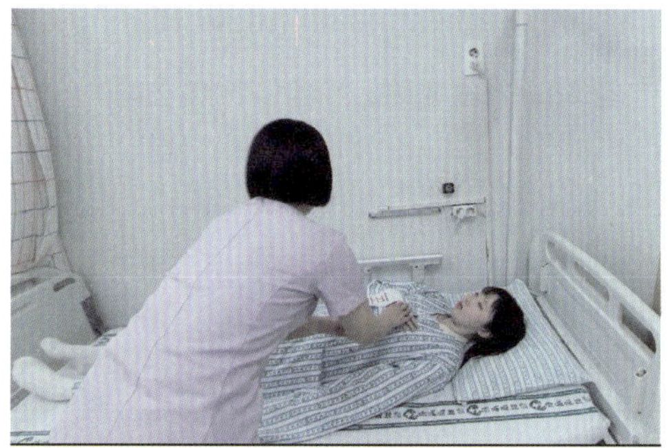

환자의 마비된 손을 가슴 위에 올려놓는다.

4

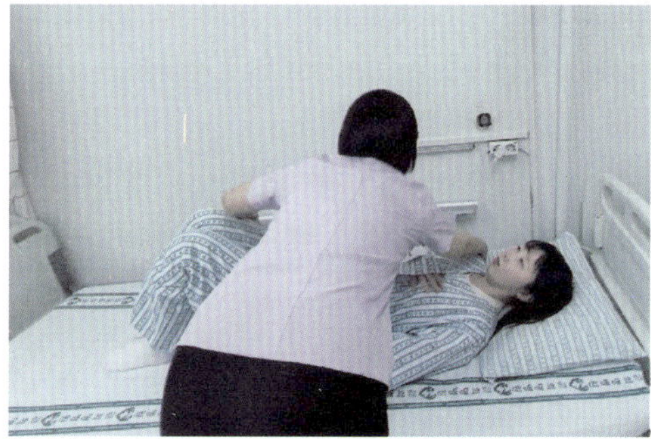

환자의 양쪽 무릎을 굽혀 세운 후 어깨와 엉덩이 또는 넙다리를 지지하여 간호조무사 쪽으로(마비 측이 위로 오게) 돌려 눕힌다.

5

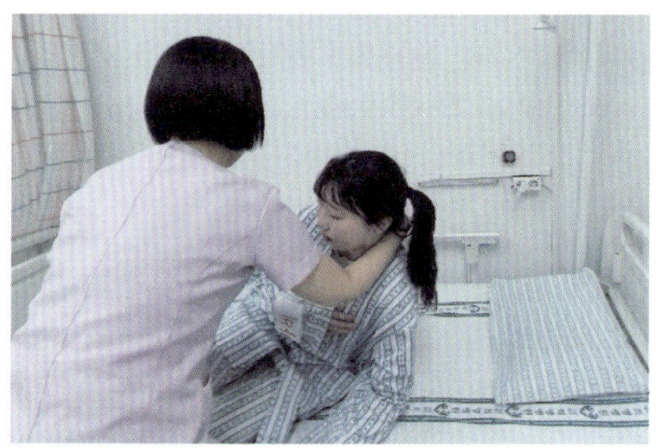

간호조무사의 팔을 환자의 목 밑에 넣어 손바닥으로 등과 어깨를 지지하고, 반대 손은 엉덩이 부분(넙다리)을 지지하여 일으켜 앉힌다. 이때 환자는 건강한 손을 짚고 일어날 수 있도록 한다.

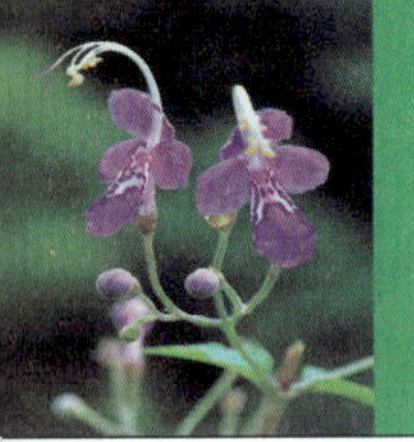

침대에서 일어나 앉힐 때의 이동－사지마비 환자인 경우

1

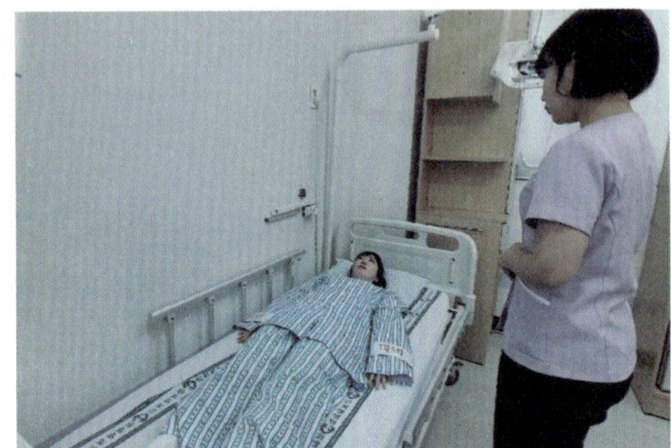

일어나는 것에 대해 설명한다.

2

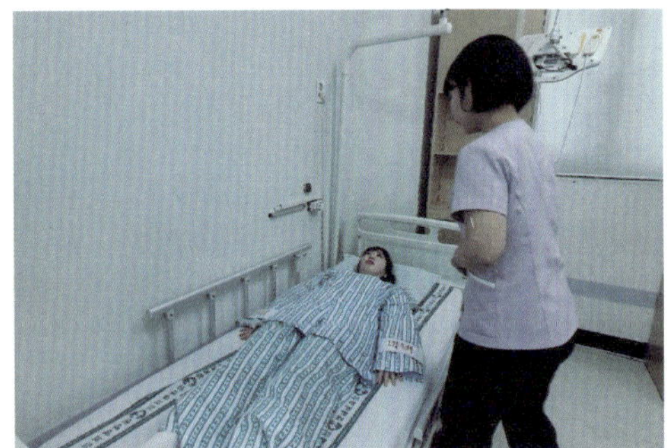

간호조무사는 환자를 향하여 가까이 선다.

3

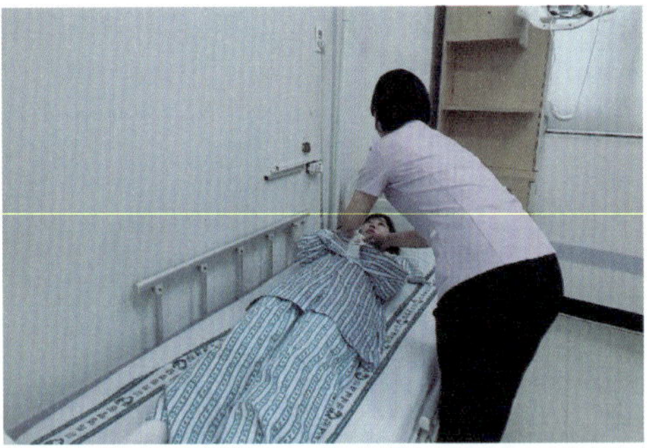

환자의 마비된 양손은 가슴 위에 올려놓는다.

4

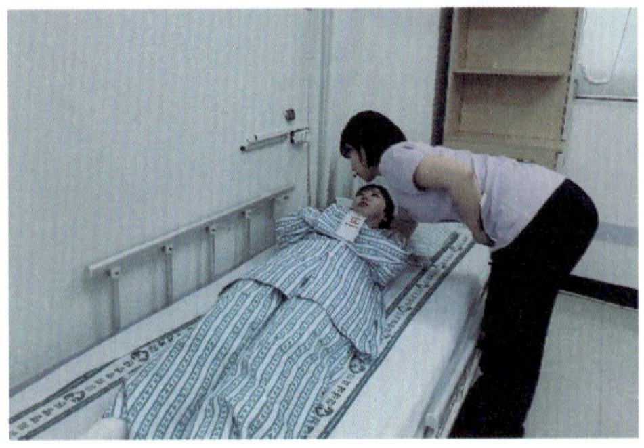

간호조무사는 한쪽 팔을 환자의 목 밑을 받쳐 깊숙하게 넣은 후 손바닥으로 반대쪽 어깨 밑을 받쳐준다.

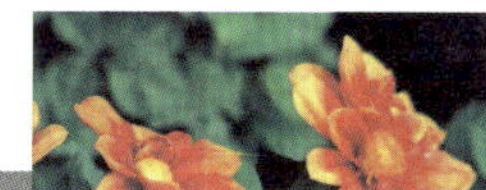

5

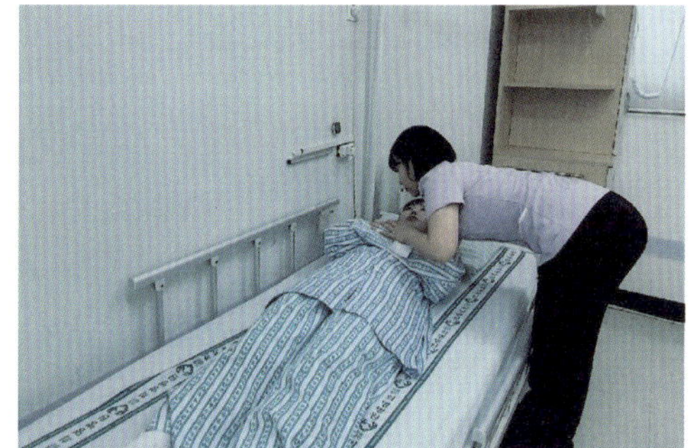

간호조무사의 다른 손은 환자의 가슴 위에 올려진 손을 지지한다.

6

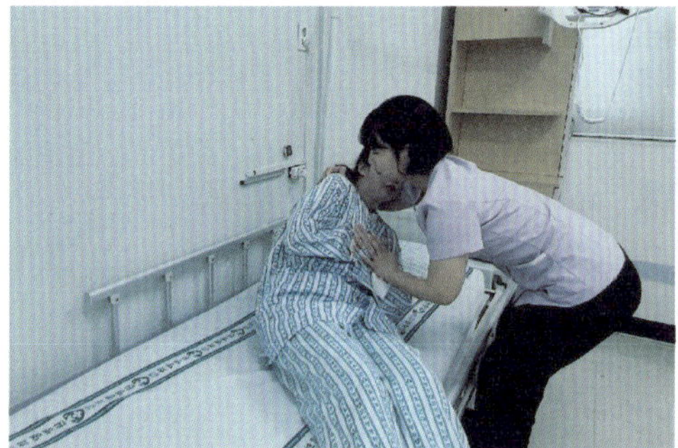

환자 어깨 밑에 위치한 손바닥으로 환자의 상체를 밀어 올리면서 간호조무사 쪽으로 몸통을 돌려 일으켜 앉힌다.(먼저 돌아눕힌 후 앉힐 수도 있다.)

침대에 걸터앉히기

침대 위에서 휠체어나 이동변기 등으로 이동할 때 일단 일어나 앉은 다음 침대 끝으로 이동하여 침대에 걸터앉아야 한다.

1

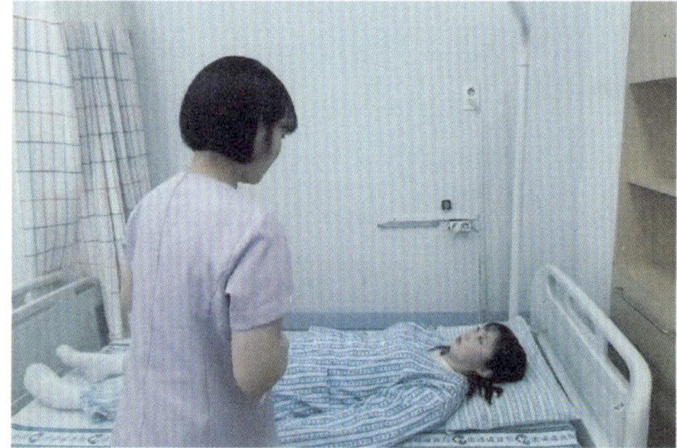

침대에 걸터앉히기 위해 일어나는 것에 대해 환자에게 설명한다.

2

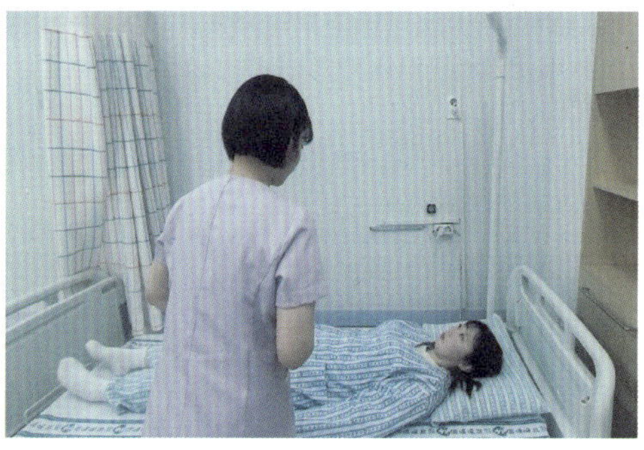

간호조무사는 앉히고자 하는 쪽에서 환자를 향하여 선다.

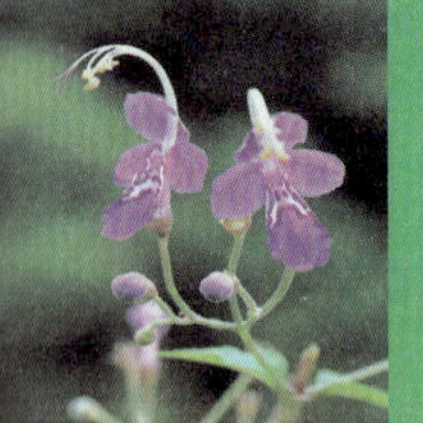

3

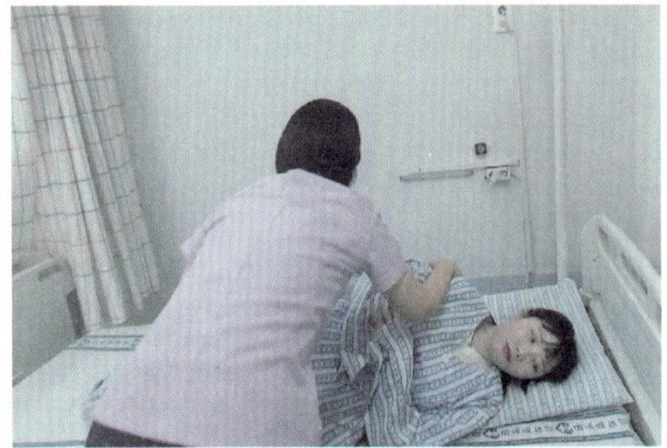

환자 가까이 서서 돌아눕히는 방법에 따라 돌아눕힌다.

4

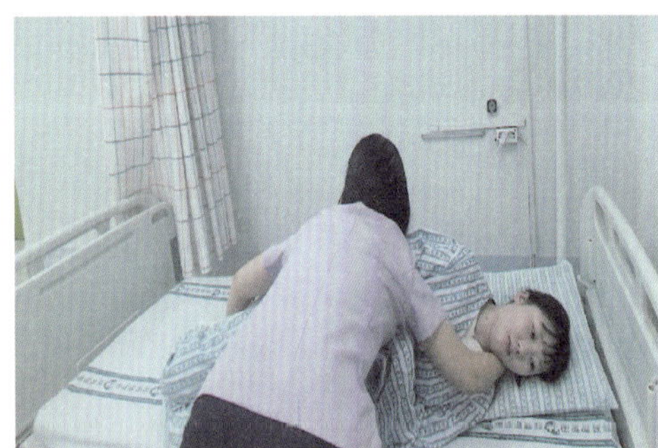

환자의 목 밑으로 팔을 깊숙이 넣고 다른 한 손은 다리를 지지한다.

5

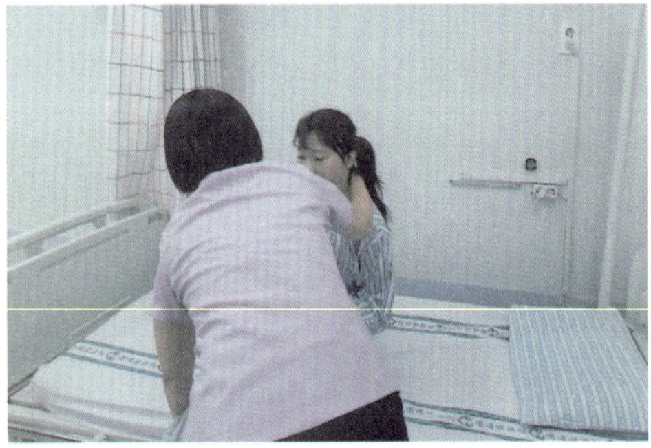

신체 정렬을 유지한 상태에서 어깨 쪽 팔에 힘을 주어 일으켜 앉힌다.

침대에서 일으켜 세우기 - 앞에서 보조하는 경우

1

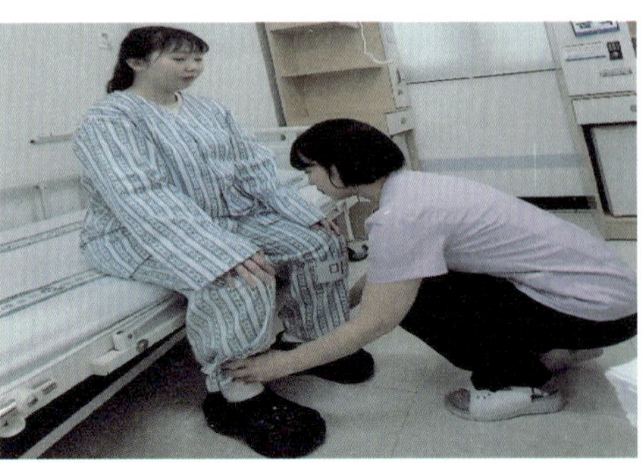

환자는 침대에 가볍게 걸터앉아 발을 무릎보다 살짝 안쪽으로 옮겨 준다.

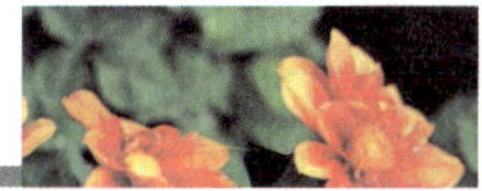

2

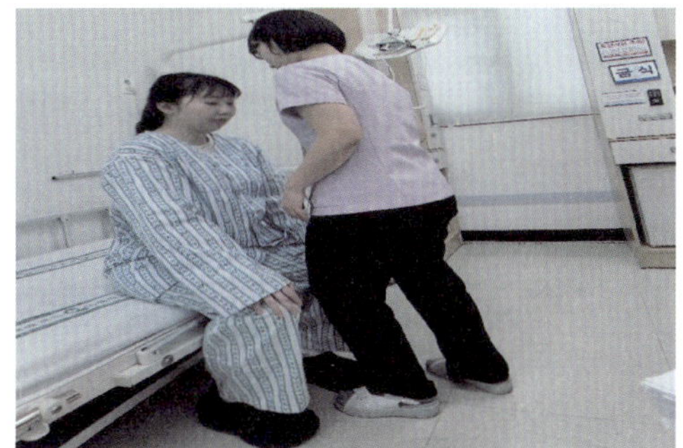

간호조무사는 자신의 무릎으로 환자의 마비된 쪽 무릎 앞쪽에 대고 지지하여 준다.

3

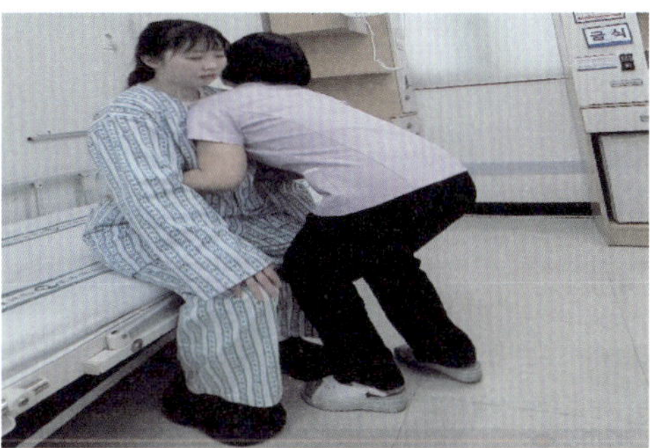

양손은 허리를 잡아 지지하고 환자 상체를 앞으로 숙이며 천천히 일으켜 세운다.

4

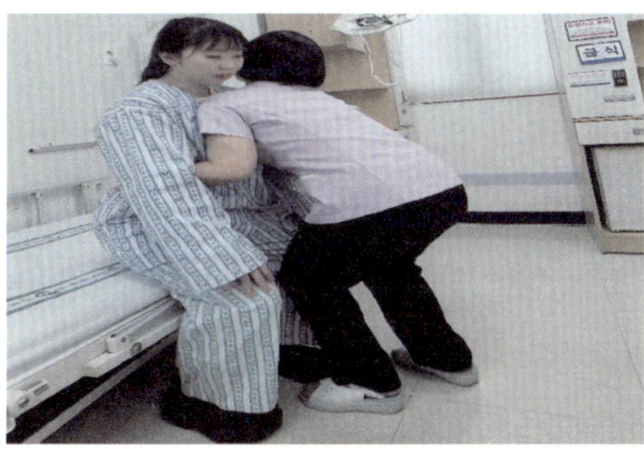

환자가 좀 더 많은 보조가 필요하다면 간호조무사의 어깨로 환자의 가슴(어깨 앞쪽)을 지지하여 상체를 펴는 데 도움을 줄 수 있다.

5

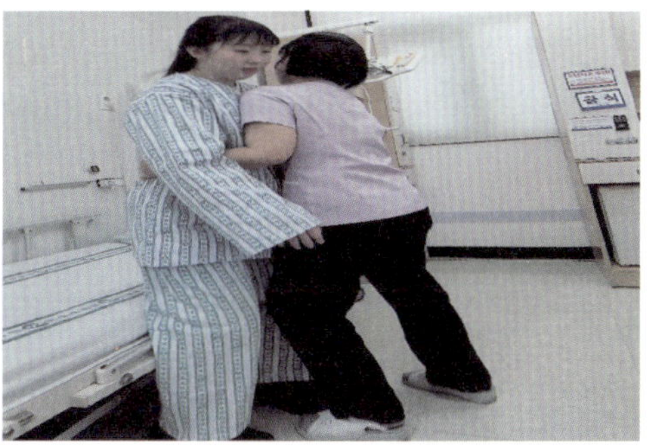

환자가 완전하게 양 무릎을 펴고 선 자세를 취하면 간호조무사는 앞쪽으로 넘어지지 않도록 선 자세에서 균형을 잡을 수 있을 때까지 잡아 준다.

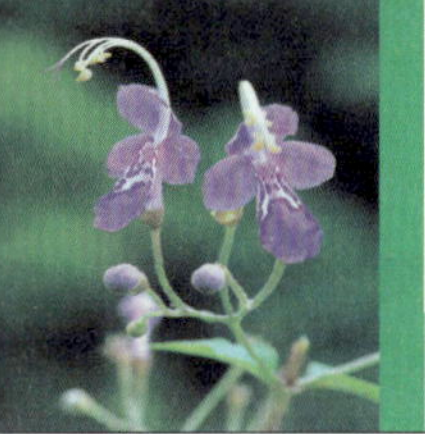

침대에서 일으켜 세우기 – 옆에서 보조하는 경우

1

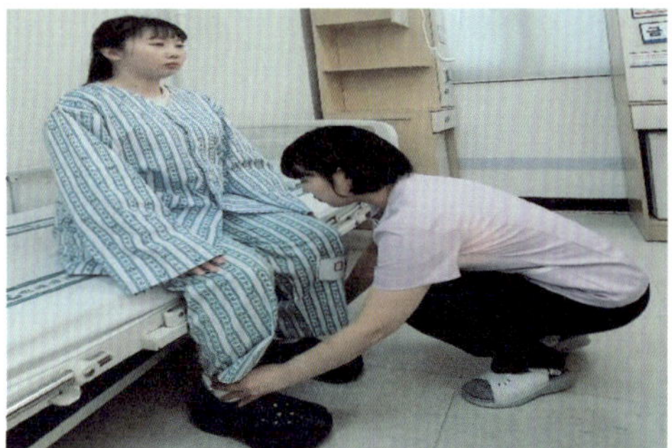

환자를 침대 끝에 앉혀 양발을 무릎보다 조금 뒤쪽에 놓는다.

2

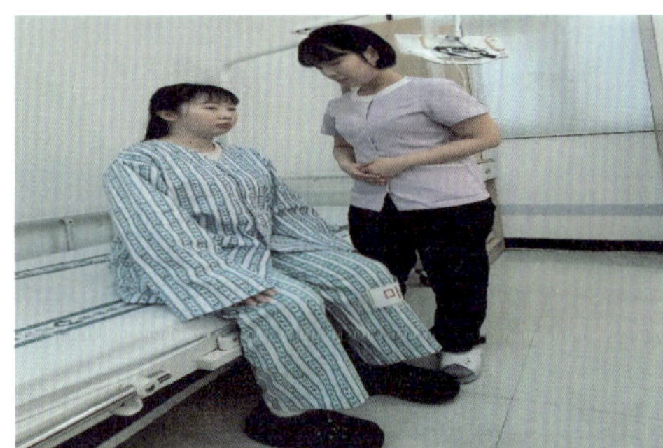

간호조무사는 환자의 마비된 쪽에 가까이 위치하고, 발을 환자의 마비된 발 바로 뒤에 놓는다.

3

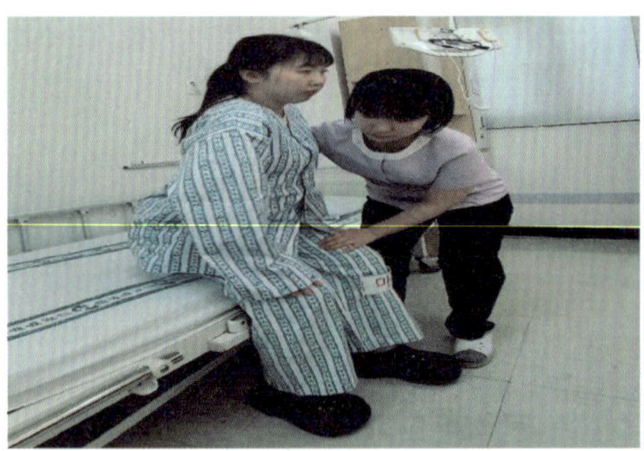

간호조무사는 한 손으로 환자의 마비된 대퇴부를 지지하고, 다른 한 손은 환자의 반대쪽 허리를 부축하여 천천히 일으켜 세운다.

4

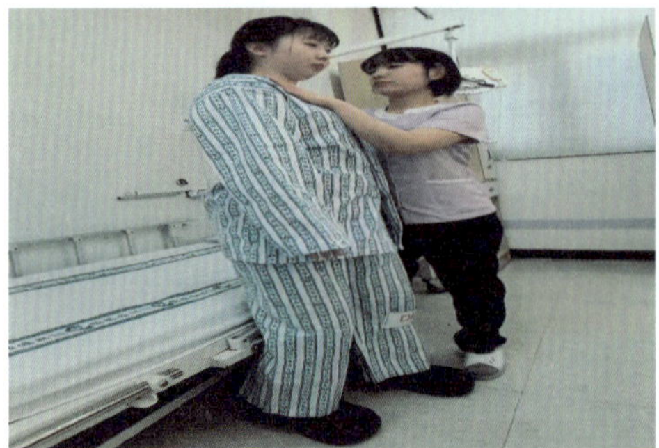

환자가 양쪽 무릎을 펴서 일어서면 대퇴부에 있던 손을 환자의 가슴 부위로 옮겨 환자가 상체를 펴서 자세가 안정될 수 있도록 한다.

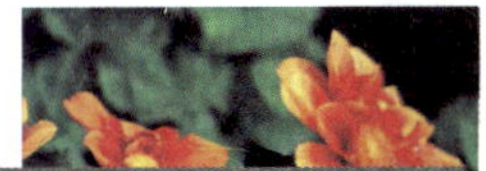

02 침대에서 침대 및 이동차로의 이동 기술

▪ 목 표

대상자를 침대 및 이동차(stretcher car)로 옮길 때 대상자를 안전하게 이동시키고 편안함을 제공하기 위함이다.

▪ 물 품

침대, 이동차(stretcher car)

▪ 수행 항목

수행 방법 및 절차		
침대에서 침대로의 이동		
1	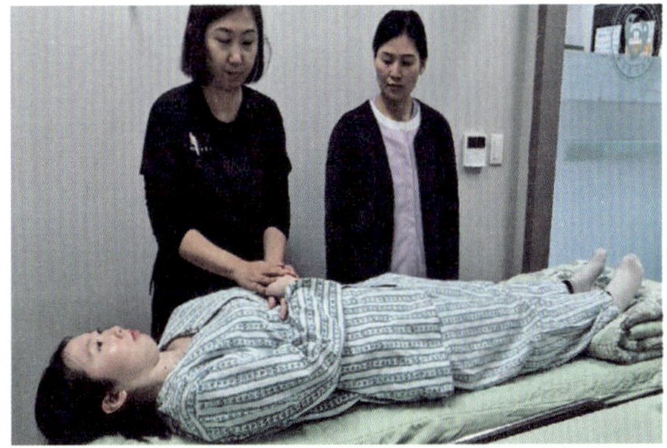	환자의 두 팔을 가슴에 모아 준다. 
2	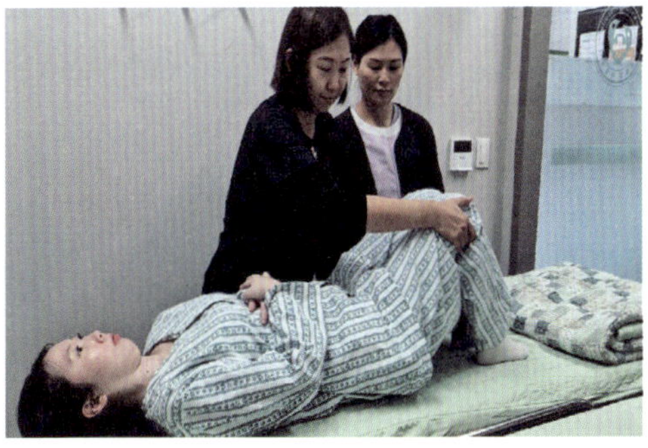	환자의 두 다리를 모으고 무릎을 세운다.

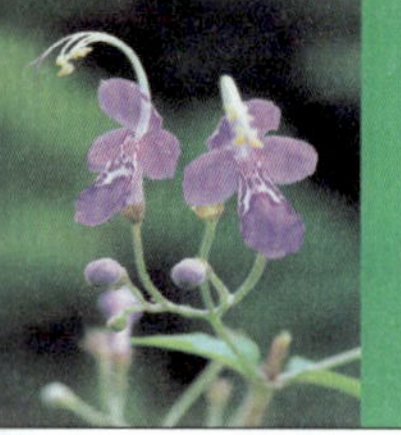

3

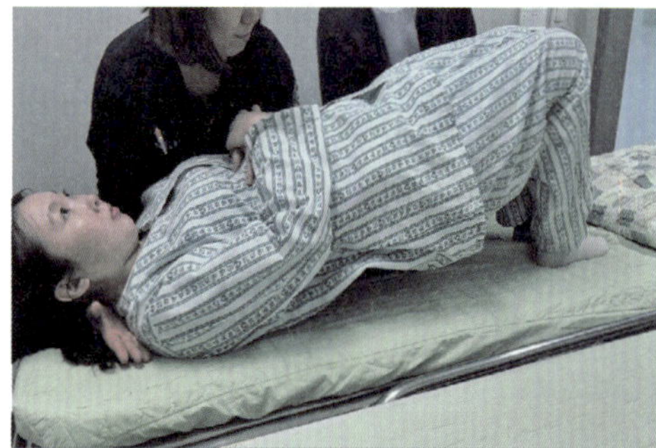

한 사람은 환자의 어깨와 다른 팔은 허리 쪽에 넣고 지지한다.

4

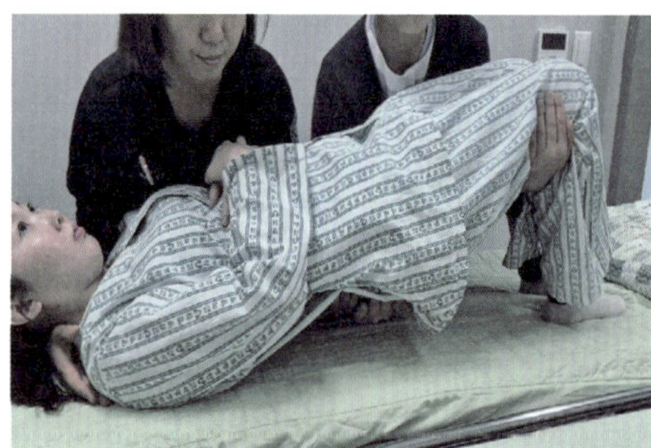

다른 한 사람은 한 팔을 환자 허리 아래를 지지하고 한 팔은 두 무릎 밑을 지지한다.

5

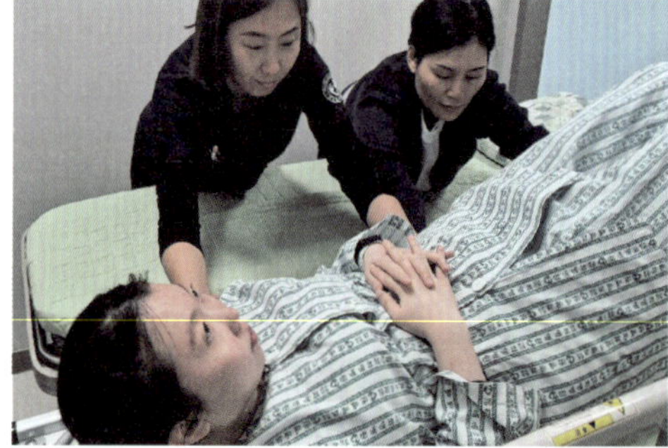

두 사람이 호흡을 맞추어 들어 올린다.

침대에서 이동차로의 이동

1

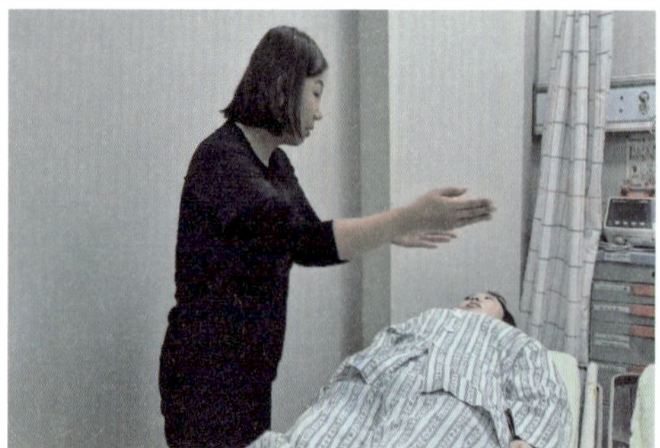

환자에게 수행 절차를 설명한다.

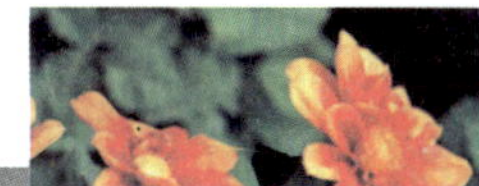

2

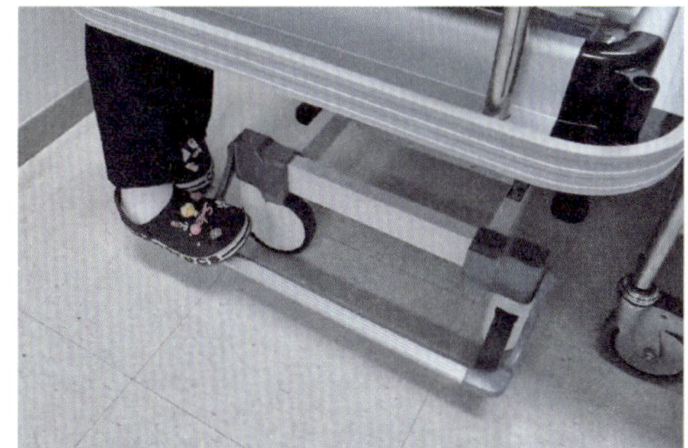

이동차의 바퀴를 고정시켜 둔다.

3

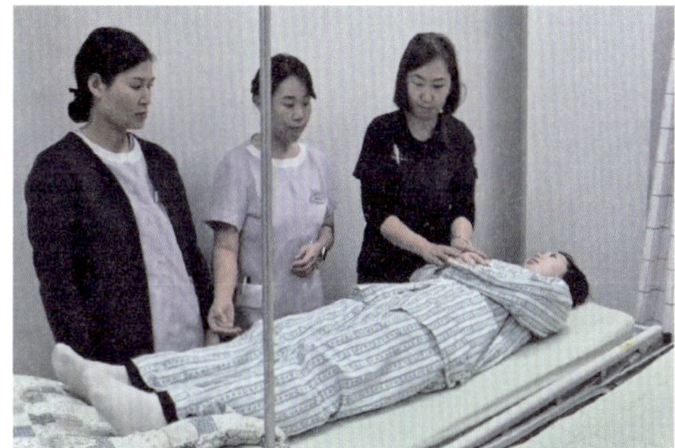

환자를 옮기는 세 간호조무사는 침상 옆에서 환자를 향하여 서고 환자의 양팔을 가슴 위에 포개 놓는다.

4

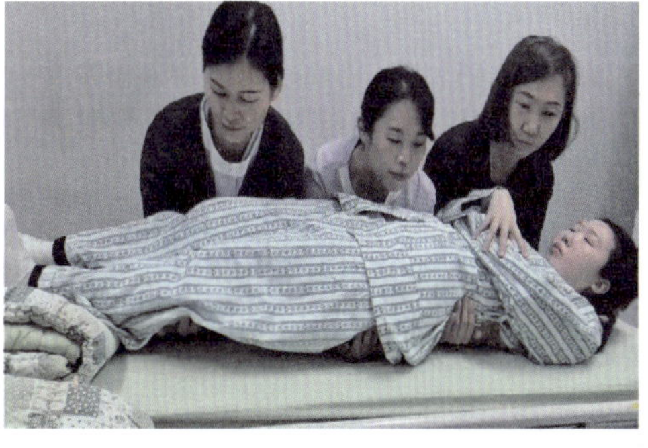

첫째 간호조무사는 머리와 목, 가슴 상부에 양팔을 넣고, 둘째 간호조무사는 가슴 하부와 엉덩이 부분에, 셋째 간호조무사는 대퇴와 다리에 양팔을 넣어 환자의 반대편 쪽에 손이 나오도록 한다. 이때 운반자는 몸을 최대한 환자에 가깝게 하고 무릎을 굽힌 자세를 취하여 환자를 침상가로 옮긴다.

5

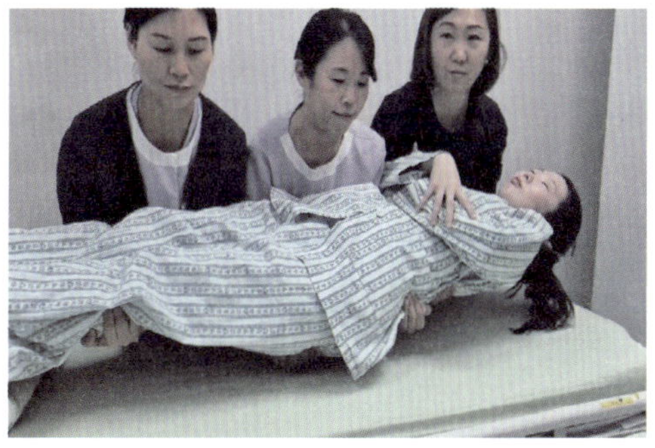

동시에 환자를 안고 일어서 이동차 옆에 선다. 무릎을 굽히면서 환자를 이동차에 안전하게 내려 놓는다.

6 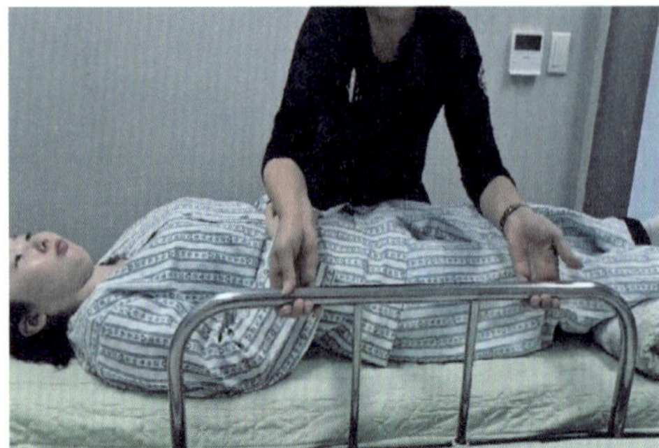
환자가 편안하도록 바른 체형을 유지해 주고 난간을 올려 준다.

03 휠체어 이동 기술

■ 목 표

다리가 자유롭지 못한 대상자나 몸이 불편한 사람을 안전하고 편안하게 이동하기 위함이다.

■ 물 품

침상, 휠체어

■ 수행 항목

수행 방법 및 절차

문턱(도로 턱) 오를 때

1 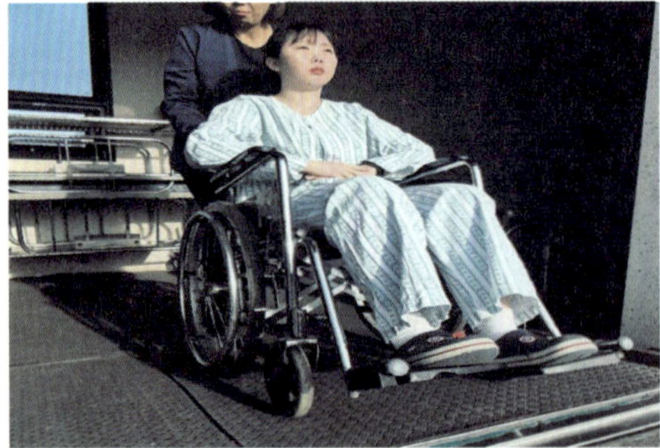
간호조무사가 양팔에 힘을 주고 휠체어 뒤를 발로 조심스럽게 누른다.

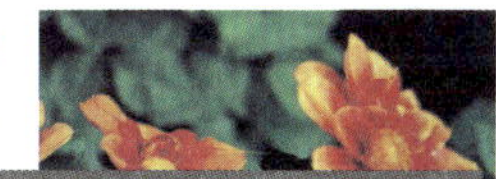

2

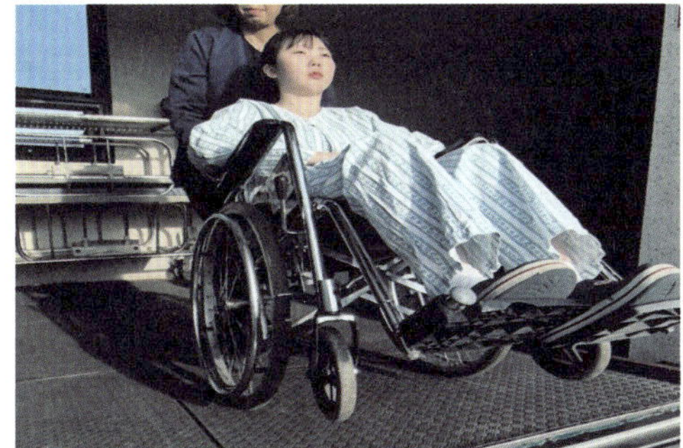

간호조무사는 휠체어를 뒤쪽으로 기울이고 앞바퀴를 들어 문턱을 오른다.

문턱(도로 턱) 내려갈 때

1

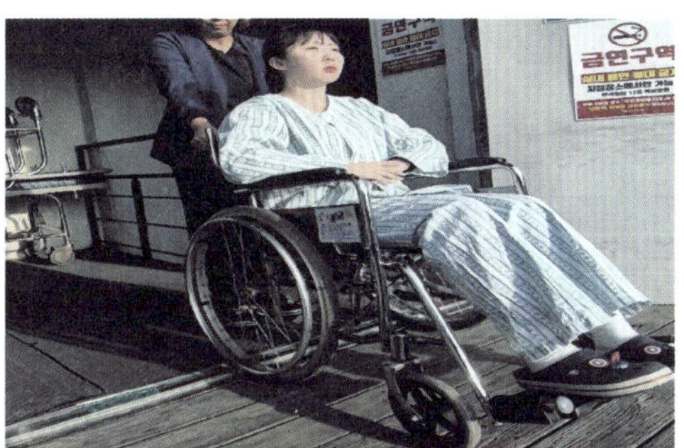

휠체어를 뒤로 돌려 내려간다.

2

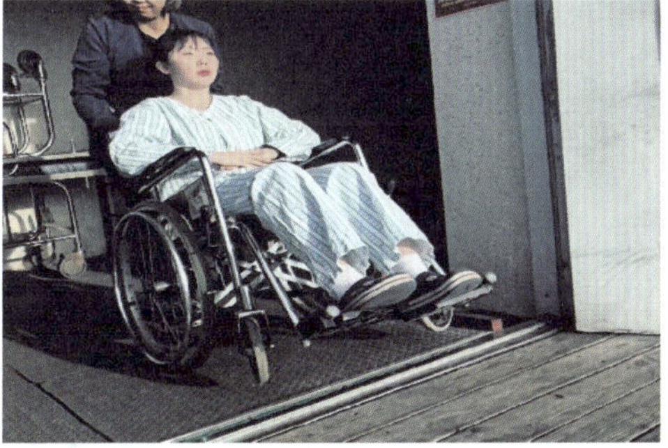

간호조무사가 뒤에 서서 뒷바퀴를 내려놓고, 앞바퀴를 들어 올린 상태로 뒷바퀴를 천천히 뒤로 빼면서 앞바퀴를 조심히 내려놓는다.

오르막길을 올라갈 때

1

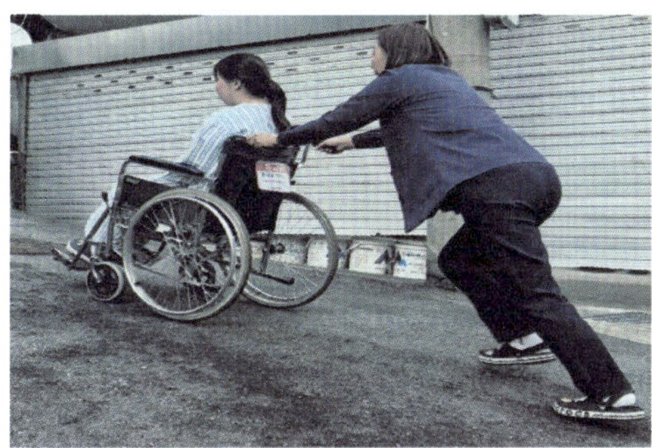

가급적 자세를 낮추고 다리에 힘을 주어 밀고 올라간다.

2

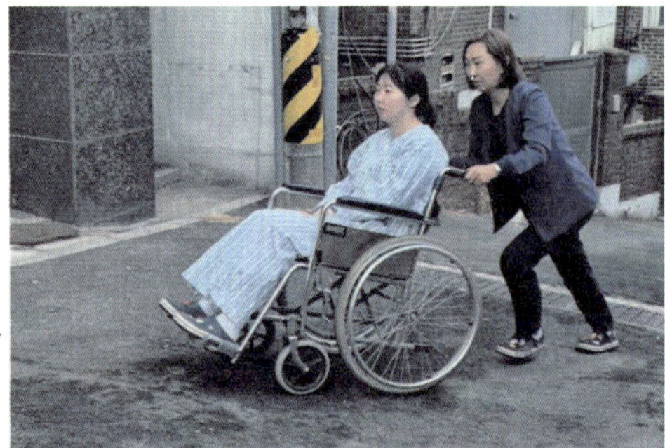

환자의 체중이 무겁거나 경사도가 높은 경우 지그재그로 밀고 올라가는 것도 방법이 될 수 있다.

내리막길을 내려갈 때

1

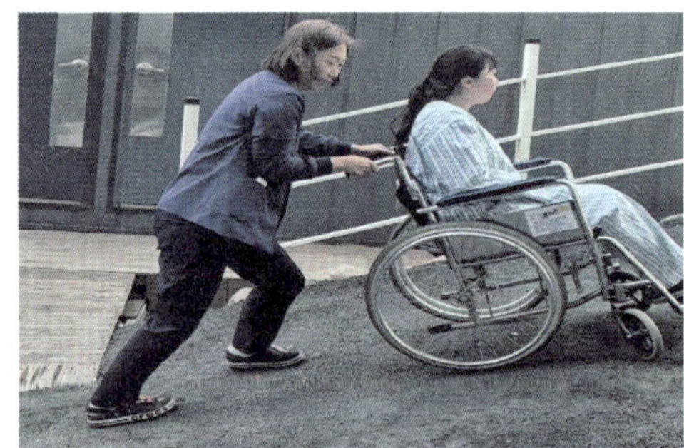

간호조무사는 지지면을 유지하면서 휠체어를 뒤로 돌려 뒷걸음으로 내려간다.

2

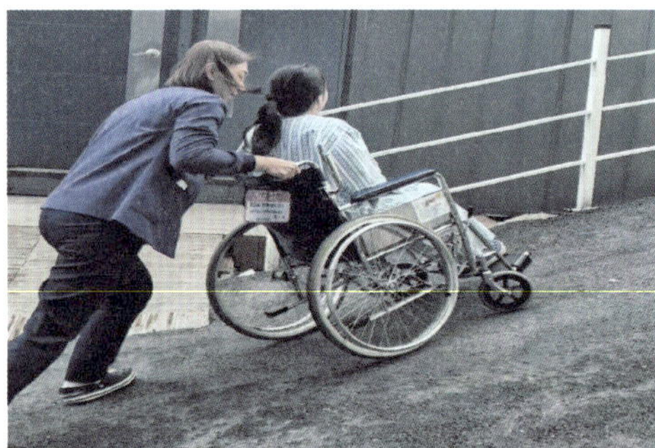

환자의 체중이 무겁거나 경사도가 심한 경우 지그재그로 내려간다. 간호조무사는 반드시 고개를 뒤로 돌려 가고자 하는 방향을 살펴야 한다.

울퉁불퉁한 길 이동할 때

1

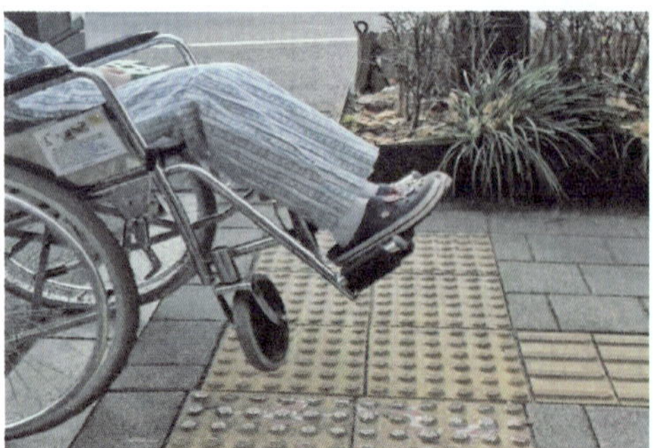

휠체어 앞바퀴를 들어 올려 뒤로 젖힌 상태에서 이동한다.

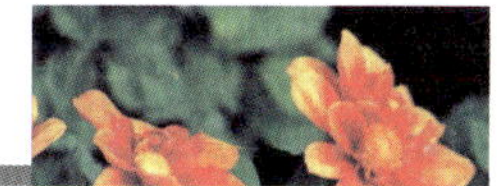

2

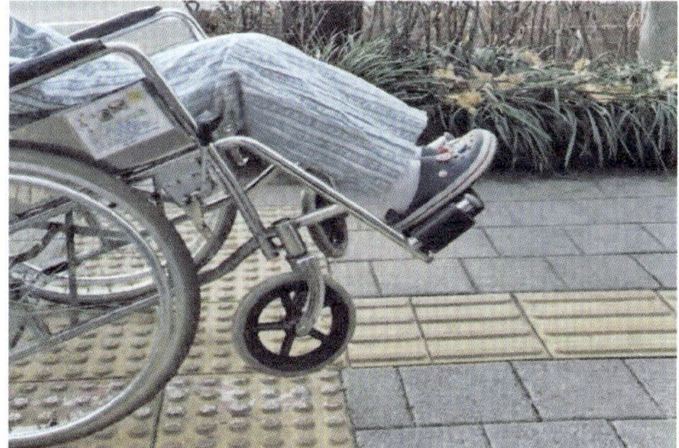

크기가 작은 앞바퀴가 지면에 닿게 되면 휠체어를 앞으로 밀기가 힘들고, 환자가 진동을 많이 느끼기 때문이다.

엘리베이터 타고 내리기

1

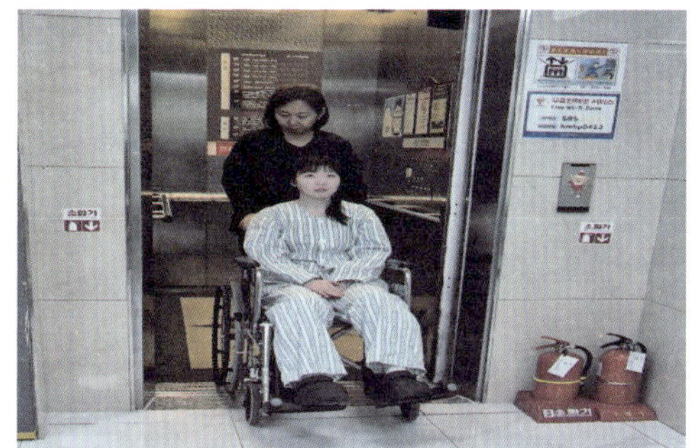

뒤로 들어가서 앞으로 밀고 나온다. 이는 엘리베이터 층 버튼에 쉽게 접근할 수 있으며, 엘리베이터를 나갈 때 돌려야 하는 불편함을 피할 수 있기 때문이다.

2

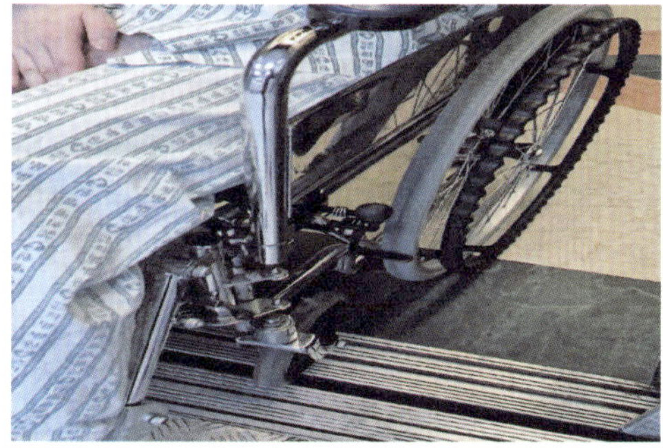

엘리베이터에서 나갈 때 작은 앞바퀴가 엘리베이터와 복도 바닥 사이에 끼일 수 있으므로 주의하여야 한다.

3

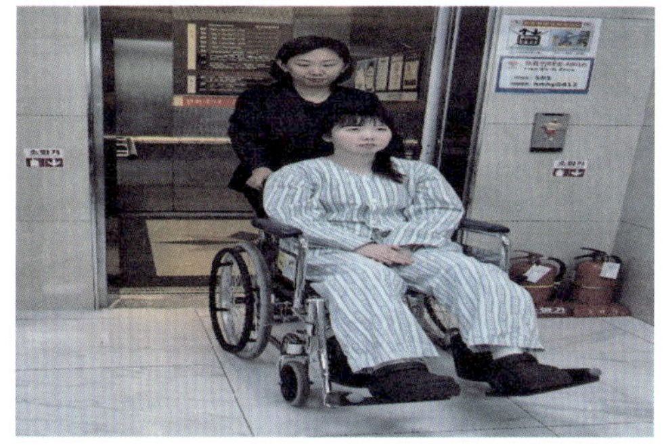

엘리베이터를 완전히 나올 때까지 복도 상황이 관찰되지 않을 수 있으므로 주의한다.

침대에서 휠체어로 옮기기

1

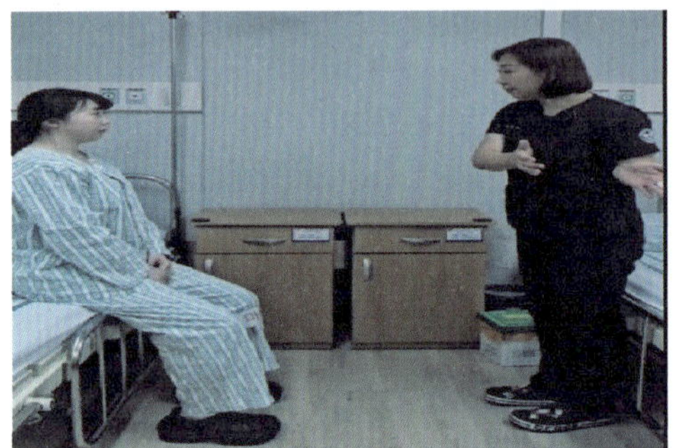

환자에게 휠체어로 옮겨 앉는 것에 대하여 설명을 한다.

2

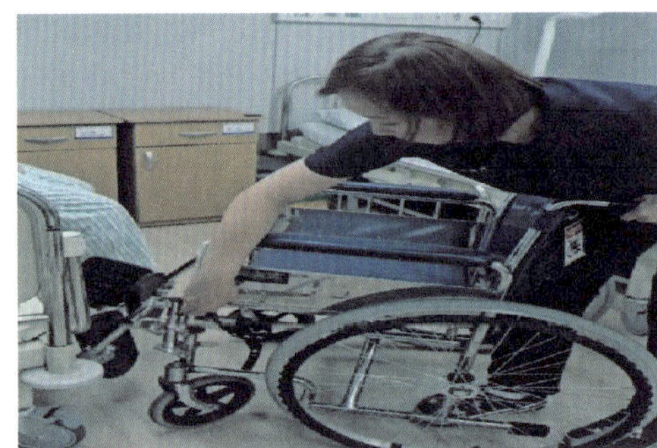

환자의 건강한 쪽 침대 난간에 붙인(또는 30~45° 비스듬히 놓은) 다음 반드시 잠금장치를 잠근다.

3

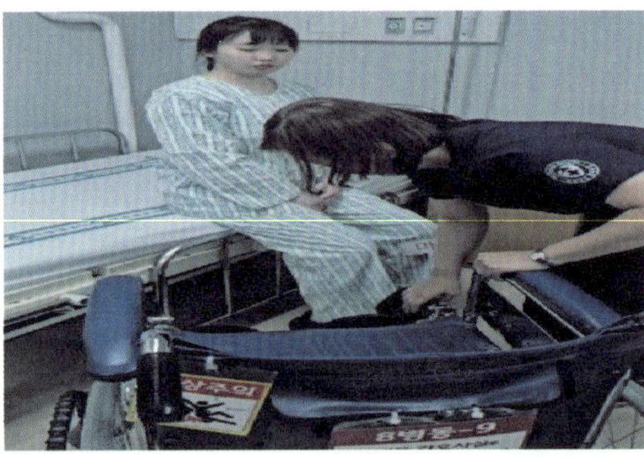

발 받침대는 다리가 걸리지 않도록 젖혀 놓는다.

4

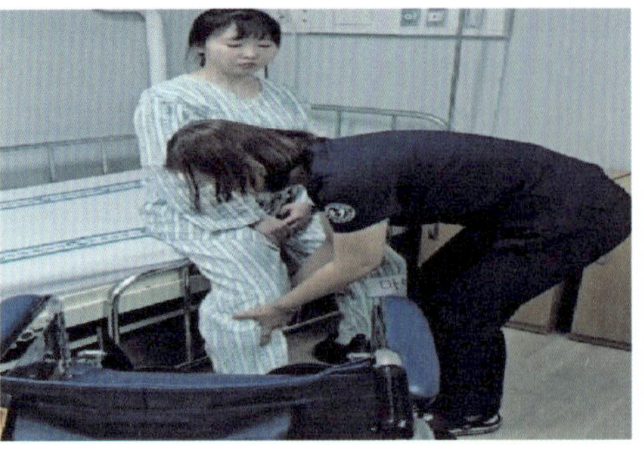

환자의 양발이 휠체어 앞쪽 바닥을 지지하도록 한다.

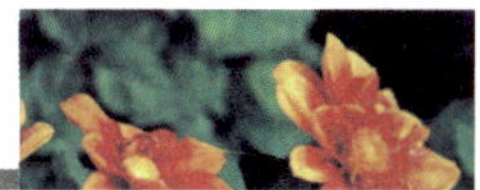

5

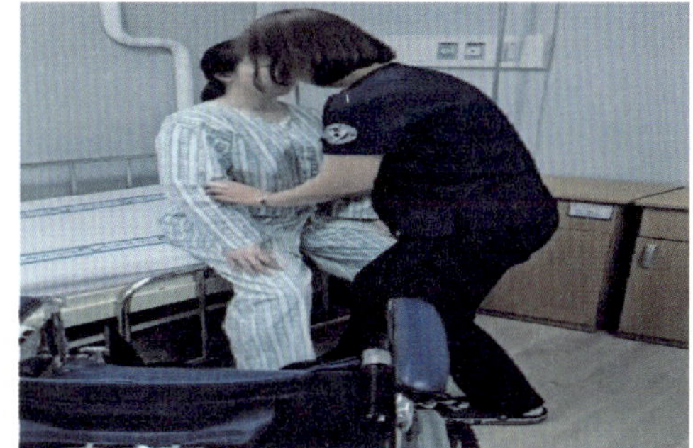

간호조무사의 무릎으로 환자의 마비 측 무릎을 지지하여 준다.

6

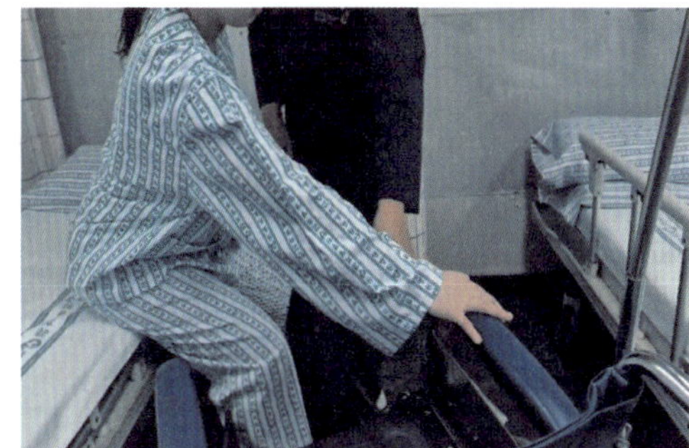

환자가 건강한 쪽 손으로 고정된 휠체어 팔걸이를 잡도록 한다.

7

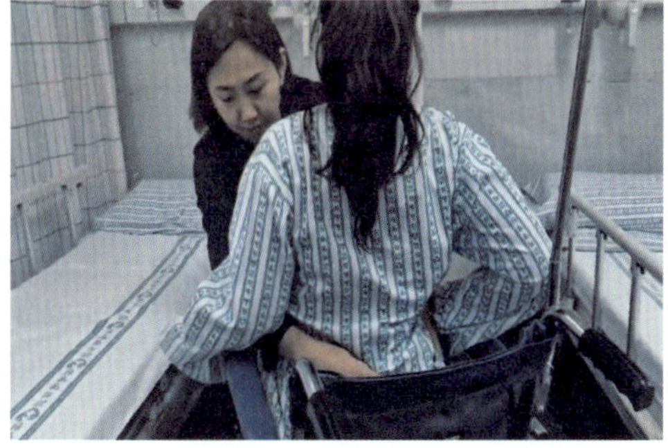

환자가 간호조무사 쪽으로 허리를 굽히면서 양발을 축으로 하여 몸을 회전시켜 휠체어에 앉힌다.("일어섭니다. 또는 하나, 둘, 셋" 등의 말을 한다.)

8

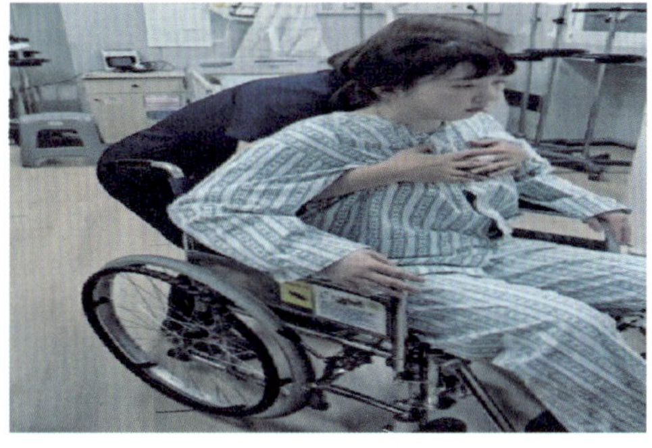

환자의 뒤에서 겨드랑이 밑으로 간호조무사의 손을 넣어 의자 깊숙이 앉힌다.(또는 상체와 골반을 좌 · 우 교대로 기울여 엉덩이를 교대로 옮긴다.)

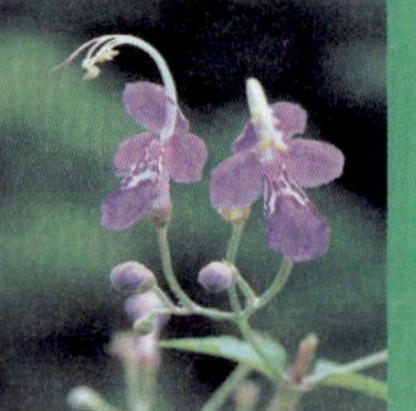

9

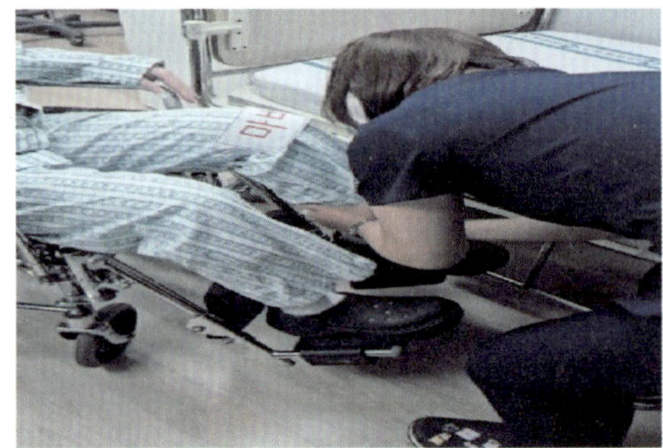

앉은 후 발 받침대를 펴고 발을 받침대에 올려놓는다.

10

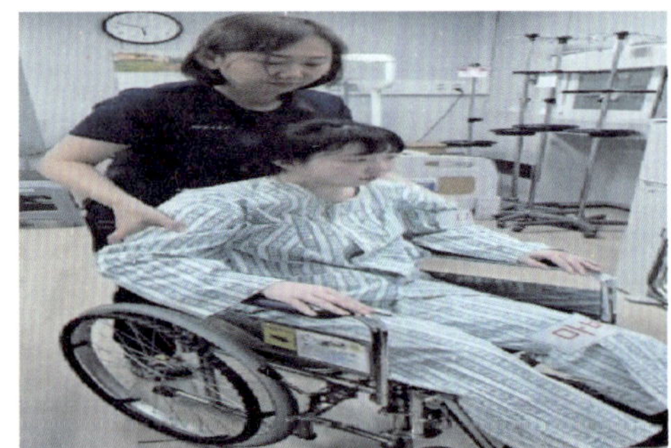

환자를 옮길 때 휠체어 위치를 잘못하면, 낙상을 당할 수 있으니 주의한다.

휠체어에서 침대로 옮기기

1

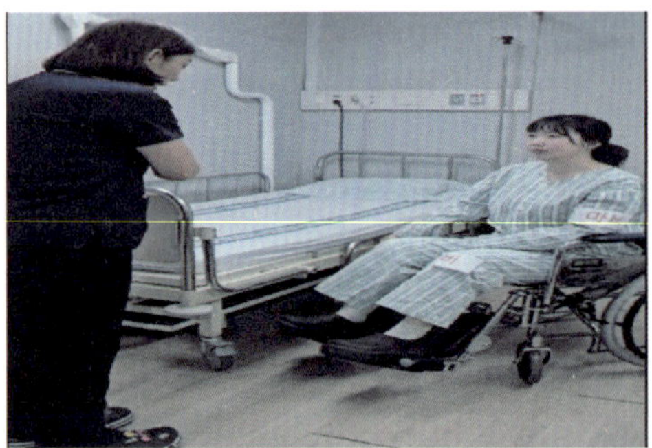

환자의 건강한 쪽이 침대와 붙여서 평행이 되도록(또는 30~45° 비스듬히) 휠체어를 두고 잠금장치를 잠근다.

2

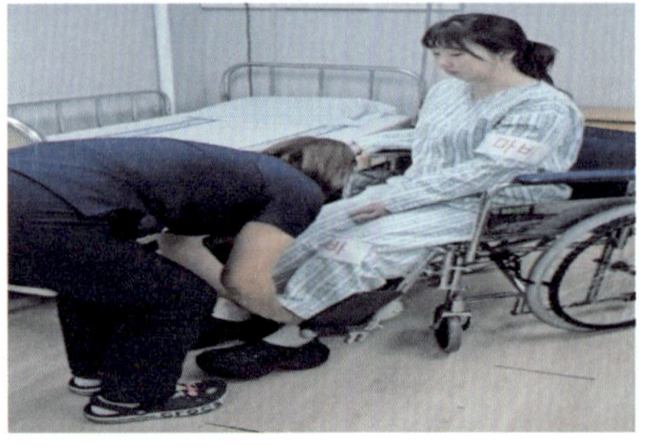

간호조무사는 휠체어 발 받침대를 올리고, 발을 바닥에 내려놓아 환자 발이 바닥을 지지하게 한다.

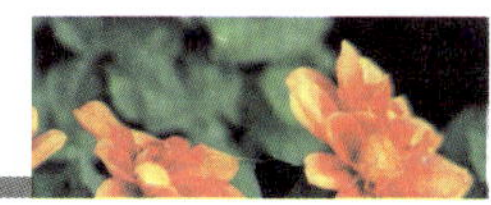

3

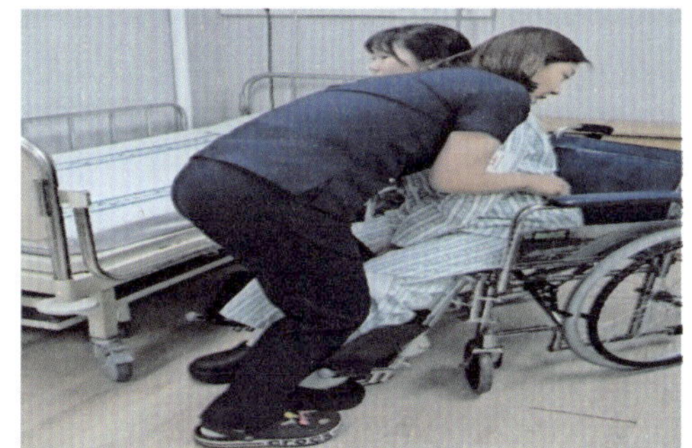

간호조무사 무릎으로 환자의 마비 측 무릎을 지지한 상태에서 환자가 허리를 굽혀서 건강한 손으로 침대를 지지하게 한다.

4

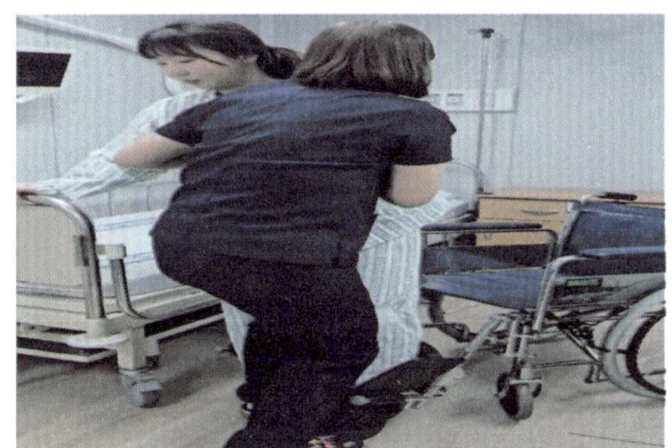

간호조무사는 환자 겨드랑이 밑으로 손을 넣어 등을 지지하고 일으켜 세운다.("일어서세요 또는 하나, 둘, 셋" 등의 말을 할 수 있다.)

5

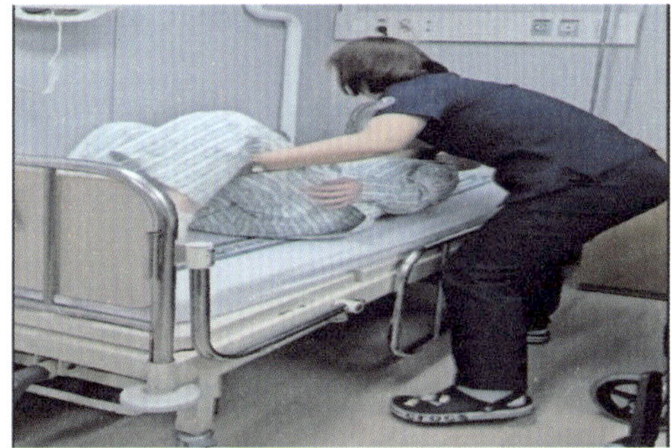

다리를 들어 올려 침대에 눕힌다.

바닥에서 휠체어로 옮기기

1

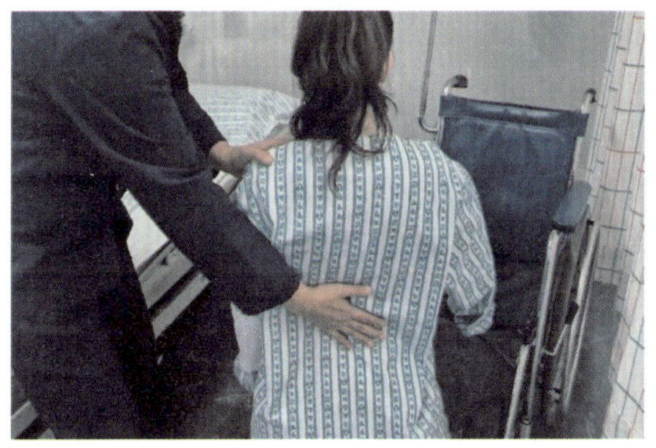

환자 가까이에 휠체어를 가져와 잠금장치를 잠근다. 환자는 바닥에 무릎을 대고 한 손으로 준비한 휠체어를 잡게 한다.

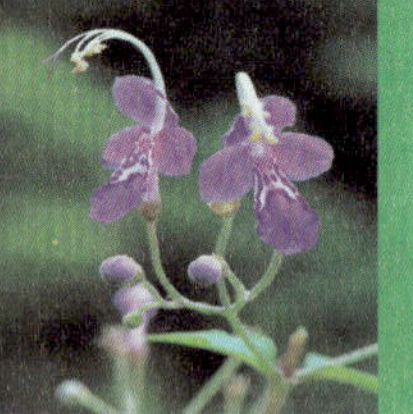

2

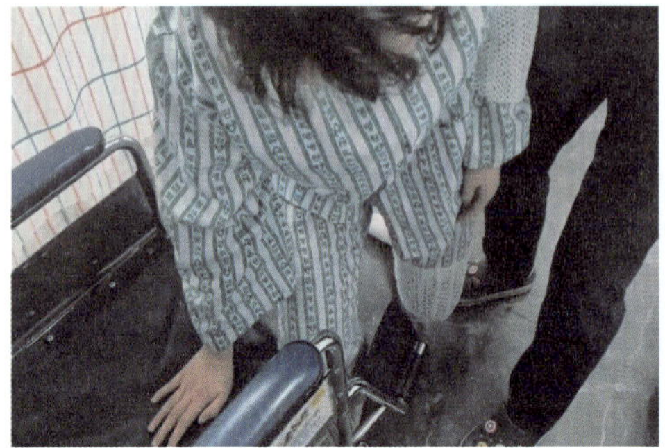

환자 양쪽 무릎을 바닥에 지지한 상태로 무릎을 꿇고 엉덩이를 들어 허리를 편다.

3

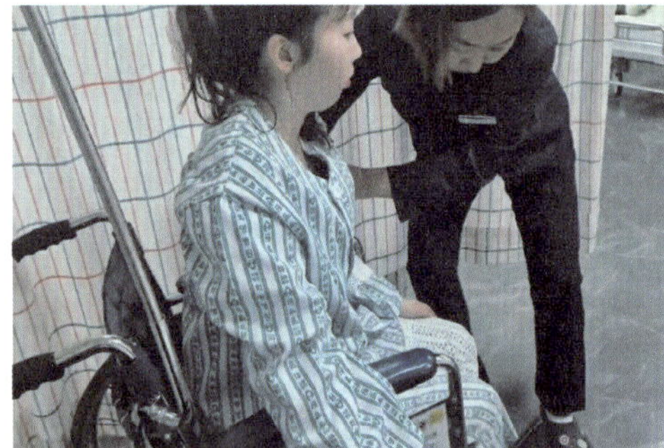

간호조무사는 환자 뒤에서 한 손으로 허리를 잡아 주고 한손은 어깨를 지지하여 준다.

4

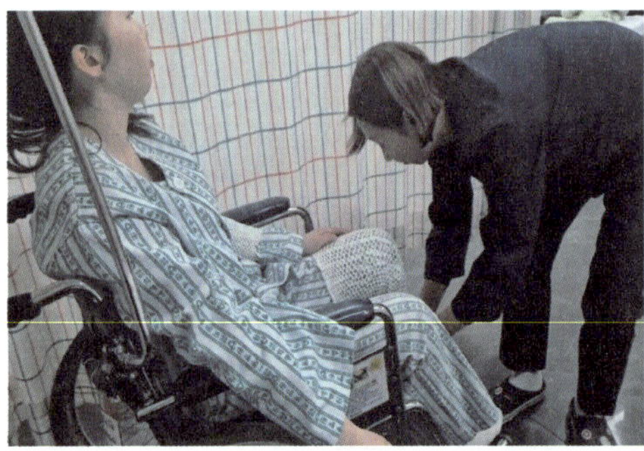

환자 건강한 쪽 무릎을 세워 천천히 일어나도록 도와주어 휠체어에 앉힌다.

휠체어에서 바닥으로 옮기기

1

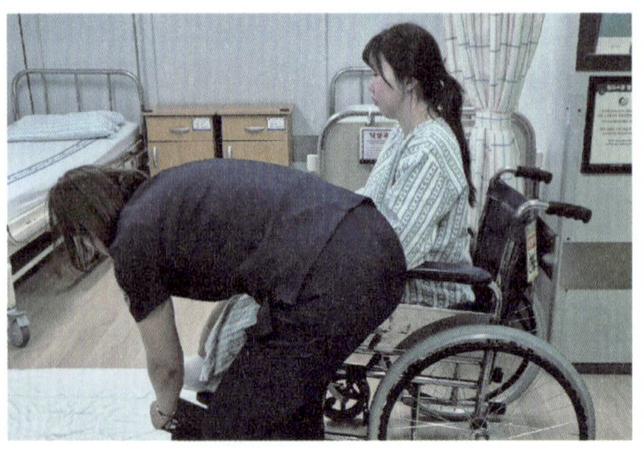

휠체어의 잠금장치를 잠그고 발 받침대를 올려 발을 바닥에 내려놓는다.

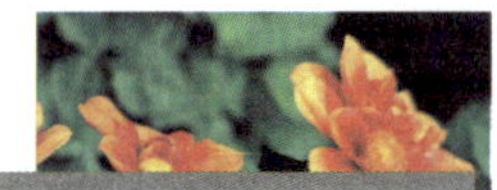

2

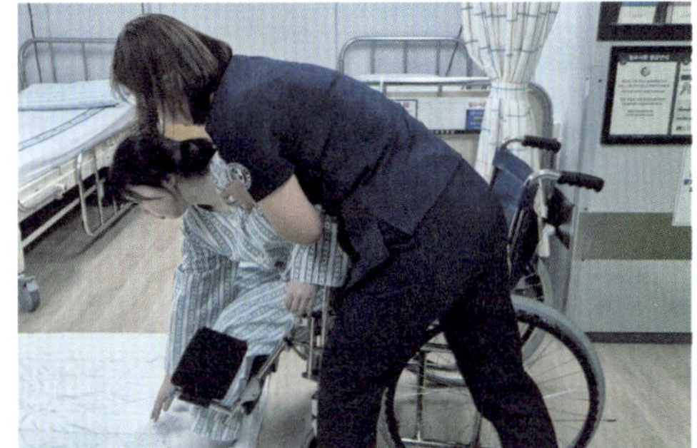

간호조무사는 환자의 마비 측 옆에서 어깨와 몸통을 지지해 준다.

3

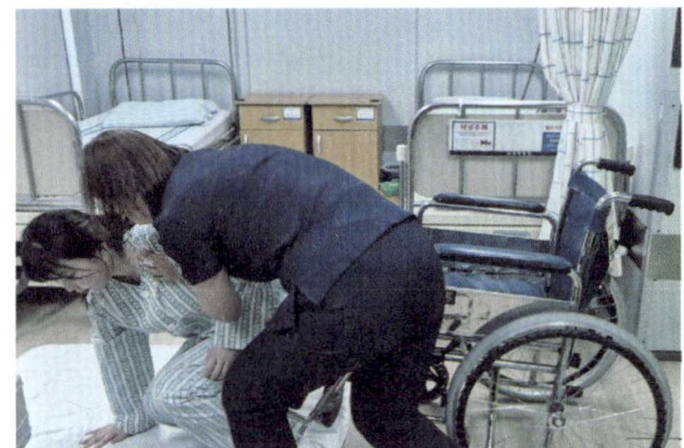

환자는 건강한 손으로 바닥을 짚고 건강한 다리에 힘을 주어 바닥에 내려앉는다.

4

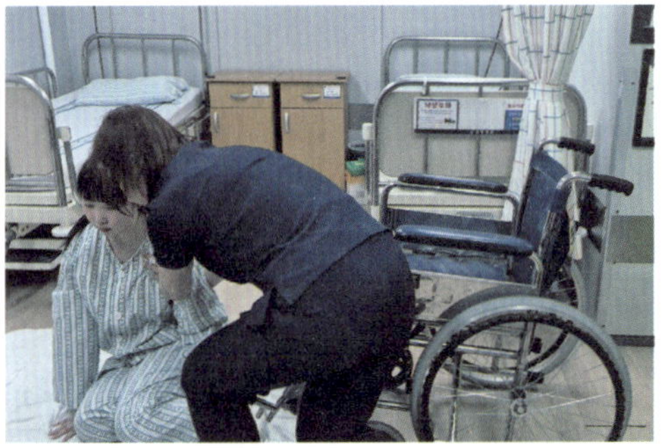

간호조무사는 환자가 이동하는 동안 상체를 지지하여 준다.

04 보행기 이동과 지팡이 보행 기술

■ 목 표

① 보행기는 보행은 가능하지만 혼자서 걷기 힘든 대상자들의 실내 및 실외의 보행을 돕기 위함이다.

② 지팡이는 신체의 근력 또는 균형 감각 저하, 통증, 관절염 등으로 걷기 힘든 대상자들의 보행을 돕기 위함이다.

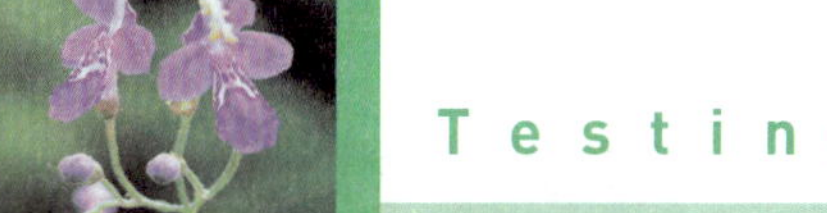

Testing

핵심 기본 간호술

■ 물 품

보행기, 보행 벨트, 지팡이

■ 수행 항목

수행 방법 및 절차	
보행기 사용 기술	
1 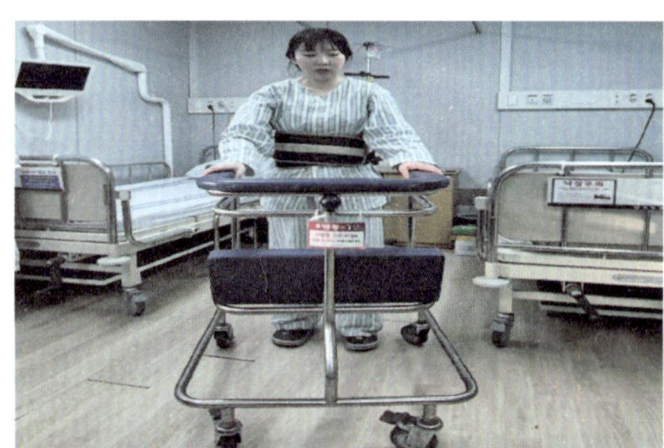	보행기 앞에 바른 자세로 선다. 
2 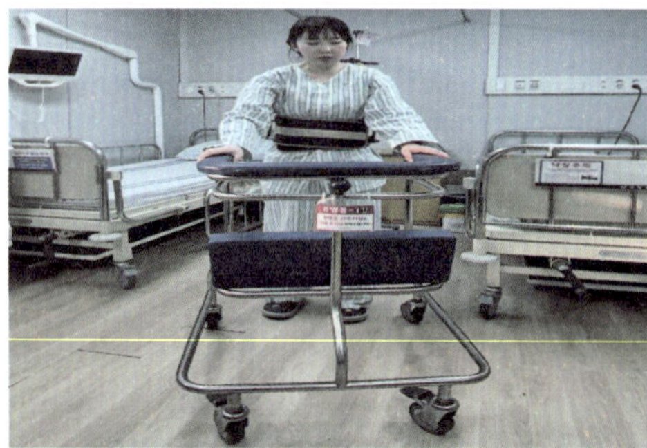	보행기를 앞으로 한 걸음 정도 옮긴다.
3 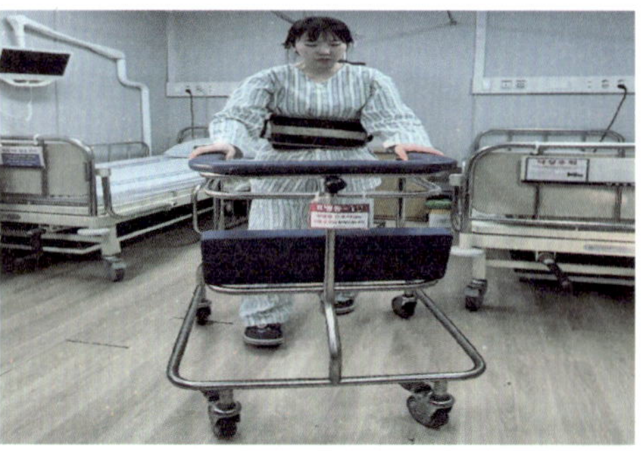	보행기 쪽으로 한쪽 발을 옮긴다.

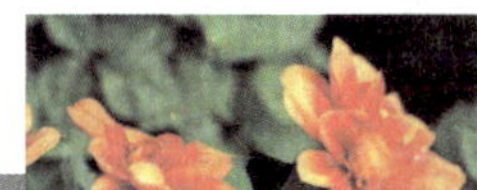

4

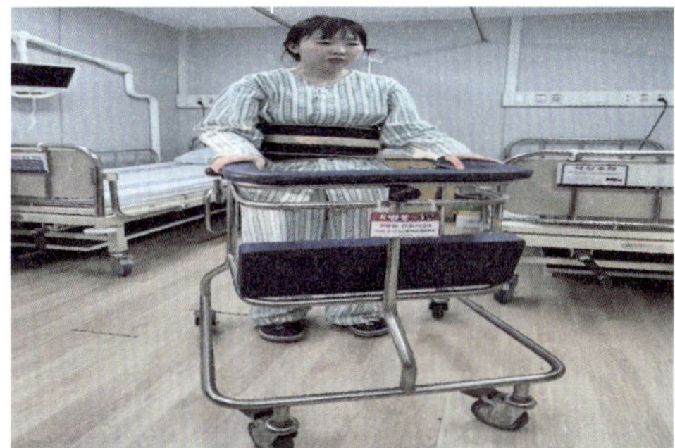

나머지 한쪽 발을 먼저 옮긴 발이 나간 지점까지 옮긴다.

5

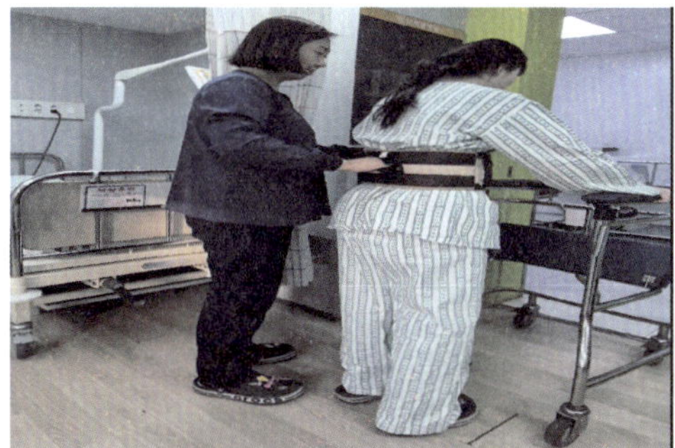

간호조무사는 환자의 뒤쪽에 서서 보행 벨트를 잡고 걷는다.

6

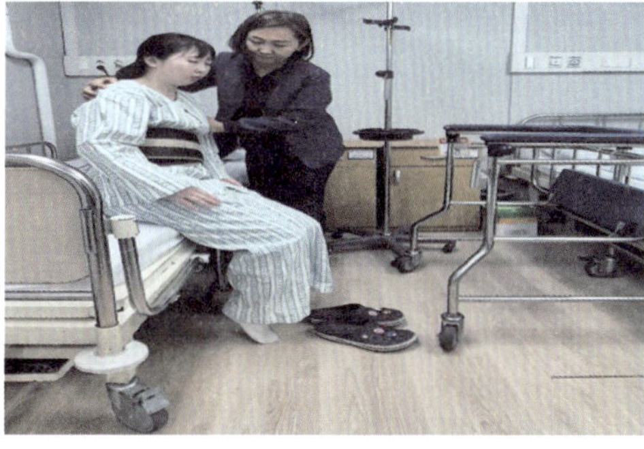

침대로 돌아와 눕는 것을 돕는다.

7

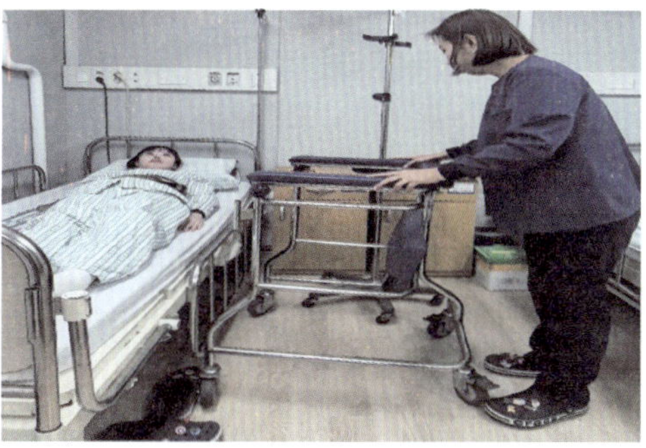

혼자 보행기를 사용할 수 있다면 환자의 손이 닿는 곳에 보행기를 둔다.

※ 한쪽 다리만 약한 경우 약한 다리와 보행기를 함께 앞으로 옮긴 후 건강한 다리를 옮긴다.

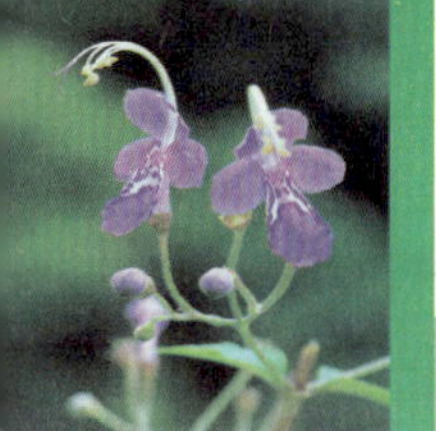

지팡이 보행 기술

1

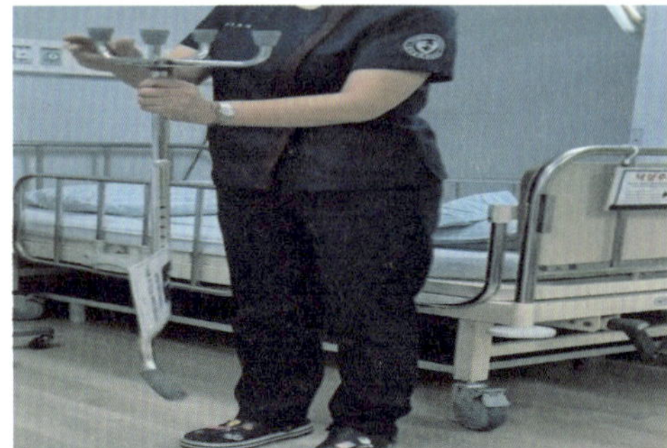

지팡이 종류를 확인한다. 지팡이의 고무 받침이 닳지 않았는지, 손잡이가 안전한 지를 확인한다.

2

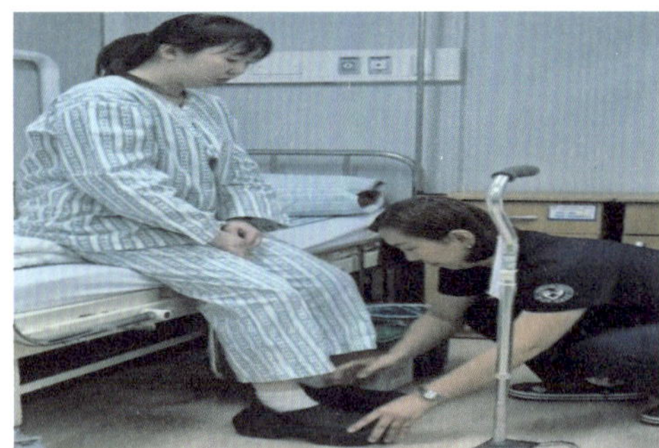

미끄러지지 않는 양말과 신발을 신도록 돕는다.

3

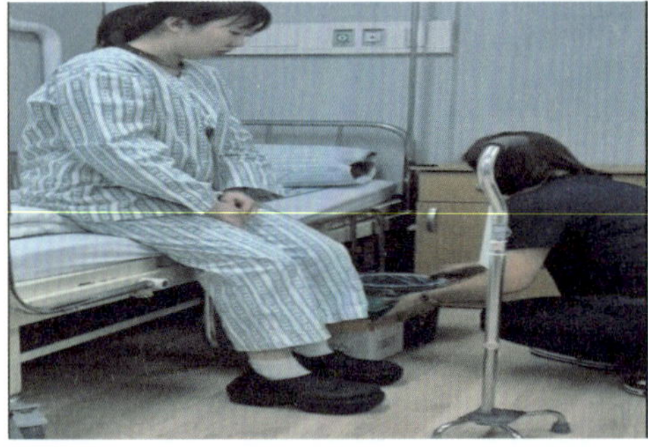

낙상의 위험이 있는 물건을 치운다.

4

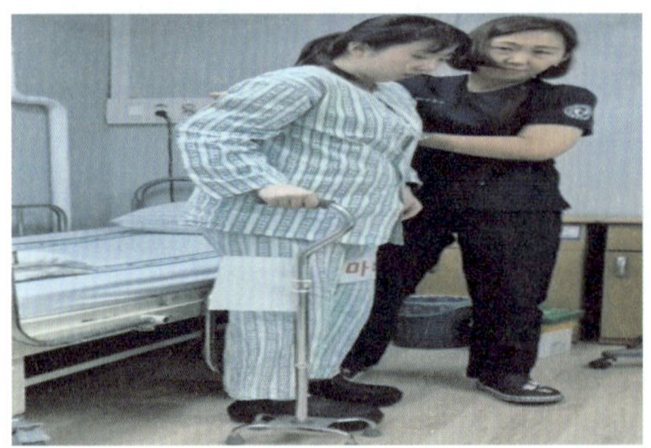

환자의 건강한 쪽 손으로 지팡이를 잡고 선다.

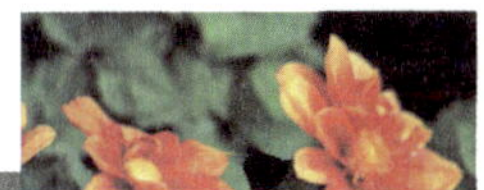

5

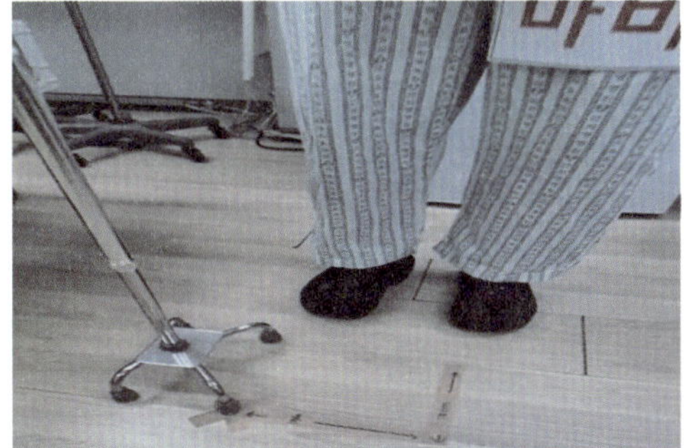

환자의 발 앞 15cm, 옆 15cm 지점에 지팡이 끝을 놓는다.

6

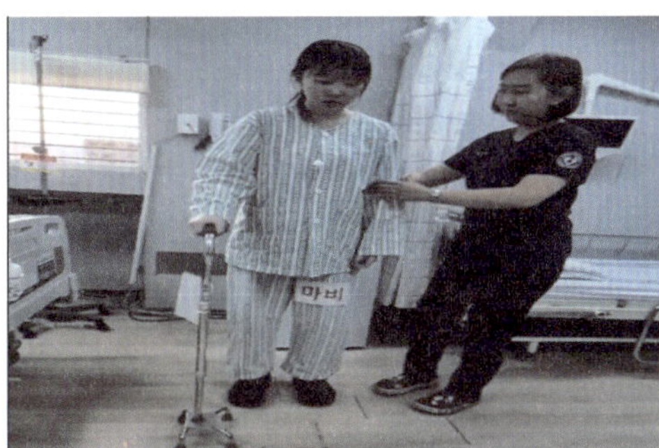

간호조무사는 환자의 불편한 마비측 옆에 서서 보조한다.

7

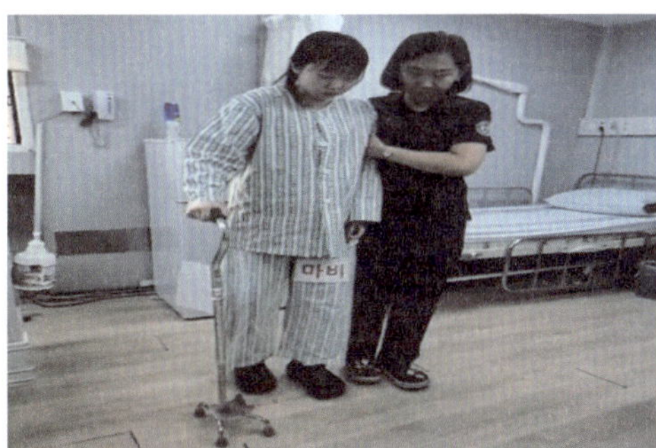

마비 측 다리를 앞으로 옮겨 놓는다.

8

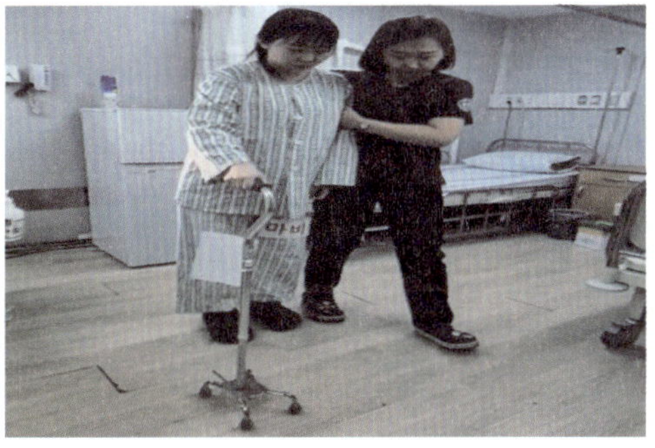

건강한 쪽 다리를 옮겨 놓는다.

※ 지팡이 보행

- 평지를 이동하거나 계단을 내려갈 때 : 지팡이 → 마비된 다리 → 건강한 다리
- 계단을 오를 때 : 지팡이 → 건강한 다리 → 마비된 다리

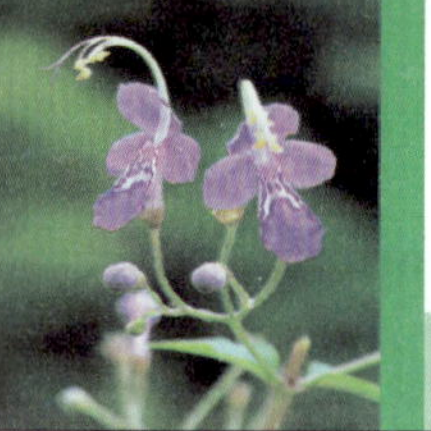

지팡이 이용 보행 돕기(1)

1

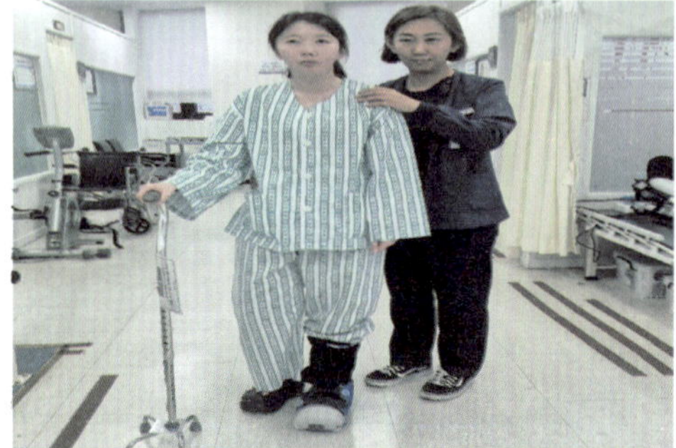

옆에서 보조: 간호조무사는 지팡이를 쥐지 않은 불편한 마비측 옆쪽에 위치하여 겨드랑이에 손을 넣어 환자가 넘어지지 않도록 잡고 환자와 호흡을 맞춰 보행한다.

2

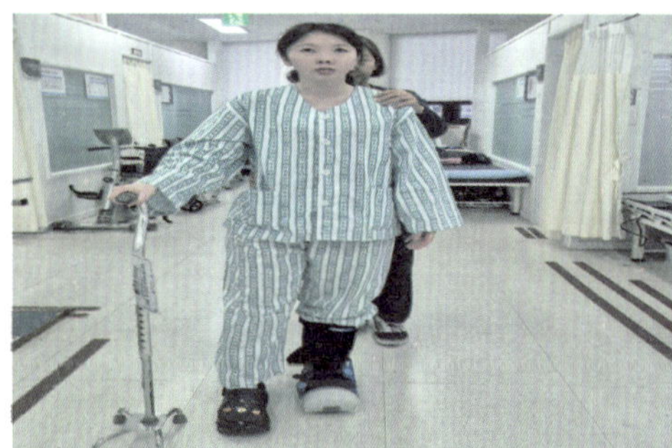

뒤에서 보조: 간호조무사는 환자의 뒤쪽에 위치하여 한 손은 환자의 허리 부위를 지지하고 다른 한 손은 환자의 어깨 부위를 지지하며 환자와 호흡을 맞춰 보행을 한다.

지팡이 이용 보행 돕기(2)

1

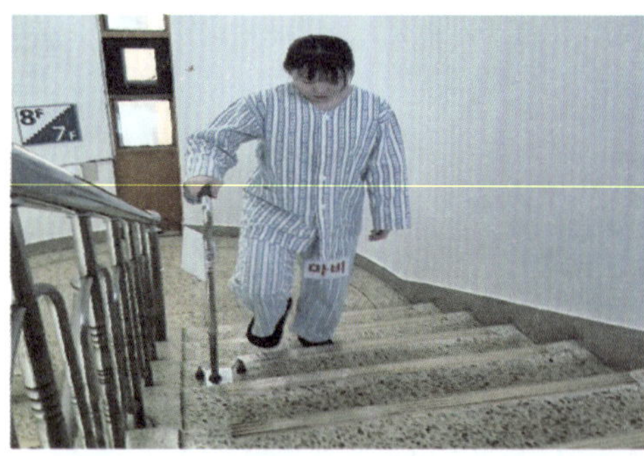

계단을 오를 때: 지팡이 → 건강한 다리 → 마비된 다리 순서로 이동한다.

2

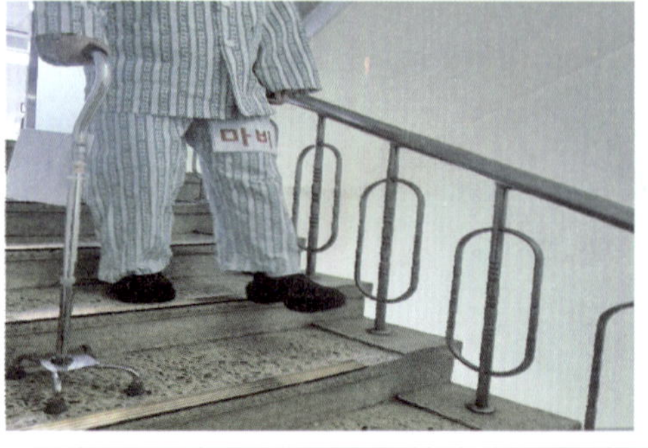

계단을 내려갈 때나 평지 이동 시 : 지팡이 → 마비된 다리 → 건강한 다리 순서로 이동한다.

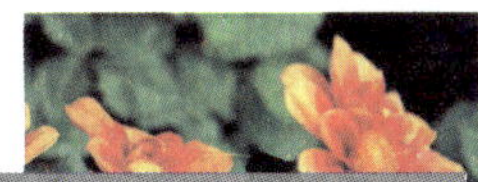

05 목발 보행 기술

■ 목 표

다리 수술을 하거나 거동이 불편한 대상자의 체중 분산 및 이동의 편의를 돕기 위함이다.

■ 물 품

목발, 걷기 편한 신발

■ 수행 항목

수행 방법 및 절차

목발을 이용한 평지 걷기-2점 보행법

양쪽 하지가 어느 정도 몸무게를 지탱할 수 있으며 균형 유지가 가능할 경우 시행하는 보행 방법으로 4점 보행보다 빠르며 정상 보행과 유사하다.

1

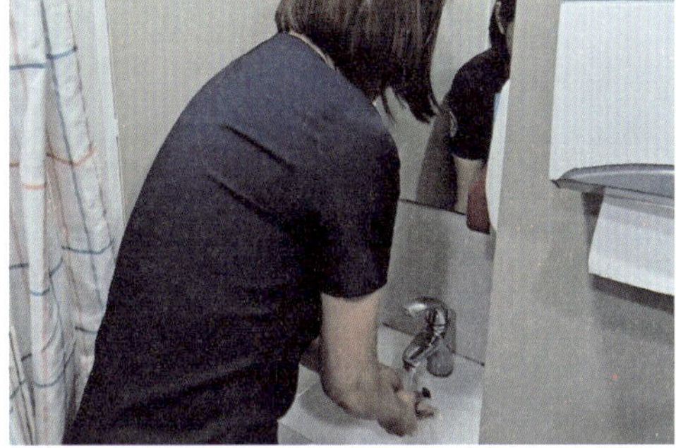

세균의 전파를 막아 감염의 기회를 줄이기 위하여 물과 비누를 사용하여 손을 깨끗이 씻는다.

2

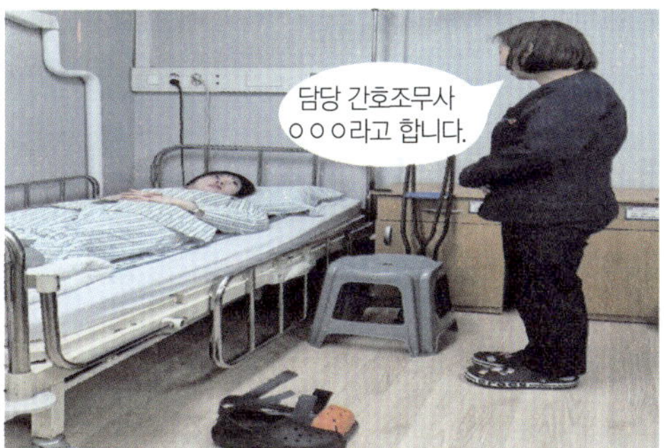

환자에게 간호조무사 자신을 소개한다.

3

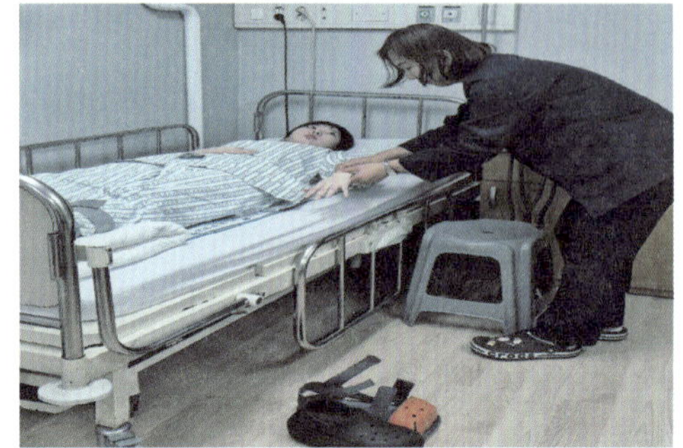

이름을 부르거나 개방형 질문을 하여 환자를 확인(개방형 질문: "환자분 성함이 어떻게 되시죠")하고, 환자가 차고 있는 입원 팔찌로 등록 번호를 확인하거나 생년월일을 물어서 환자가 자신의 이름을 말하게 한다.

4

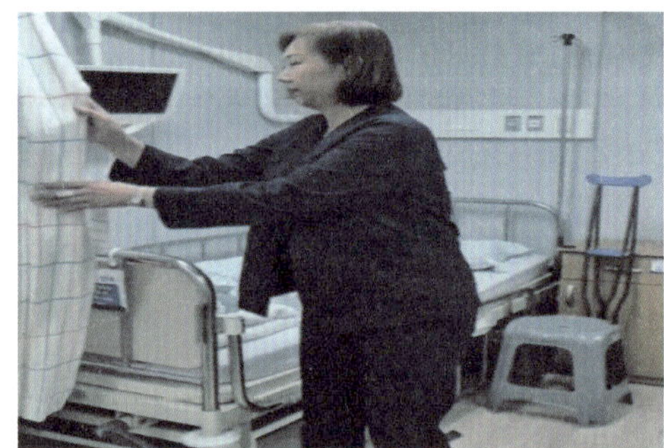

환자의 협조를 용이하게 하기 위해 환자에게 순서를 설명한다. 환자의 프라이버시 존중을 위해 문을 닫거나 커튼을 친다.

5

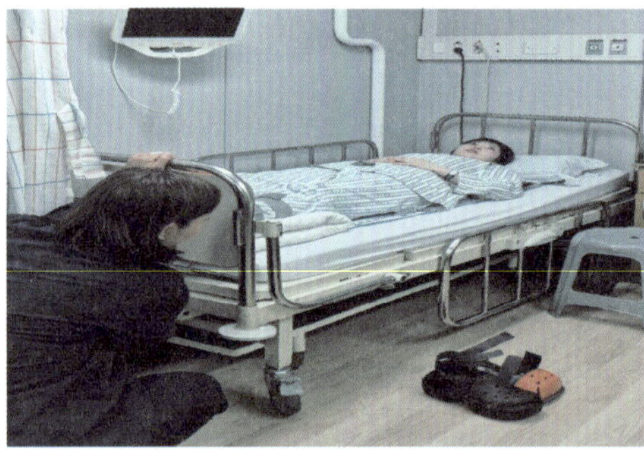

의자로 이동하는 것을 용이하게 하기 위해 침대를 낮은 위치로 내린다.

6

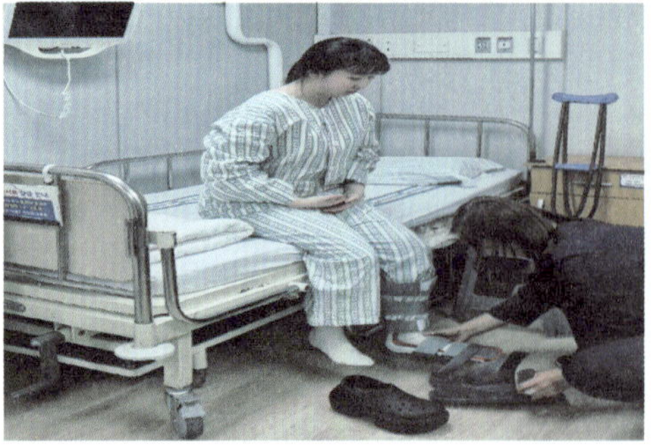

환자에게 따뜻함과 안정성을 제공하기 위해 옷을 입히고 슬리퍼 신는 것을 돕는다.

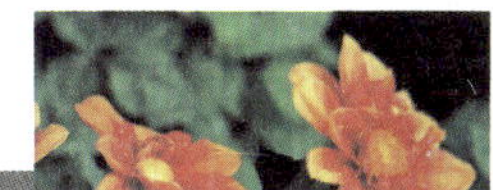

7

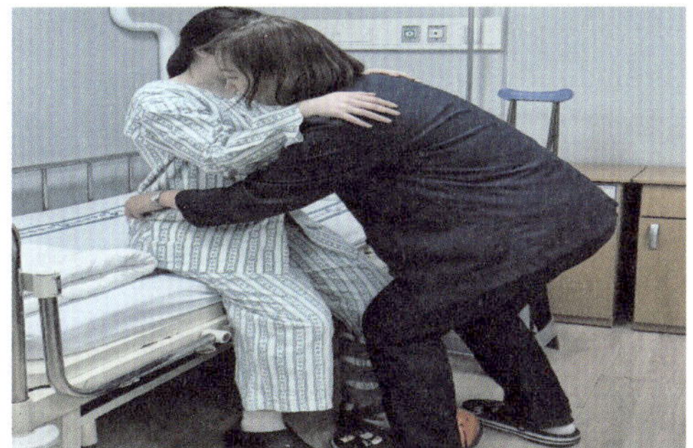

간호조무사는 발을 벌리고 환자와 마주 서서 환자에게 간호조무사의 어깨를 붙잡도록 하고 간호조무사는 환자의 허리를 붙잡고 환자가 침상에서 내려오는 것을 돕는다.

8

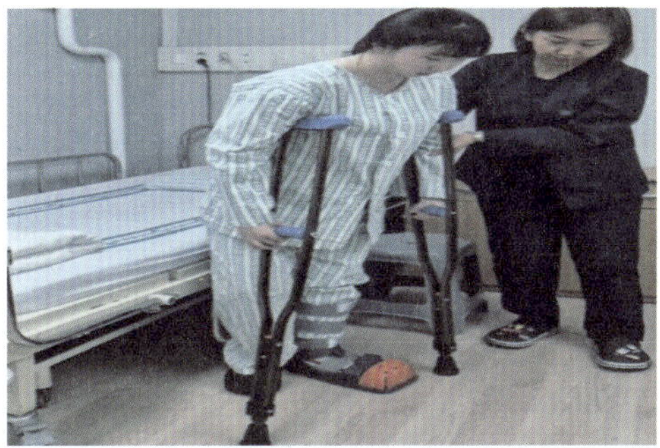

팔꿈치의 힘으로 몸무게를 지탱하도록 함으로써 목발로 액와가 압박되지 않도록 하기 위하여 환자에게 팔꿈치를 30° 구부린 상태에서 양쪽 손으로 목발을 잡게 한다.

9

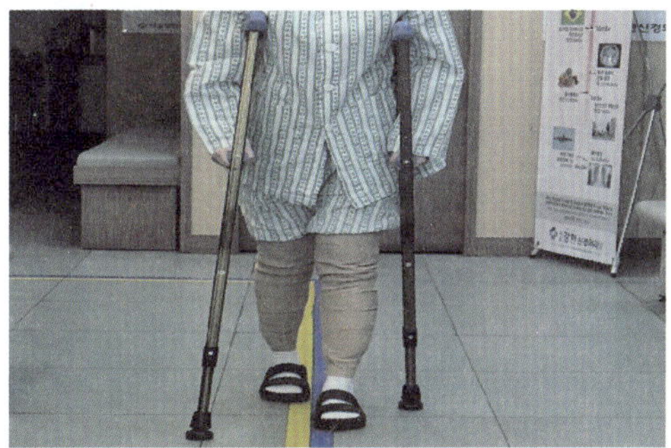

환자에게 오른쪽 목발과 왼발이 동시에 앞으로 나가고 난 다음 왼쪽 목발과 오른발을 동시에 앞으로 내딛게 한다. 이 동작을 반복해서 시행한다.

목발을 이용한 평지 걷기 – 3점 보행법

환자의 한쪽 하지는 약해서 체중부하를 할 수 없고, 다른 한쪽 하지는 튼튼하여 전체 체중유지가 가능할 때 사용하는 보행법이다.

1

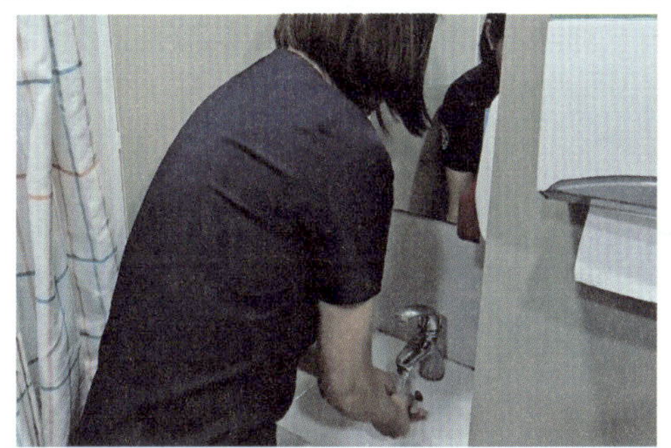

세균의 전파를 막아 감염의 기회를 줄이기 위하여 물과 비누를 사용하여 손을 깨끗이 씻는다.

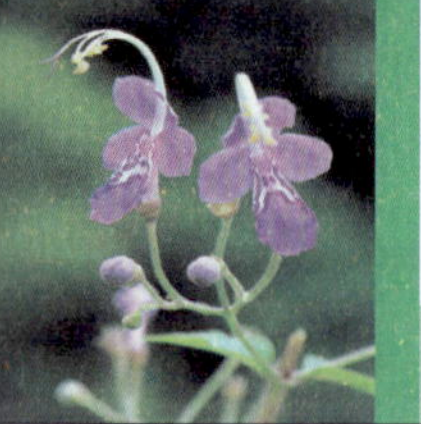
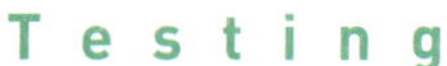

2

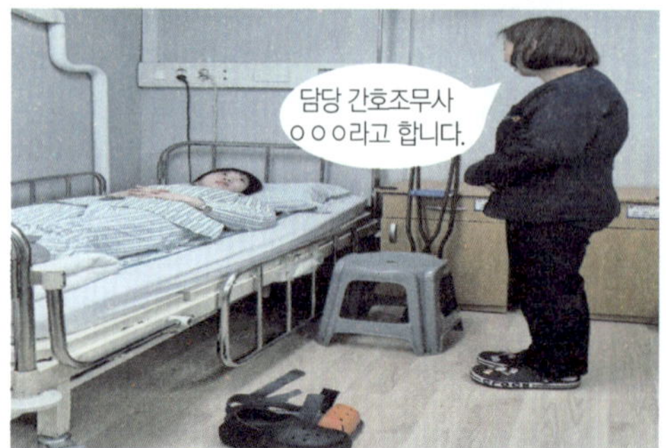

환자에게 간호조무사 자신을 소개한다.

3

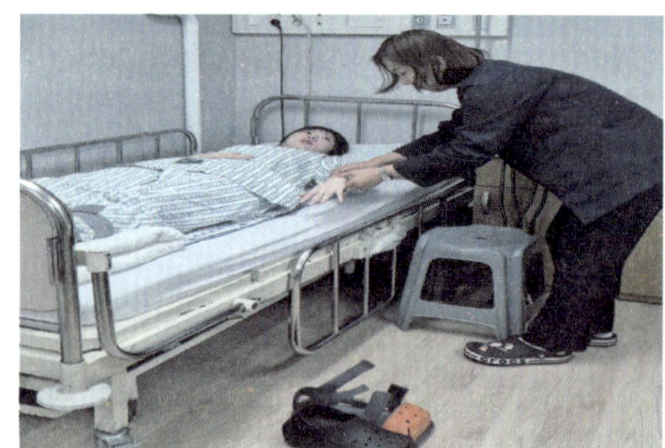

이름을 부르거나 개방형 질문을 하여 환자를 확인(개방형 질문: "환자분 성함이 어떻게 되시죠")하고, 환자가 차고 있는 입원 팔찌로 등록 번호를 확인하거나 생년월일을 물어서 환자가 자신의 이름을 말하게 한다.

4

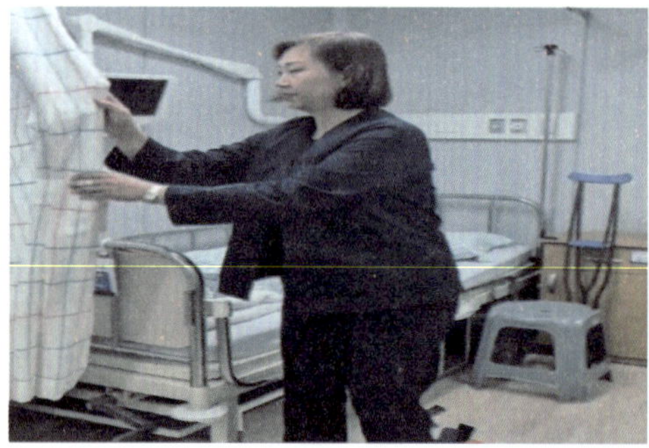

환자의 협조를 용이하게 하기 위해 환자에게 순서를 설명한다. 환자의 프라이버시 존중을 위해 문을 닫거나 커튼을 친다.

5

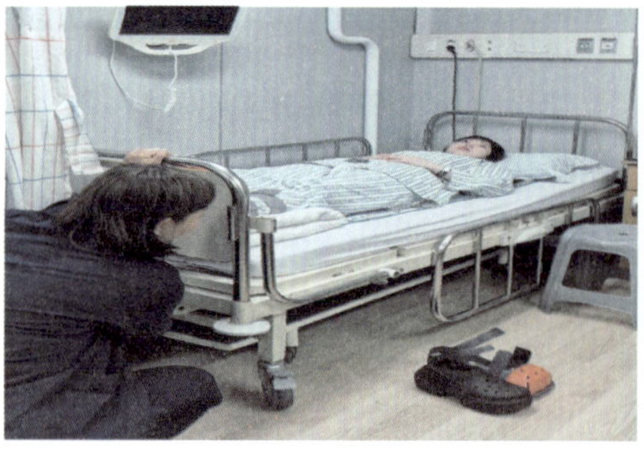

의자로 이동하는 것을 용이하게 하기 위해 침대를 낮은 위치로 내린다.

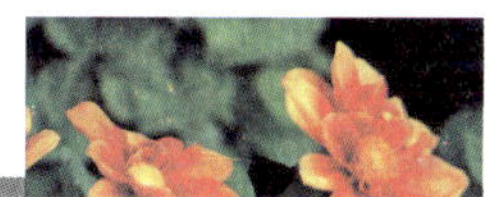

6

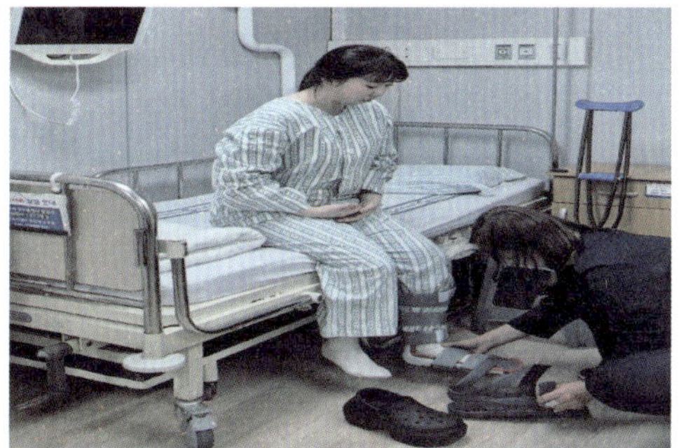

환자에게 따뜻함과 안정성을 제공하기 위해 옷을 입히고 슬리퍼 신는 것을 돕는다.

7

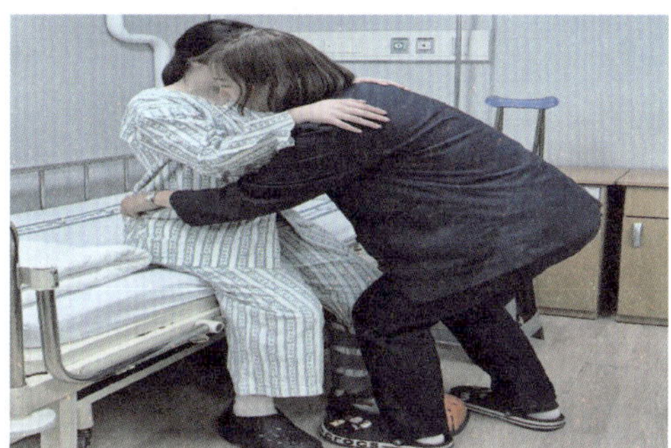

간호조무사는 발을 벌리고 환자와 마주 서서 환자에게 간호조무사의 어깨를 붙잡도록 하고 간호조무사는 환자의 허리를 붙잡고 환자가 침상에서 내려오는 것을 돕는다.

8

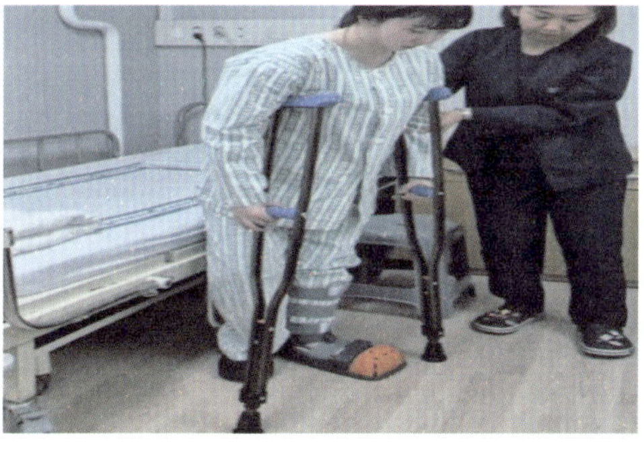

팔꿈치의 힘으로 몸무게를 지탱하도록 함으로써 목발로 액와가 압박되지 않도록 하기 위하여 환자에게 팔꿈치를 30° 구부린 상태에서 양쪽 손으로 목발을 잡게 한다.

9

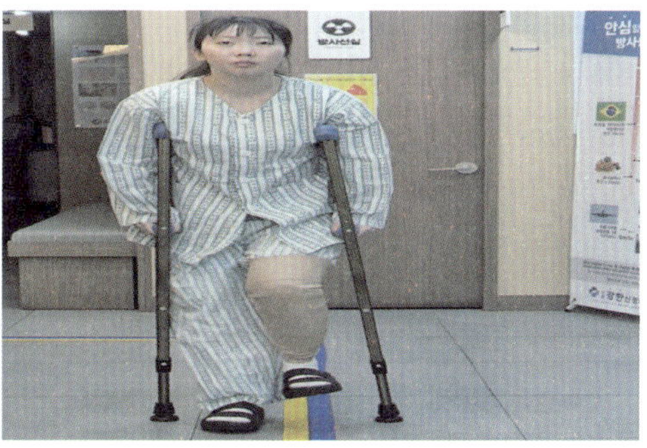

안정성을 제공하기 위하여 환자에게 양 목발과 지탱할 수 없는 하지를 먼저 앞으로 나아가도록 한다. 보행을 쉽게 하기 위해 환자가 지탱할 수 있는 하지를 더 앞으로 내딛게 한다. 이 동작을 반복해서 시행한다.

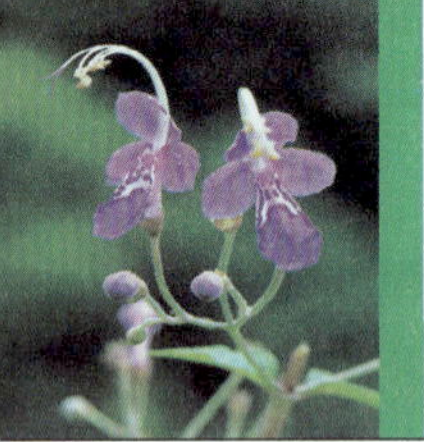

목발을 이용한 평지 걷기-4점 보행법

양쪽 하지에 체중부하를 할 수 있으나 균형을 잡기가 어려운 환자가 시행하는 보행 방법으로, 보행 능력이 향상되면 2점 보행으로 진전되는 보행이다.

1

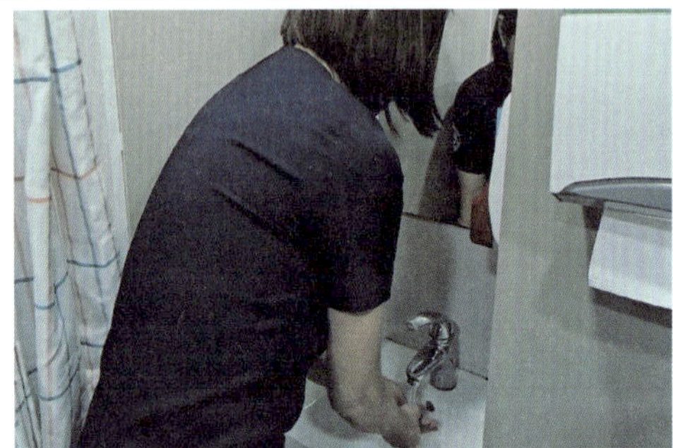

세균의 전파를 막아 감염의 기회를 줄이기 위하여 물과 비누를 사용하여 손을 깨끗이 씻는다.

2

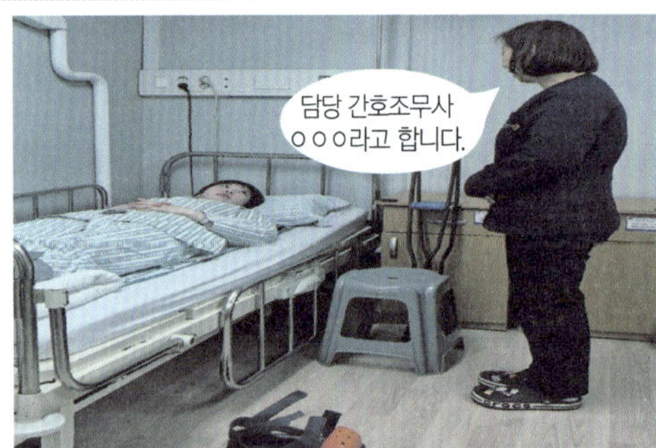

환자에게 간호조무사 자신을 소개한다.

3

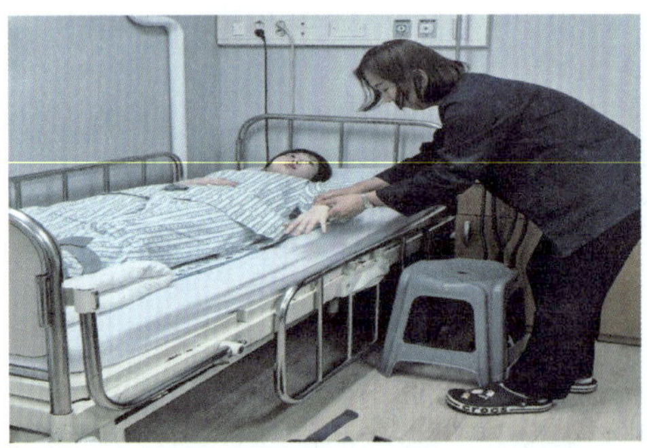

이름을 부르거나 개방형 질문을 하여 환자를 확인(개방형 질문: "환자분 성함이 어떻게 되시죠")하고, 환자가 차고 있는 입원 팔찌로 등록 번호를 확인하거나 생년월일을 물어서 환자가 자신의 이름을 말하게 한다.

4

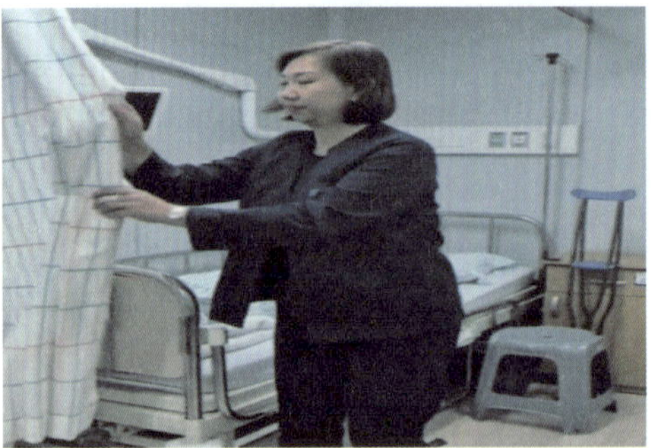

환자의 협조를 용이하게 하기 위해 환자에게 순서를 설명한다. 환자의 프라이버시 존중을 위해 문을 닫거나 커튼을 친다.

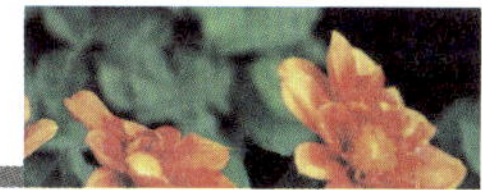

5

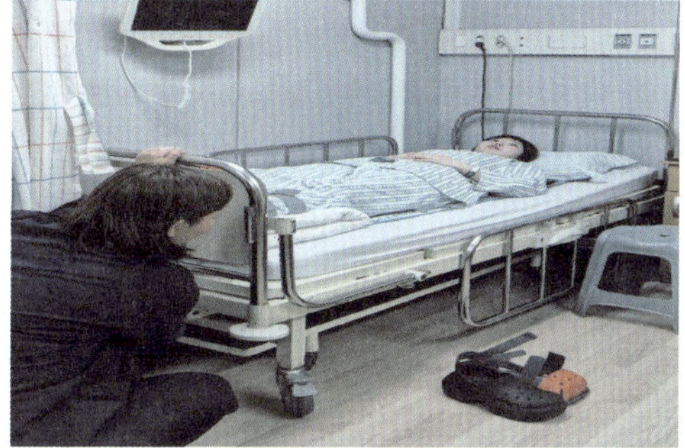

의자로 이동하는 것을 용이하게 하기 위해 침대를 낮은 위치로 내린다.

6

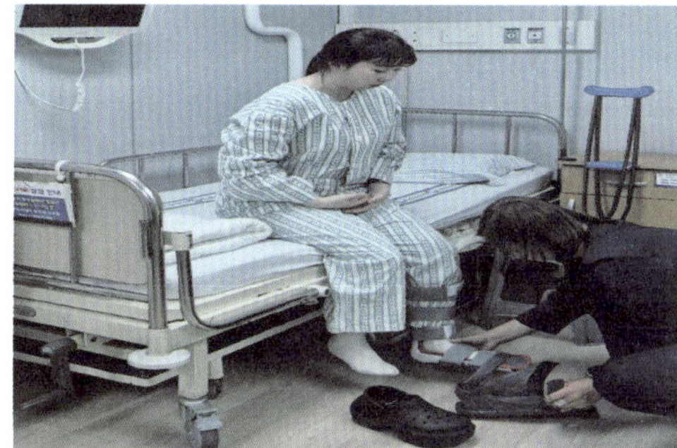

환자에게 따뜻함과 안정성을 제공하기 위해 옷을 입히고 슬리퍼 신는 것을 돕는다.

7

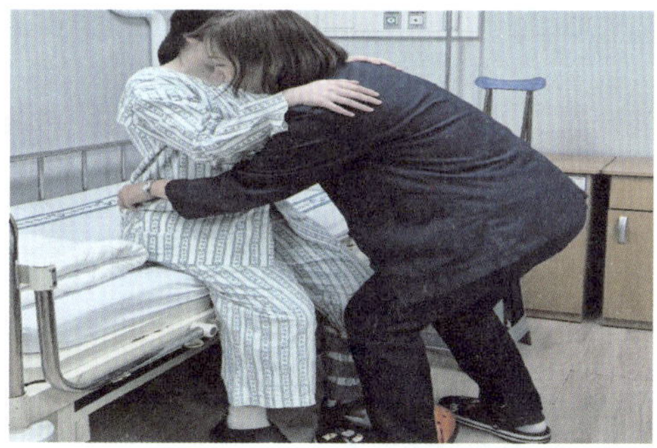

간호조무사는 발을 벌리고 환자와 마주 서서 환자에게 간호조무사의 어깨를 붙잡도록 하고 간호조무사는 환자의 허리를 붙잡고 환자가 침상에서 내려오는 것을 돕는다.

8

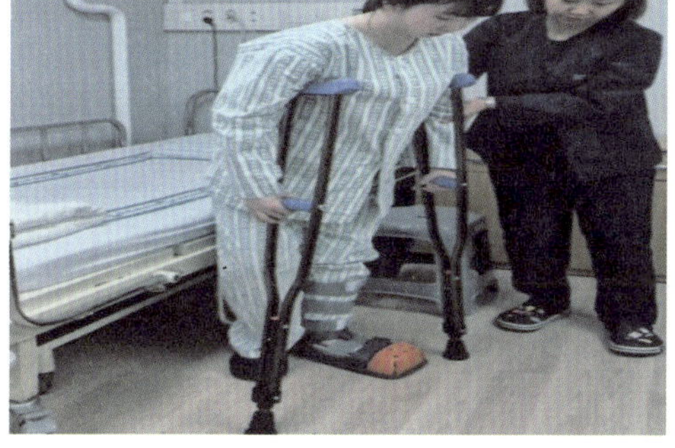

팔꿈치의 힘으로 몸무게를 지탱하도록 함으로써 목발로 액와가 압박되지 않도록 하기 위하여 환자에게 팔꿈치를 30° 구부린 상태에서 양쪽 손으로 목발을 잡게 한다.

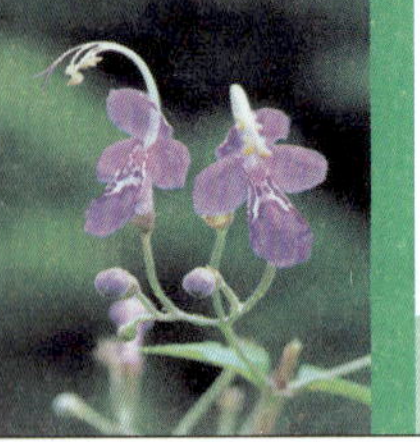

9

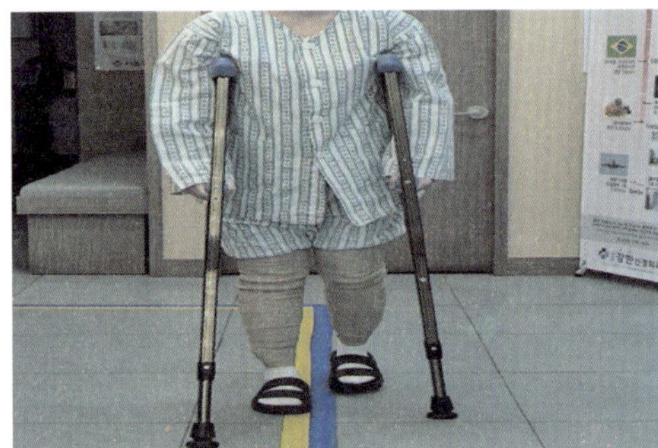

안정성을 주기 위하여 목발과 하지 각각 하나씩 앞으로 나가는 방법으로, 왼쪽 목발이 나간 후 오른발이 연이어 앞으로 나간다. 그런 다음 오른쪽 목발을 앞으로 내딛은 후 마지막으로 왼발을 내딛는다. 이 동작을 반복해서 시행한다.

목발을 이용한 계단 오르기

1

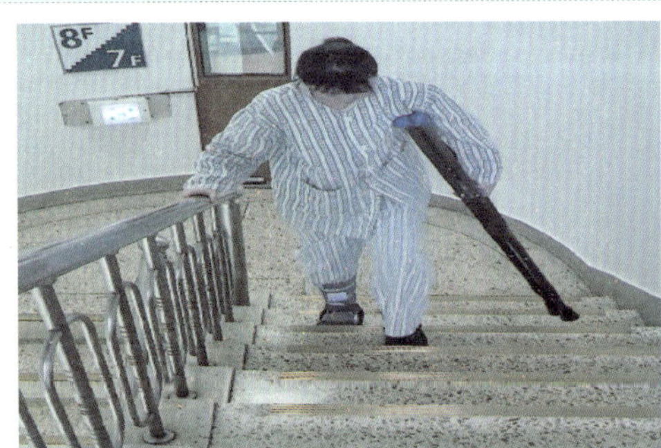

방법 1

불편한 쪽 다리의 손으로 계단의 난간을 잡고, 난간과 목발 사이에 고르게 무게를 지탱한 다음 건강한 다리를 위 계단에 올리며, 환측 다리와 목발을 계단 위로 올린다.

2

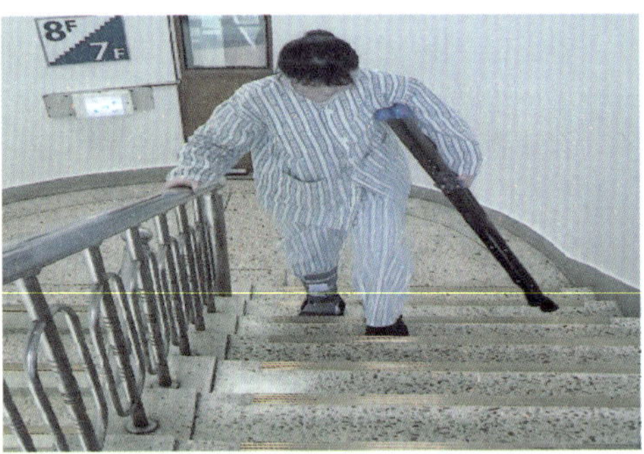

방법 2

불편한 쪽 다리의 손은 난간 그리고 다른 쪽은 목발을 힘 있게 잡고, 먼저 건강한 다리로 계단을 오른 후 목발을 올리고, 다음에 환측 다리를 올린다.

※ 손잡이 난간이 없을 때에는 양측 겨드랑이 밑에 각각의 목발을 유지한다. 만일 층계가 미끄럽거나 가파르다면 앉은 자세에서 한 계단씩 움직인다.

목발을 이용한 계단 내려가기

1

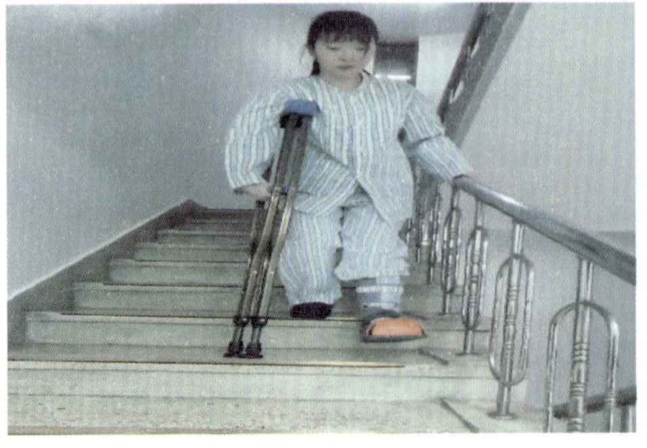

방법 1

불편한 쪽 다리의 손으로 계단의 난간을 잡고, 건강한 쪽 다리에 몸무게를 싣고 환측 다리와 목발을 내려 놓으며, 난간과 목발 사이에 고르게 무게를 지탱하고 천천히 건강한 다리를 내려 놓는다.

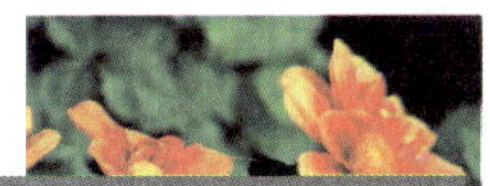

2

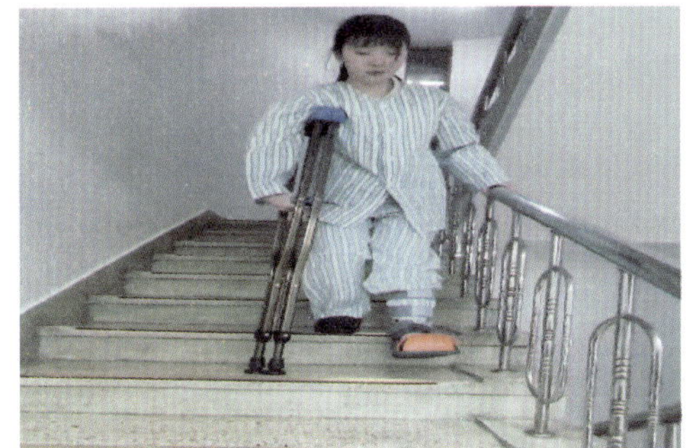

방법 2

불편한 쪽 다리의 손은 난간 그리고 다른 쪽은 목발을 힘 있게 잡고, 목발을 먼저 아래 계단으로 내린 후 환측 다리를 내리고, 건강한 다리를 내린다.

※ 손잡이 난간이 없을 때에는 양측 겨드랑이 밑에 각각의 목발을 유지한다. 만일 층계가 미끄럽거나 가파르다면 앉은 자세에서 한 계단씩 움직인다.

06 반신마비(편마비) 대상자 상의 입히고 벗기는 기술

■ 목 표

대상자의 체온을 조절하고 외부로부터의 자극에 대해 몸을 보호하며 땀이나 분비물로 더러워진 옷을 갈아입어 청결을 유지하고 기분 전환을 통해 삶의 의욕을 높이기 위함이다.

■ 물 품

커튼이나 스크린, 갈아입을 옷, 세탁물 바구니

■ 수행 항목

※ 반신마비(편마비)나 장애가 있는 경우, 옷을 벗을 때는 건강한 쪽부터 벗고 옷을 입을 때는 불편한 쪽부터 입힌다.

수행 방법 및 절차

단추 없는 상의 입히기

1

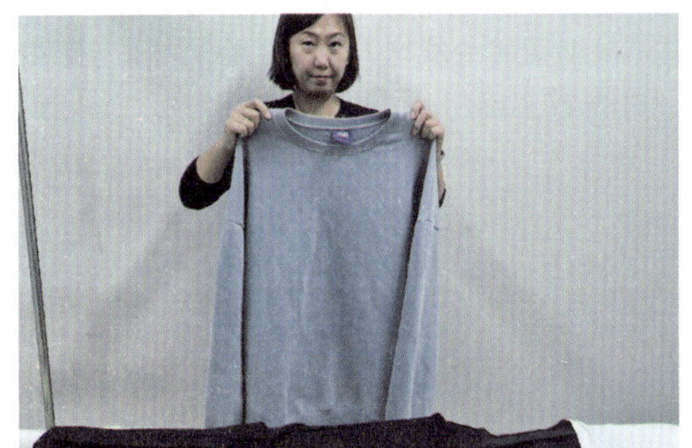

간호조무사는 상의를 준비한다.

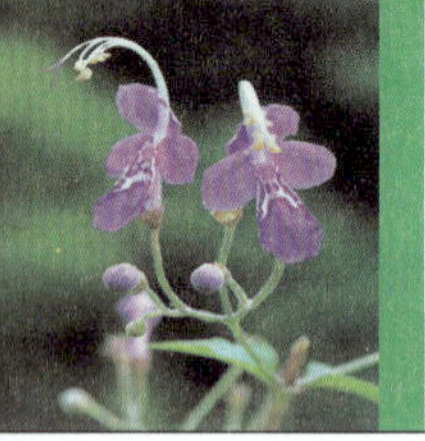

2

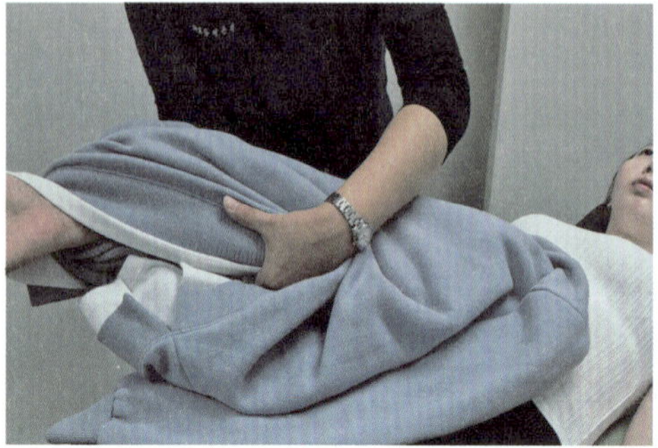

상의의 한쪽 소매 끝에서 옆구리 선까지 모아 손목에 걸어둔다.(이때 간호조무사의 손은 상의의 허리쪽으로 나오게 된다.)

3

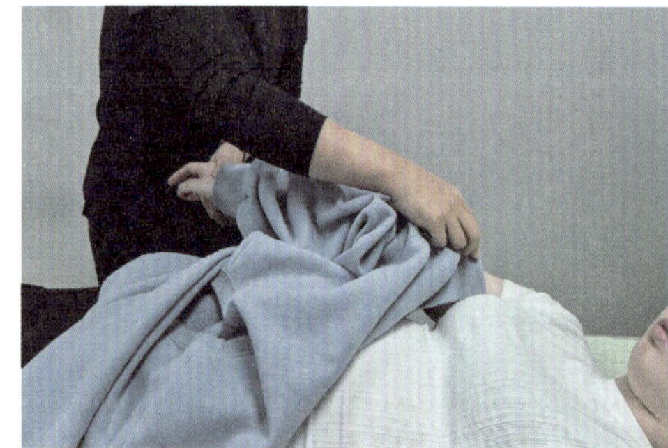

간호조무사는 상의를 걸치고 있는 손으로 환자의 마비된 쪽 손을 모아 잡고 환자의 마비된 쪽 손부터 상의를 입힌다.

4

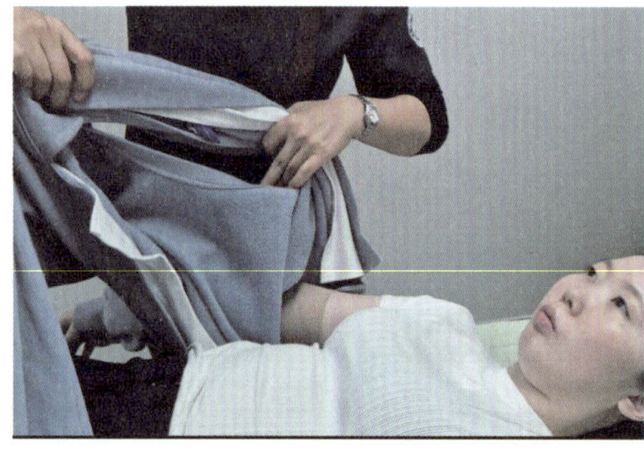

상의의 머리 부분을 크게 벌려 입기에 편리하도록 하여 머리 쪽을 입힌다.

5

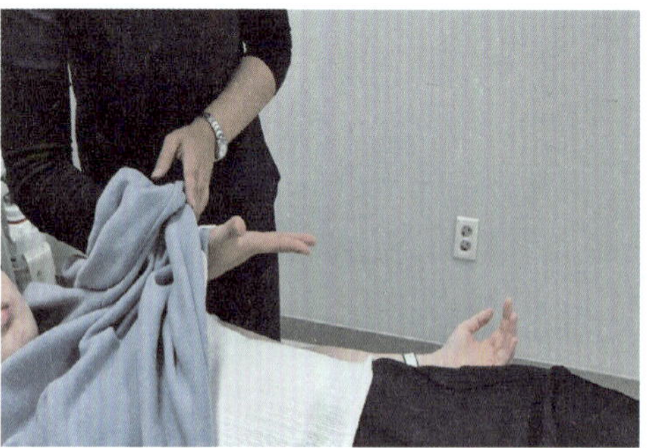

간호조무사는 남은 한쪽 소매를 건강한 쪽 어깨 위에 놓고 옷소매 끝에 손을 넣어 겨드랑이 → 허리 부분까지 손이 나오도록 한다.

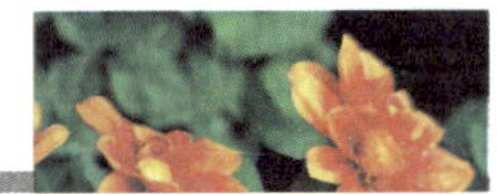

6

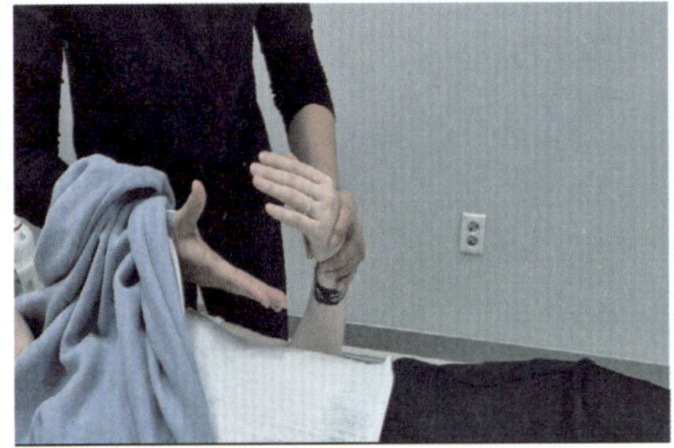

환자의 건강한 쪽 손이 머리 방향으로 향하게 하여 팔꿈치를 구부리게 한다.

7

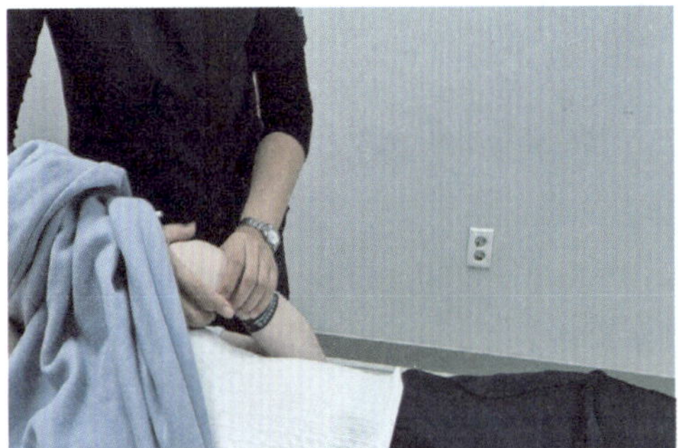

간호조무사는 옷(소매) 속에 있는 손으로 환자의 손을 모아 잡고 건강한 쪽 팔을 뻗으면서 한쪽 소매를 입힌다.

8

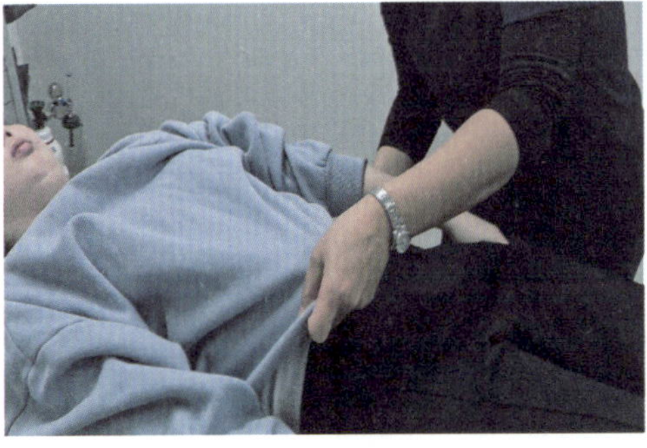

건강한 쪽 소매를 허리까지 내려 바르게 한다.

9

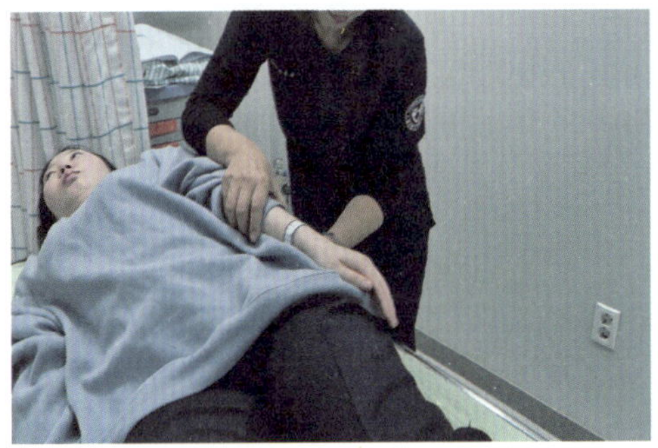

한쪽으로 체위를 변경한다.

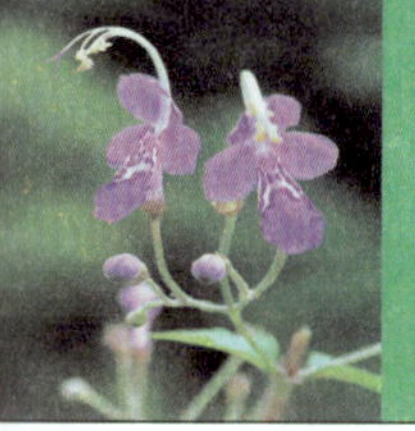

10

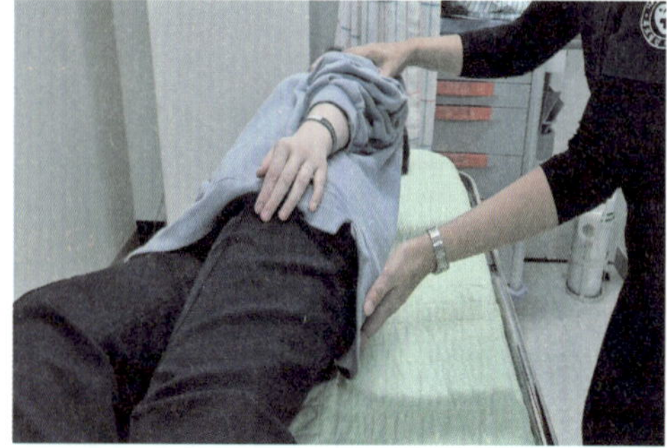

마비된 쪽의 접어져 있는 옷을 바르게 펴고 등 쪽의 옷도 바르게 편다.

단추 없는 상의 벗기기

1

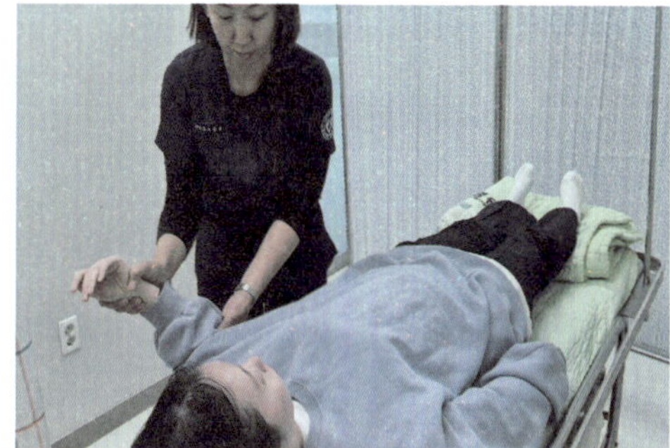

간호조무사는 환자의 건강한 쪽 팔꿈치를 구부려(V자) 머리 방향으로 올리게 한다.

2

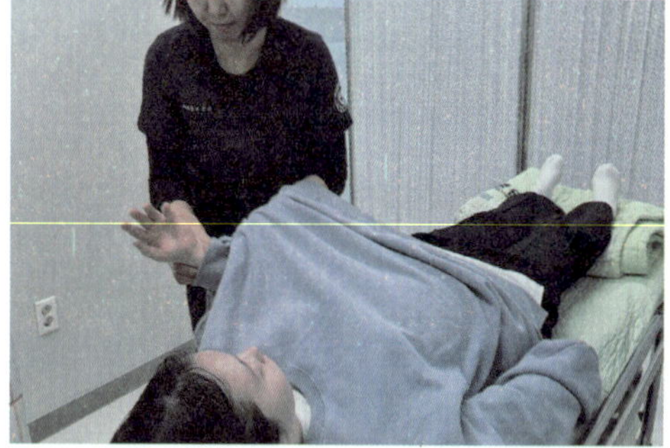

건강한 쪽 상의를 허리 쪽에서 겨드랑이까지 모아 쥔다.

3

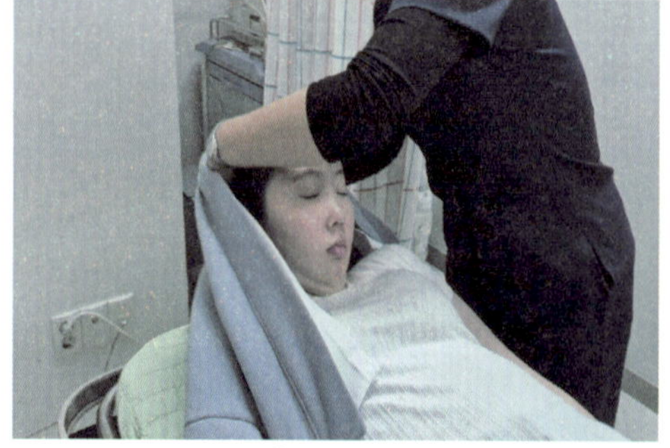

환자의 얼굴 쪽에서 시작하여 머리 쪽으로 옷을 벗긴다.

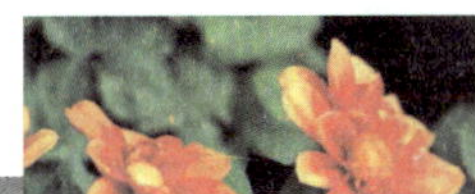

4

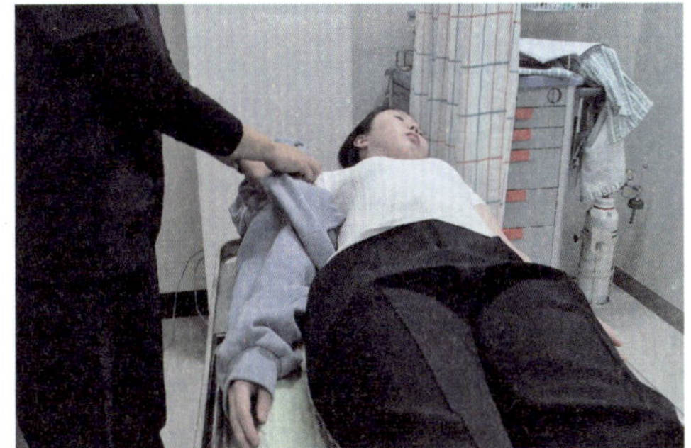

마비된 쪽 어깨 → 팔꿈치 → 손목 순으로 옷을 벗긴다.

5

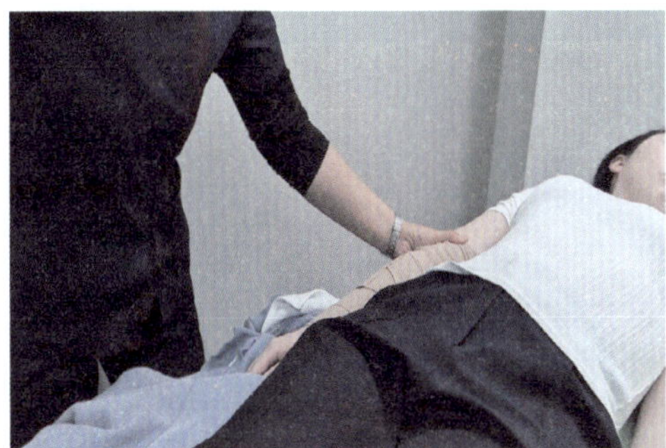

환자의 마비된 쪽 팔이나 손목을 잡고 한쪽 팔을 벗긴 후 양팔을 편안하게 한다.

단추 있는 상의 입히기

1

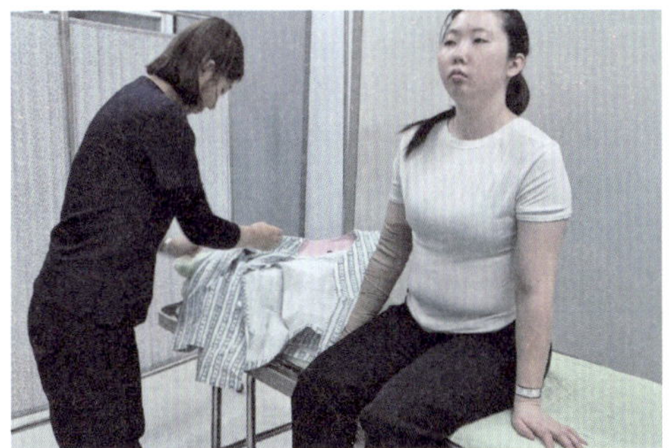

환자는 침대나 의자에 건강한 쪽 팔을 짚고 앉은 자세를 취한다.

2

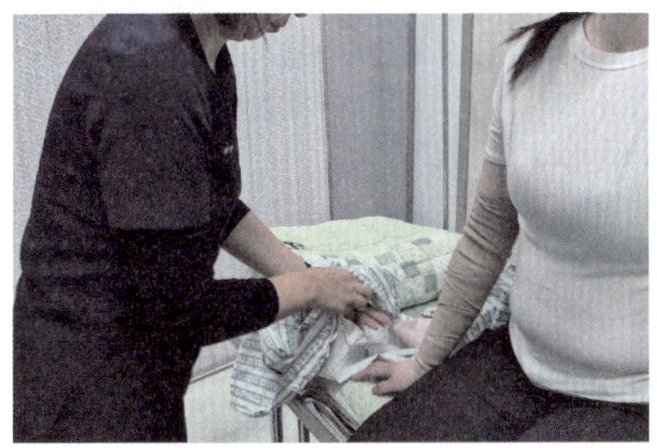

간호조무사는 상의의 한쪽 소매 끝에서 어깨, 목선까지 모아 쥔다.

3

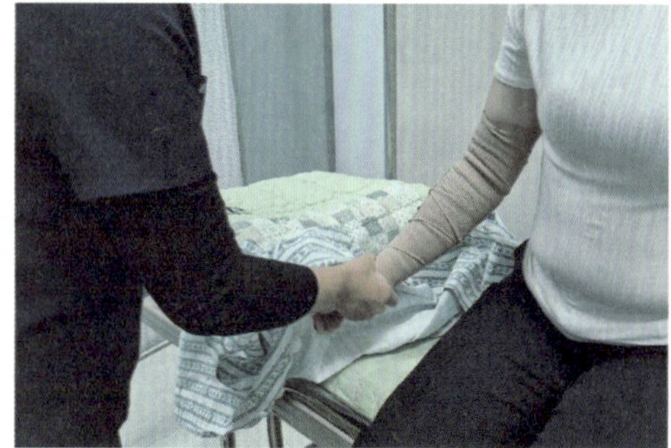

간호조무사는 환자의 마비된 쪽 손을 감싸듯 모아서 잡는다.

4

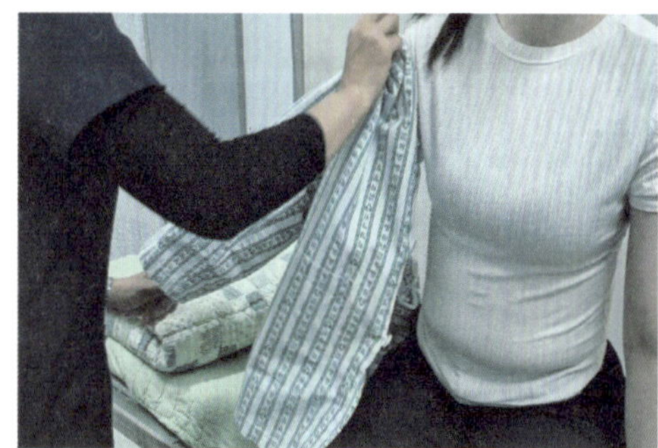

마비된 쪽의 손을 잡고 한쪽 소매를 어깨 위까지 올린다.

5

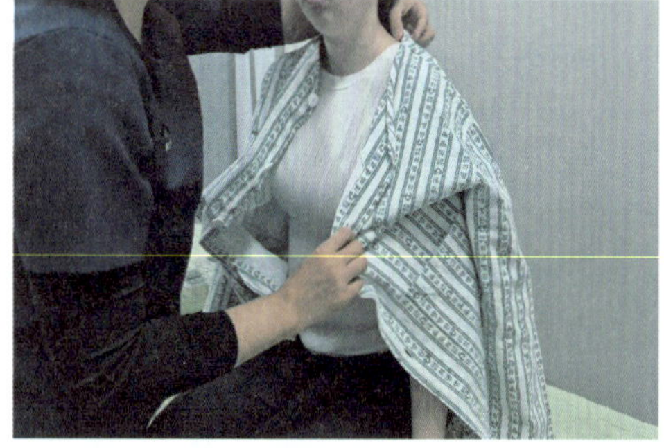

간호조무사는 환자의 등 뒤로 상의를 돌려 건강한 쪽 어깨 쪽에 펼쳐 잡아 준다.

6

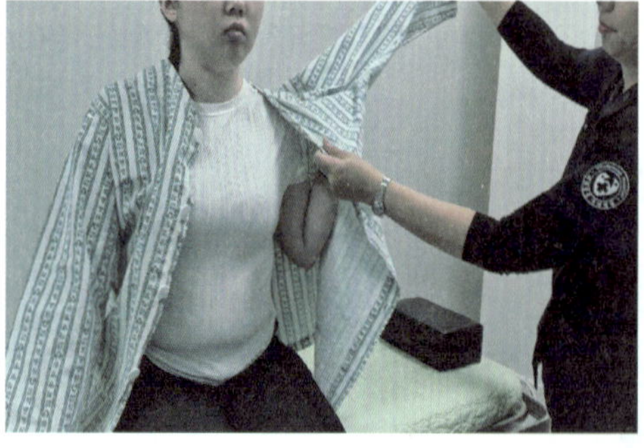

건강한 쪽 소매 끝과 앞섶을 잡고 어깨 위 방향으로 올려 환자 한쪽 팔을 넣어 입을 수 있도록 한다.

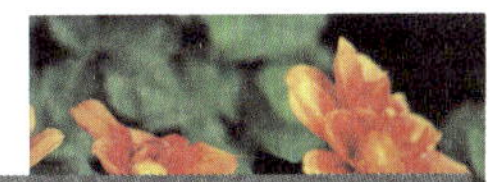

7

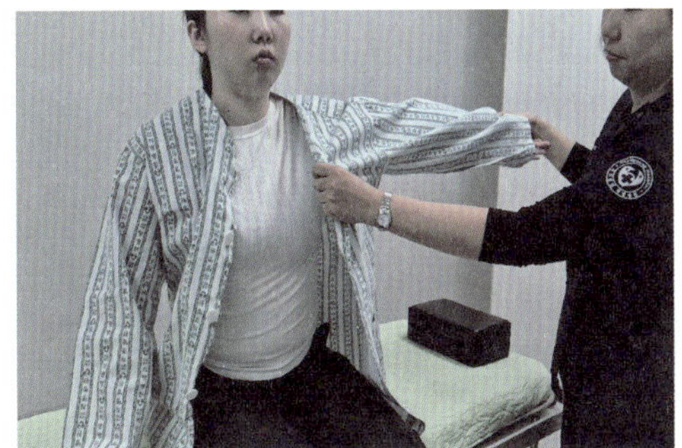

건강한 쪽 손을 잡고 앞섶을 당겨 옷을 바르게 입힌다.

8

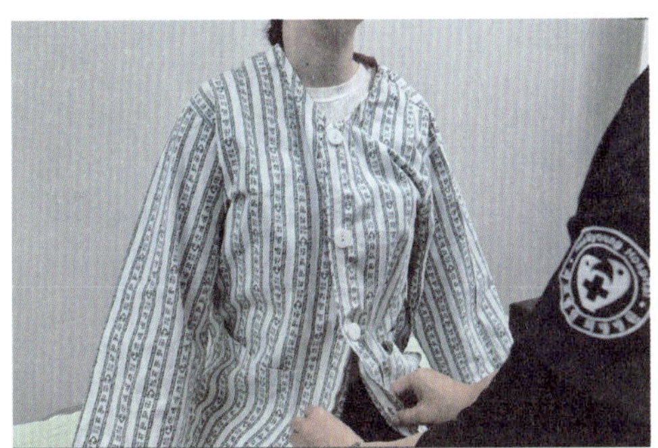

단추를 잠그고 상의를 단정히 한다.

07 반신마비(편마비) 대상자 하의 벗기고 입히는 기술

■ 목 표

환자의 체온을 조절하고 외부로부터의 자극에 대해 몸을 보호하며 땀이나 분비물로 더러워진 옷을 갈아입어 청결을 유지하고 기분 전환을 통해 삶의 의욕을 높이기 위함이다.

■ 물 품

커튼이나 스크린, 갈아입을 옷, 세탁물 바구니

■ 수행 항목

※ 반신마비(편마비)나 장애 시 옷을 벗을 때는 건강한 쪽부터 벗고 옷을 입을 때는 불편한 쪽부터 입힌다.

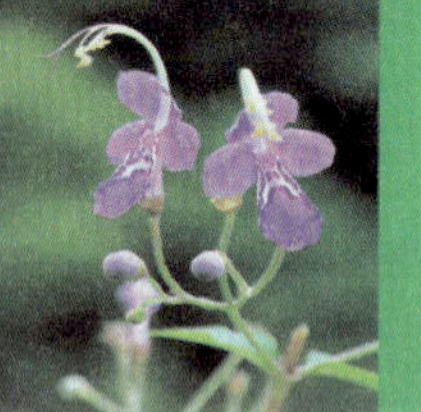

수행 방법 및 절차

하의 벗기기

1

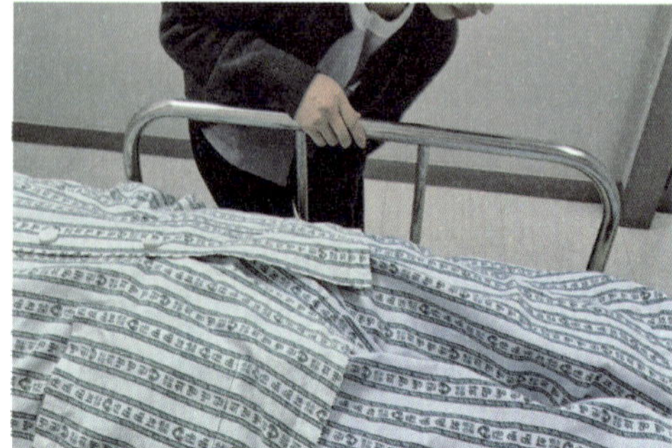

간호조무사는 침대의 안전바를 내리고 환자의 곁에 선다.

2

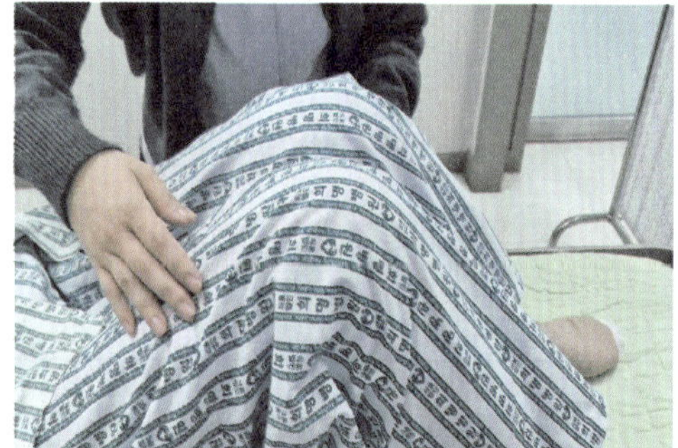

환자의 두 다리를 모아 무릎을 세운다.

3

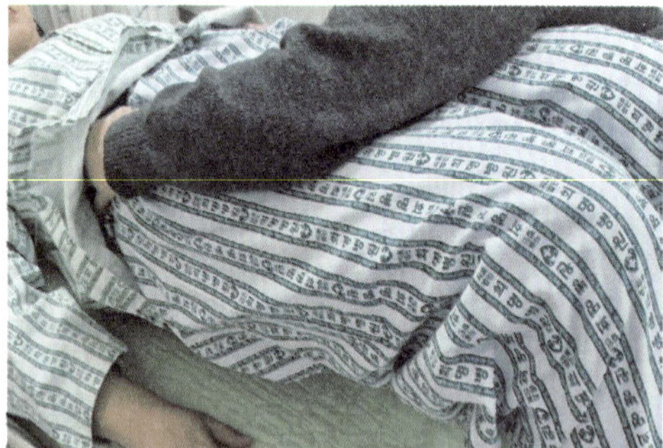

두 팔과 두 발을 바닥에 지지하고 엉덩이를 들어 올리도록 한다.

4

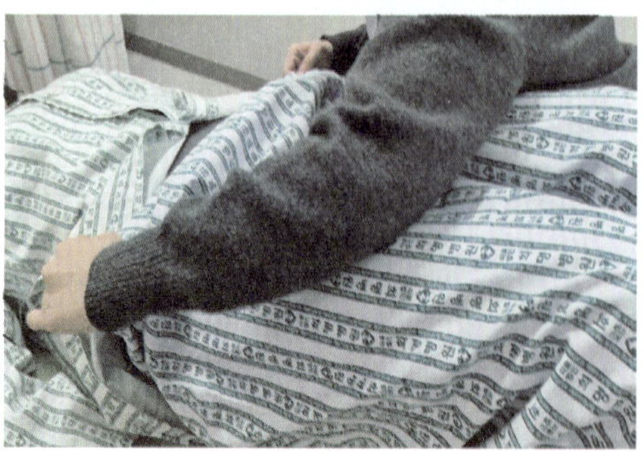

간호조무사는 양손으로 환자의 허리 부분 양옆을 모아쥔다.

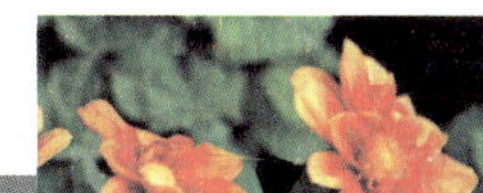

5

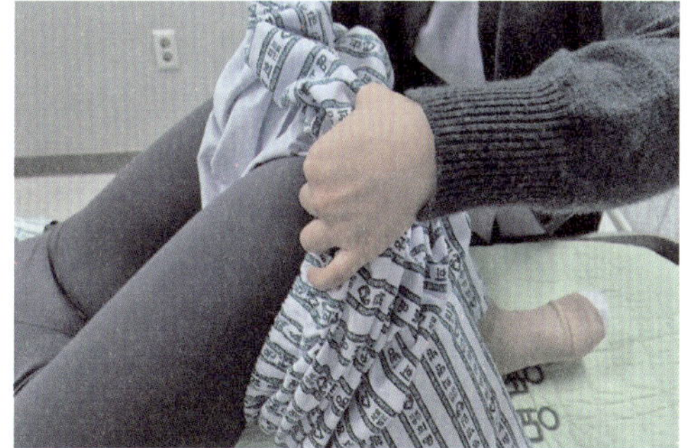

허리에서 엉덩이 → 허벅지 순으로 바지를 내린다.

6

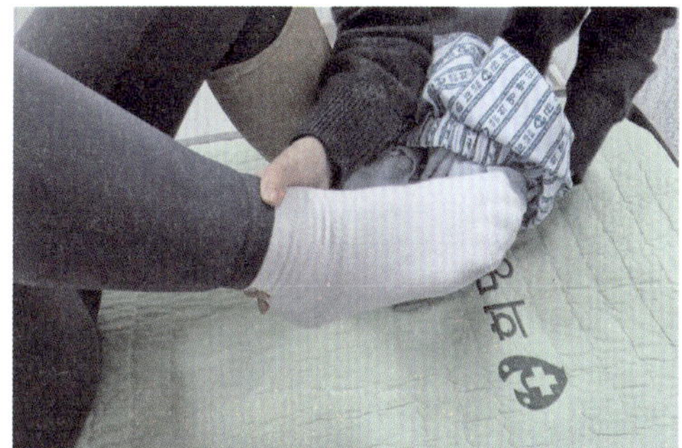

바지를 두 발목까지 내려놓고 건강한 쪽을 먼저 벗긴다.

7

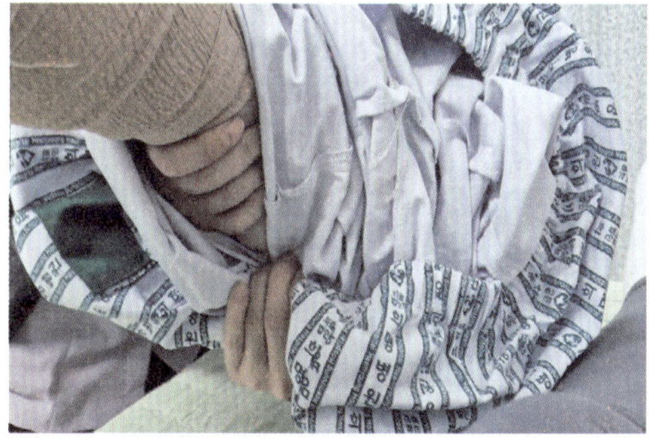

간호조무사는 한쪽 손을 오목하게 모아 마비된 쪽 발목 아래에 받치고 다른 한 손은 바지를 모아 쥔다.

8

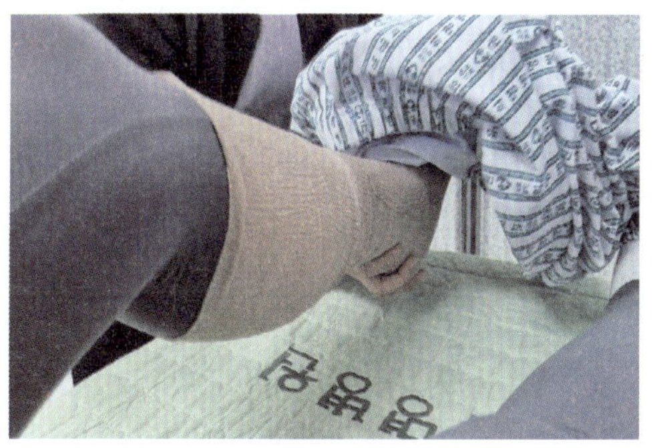

발목 아래 받치고 있는 손을 펴면서 다리를 내려놓으면 바지는 벗겨진다.

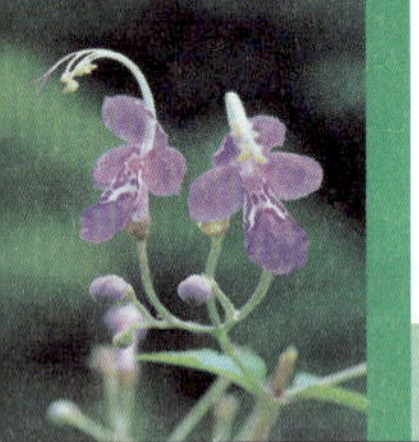

하의 입히기

1

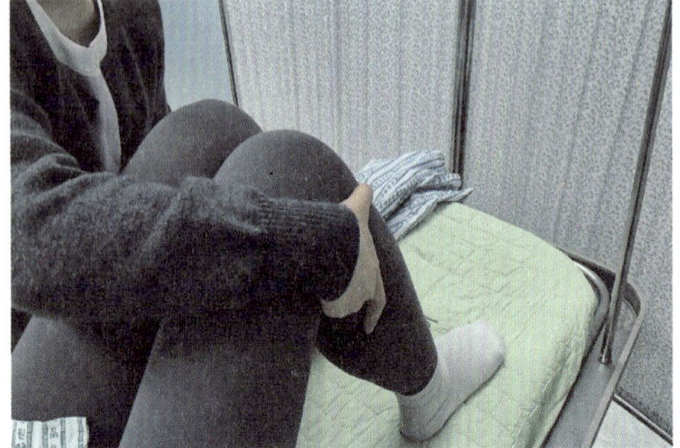

침대에 누워 지내는 환자라도 엉덩이를 들어 올릴 수 있으면 두 다리를 모아(건강한 쪽 다리를 아래로) 무릎을 세우게 한다.

2

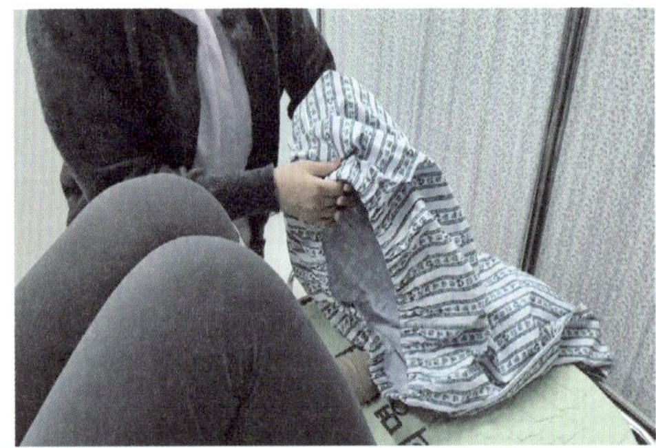

간호조무사는 바지의 한쪽 발목에서 허리 부분까지 모아 잡는다.

3

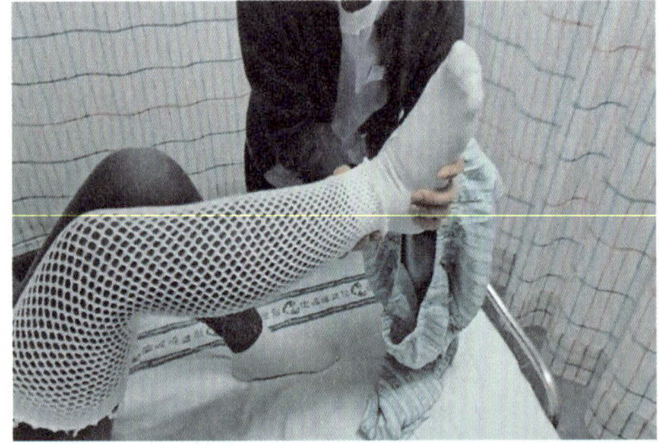

간호조무사의 한쪽 손은 마비된 쪽 발목을 잡고 다른 한쪽 손은 하의를 손목에 걸치고 발바닥을 잡는다.

4

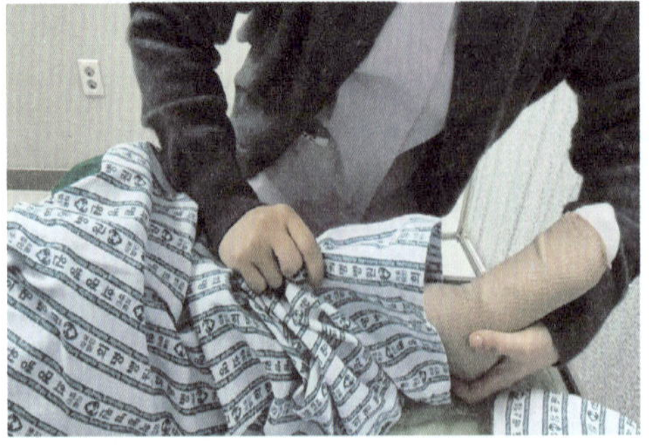

발바닥을 잡고 있던 손으로 발뒤꿈치를 잡고 다른 한 손으로 바지를 올린다.

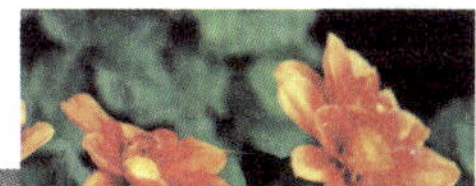

5

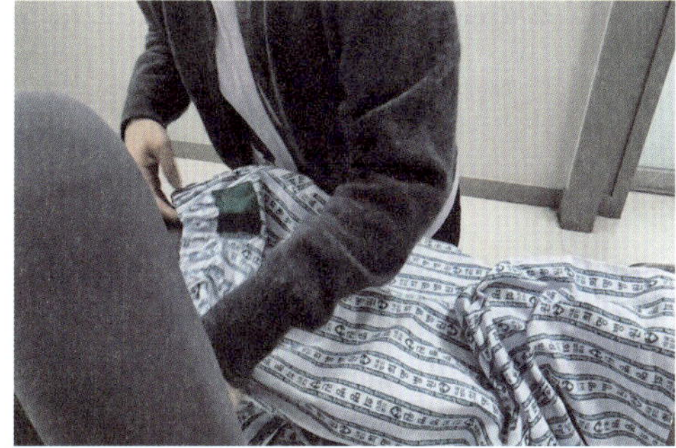

마비된 쪽 바지를 무릎까지 올려놓는다.

6

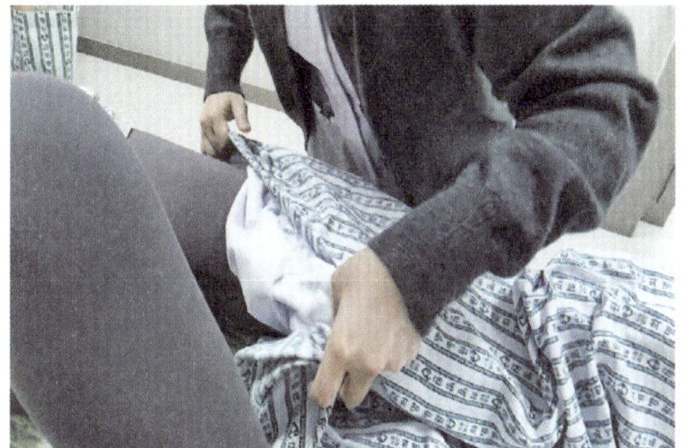

간호조무사는 건강한 쪽 바지의 허리 부분을 크게 벌린다.

7

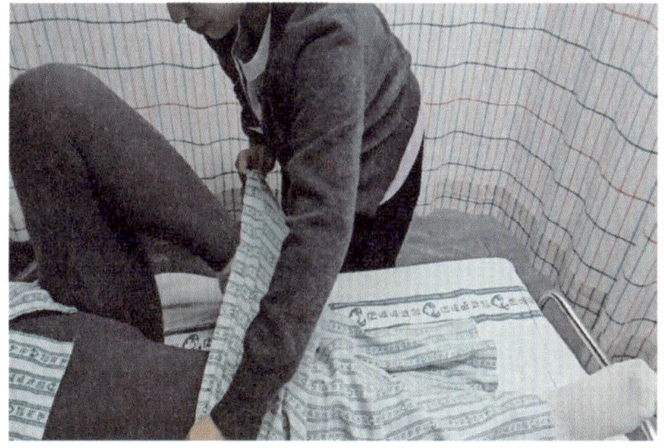

환자는 건강한 쪽 다리를 바지에 넣고 입는다.

8

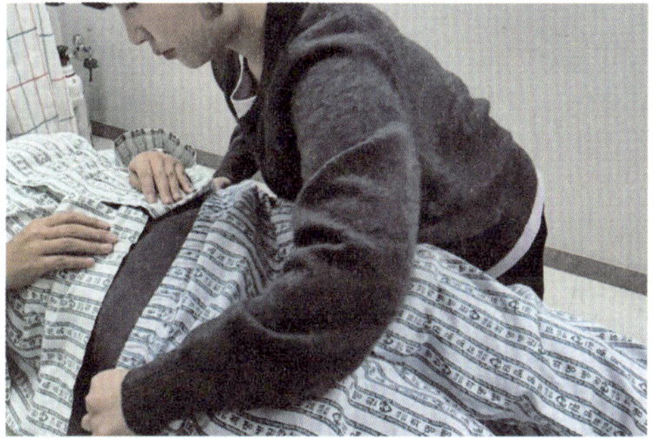

건강한 쪽 무릎을 세워 엉덩이를 들게 한다. 엉덩이를 들 수 없는 환자인 경우, 좌우로 체위를 변경하며 한쪽씩 바지를 올린다.

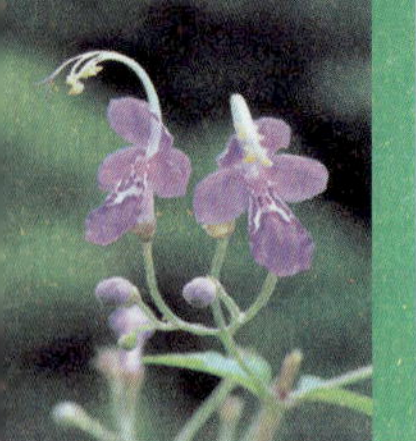

9

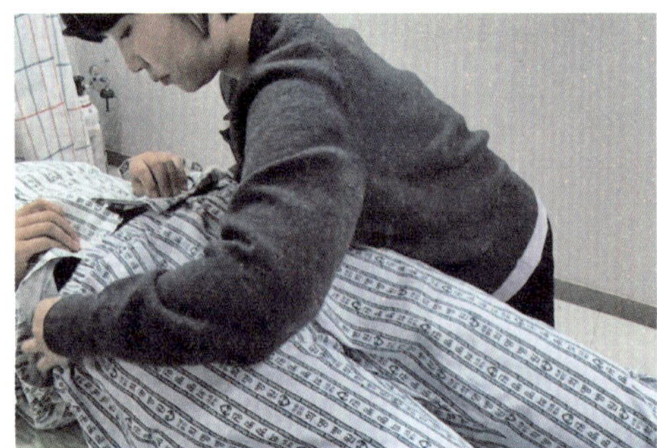

간호조무사는 바지의 양쪽 허리선을 잡고 올려서 입힌다.

8 정맥 주사 중인 반신마비(편마비) 대상자 단추 있는 옷 갈아 입히기

■ 목 표

① 체온을 조절하고 외부로부터의 자극에 대해 몸을 보호하기 위함이다.
② 정맥주사 시 옷을 갈아 입힐 때 위험을 예방하기 위함이다.

■ 물 품

커튼이나 스크린, 갈아 입을 옷, 세탁물 바구니, 수액 세트

■ 수행 항목

수행 방법 및 절차

정맥 주사 중인 반신마비(편마비) 대상자 – 단추 있는 옷 벗기기

1

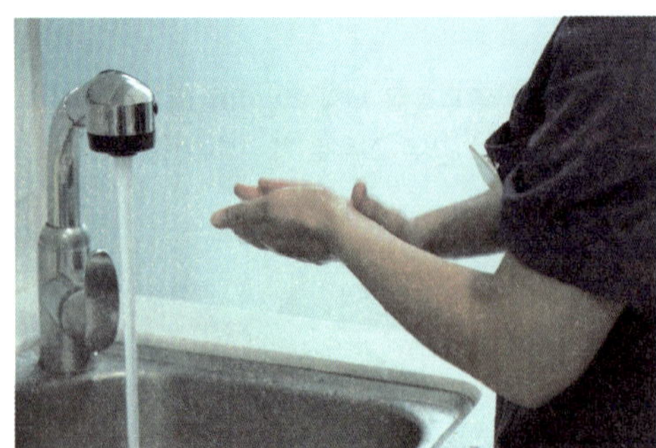

물과 비누를 이용하여 손을 씻는다.

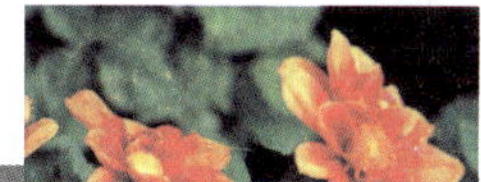

2

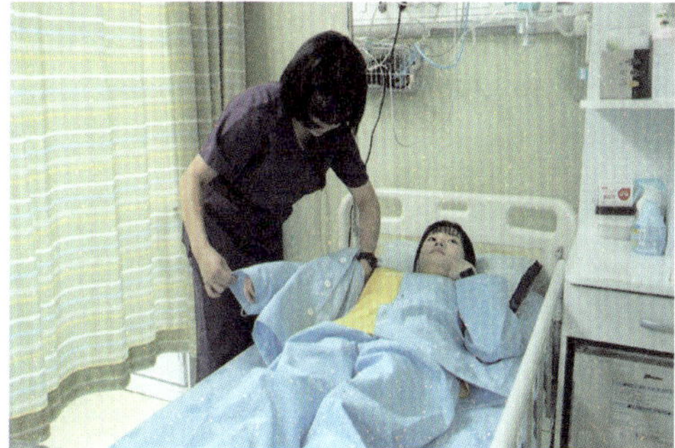

건강한 쪽 팔(수액을 맞고 있는 팔)을 먼저 벗긴다.

3

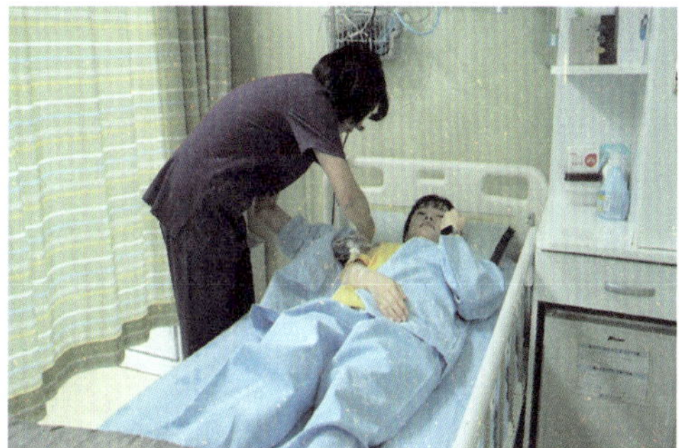

수액을 빼서 건강한 쪽 팔 소매의 밖에서 안으로 뺀다.

4

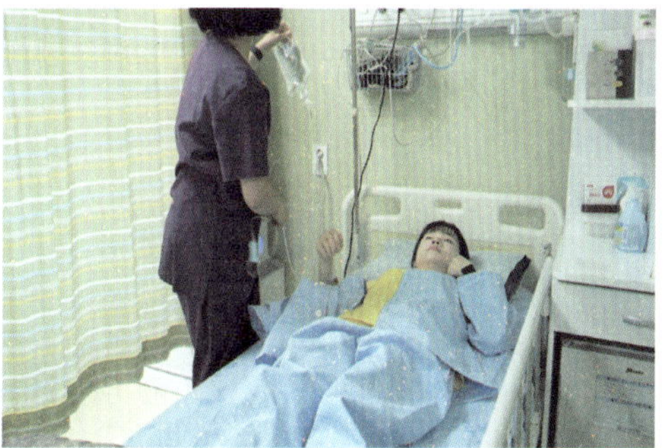

수액을 걸대에 건다.

5

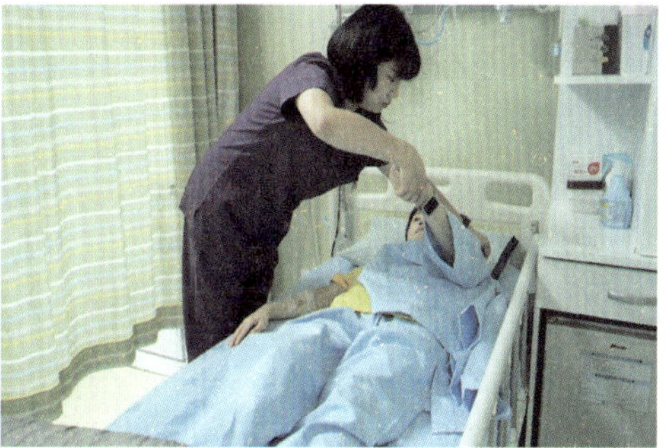

마비된 쪽 팔을 벗긴다.

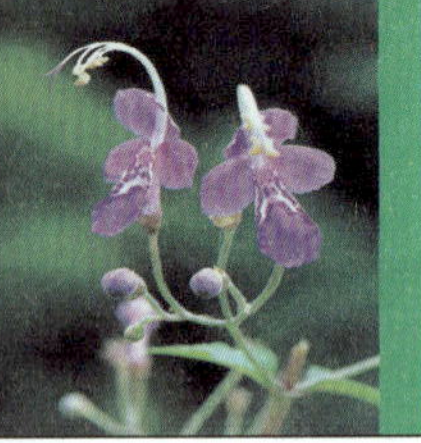

정맥 주사 중인 반신마비(편마비) 대상자 – 단추 있는 옷 입히기

1 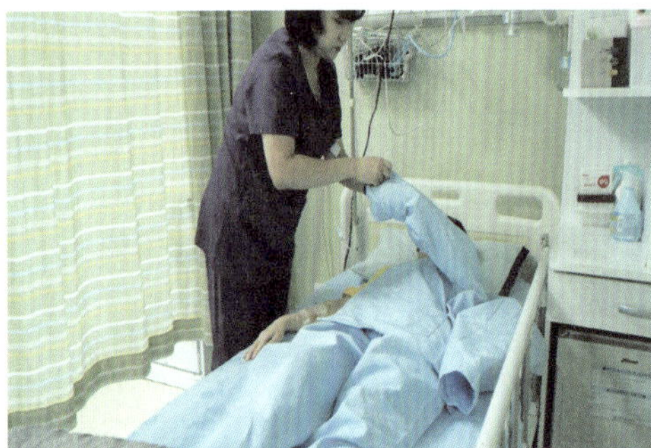

마비된 쪽 팔을 낀다.

2 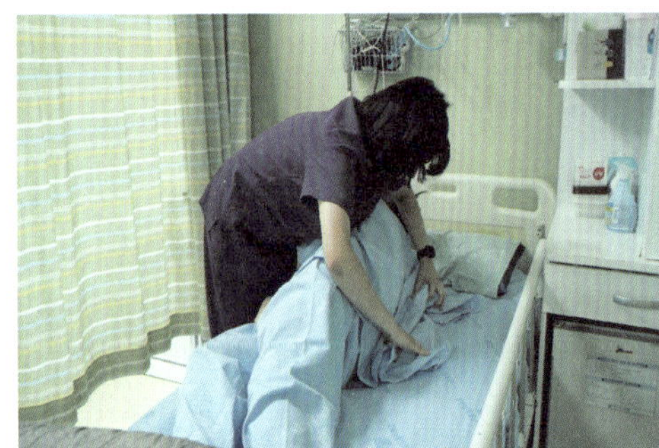

환자를 건강한 쪽으로 돌아눕게 하고 등 뒤쪽에 펼쳐져 있는 상의의 소매 부분을 계단식으로 접어놓는다.

3 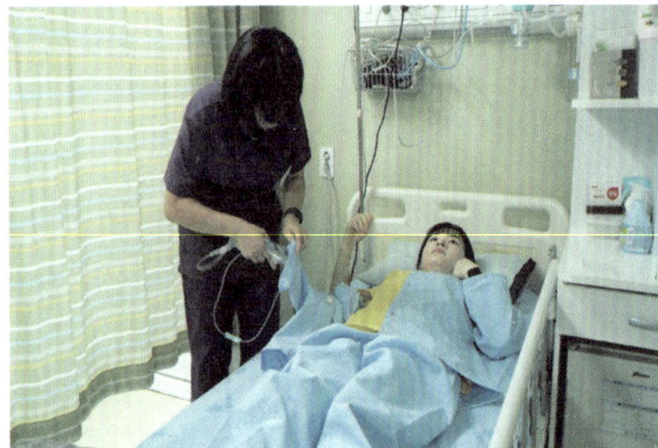

바로누운 자세에서 수액을 먼저 건강한 쪽 소매의 안에서 밖으로 빼서 건다.

4 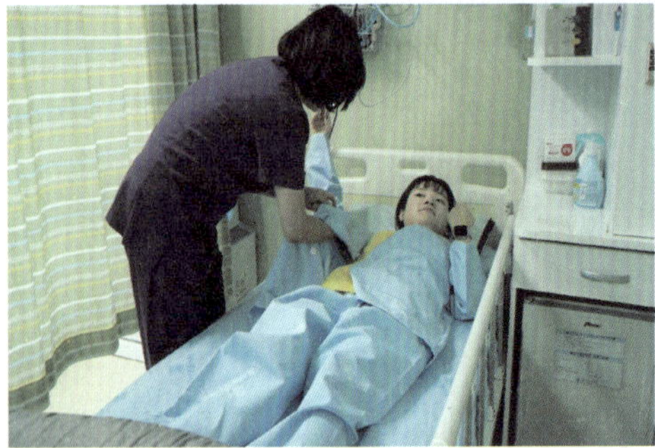

건강한 쪽 팔을 끼우고 단추를 잠근다.

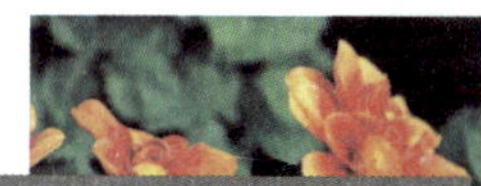

5

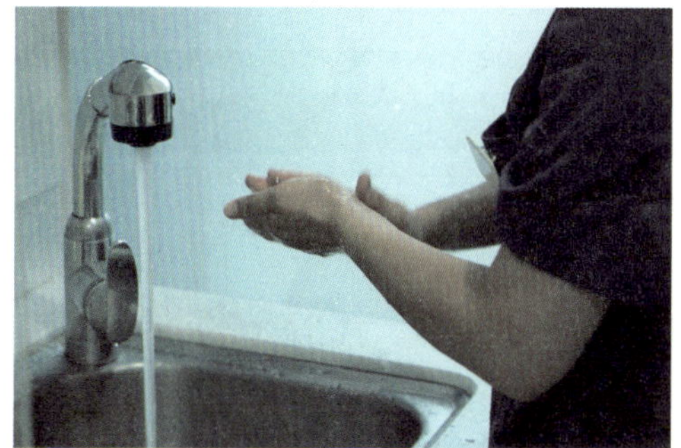

사용한 물품을 정리한 후 물과 비누를 이용하여 손을 씻는다.

6

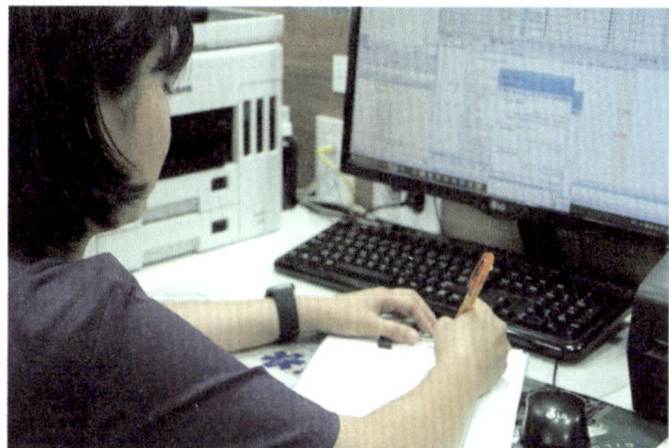

환자의 상태와 수행 결과를 간호기록지에 기록한다.

09 정맥 주사 중인 대상자의 환의 갈아 입히기

■ 목 표

① 체온을 조절하고 외부로부터의 자극에 대해 몸을 보호하기 위함이다.

② 정맥주사 시 옷을 갈아 입힐 때 위험을 예방하기 위함이다.

■ 물 품

커튼이나 스크린, 갈아입을 옷, 세탁물 바구니, 수액 세트

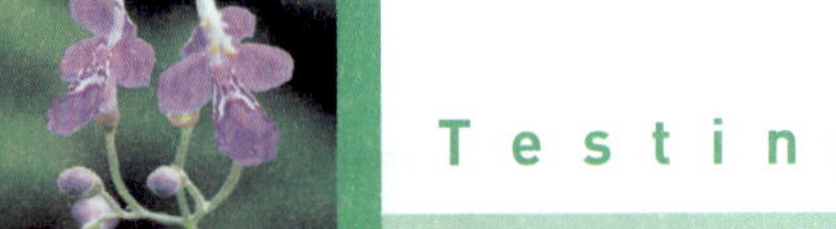

■ 수행 항목

수행 방법 및 절차	
환의 벗기기	
1 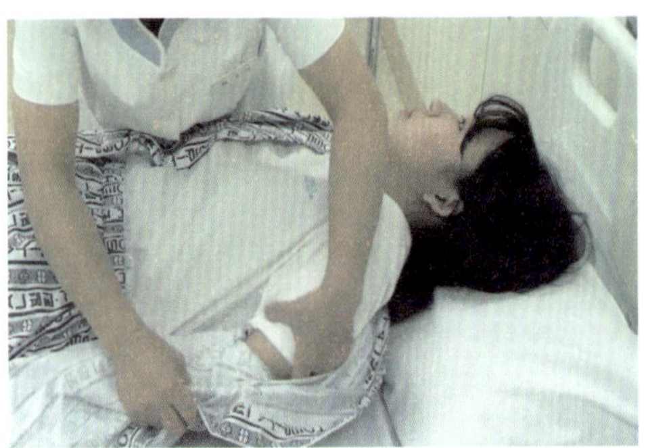	상의를 벗을 때는 수액이 연결되지 않은 팔부터 벗고, 상의를 입을 때는 수액이 연결된 팔부터 입는다. 정맥 주입 속도를 확인하고 환자에게 환의를 갈아입을 것임을 설명한다. 정맥요법이 실시되고 있지 않은 팔부터 소매를 벗긴다.
2 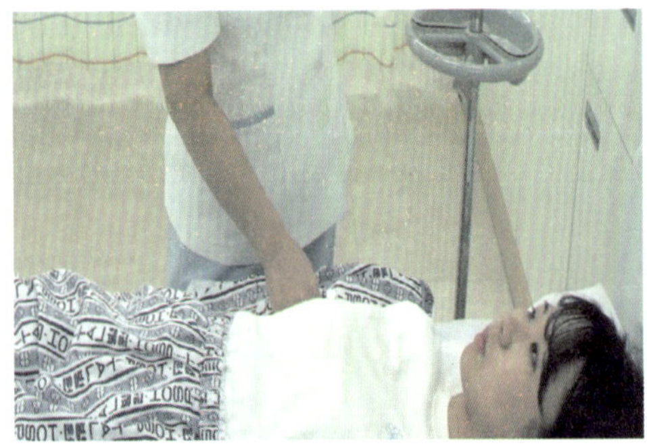	정맥요법이 실시되고 있는 팔의 옷소매를 함께 잡아서 주사 부위 위까지 입고 있던 환의가 오게 한다.
3 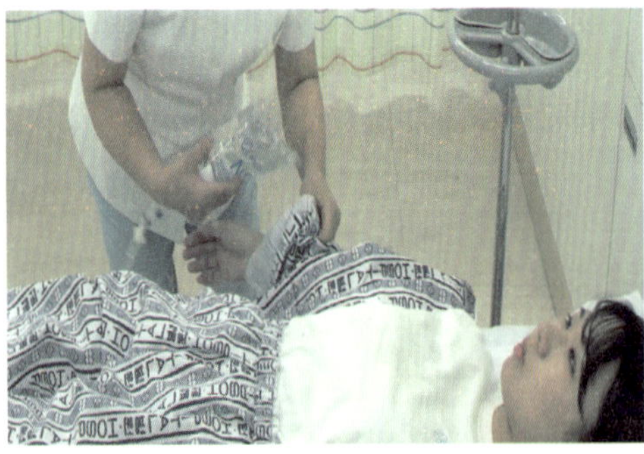	정맥주사 부위 위로 환의를 조심스럽게 벗겨 수액세트줄을 따라 환자 손 밖으로 환의가 나오게 한다.

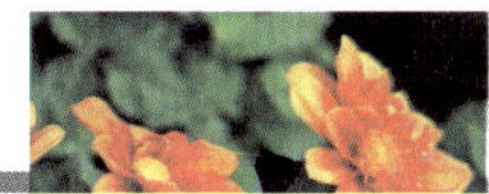

4

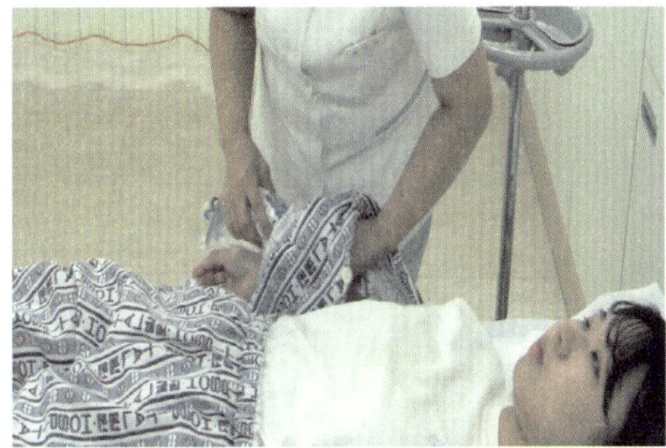

소매에서부터 함께 환의를 모아 잡고 계속 수액세트줄을 따라 정맥주사 용액병이 있는 데까지 환의가 나오게 한다.

5

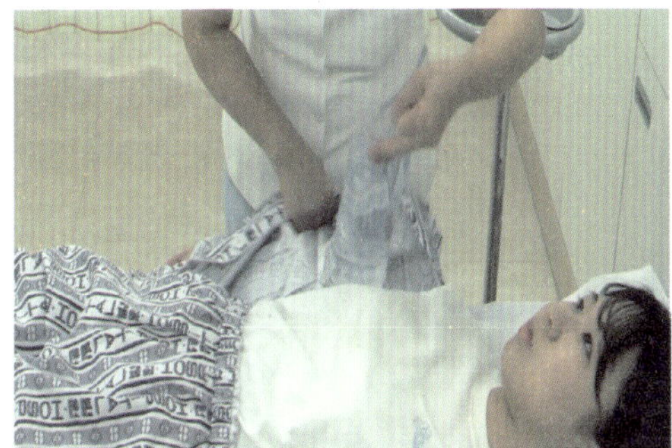

걸대에서 정맥주사 용액병을 빼낸다. 이때, 정맥주사 용액병을 환자의 팔보다 높게 유지한다. 환의 소매 속으로 손을 넣고 정맥주사 용액병을 꼭 잡는다.

6

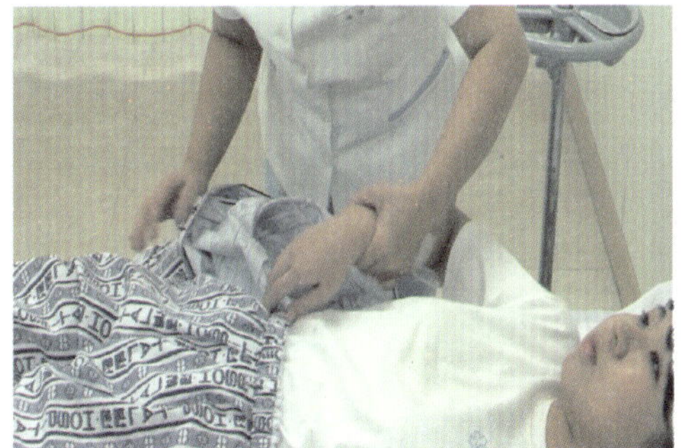

다른 손으로 정맥주사 용액병 위로 환의를 벗긴다.

환의 입히기

1

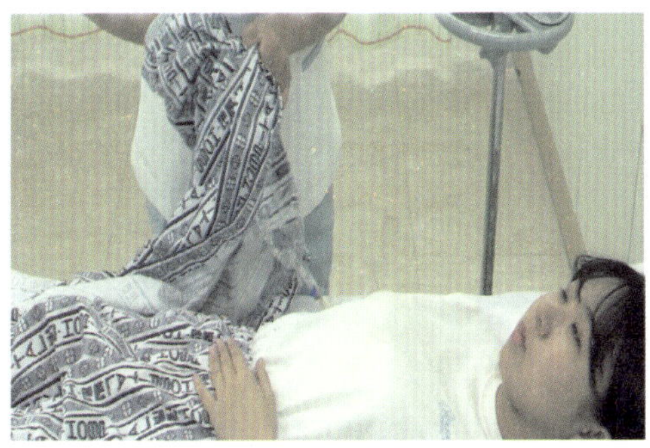

정맥주사 용액병을 새 환의의 정맥요법을 실시하고 있는 팔을 낄 소매의 안쪽에 집어넣어 소매 밖으로 빼놓는다.

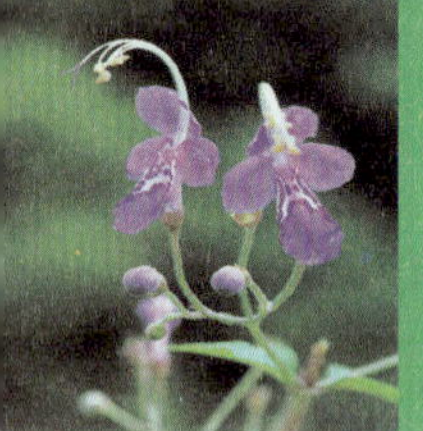

2

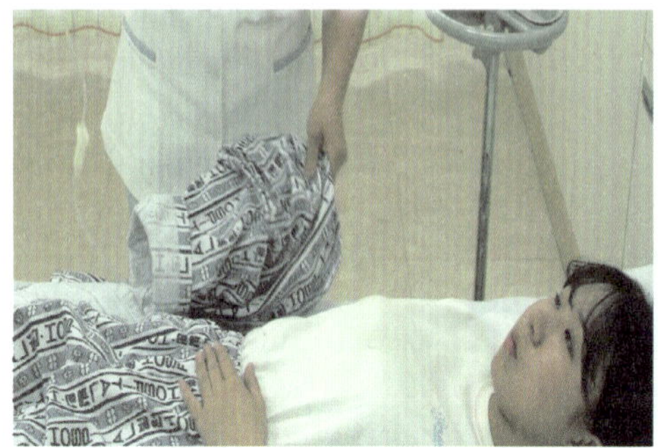

정맥주사 용액병을 다시 걸대에 건다.

3

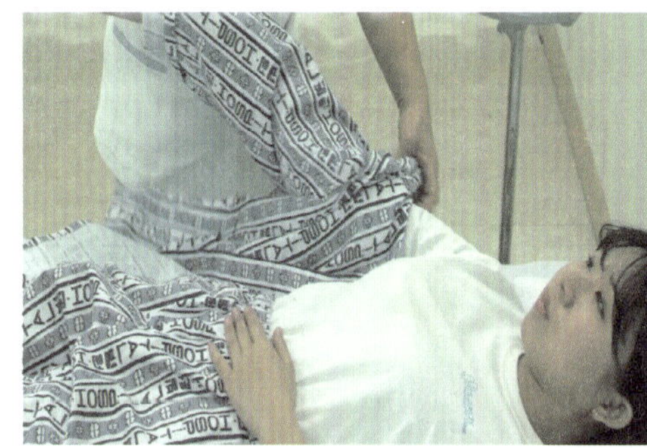

정맥요법을 실시하고 있는 팔을 수액세트줄과 함께 조심스럽게 환의 소매 속으로 집어넣는다.

4

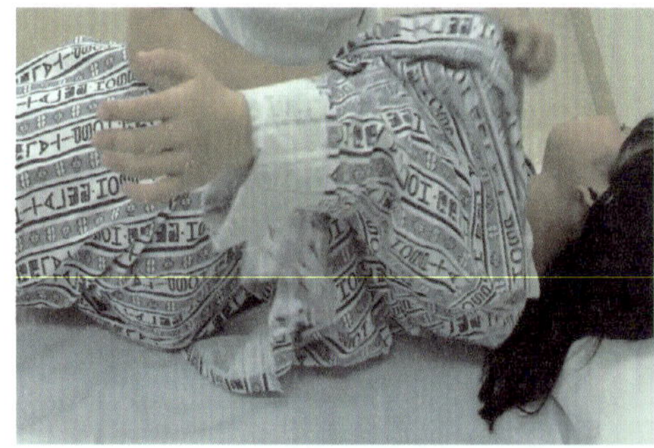

정맥주사를 실시하고 있는 반대쪽 팔에 환의를 입힌다. 환의를 입힌 후 용액 주입 속도를 확인하고, 처방된 주입 속도에 맞춘다.

5

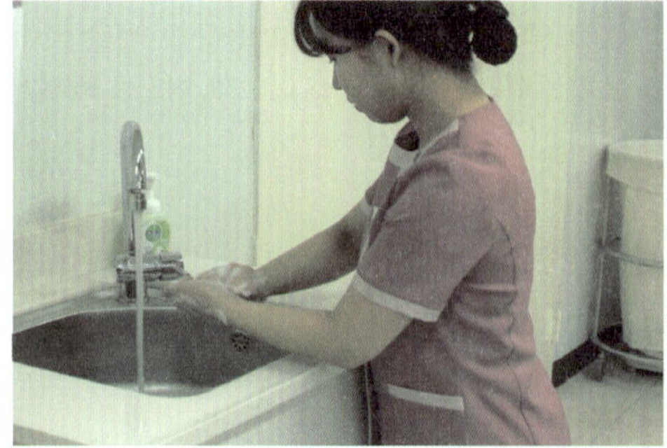

물과 비누로 손을 씻은 후 간호기록지에 수행한 내용을 기록한다.

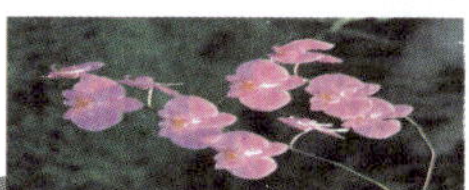

10 입원 간호 기술

▪ 목 표

① 입원 시 수집 자료와 입원관리 절차에 대해 설명할 수 있다.
② 입원관리 시 필요한 서류 서식과 물품을 준비할 수 있다.
③ 활력징후, 간호력 등을 확인하면서 환자의 상태를 파악한다.
④ 입원관리(환자의 주관적 자료, 객관적 자료, 입원 생활 관련 주의사항, 통증, 욕창위험도, 낙상위험도 사정 등)를 수행할 수 있다.
⑤ 병원 환경에 적응할 수 있도록 돕고 입원관리 수행 후 기록할 수 있다.

▪ 물 품

키－체중계, 체온계, 혈압계, 청진기, 환의, 의사 처방지, 임상 관찰 기록지, 간호 정보 조사지, 통증위험사정도구, 욕창위험사정도구, 낙상위험사정도구, 환자 팔찌, 환자 이름표(침대, 병실 앞 부착용 등), 입원 생활 안내문, 입원 세트, 손 소독제, 개인 준비물 안내

▪ 수행 항목

수행 방법 및 절차

1

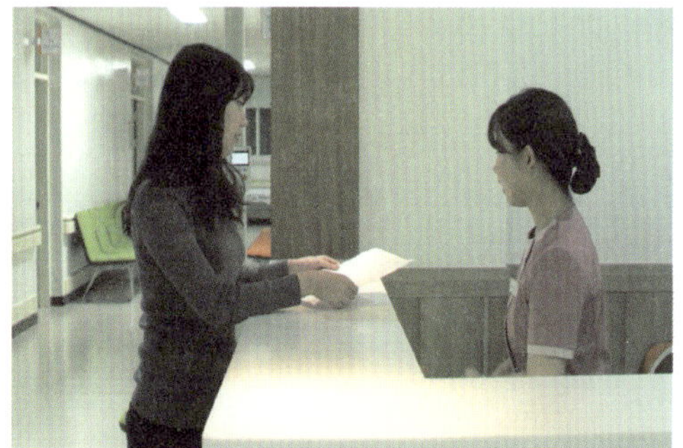

환자가 도착하자마자 기다림 없이 간호를 받을 수 있도록 하기 위하여 입원 환자에 대한 연락을 원무과에서 받고 병실을 준비하고 신규 대상 간호 정보 조사지, 이름표, 팔찌를 준비한다.

2

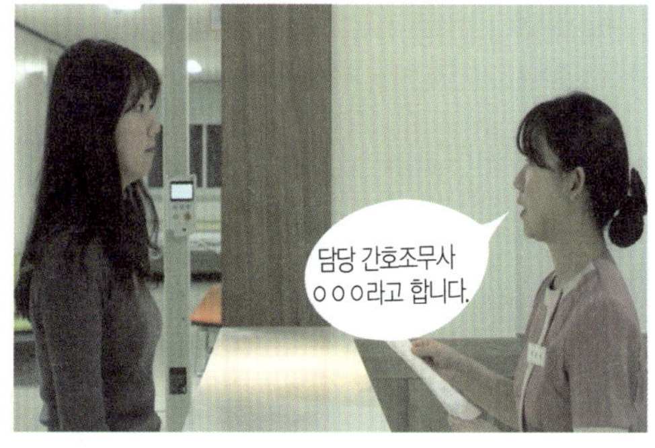

입원 서류를 받고, 환자와 신뢰감을 형성하기 위해 간호조무사 자신의 이름, 직책, 역할을 소개한다.

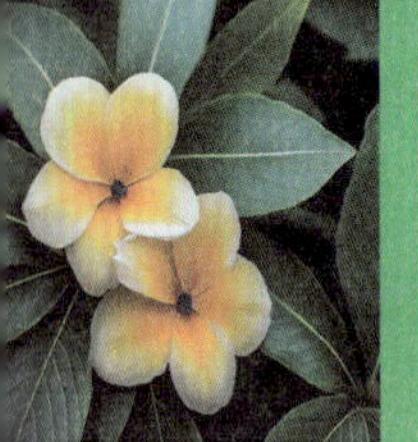
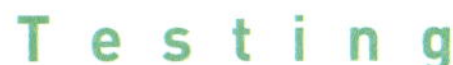

3

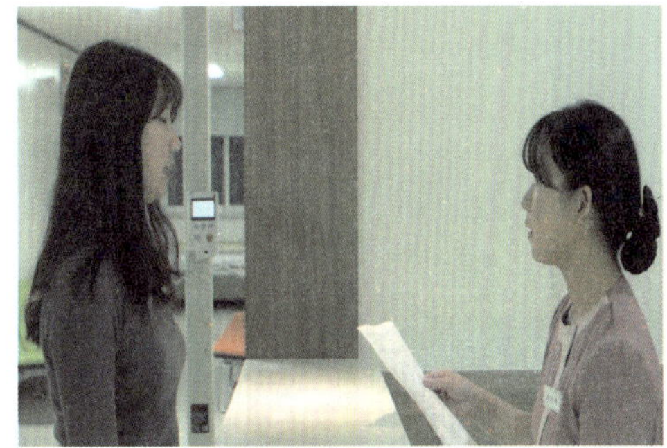

환자가 병동에 도착하면 환자를 정확하게 확인하기 위하여 이름을 부르거나 개방형 질문을 하여 환자를 확인(개방형 질문: "환자분 성함이 어떻게 되시죠?")한다.

4

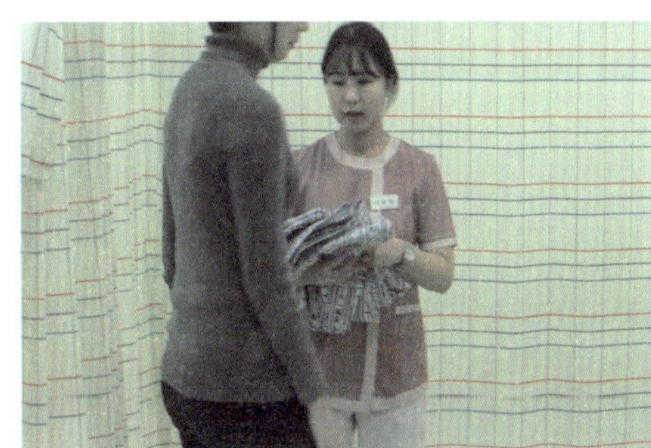

이름표와 환의를 챙겨서 병실로 안내한다.

5

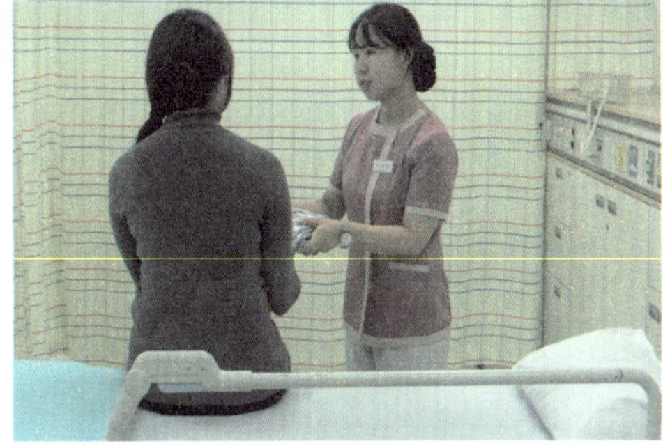

개인 사생활을 보호하기 위해 커튼을 치고 환의로 갈아입도록 한다.

6

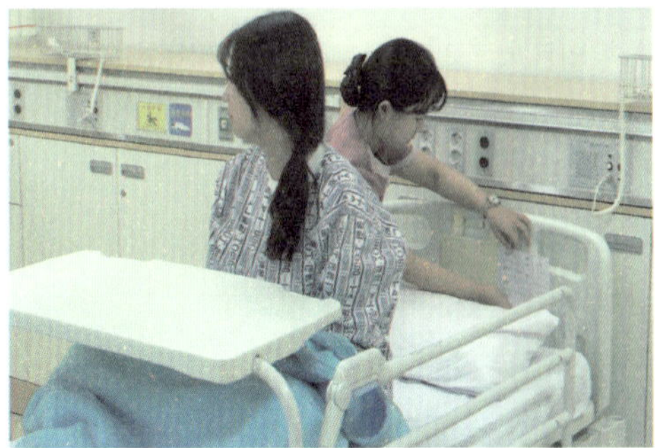

이름표를 침대, 병실 문 앞, 환자 현황판 등 해당 장소에 꽂아 둔다.

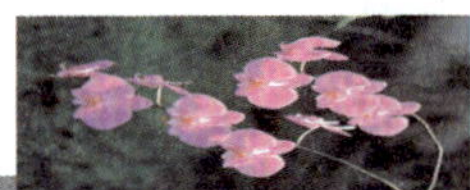

7

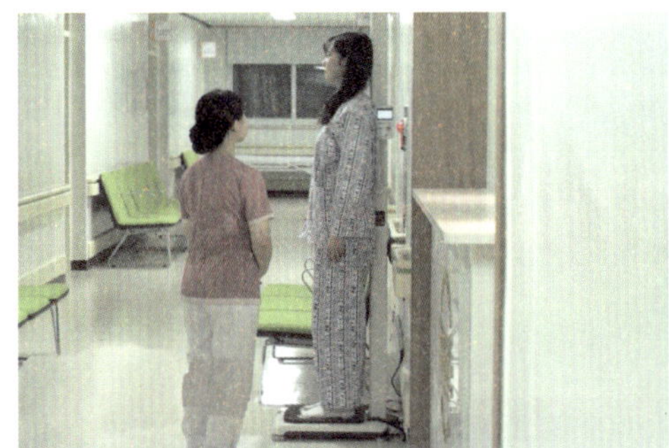

키와 체중을 측정하고 측정치를 환자에게 알린 후 입원 간호 기록지에 기록한다.

8

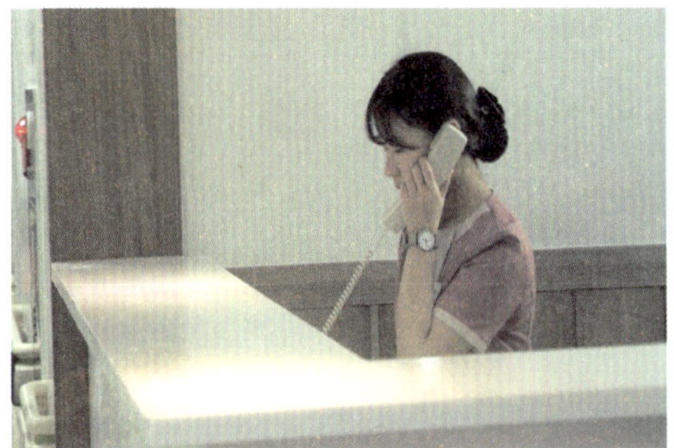

환자에 대한 빠른 처치를 위하여 담당 의사에게 환자의 입원을 알린다.

9

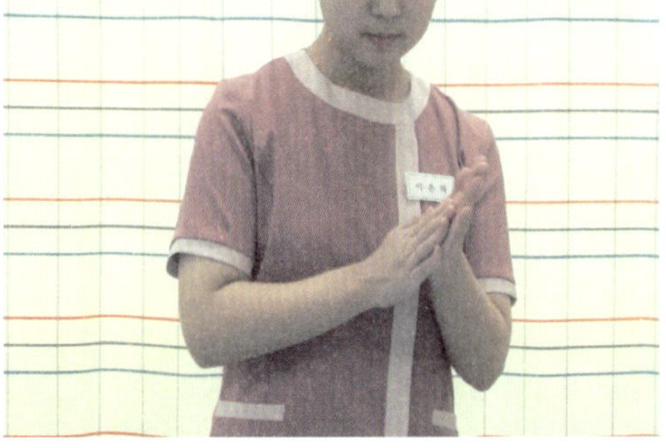

세균의 전파를 막아 감염의 기회를 줄이기 위해 손 소독제로 손을 깨끗이 씻는다.

10

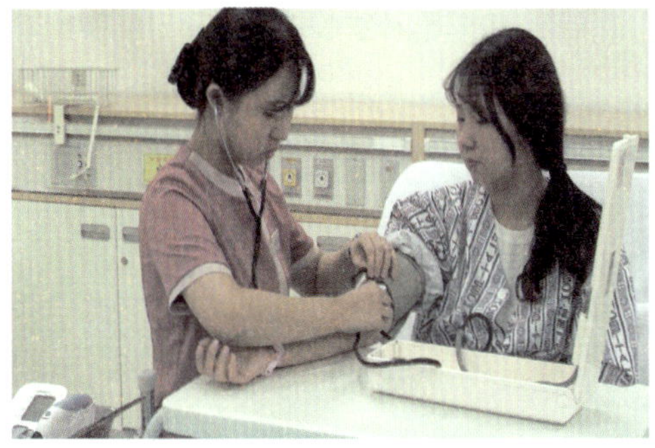

환자를 정확하게 확인하기 위해 환자 팔찌를 착용시켜 주며 활력징후를 측정한다.

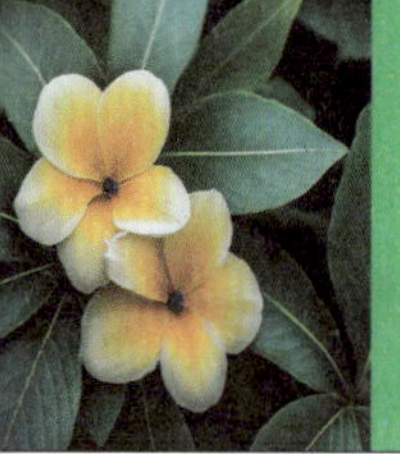

11

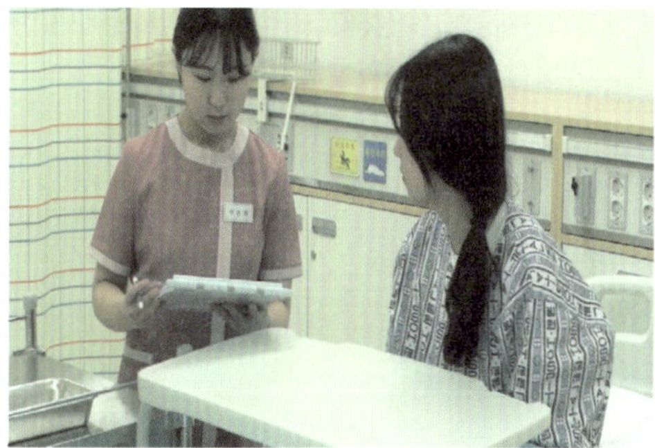

간호에 필요한 정보 수집을 위해 환자에게 입원 간호 정보 조사지 각 항목을 질문하여 기록한다.

12

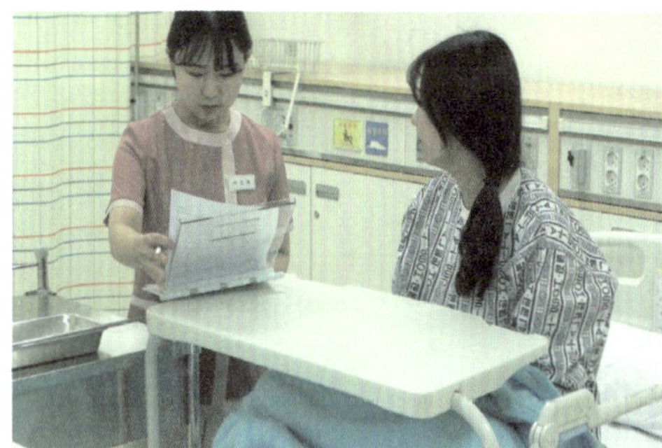

통증이 있는지 질문하고 통증 점수를 기록한다.

13

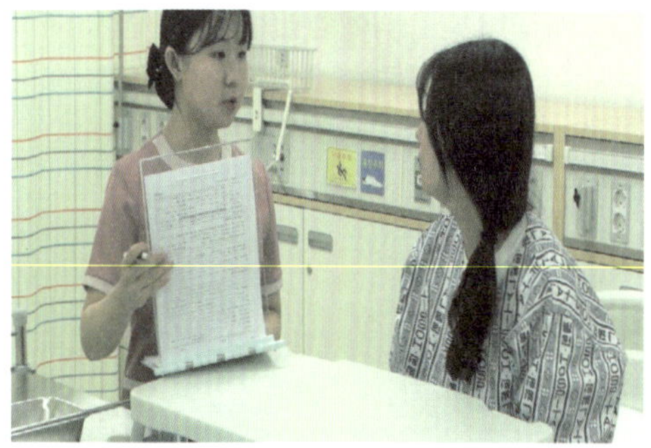

욕창 위험도를 사정하고 기록하도록 한다.

14

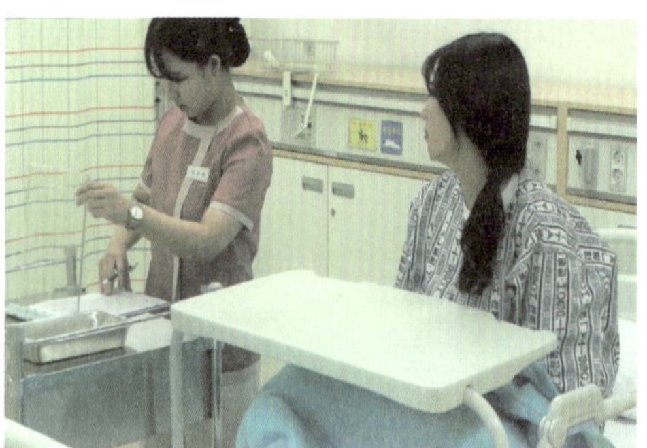

낙상 위험도를 사정하여 기록하고 낙상 예방 교육을 한다.

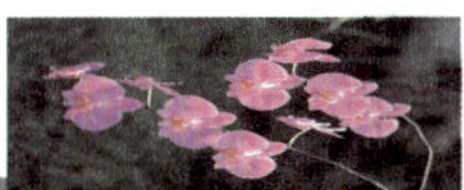

15

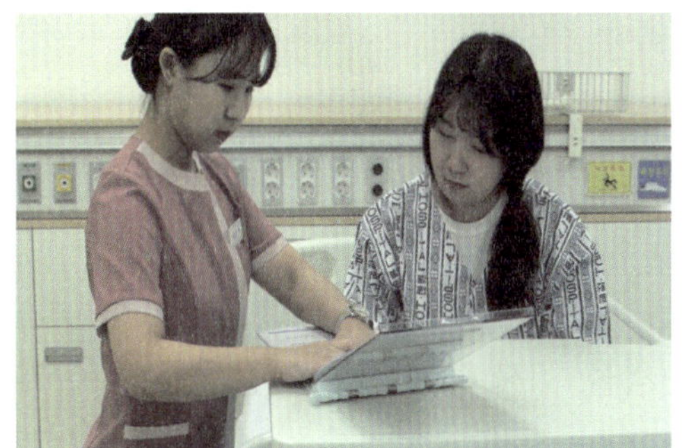

입원 생활의 편의를 제공하기 위해 식사 시간 · 면회 시간 · 회진 시간, 입원 준비물, 병동 구조(화장실 위치, 간호사실 위치, 탕비실, 화재 시 비상구, 공공 화장실, 편의 시설, 오물실 등), 병실 내 물품(호출 벨, 전화기, 전기 스위치 등), 환자 권리 장전 및 책임, 편의 시설 이용 등의 입원 생활 안내문을 나눠 주고 병원 생활에 대해 설명한다.

16

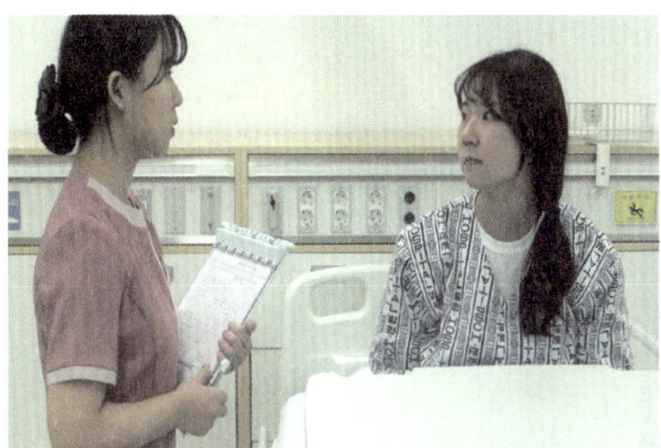

입원 시 발생할 수 있는 심리적 문제를 예방하기 위해 입원 및 치료에 대한 불안 등 심리 상태를 확인하고, 필요시 간호를 실시한다.

17

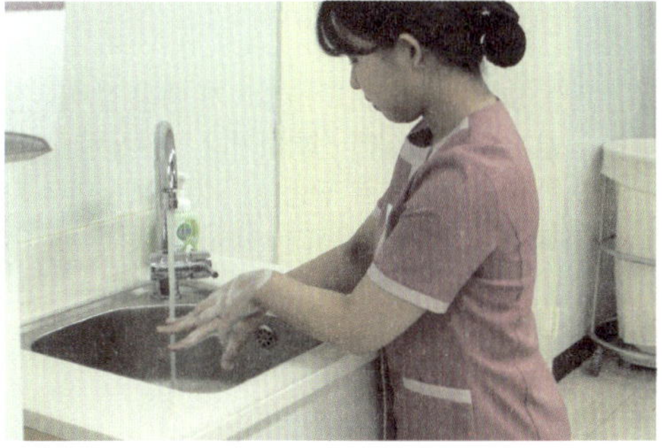

사용한 물품을 정리하고 미생물 전파를 예방하기 위해 손을 깨끗이 씻는다.

18

등록번호: 20180201
성명: 김 다나
주민등록번호: 9503**－2*****

날짜	시간	간호 기록	서명
2/1	10:00	DM 진단환자로 정밀검사 요구되어 외래 통해서 입원함. Dr. 은	
		에게 입원 보고함. height : 168cm / weight : 55kg 측정됨.	
		v/s : 98/70-80-20-36.8로 혈압 낮게 측정되어 다리를	
		높여줌. 간호정보 조사지 기록하였으며 통증 척도(NRS) : 0점.	
		피부 사정 결과 발진 및 욕창 위험성 보이지 않음. 체위 변경 교육함.	
		낙상 위험도 평가(MORSE) 결과 12점으로 저위험군이며,	
		낙상 교육함. 입원 생활 안내문 교육 진행하여 sign 받음.	RN.이은하
2/1	10:00	v/s 재측정 결과 110/75-88-18-36.8로 측정되었으며 어지럼증 호소 없음.	RN.이은하

기록 의무를 수행하고 보건 의료팀과 정보를 공유하기 위하여 수행 내용과 교육 내용을 간호기록지에 기록한다.

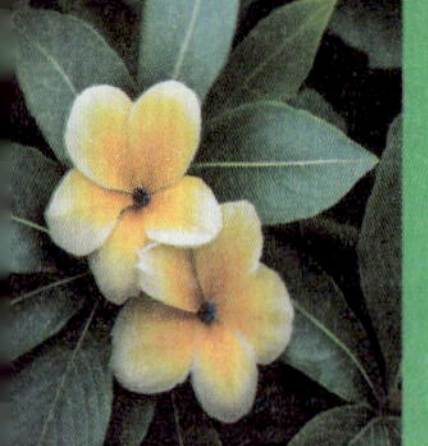

11 전동 간호 기술

■ 목 표

환자를 다른 병동(과)에서 옮겨 오는 것을 돕기 위함이다.

■ 물품

환자 기록지, 환자 이동 기구(휠체어 등), 담요, 사용 약물, 검사 물품, 환자 개인 물품, 특수 기구 등

■ 수행 항목

수행 방법 및 절차

1

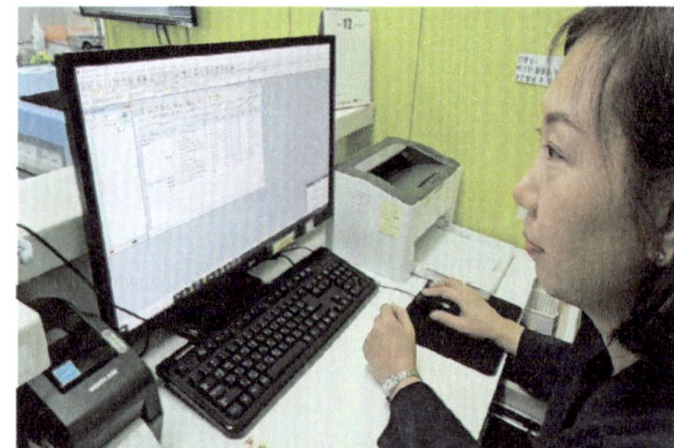

절차를 정확하게 수행하기 위해 의사의 처방을 확인한다.

2

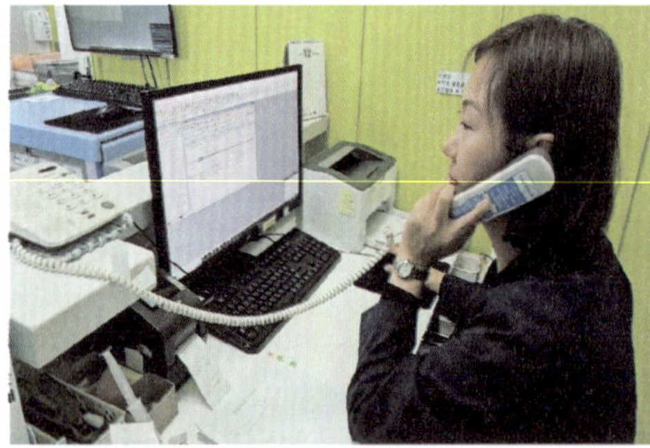

전동 병실을 확인하고 원활하게 행정 절차를 진행하기 위하여 입원계 및 영양실에 전화하거나 전산 입력하여 이동을 알린다. 또한 다른 병동으로 전동 시 남은 약과 의무 기록지를 정리하여 해당 병동으로 보낸다.

3

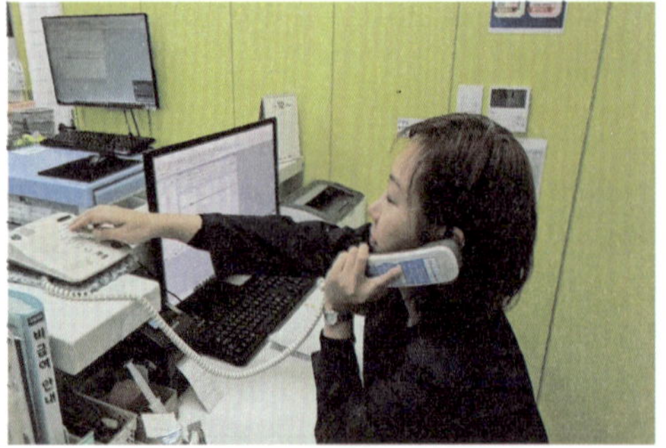

환자의 불필요한 대기 시간을 줄이기 위해 이동할 병동에 연락하여 이동 가능 시간을 확인한다.

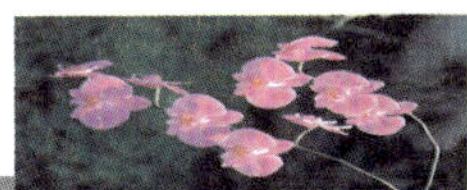

4

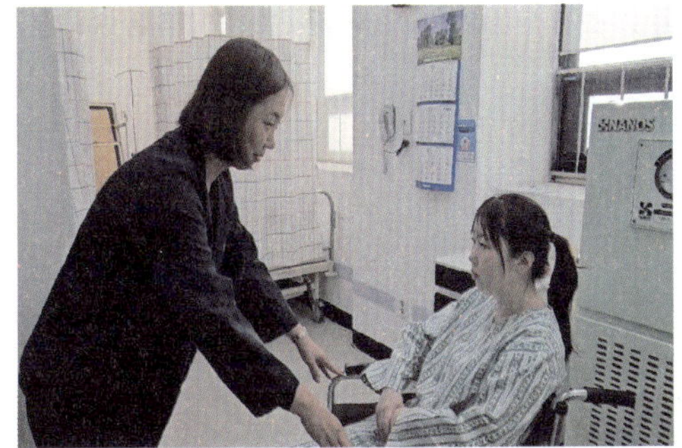

환자의 알 권리를 보호하기 위하여 환자에게 이동에 대해 알리고 설명한다.

5

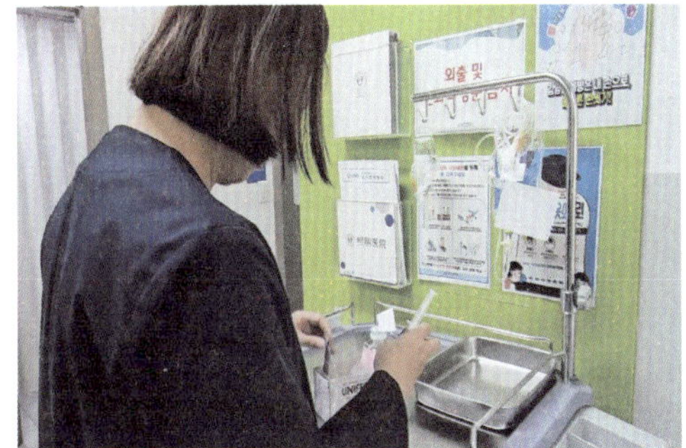

전동을 위해 기록지, 검사물, 특수 기구, 사용 중 약물, 개인 물품을 확인한다.

6

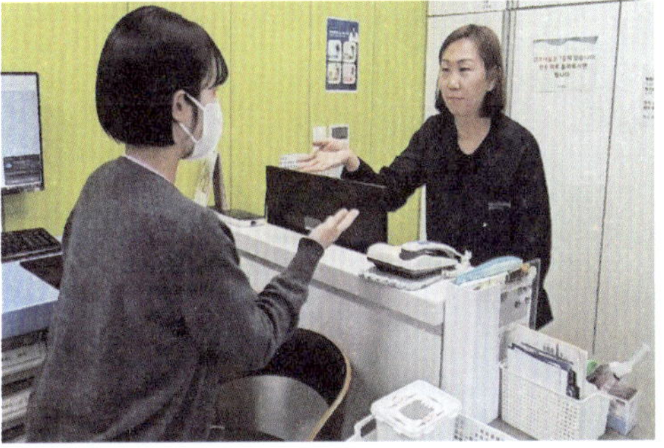

환자 이동을 보조할 보조 요원을 요청한다.

7

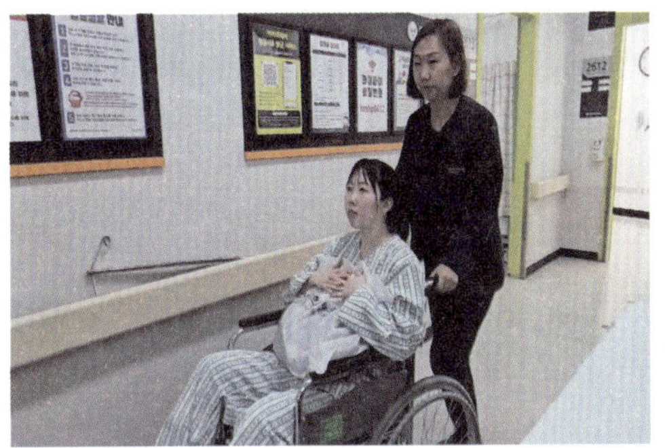

환자가 편안하고 안전하게 전동할 수 있게 이동 기구(이동용 침대, 휠체어, 보행기 등)를 이용한다.

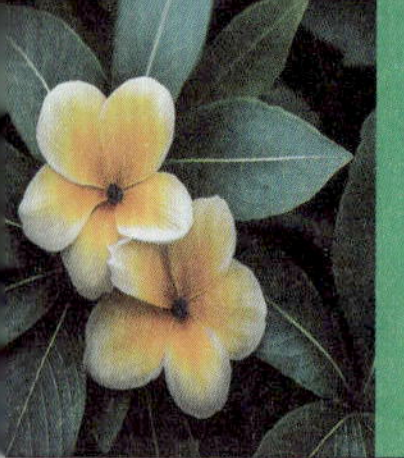

8

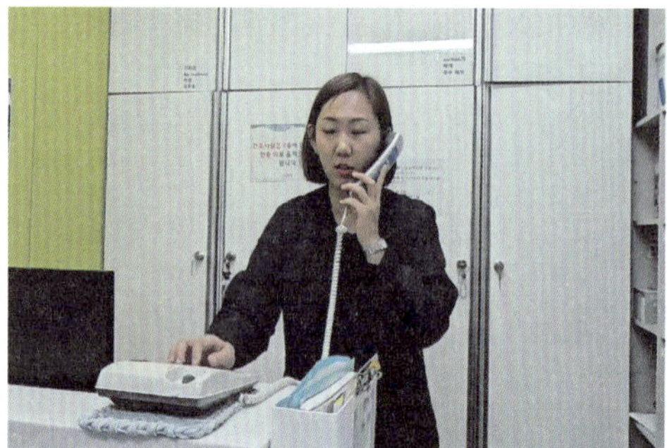

환자의 정보를 공유하여 간호의 연속성 유지를 위해 전동할 병동의 책임자에게 전화하여 환자에 대해 설명한다.

9

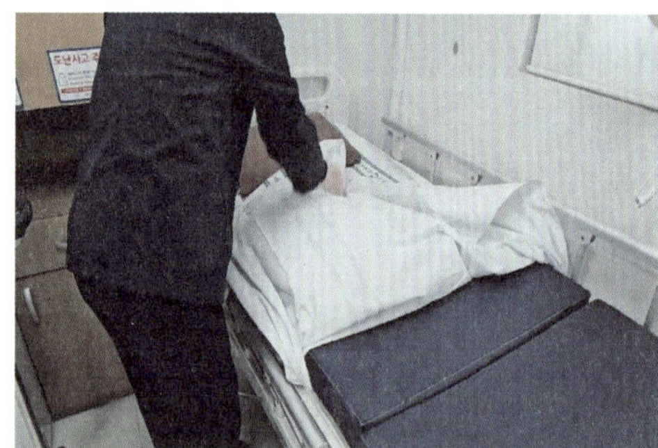

침상을 정리하도록 한다.

10

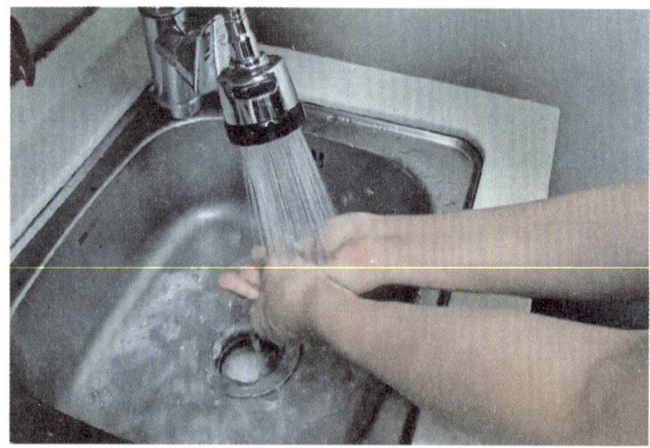

세균의 전파를 막아 감염의 기회를 줄이기 위해 손을 씻는다.

11

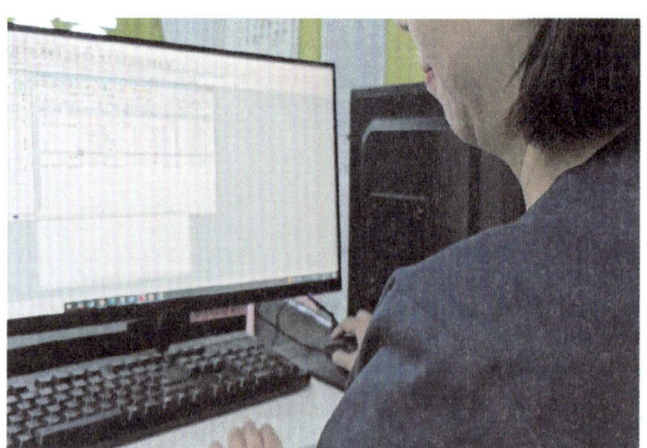

간호 기록지에 환자의 상태와 기록 사항을 검토하며 다른 병동으로 전동하는 이유와 환자 상태 등을 기록한다.

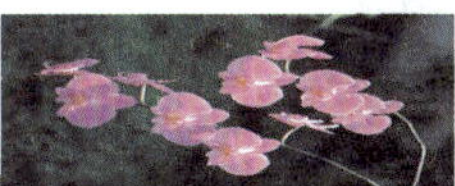

12 퇴원 간호 기술

■ 목 표

① 퇴원 수속을 잘 할 수 있도록 도와준다.
② 환자가 가정에서 위급 상황에 잘 대처할 수 있도록 교육한다.
③ 환자가 가정에서 잘 적응하고, 자가 간호를 할 수 있도록 한다.

■ 물 품

퇴원 약, 퇴원 정보 기록지, 추후 외래 예약 및 기관 연락처, 개인 물품, 퇴원 안내문(병원의 퇴원 지침 등

■ 수행 항목

수행 방법 및 절차

1

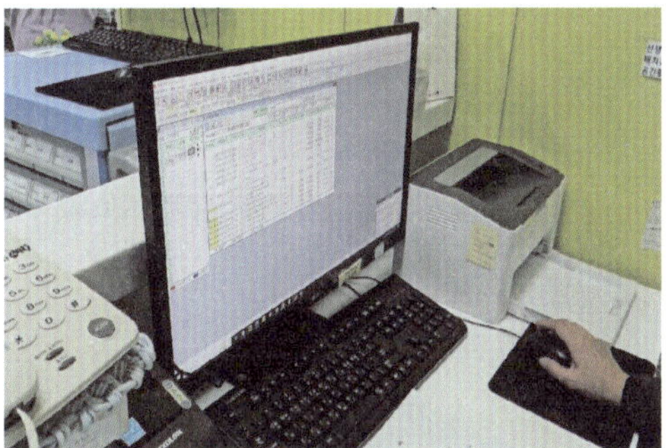

절차를 정확하게 수행하기 위해 의사의 퇴원과 관련된 처방을 확인한다.

2

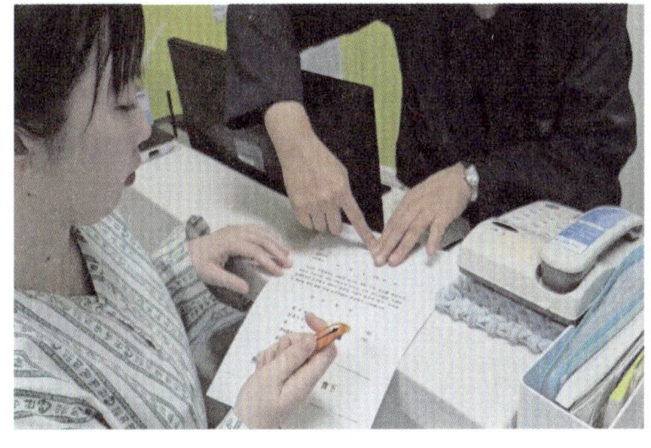

환자의 알 권리 보장을 위하여 환자에게 퇴원에 대해 설명한다.(만약 의사의 동의 없이 퇴원하는 경우는 환자로부터 '자의 퇴원서'를 받았는지 확인한다.)

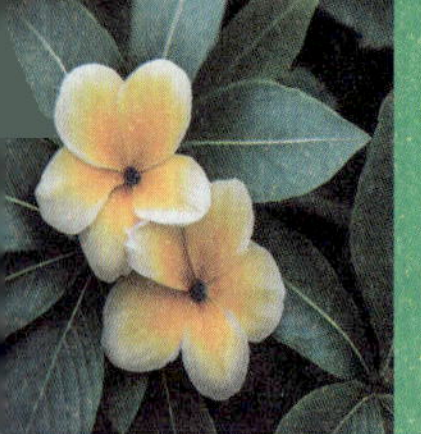
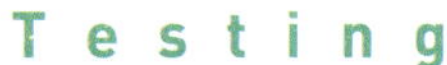

3

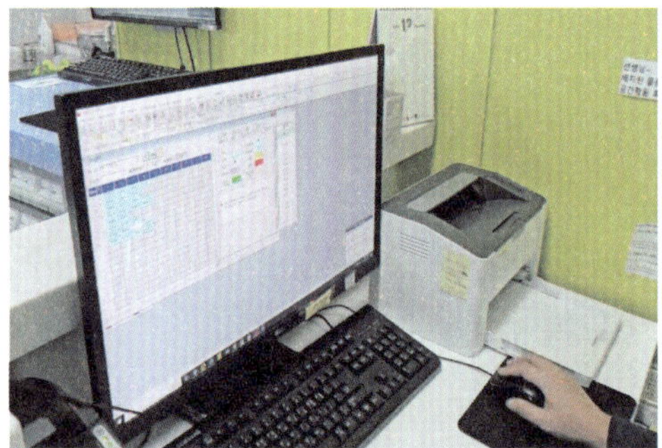

퇴원 전 효율적인 행정 절차를 위해 퇴원계에 전화하거나 전산 입력하여 퇴원을 알린다.

4

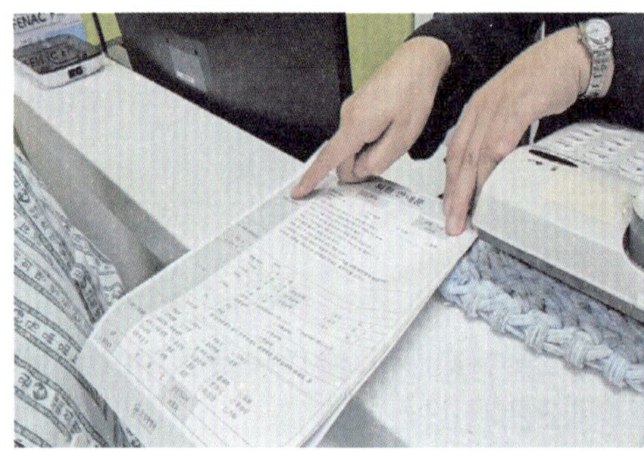

퇴원 후 환자가 자가 간호를 수행할 수 있도록 퇴원 후 환자 관리와 관련된 교육(투약, 상처 간호, 운동, 식이, 목욕, 활동 제한, 합병증 발생 증상 및 관리 방법, 추후 외래 방문 일시 등)을 실시한다.

5

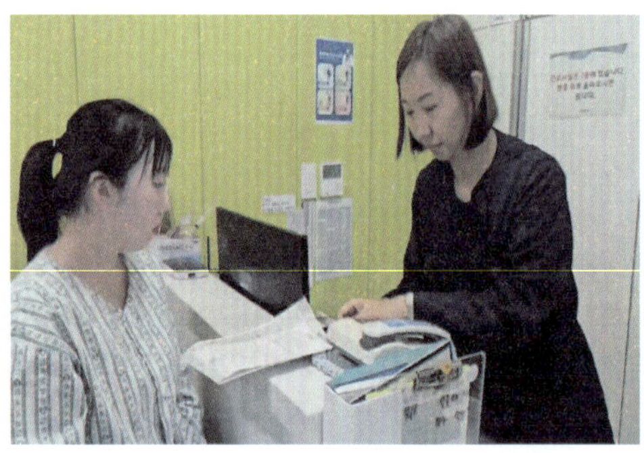

가정으로 퇴원하지 않는 경우 지역사회에서 이용 가능한 시설이나 기관 이용에 대한 정보를 제공해 주거나 가정 간호 서비스를 연계해 준다.

6

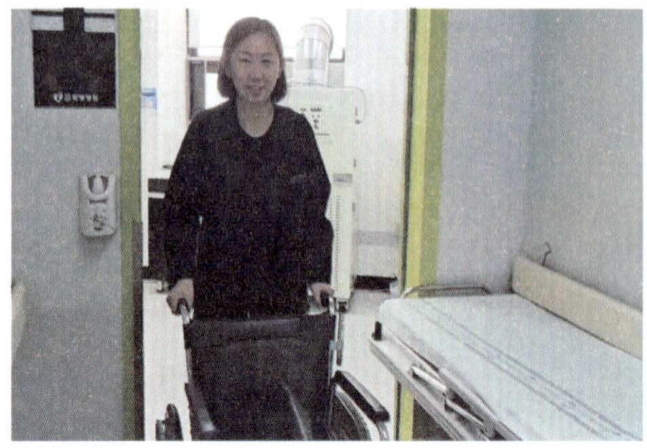

환자의 편의 제공을 위해 퇴원할 때 환자 상태를 고려해 휠체어, 이동용 침대, 앰뷸런스를 준비한다.

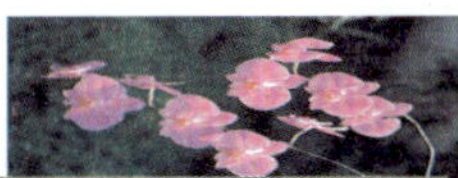

7

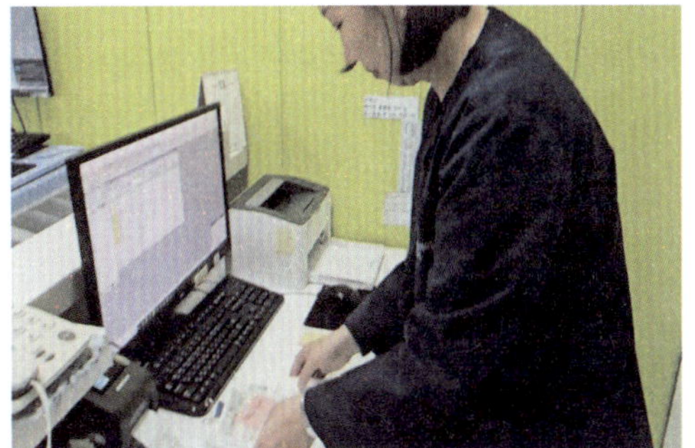

환자 퇴원 시간, 방법, 목적지, 처방을 의무 기록지에 기록한다.

8

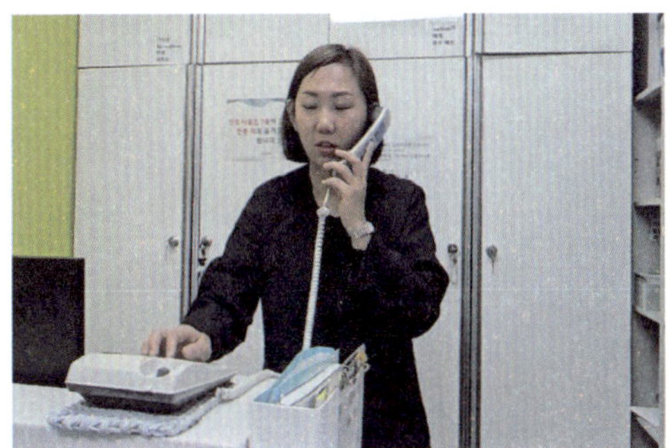

환자의 퇴원을 퇴원계에 알린다.

9

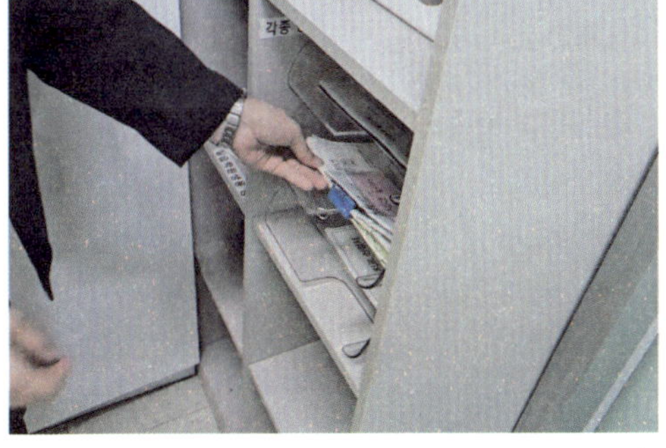

기록 보관의 의무 이행을 위해 약 카드를 없애고 의무 기록지를 의무 기록실로 보낸다.

13 활력징후 측정

■ 목 표

① 체온, 맥박, 호흡, 혈압을 정확하게 측정 · 설명할 수 있다.
② 체온, 맥박, 호흡, 혈압의 측정치를 간호기록지에 기록할 수 있다.

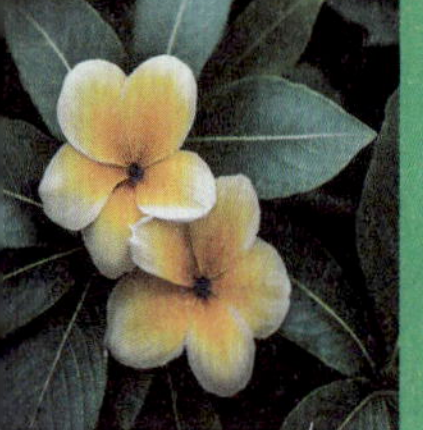

■ 물 품

초침이 있는 시계, 전자 체온계/고막 체온계(1회용 탐침 덮개), 아네로이드 혈압계, 청진기(교육용 청진기 준비), 소독솜, 손소독제, 간호기록지, 쟁반(tray)

■ 수행 항목

[액와 체온, 맥박과 호흡, 혈압 측정]

수행 방법 및 절차

1

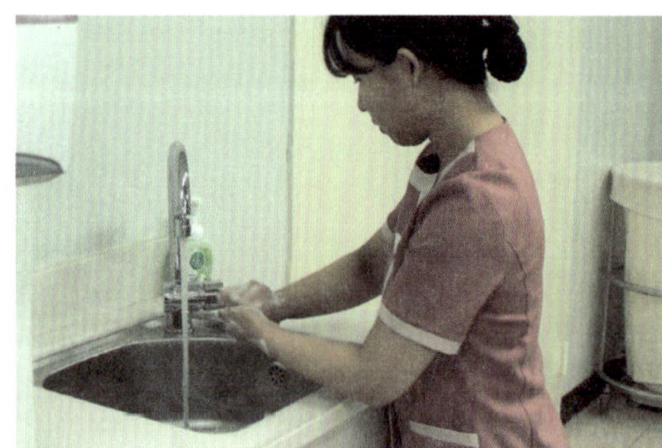

세균의 전파를 막아 감염의 기회를 줄이기 위해 물과 비누로 손위생을 수행한다.

2

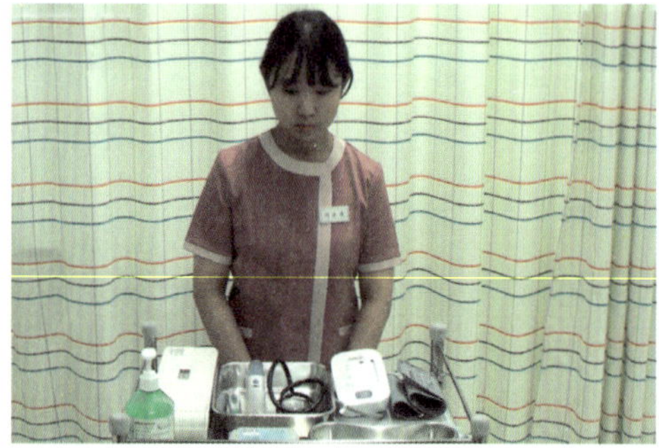

액와 체온, 맥박과 호흡, 혈압 측정에 필요 물품을 준비하고, 작동 여부를 확인한다(청진기, 체온계, 혈압계, 소독솜, 휴지).

3

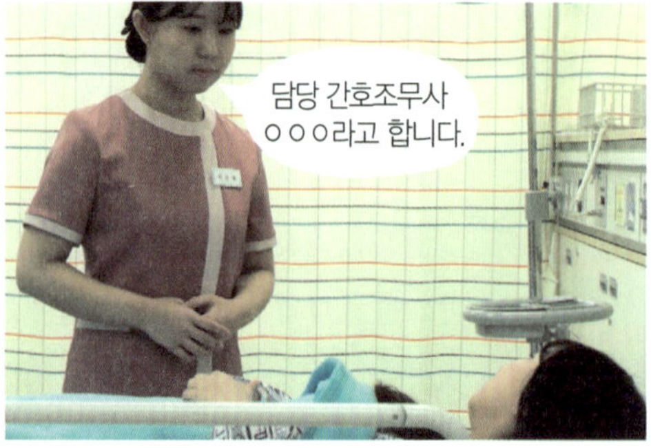

준비 물품을 가지고 환자에게 가서 간호조무사 자신을 소개한다.

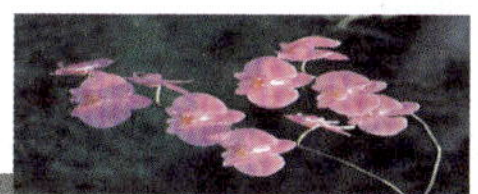

4

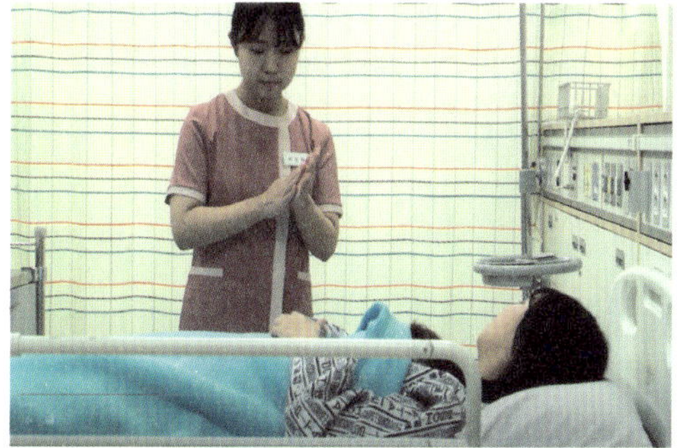

세균의 전파를 막아 감염의 기회를 줄이기 위해 손소독제로 손위생을 수행한다.

5

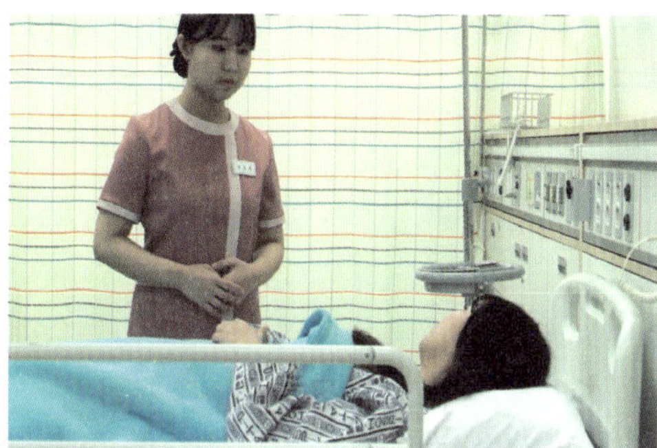

이름을 부르거나 개방형 질문을 하여 환자를 확인(개방형 질문 : "환자분 성함이 어떻게 되시죠")하고, 환자가 차고 있는 입원 팔찌로 등록 번호를 확인하거나 생년월일을 물어서 환자를 재확인한다. 이때, 환자가 자신의 이름을 말하게 한다.

6

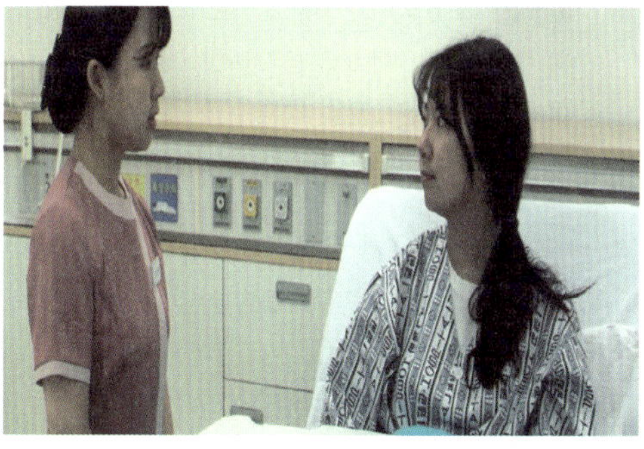

환자에게 체온, 맥박, 호흡, 혈압을 측정하는 목적과 절차를 설명한다.

7

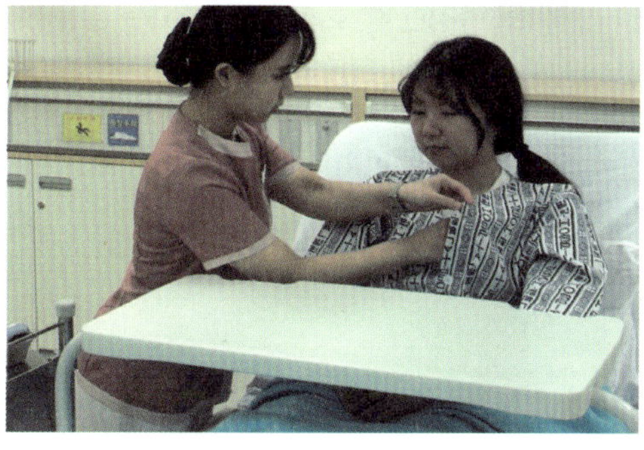

소독솜으로 전자체온계의 끝부분을 닦은 후 버튼을 눌러 화면 표시를 확인한다. 전자체온계를 겨드랑 중앙에 놓이게 하고 상완은 옆구리에 붙이고 전완은 가슴 위에 얹어 체온계가 빠지지 않도록 한다.

8

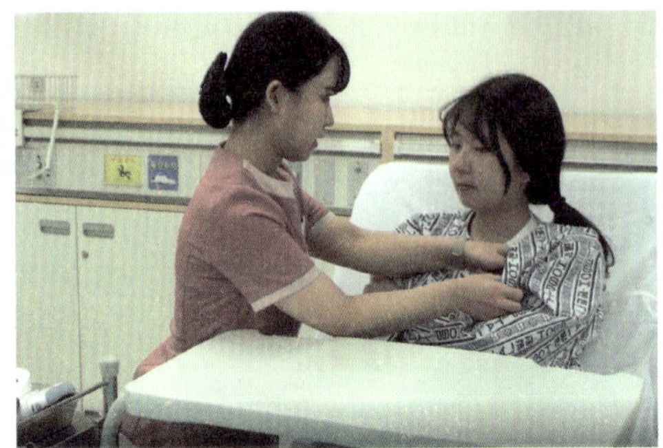

환자에게 체온이 측정(체온계 신호음이 울릴 때까지)될 때까지 체온계가 유지되도록 한다.

9

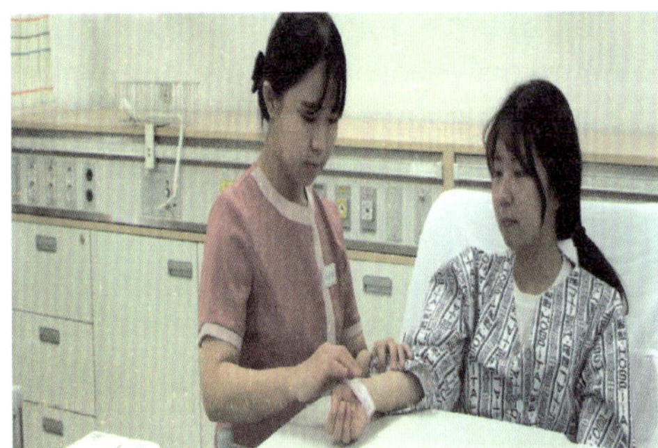

환자의 팔을 편한 자세로 놓고, 환자의 이불을 내려 가슴이 보이도록 한다.

10

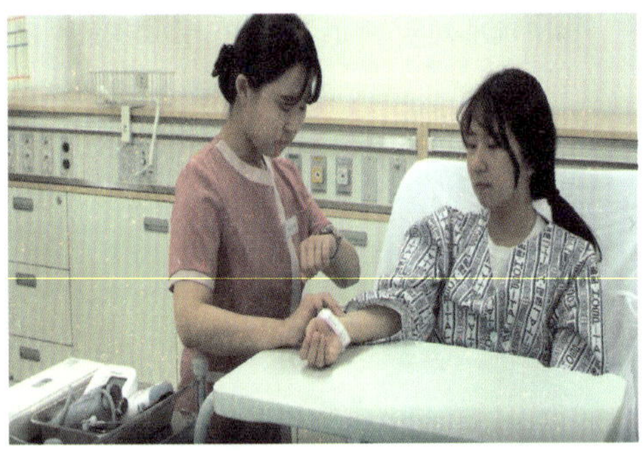

손가락 중 가장 민감한 손가락 끝을 요골동맥 위에 대고 맥박을 확인한 후, 맥박을 측정한다. 처음 입원한 경우나 맥박수가 불규칙한 경우 1분간 맥박수를 측정하고 규칙적이면 30초 동안 맥박수를 측정한 후 2배를 한다.

11

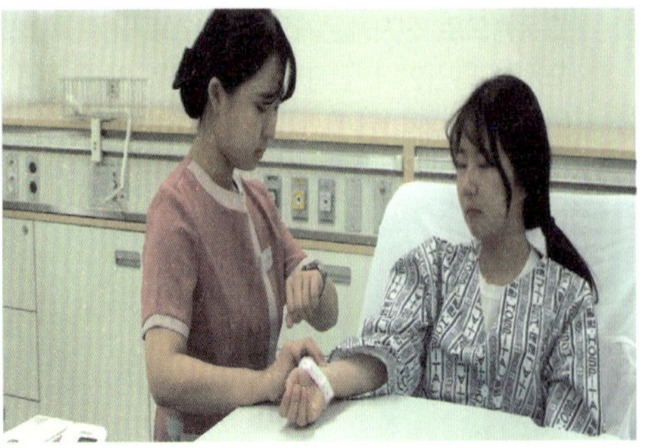

맥박을 측정한 후 호흡 측정을 한다는 말을 하지 않고 동맥에 손을 그대로 댄 채로 가슴의 움직임으로 호흡을 측정한다. 처음 입원한 경우나 호흡수가 불규칙한 경우 1분간 호흡수를 측정하고, 호흡이 규칙적이면 30초 동안 호흡수를 측정한 후 2배를 한다.

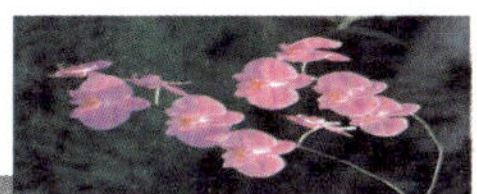

12

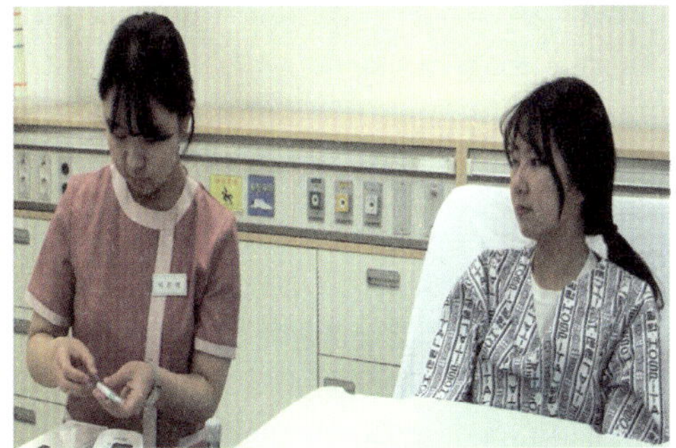

체온이 측정되면 체온계를 빼고, 소독솜으로 닦은 후 체온계의 전원을 끄고 용기에 넣는다.

13

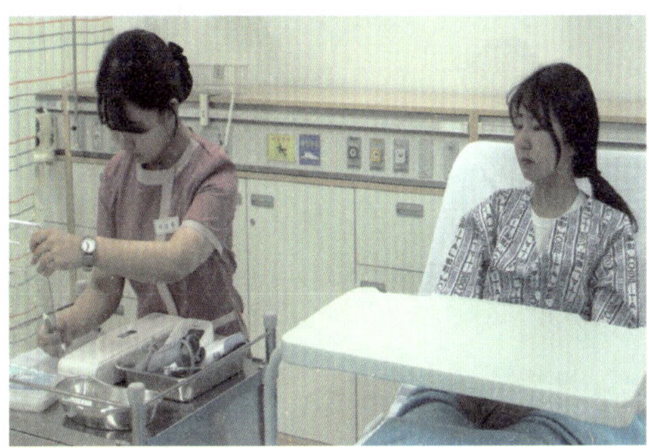

측정된 맥박과 호흡, 체온을 메모한다.

14

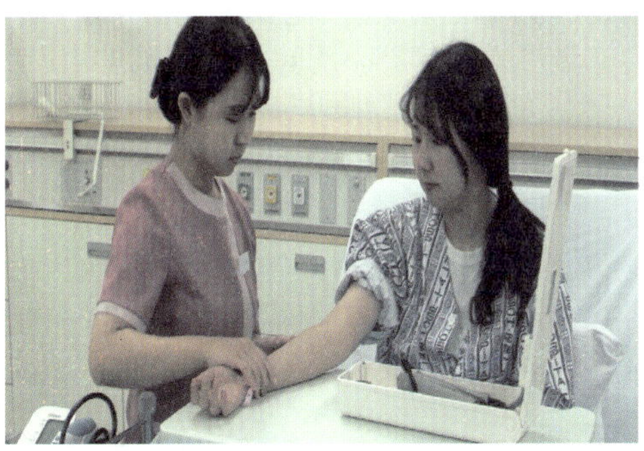

환자가 편안한 자세를 취하게 한 후, 환자의 팔을 심장과 같은 높이로 놓고 팔을 노출시킨다.

15

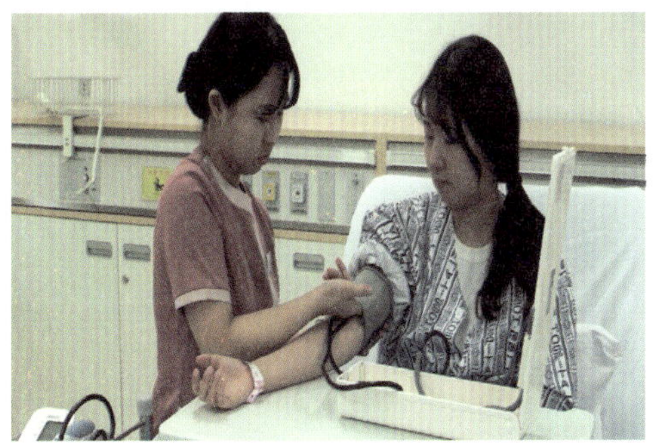

팔오금 상완동맥 2~3cm위에 측정띠(커프)의 bulb에 연결된 줄이 상완동맥과 평행이 되게 놓이도록 하고 너무 느슨하지 않게 손가락 하나가 들어갈 정도의 여유를 주고 균일하게 감는다.

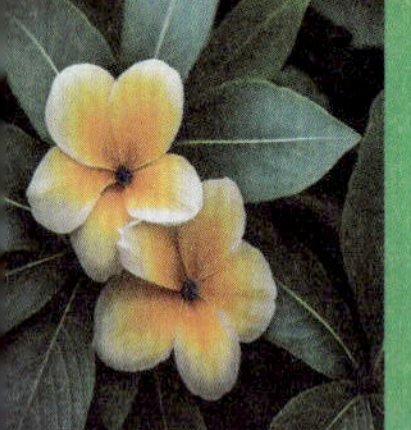

16

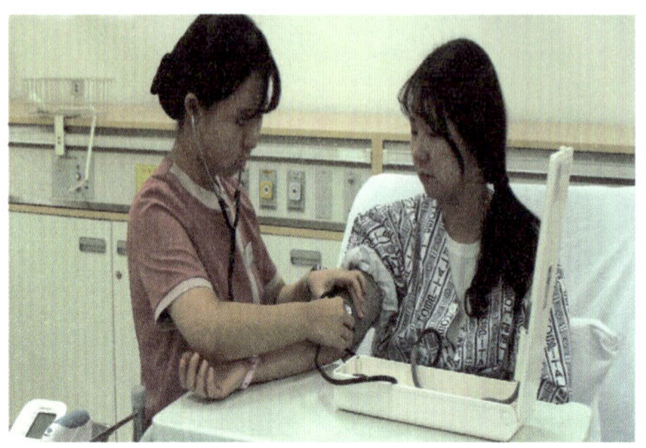

손가락으로 상완동맥을 찾아 그 위에 청진기를 대고, 움직이지 않게 손으로 고정한다.

☞ 처음(initial) 혈압측정인 경우 다음의 사항을 15번 후에 먼저 시행한다.

1. 한 손으로 혈압계의 조절기를 잠그고 공기를 펌프질해서 측정띠(커프)를 팽창시키고, 다른 손의 손가락을 상완동맥 또는 요골동맥 위에 놓는다.
2. 상완동맥 또는 요골동맥을 촉지하여 맥박이 촉지되지 않는 지점에서 20~30mmHg 정도 더 올린다.
3. 조절기를 천천히 열어 1초에 2mmHg씩 떨어뜨리면서 상완동맥이나 요골동맥에서의 맥박이 다시 촉지되는 지점의 눈금을 읽는다.
4. 측정띠(커프)의 공기를 완전히 뺀 후 최소한 15초 동안 기다린다.

17

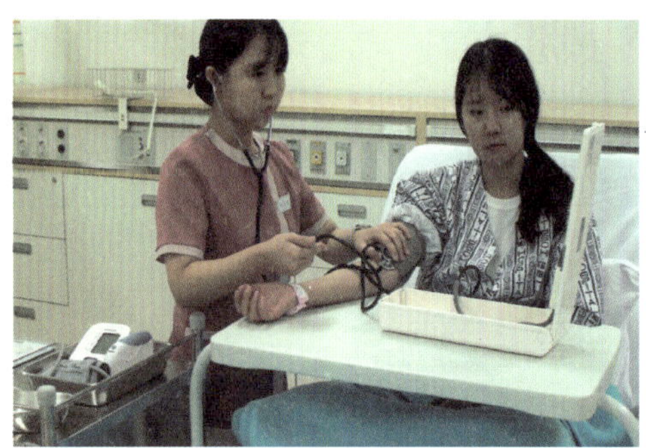

혈압계의 조절기를 잠그고 압력 bulb를 눌러 눈금이 160~200mmHg까지 올라가게 공기를 주입한다.

※ 처음(initial) 측정인 경우, 다음의 사항을 시행한다. 혈압계의 조절기를 잠그고 압력 bulb를 눌러 맥박이 다시 촉지 되었던 지점의 눈금을 기억하여 눈금보다 30mmHg 더 올라가게 올린다. 이는 처음 맥박 촉진 지점보다 더 높게 공기를 주입해야 다시 시작되는 지점을 명확히 구분하고 정확히 측정할 수 있기 때문이다.

18

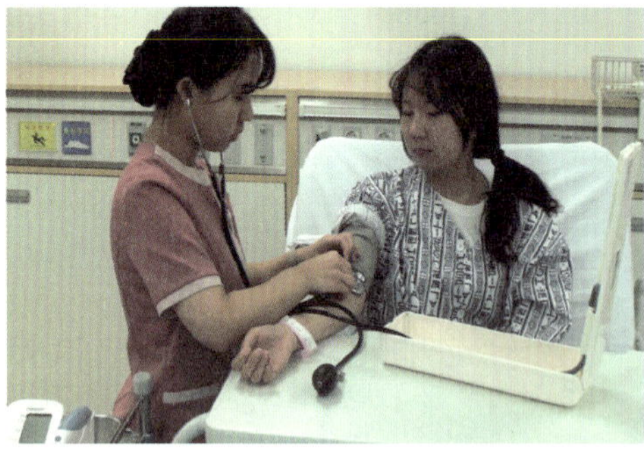

조절 밸브를 천천히 열어 1초에 2mmHg씩 눈금을 내리면서 처음 소리가 들리는 지점의 눈금을 읽는다. 이때 눈금이 수축기압이다.

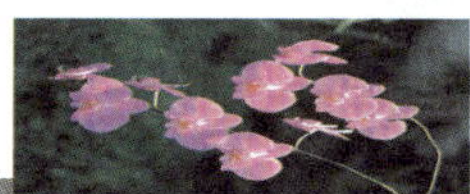

19

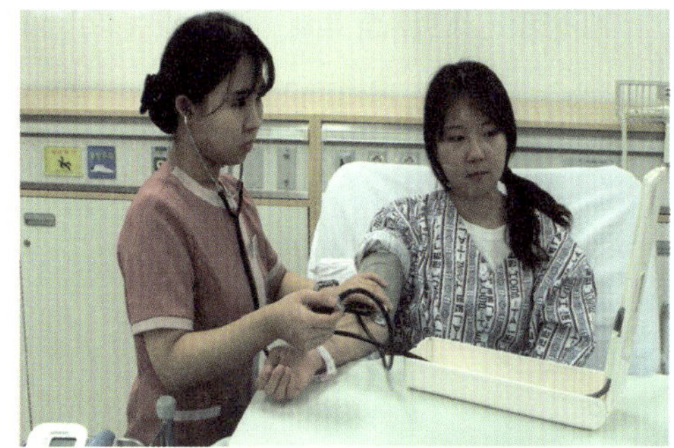

조절기를 천천히 열어 차츰 측정띠(커프)에서 공기를 빼면서 소리가 사라지는 지점의 눈금을 읽는다. 이때 사라지는 지점이 확장기압이다.

20

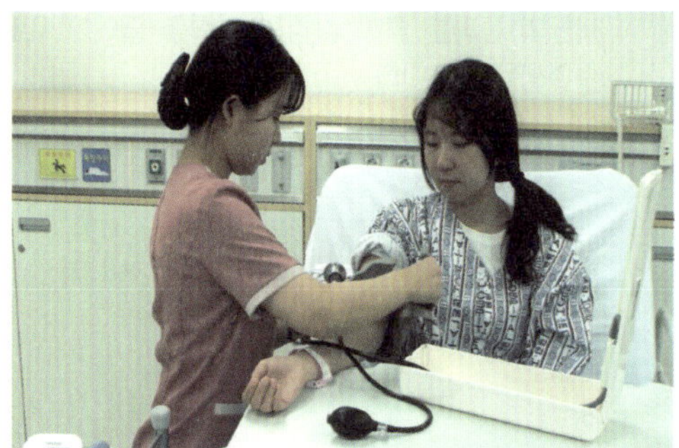

조절기를 완전히 열어 측정띠(커프)에서 공기를 완전히 뺀 후 측정띠(커프)를 제거하고, 혈압계를 정리한다.

21

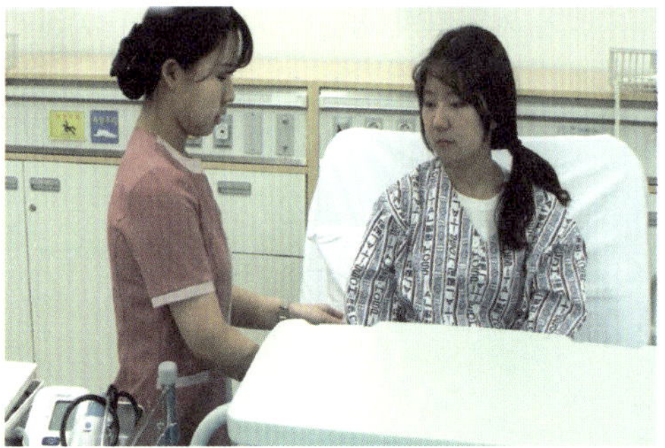

환자의 환의를 가지런히 정리한다.

22

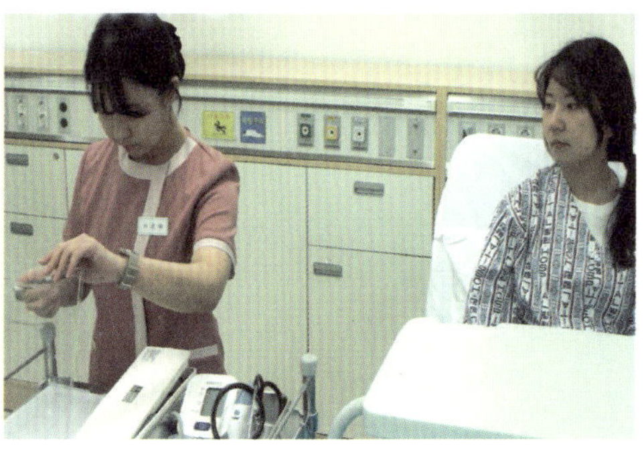

측정한 혈압을 메모한다.

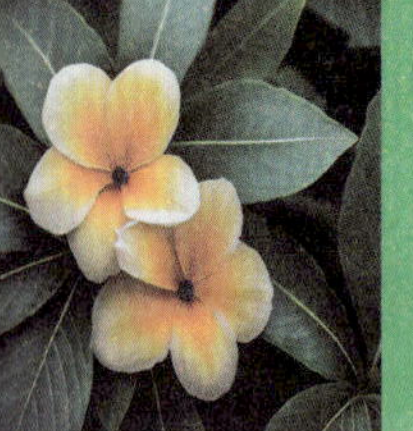
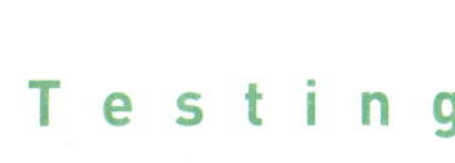

23

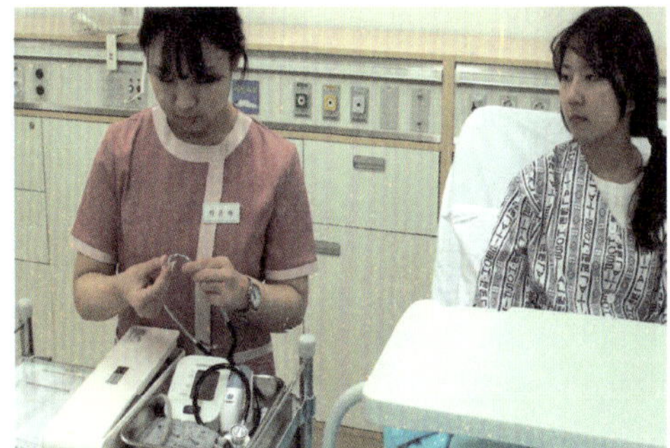

미생물 전파 방지를 위해 청진기의 귀꽂이(ear piece)와 판막(diaphragm)을 소독솜으로 닦는다.

24

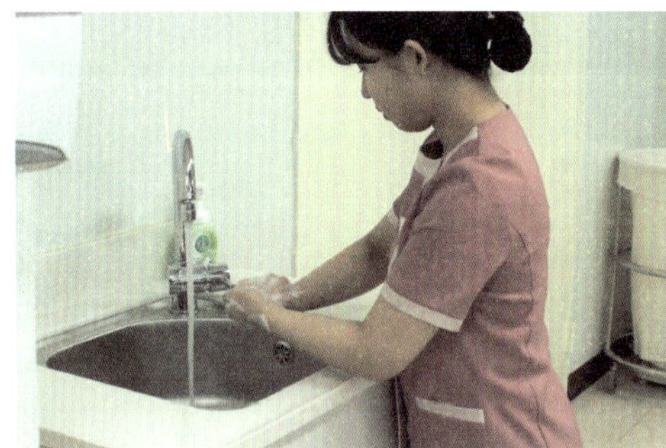

세균의 전파를 막아 감염의 기회를 줄이기 위해 물과 비누로 손위생을 수행한다.

25

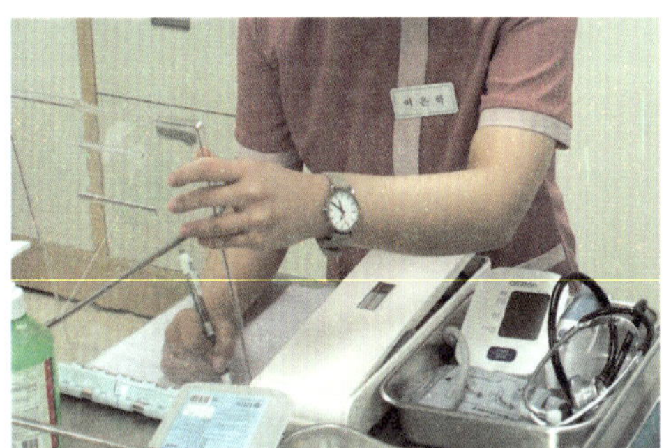

호흡, 체온, 맥박, 혈압측정치를 간호기록지에 기재한다.

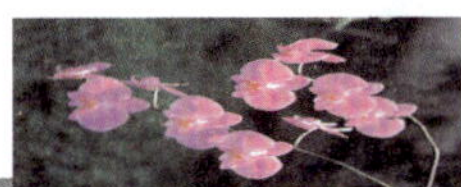

[고막 체온]

수행 방법 및 절차

1

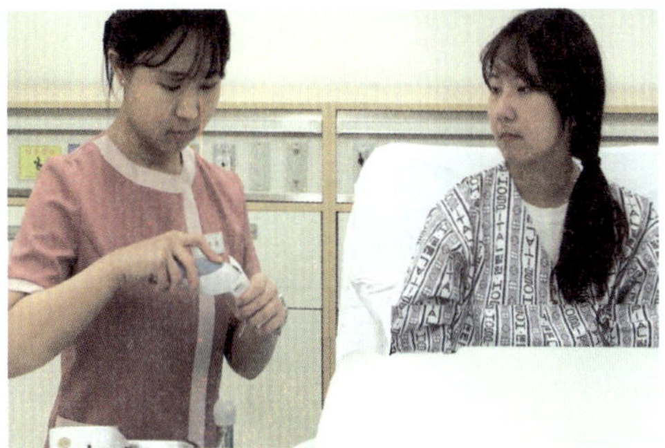

일회용 탐색자(탐침) 덮개를 꺼낸 후 탐색자(탐침) 덮개를 고막 체온계에 부착한다.

2

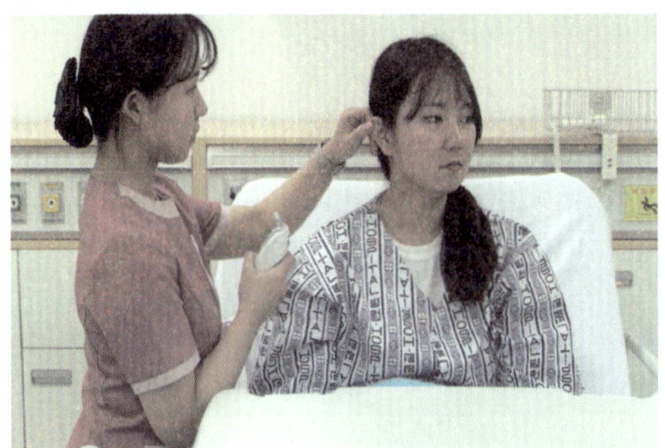

체온을 측정할 귀를 노출시킨 후 성인의 귓바퀴는 후상방으로, 소아는 후하방으로 당긴 다음 탐색자를 부드럽게 외이도로 삽입하여 체온을 측정한다.

3

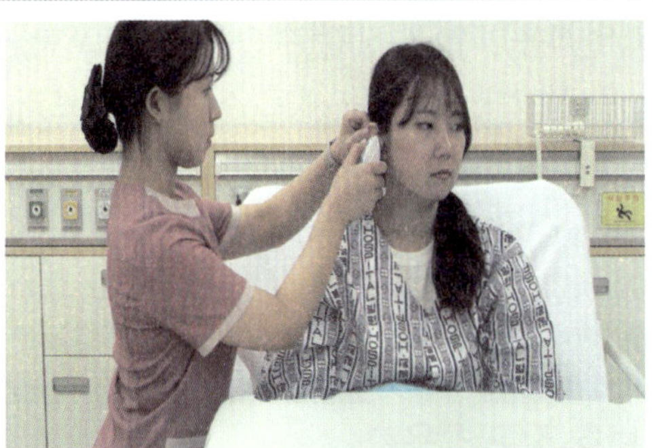

신호음이 울리면 체온계를 빼서 숫자를 읽고 메모한다. 일회용 탐색자 덮개를 제거한 후 용기에 넣는다. 체온을 메모한다.

4

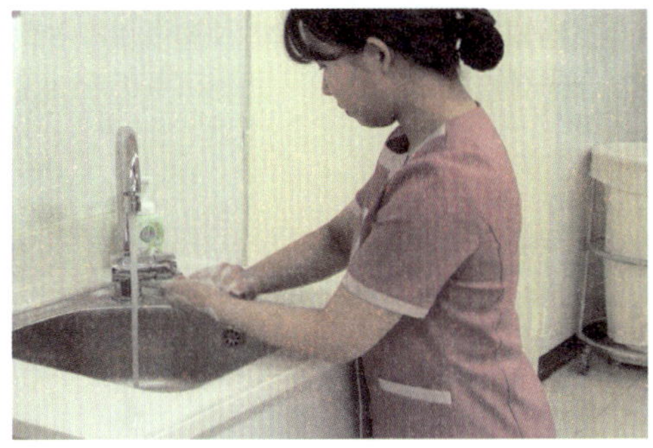

미생물 전파 방지를 위해 물과 비누로 손위생을 수행한다.

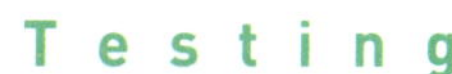
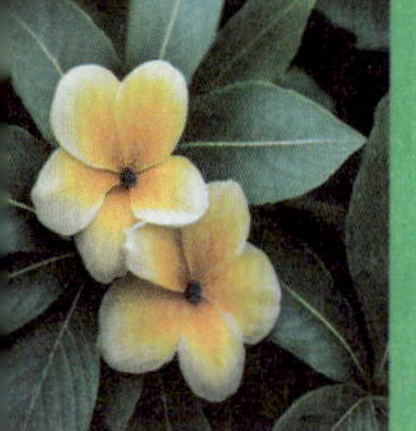

5

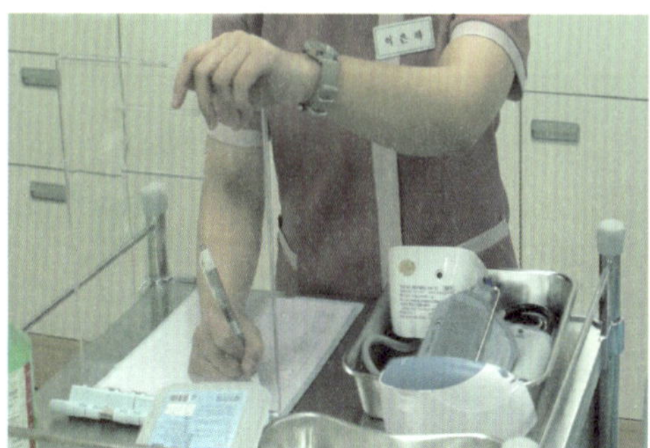

간호기록지에 체온을 기재하고, 이상이 있으면 보고한다.

14 보호 장구 착용 및 벗기

■ 목 표

① 보호 장구 착용과 폐기물 관리에 필요한 물품을 준비할 수 있다.
② 보호 장구 착용과 폐기물 관리의 목적과 절차를 설명할 수 있다.
③ 멸균가운 입기 및 오염가운 벗기를 정확하게 수행할 수 있다.
④ 환자에게 사용한 폐기물을 정확하게 처리할 수 있다.

■ 물 품

멸균가운(일회용 가운이나 천 가운), 모자, 마스크(일회용), 멸균 장갑(수술용 장갑 포함), 오염세탁물 수집용기, 격리의료 폐기물 전용용기, 외과적 스크럽용 싱크대 및 물품 세트(소독제 및 브러시 또는 소독제 함유 브러시, 멸균타올), 손소독제

■ 수행 항목

수행 방법 및 절차

멸균 가운과 보호 장구 착용

1

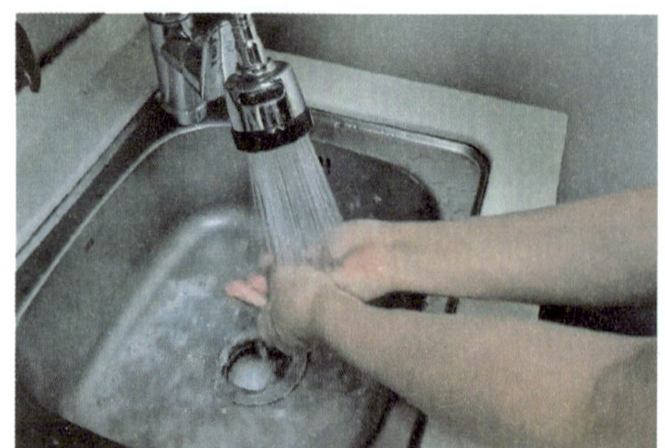

세균의 전파를 막아 감염의 기회를 줄이기 위하여 물과 비누로 손위생을 수행한다.

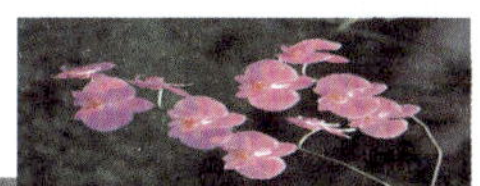

2

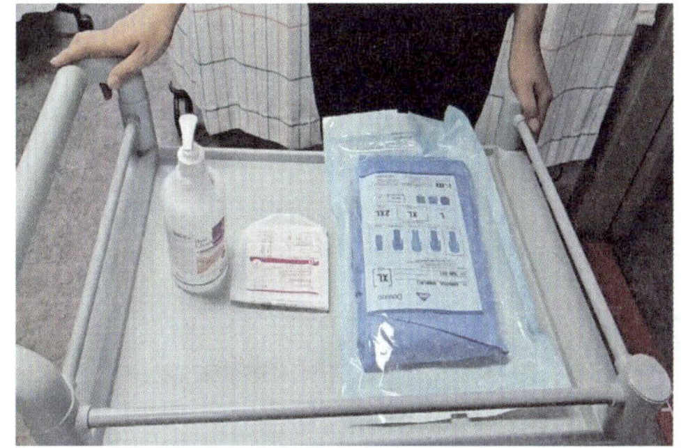

보호장구 착용 시 필요한 물품을 준비한다.

3

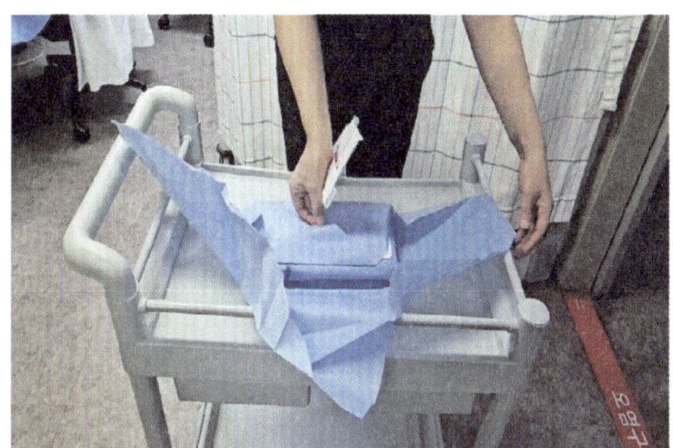

가운의 멸균포를 몸에서 먼 바깥쪽부터 차례대로 열어 펼친다.

4

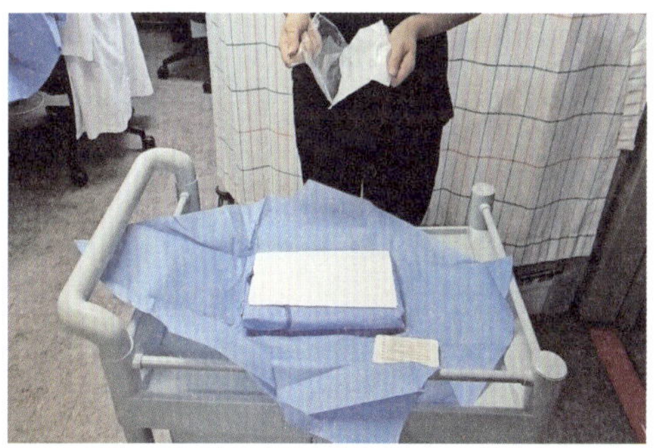

수술용 장갑의 겉포장 끝을 벌려서 속포장지가 오염되지 않도록 주의하며 가운을 펼친 멸균포 안에 넣는다.

5

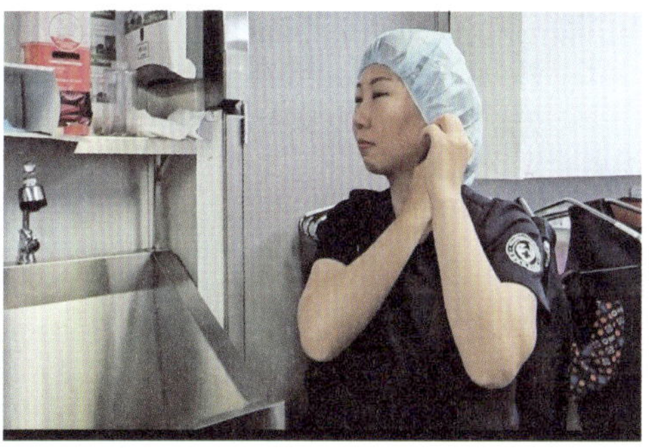

-모자 착용하기-

머리카락이 나오지 않도록 모자를 착용한다.

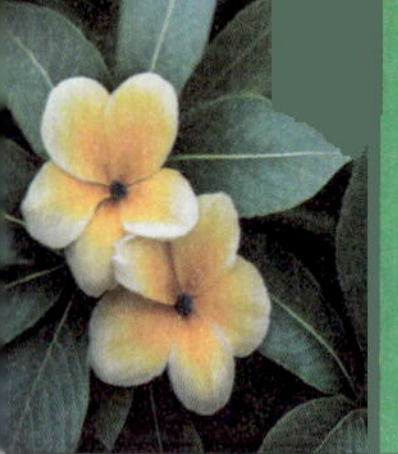

6-1

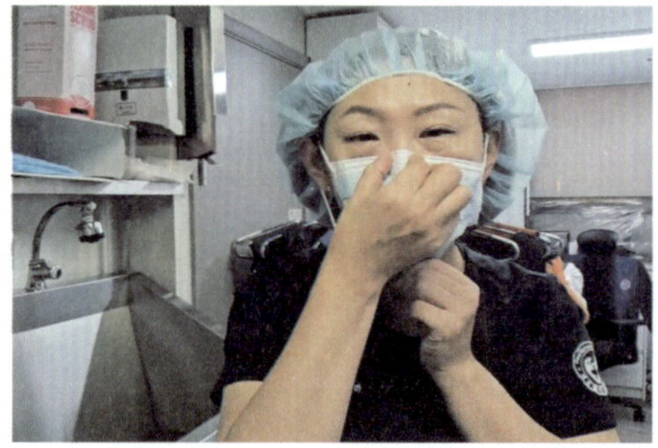

–마스크 착용하기–

① 코와 입이 완전히 덮이도록 마스크를 착용한다. 마스크의 윗 부분을 콧마루 위에 놓고 마스크의 하단부는 턱 밑에 고정시킨다(안경을 쓴 경우는 마스크가 안경 밑으로 들어가도록 한다). 마스크의 금속선을 콧마루에 맞추어 눌러 밀착시킨다.

6-2

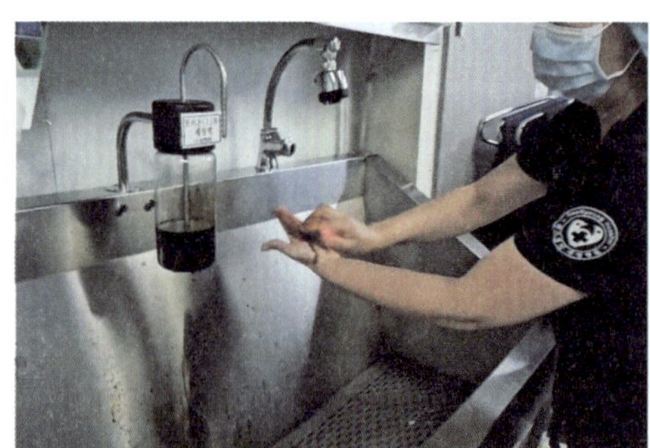

② 세균의 전파를 막아 감염의 기회를 줄이기 위하여 외과적 손위생을 수행한다.

7-1

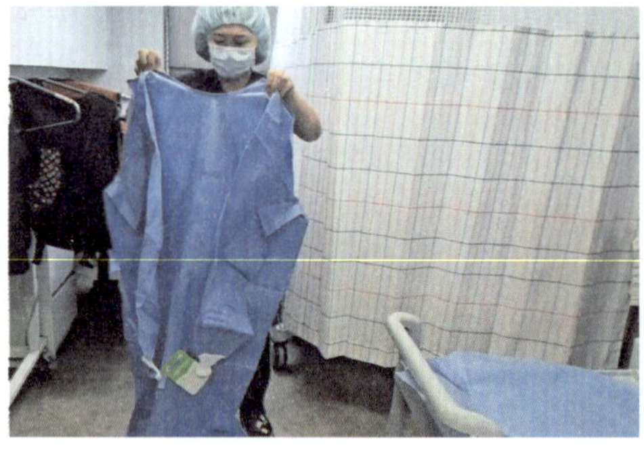

–멸균가운 착용하기–

① 가운 내부의 목둘레 아래 5~7cm 부위를 잡고 주변이 오염되지 않도록 들어 올려 가운을 길게 늘어뜨린 후 소매로 들어가는 구멍을 찾는다.

7-2

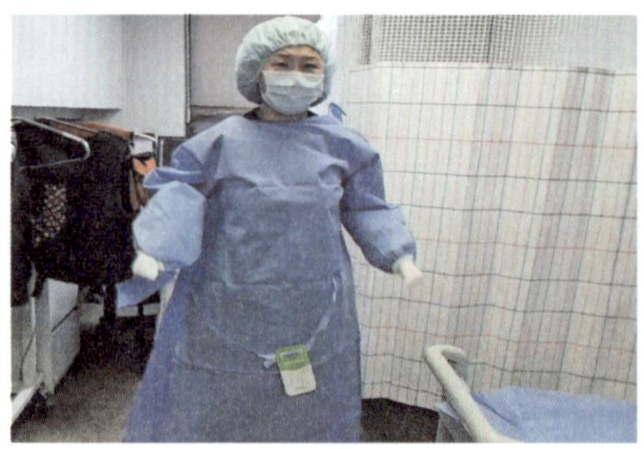

② 양쪽 손으로 각각의 구멍을 잡은 후 양쪽 손을 동시에 소매 안으로 밀어 넣어 손이 가운소매 밖으로 나오지 않게, 양쪽 팔을 가운의 소매까지만 집어넣는다.

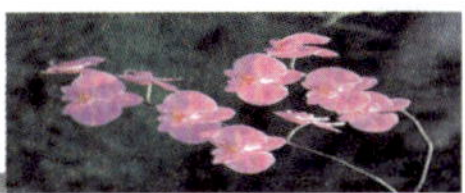

7-3

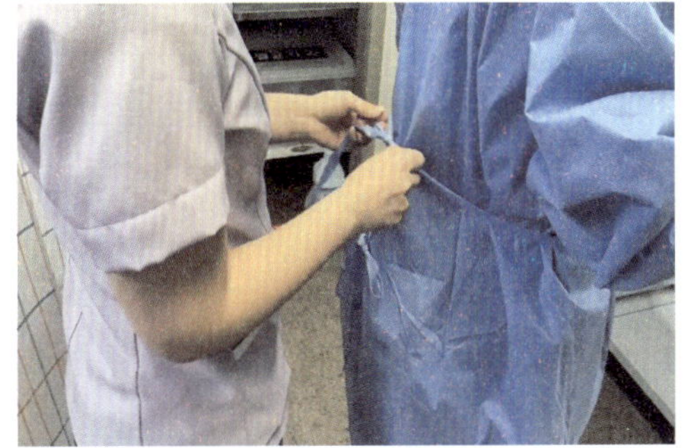

③ 보조자가 멸균가운 착용자의 등 뒤에 서서, 가운 착용자의 손이 멸균가운 소매 밖으로 나오지 않도록 가운 뒷부분을 잡아당긴 후 등 쪽의 가운 끈을 묶어준다.

7-4

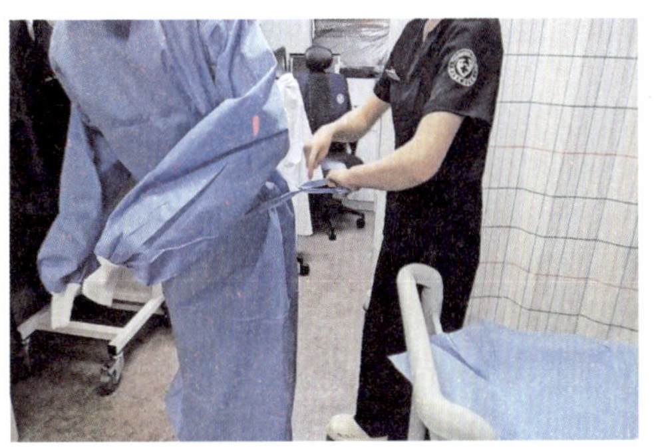

④ 간호조무사의 손은 가운소매 속에 위치한 채로 몸을 앞으로 살짝 구부려 양쪽 허리띠가 앞으로 늘어지게 하며 보조자는 양쪽 허리띠 끝부분을 각각 잡아 가운착용자의 허리 뒤쪽에서 묶어준다.

☞ 참고 : 1회용 가운 착용의 순서

① 가운의 앞면에 늘어진 끈 중에 짧은 끈은 가운 착용자가 잡고 있고, 긴 끈은 끝에 달린 종이와 함께 보조자에게 건네준다.
② 보조자는 끈에 달린 종이의 끝 부분만 잡고, 긴 끈을 가운착용자의 등 뒤로 한 바퀴 돌린 후 다시 가운 착용자에게 건네주며 종이를 꼭 잡고 있는다.
③ 가운 착용자는 전달받은 긴 끈을 당겨서 종이가 떨어지게 한 후, 짧은 끈과 함께 허리 앞쪽에서 묶는다.

8-1

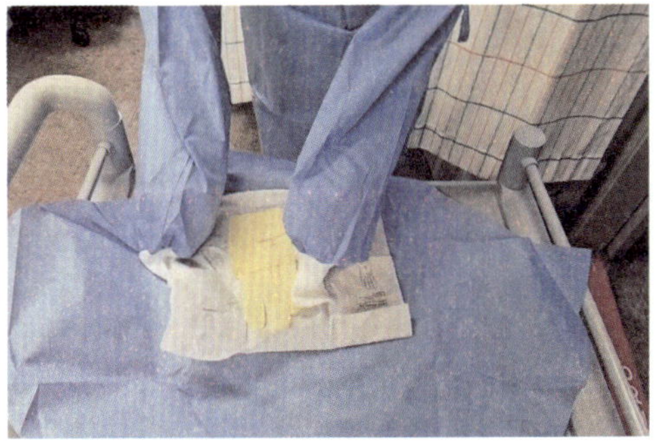

– 멸균장갑 착용하기(폐쇄법) –

① 양손 모두 가운의 소매 안에 둔 채로 손이 밖으로 나오지 않도록 주의하며 멸균장갑의 속포장지를 펼치고 왼손으로 오른쪽 장갑의 손목부분을 집어 올린다. 양쪽 장갑을 모두 착용할 때까지 손은 소매 밖으로 나오지 않아야 한다.

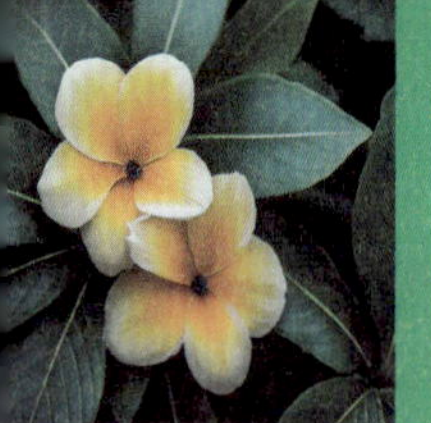
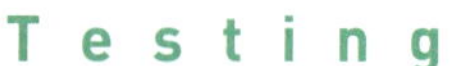

8-2

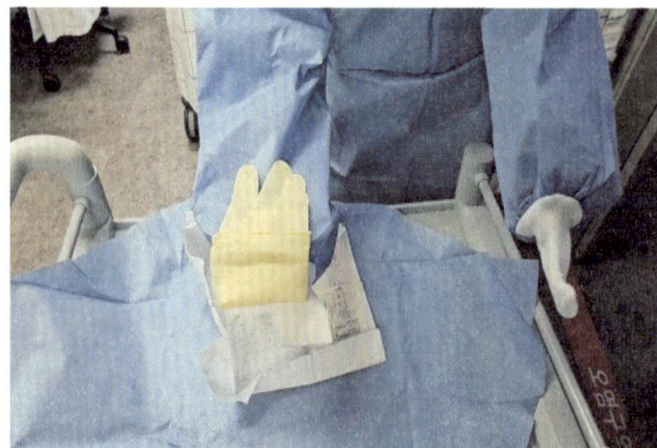

② 왼손으로 집어올린 오른쪽 장갑의 손목부분이 오른쪽 가운 소매의 끝부분에 오도록 하고 장갑의 엄지 손가락부분은 몸의 바깥쪽을 향하게 하여 오른쪽 가운 소매 위에 올려놓는다.

8-3

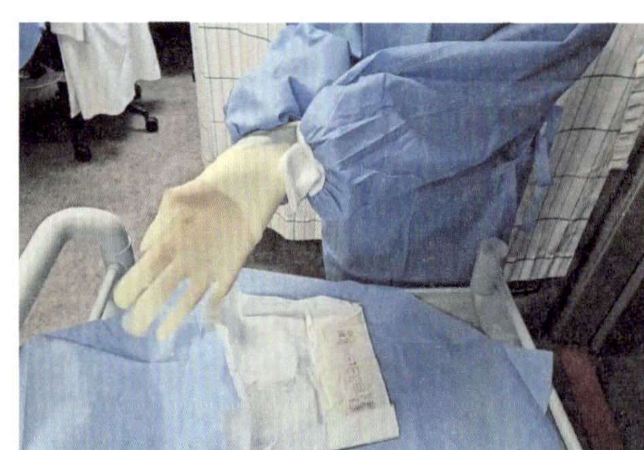

③ 오른손으로 장갑 소매부분을 잡고, 왼쪽 손으로 장갑 끝을 잡아 가운의 오른쪽 소매 끝부분을 완전히 뒤집어씌운 다음, 왼손으로 소매부분을 잡아당기며 장갑을 착용한다.

8-4

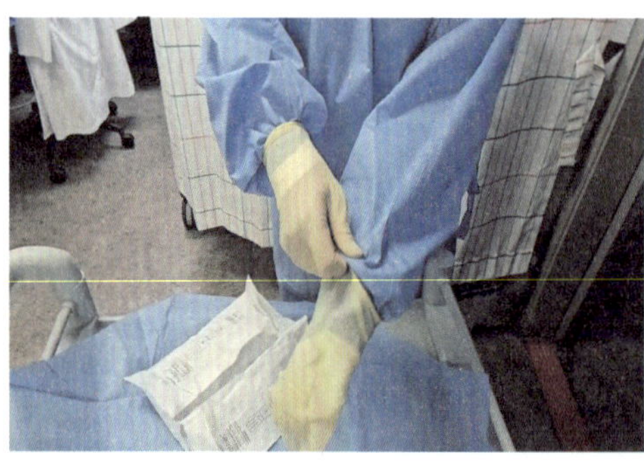

④ 오른손으로 왼쪽 장갑을 잡아 같은 방법으로 왼손 가운소매 위에 올려놓고, 왼손으로 장갑 소매부분을 잡고 오른손으로 장갑 끝을 잡아 가운의 왼쪽 소매 끝부분을 완전히 뒤집어 씌운 다음, 오른손으로 소매 부분을 잡아당기며 장갑을 착용한다.

※ 참고 : 수술실에서는 폐쇄식 멸균장갑 착용(Closed gloving technique)을 권장하며, 손이 노출된 상태에서는 개방식 멸균장갑 착용법(Open gloving technique)을 적용한다.

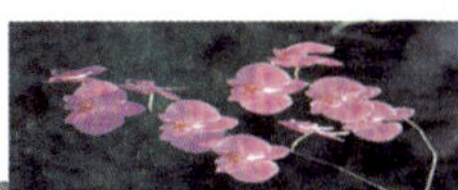

오염가운과 보호 장구 벗기

9-1

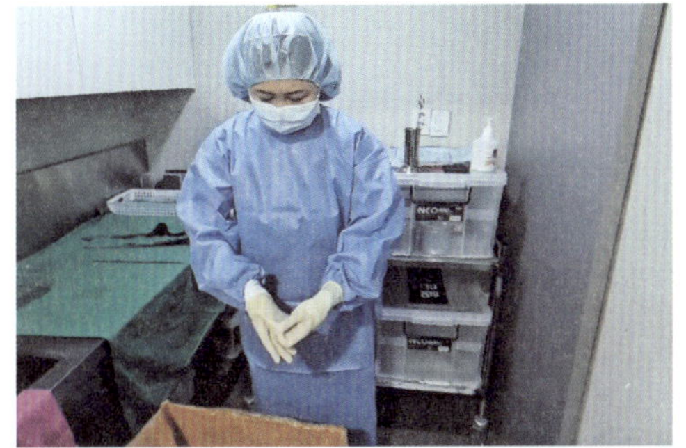

-장갑 벗기-

① 한 쪽 장갑의 소매 끝을 잡고 손가락 끝 위로 장갑을 뒤집으며 벗지는 않는다.

9-2

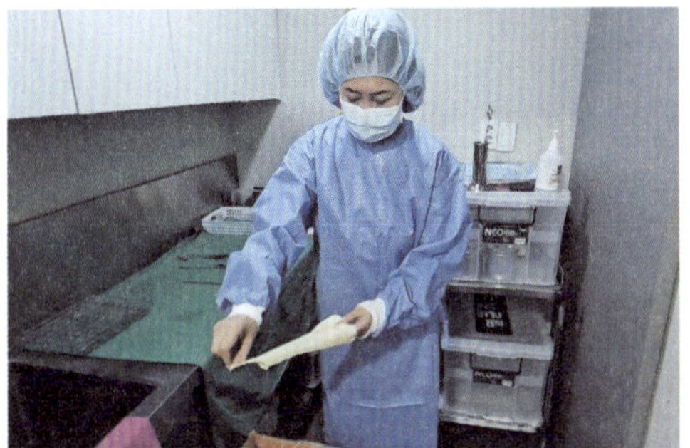

② 다른 쪽 장갑의 소매 끝을 잡아 아래쪽으로 뒤집으며 벗는다.

9-3

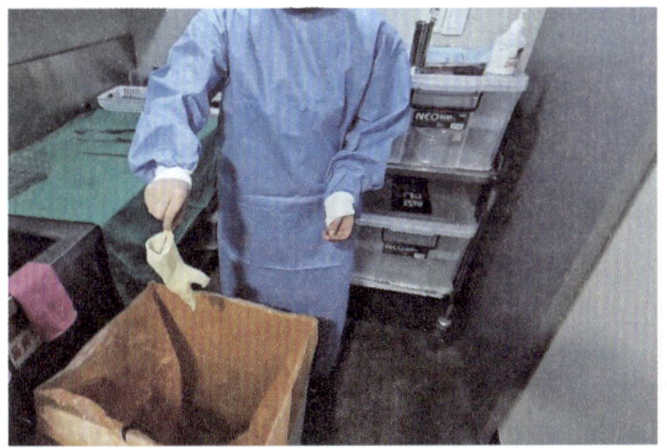

③ 남은 장갑의 안쪽을 잡아당겨 뒤집어 벗으며 양쪽 장갑을 모아 격리의료 폐기물 전용용기에 넣는다.

10-1

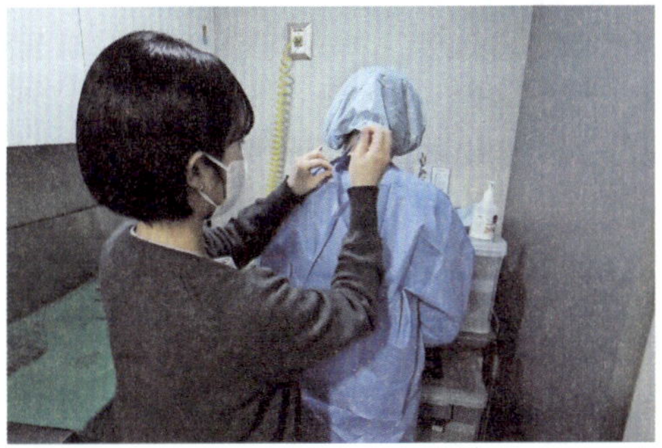

-가운 벗기-

① 가운의 끈을 목, 허리 순으로 푼다. 가운의 허리끈을 앞(복부)에 묶는 경우에는 끈을 풀고 장갑을 제거하며, 가운의 허리끈을 뒤(등)에 묶는 경우에는 장갑을 벗고 끈을 목 → 등의 순서로 푼다.

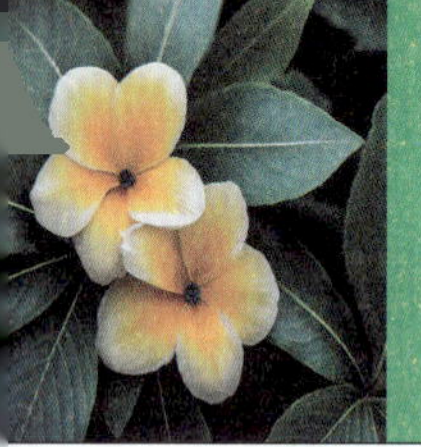

10-2

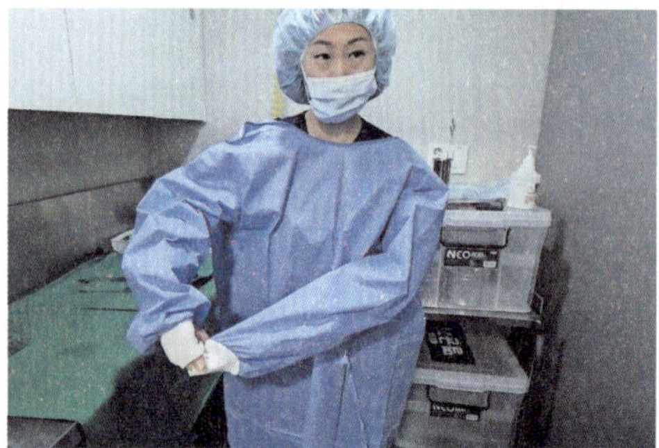

② 오른쪽 검지를 오염가운의 왼쪽 소매 밑에 넣어서 소매 끝을 손등 위로 조금 끌어 내린다.

10-3

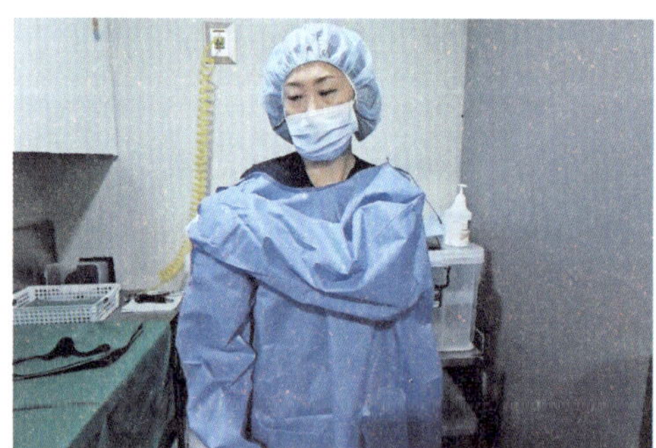

③ 오염된 오른편 가운을 소매에 덮인 왼손으로 잡고 약간 끌어내린다.

10-4

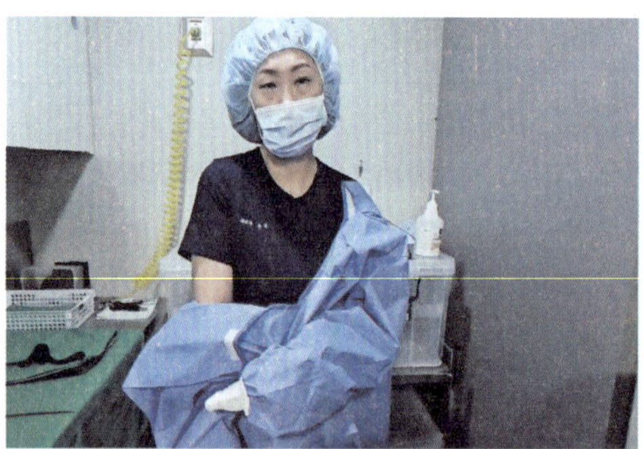

④ 소매 속에서 손을 움직이면서 어깨의 내면을 잡고 가운을 벗은 후, 일회용 가운은 격리의료 폐기물 전용 용기에 넣고 재사용 가운은 오염세탁물 수집용기에 담는다.

11

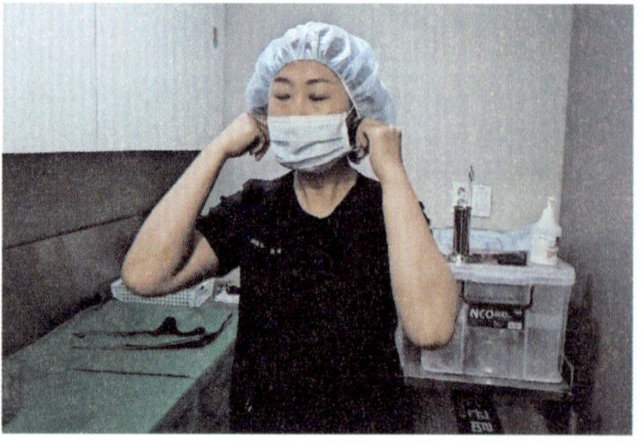

-마스크 벗기-

마스크를 벗어 격리의료 폐기물 전용 용기에 넣는다.

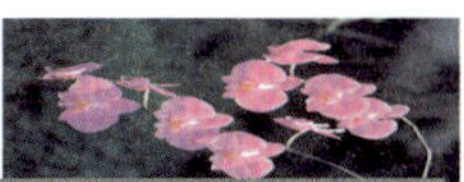

12

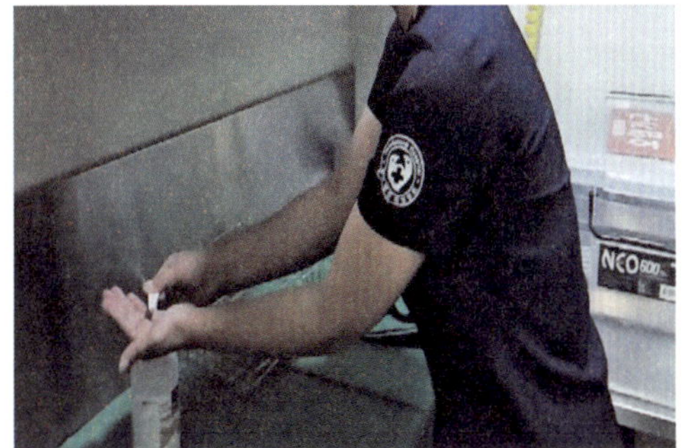

세균의 전파를 막아 감염의 기회를 줄이기 위하여 손소독제로 손위생을 실시한다.

13

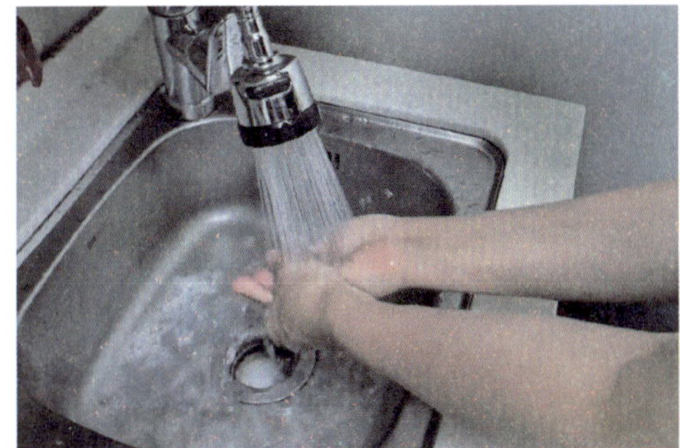

격리실 밖으로 나온 후 세균의 전파를 막아 감염의 기회를 줄이기 위하여 물과 비누로 손을 씻는다.

15 알코올 손소독제를 이용한 내과적 손위생

■ 목 표

① 손에 있는 미생물을 최소화하여 전파를 제한하기 위함이다.

② 다른 환자, 직원, 가족, 기구 등에 전파되는 것을 예방하기 위함이다.

■ 물 품

알코올 손 소독제

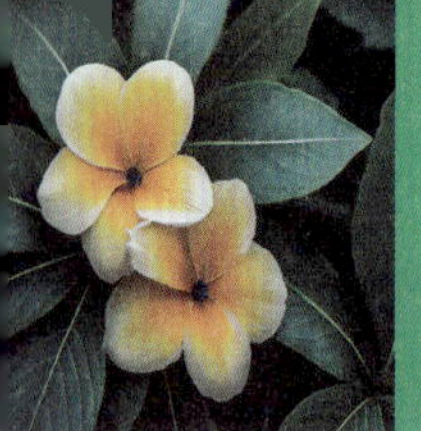

■ 수행 항목

수행 방법 및 절차

1

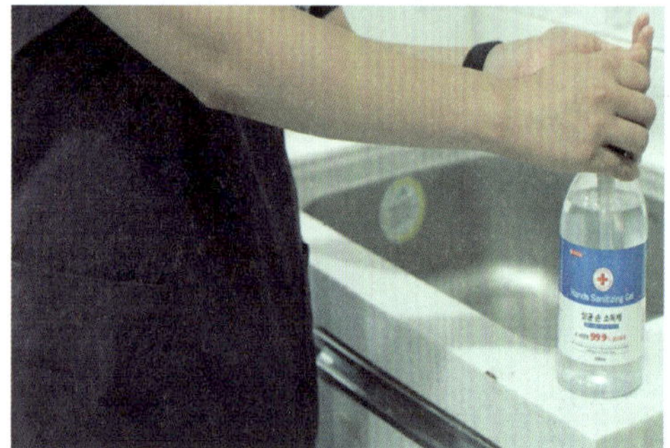

손바닥을 오므려서 손바닥 전체 표면에 알코올 젤을 묻힌다.

2

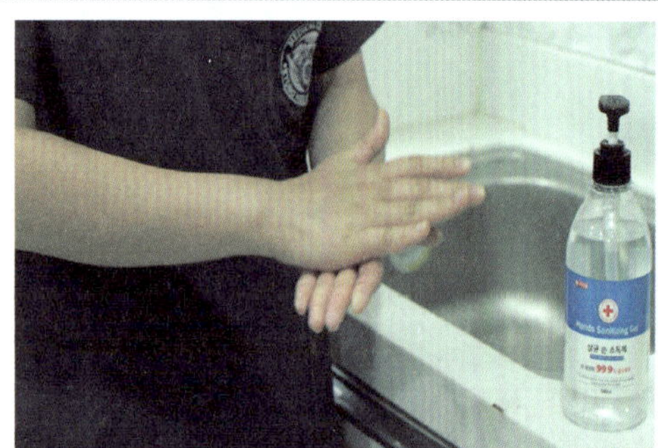

손바닥과 손바닥을 마찰하면서 문지른다.

3

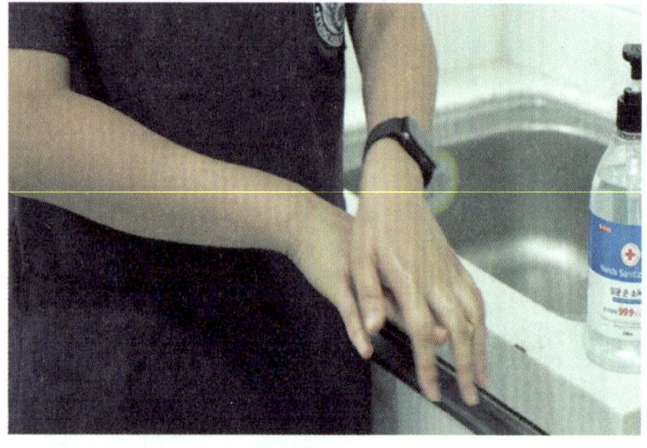

손바닥으로 다른 손의 손등을 문지른다. 손을 바꿔서 반대쪽 손등도 문지른다.

4

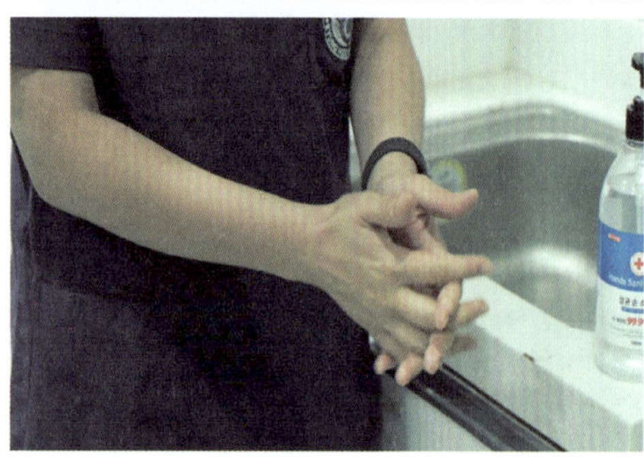

손가락을 깍지끼고 손바닥을 문지른다.

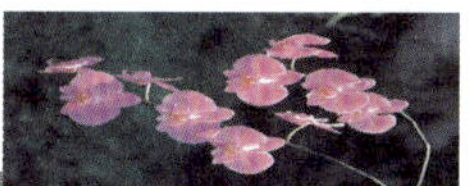

5

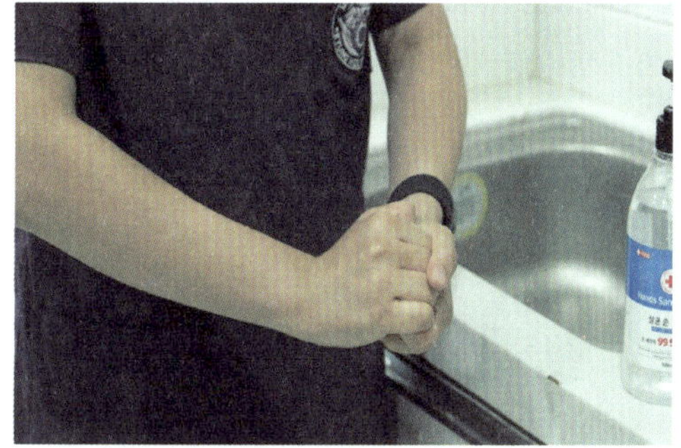

손을 서로 맞잡아 손가락 뒷면을 손바닥에 문지른다.

6

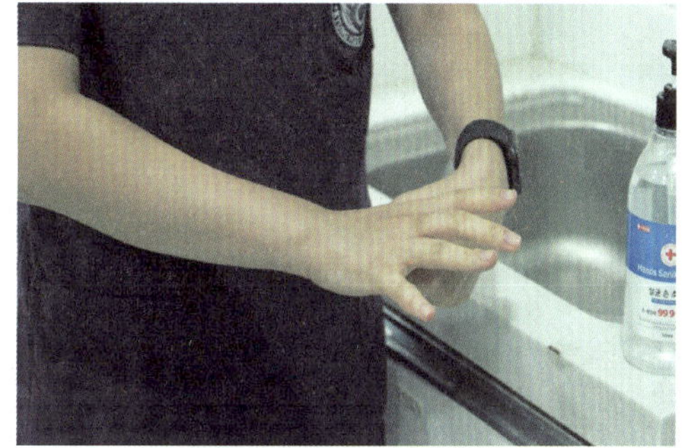

엄지를 감아쥐고 회전하듯이 문지른다.

7

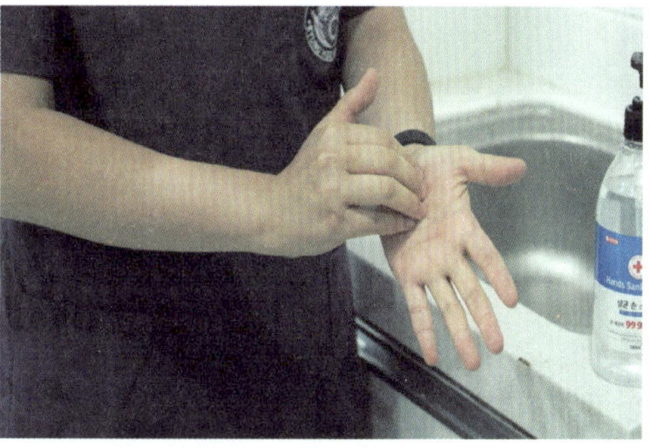

손톱을 손바닥에 마찰하듯이 문지른다. 손을 바꿔서 행한다.

8

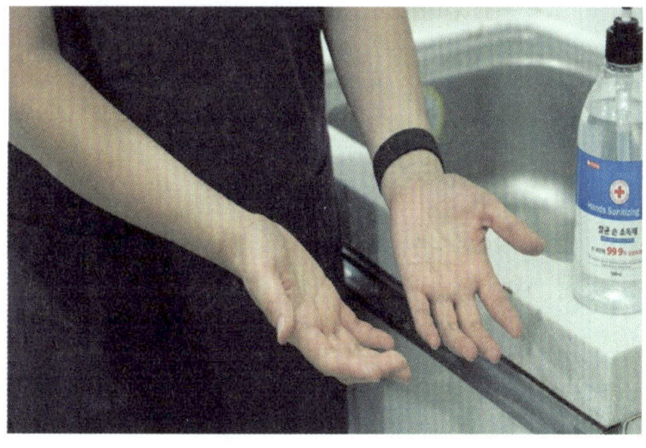

완전히 건조시킨다.

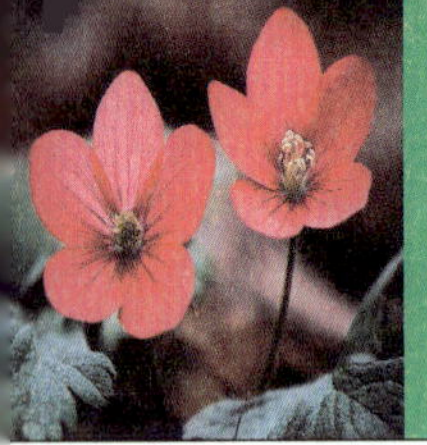

16 내과적 손 씻기

■ 목 표

① 손에 있는 미생물을 최소화하여 전파를 제한하기 위함이다.
② 다른 환자, 직원, 가족, 기구 등에 전파되는 것을 예방하기 위함이다.

■ 물 품

비누, 수건(종이 타월), 흐르는 미지근한 물

■ 수행 항목

수행 방법 및 절차		
1	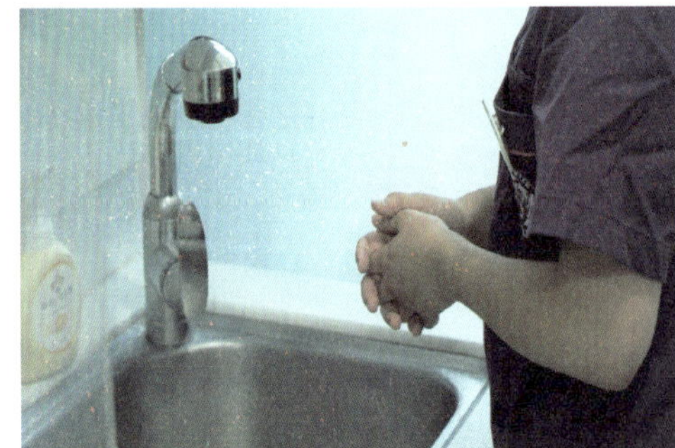	세면대 앞에 선다. 손을 씻는 동안 유니폼이 세면대에 닿지 않도록 주의한다. 장신구는 빼서 안전한 장소에 보관한다. 
2	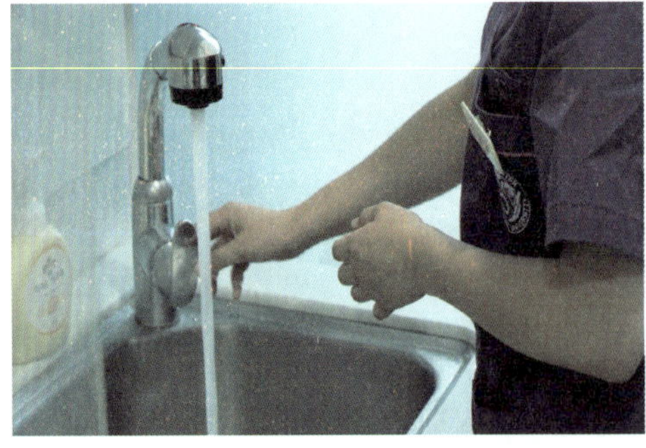	세면대의 물을 튼다.

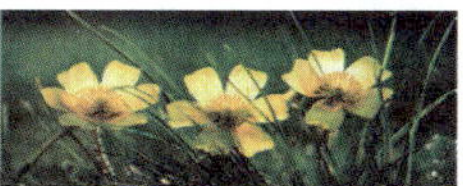

3

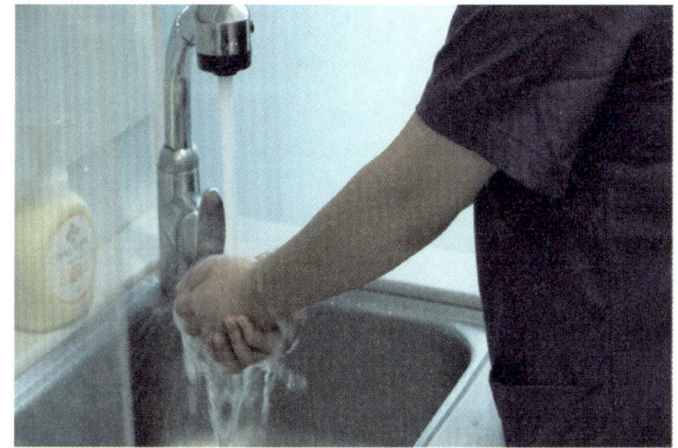

흐르는 물로 손과 손목 부위를 충분히 적신다. 손은 팔꿈치보다 아래로 향하게 하여 물이 팔에서 손가락 끝으로(오염이 적은 부위에서 많은 부위로) 흐르도록 한다.

4

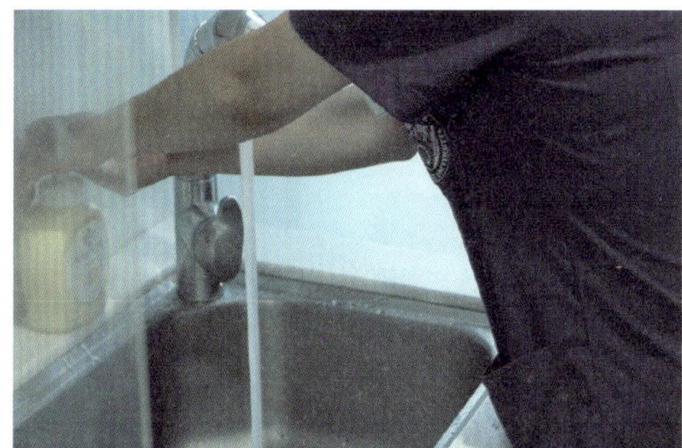

적당량의 액체비누를 덜어 내어 충분한 거품을 낸다.

5

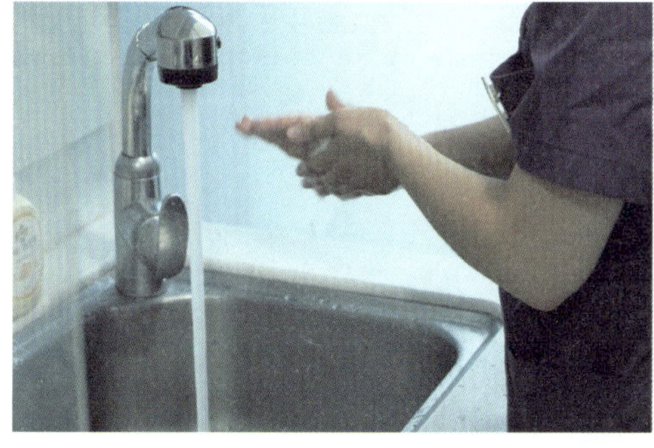

양쪽 손바닥을 문지른다. 비누 거품이나 물이 옷에 튀지 않도록 한다.

6

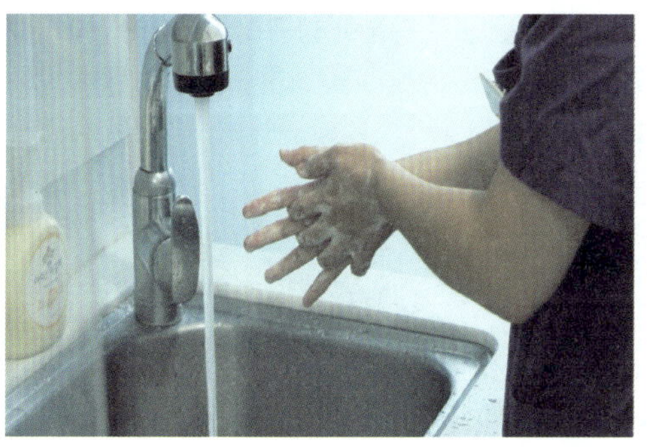

양쪽 손을 깍지 끼듯 잡고 좌우로 문지른다.

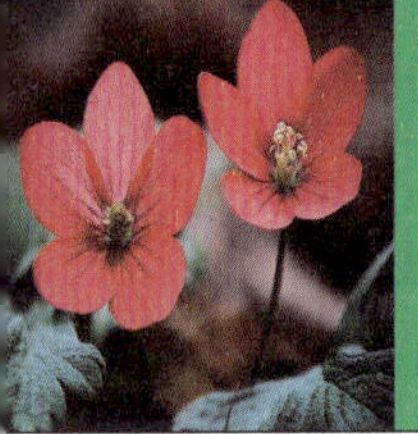

7

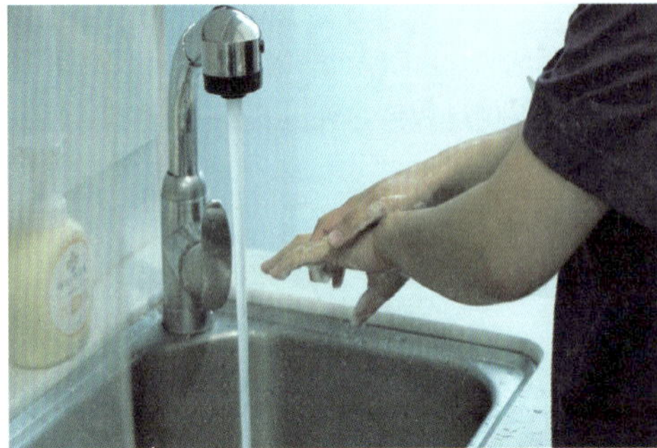

한 손을 다른 손등 위로 겹친 상태에서 손가락 사이를 문지른다.

8

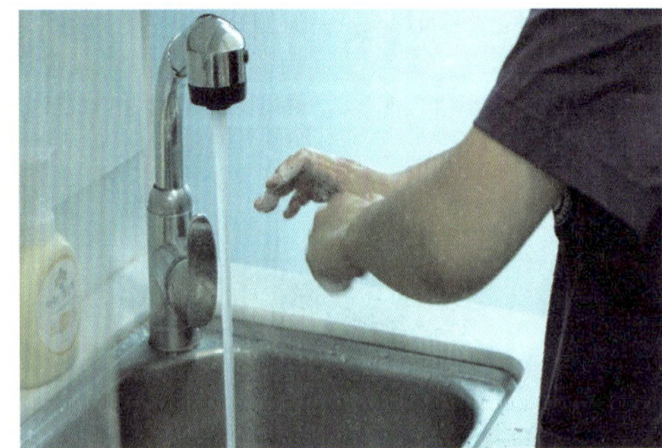

엄지손가락을 잡고 돌리면서 문지른다. 다른 한쪽도 진행한다.

9

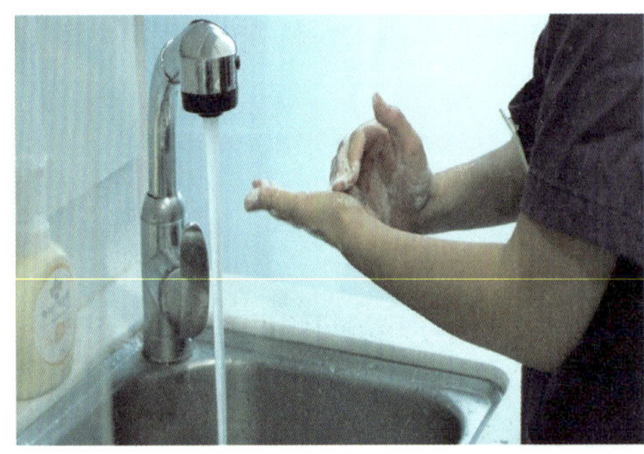

손톱 끝은 손바닥에 놓고 동그라미를 그리면서 문지른다. 다른 한쪽도 진행한다. 각각의 부위를 5회씩 문지르면서 최소한 15초 이상 마찰한다.

10

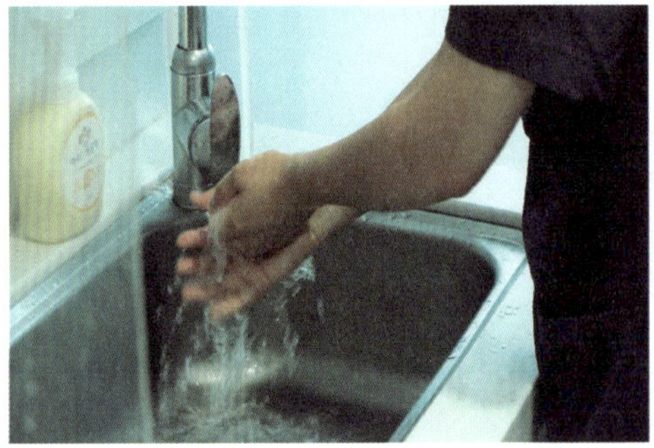

흐르는 물로 충분히 헹구고, 세면대에 옷이 닿지 않도록 주의한다.

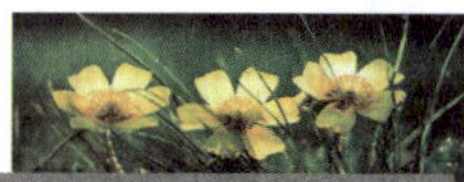

11

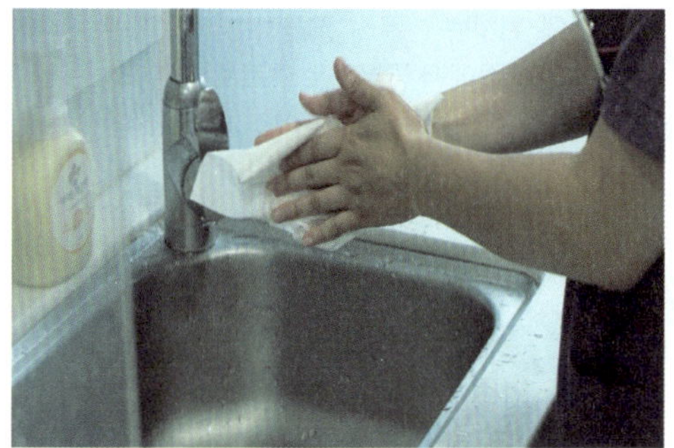

종이 타월로 손과 손목을 닦고, 손을 오염시키지 않는 방법으로 완전히 건조시킨다.

☞ 사용한 종이 타월을 이용해 수도꼭지를 손으로 직접 만지지 않고 타월로 감싼 후 잠근다.

17 외과적 손 씻기

▪ 목 표

손, 손톱, 전박에 있는 일시적인 오염균이나 상재균을 물리적, 화학적, 기계적인 방법으로 제거함으로써 수술 시나 피부 침습적 시술 등의 미생물 숫자를 감소시키기 위함이다.

▪ 물 품

비누, 수건(종이 타월), 흐르는 미지근한 물, 솔

▪ 수행 항목

수행 방법 및 절차

1

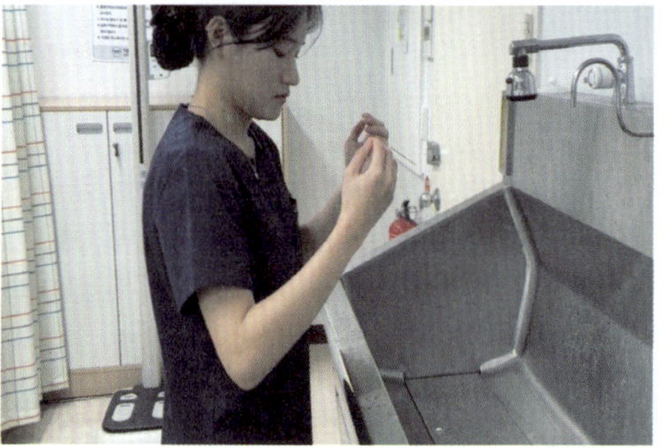

손 씻기 전에 반지, 시계, 장신구를 제거한다. 마찰 시간 및 사용량은 제품 설명서에 준하여 사용한다. 손톱은 짧고 깨끗하게 유지하고 인공 손톱은 제거한다.

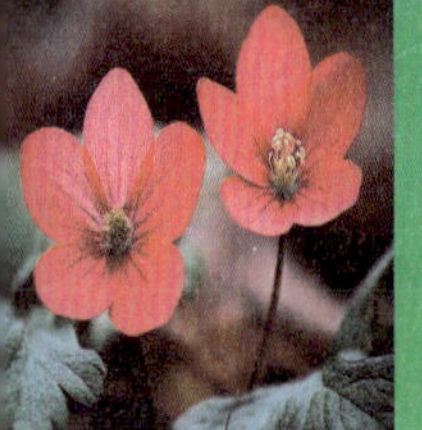

2

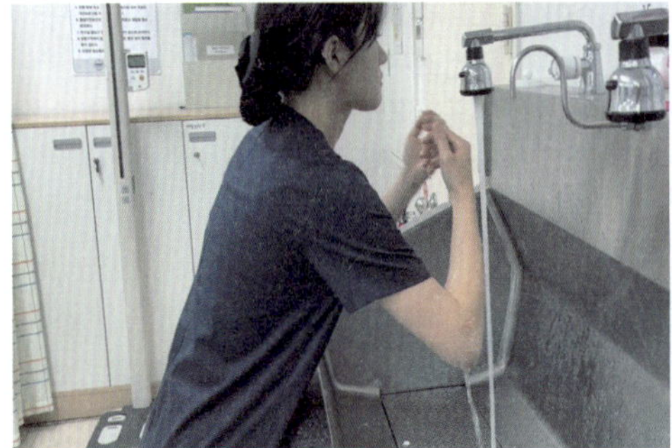

손의 위치는 손끝이 팔꿈치보다 위에 위치하여 전 과정 동안 물이 손끝에서 팔꿈치로 흐르도록 한다.

3

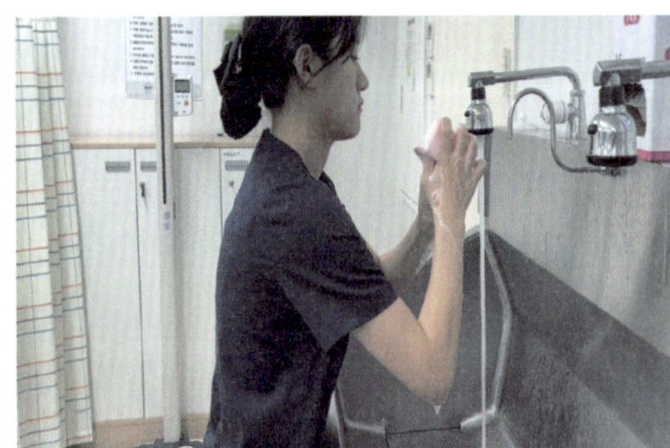

흐르는 물에서 솔로 손톱 밑을 깨끗이 한다.

4

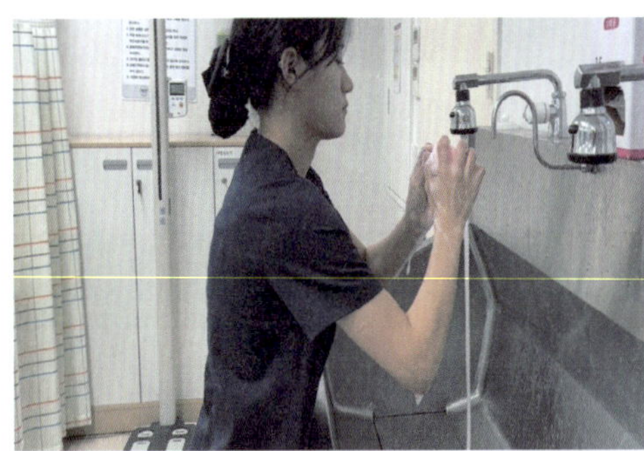

소독 비누를 묻힌 후 손가락, 손, 전박(아래팔)의 순서로 마찰을 한다. 최근 들어 솔을 이용한 손 씻기는 권고되지 않고 있다.

5

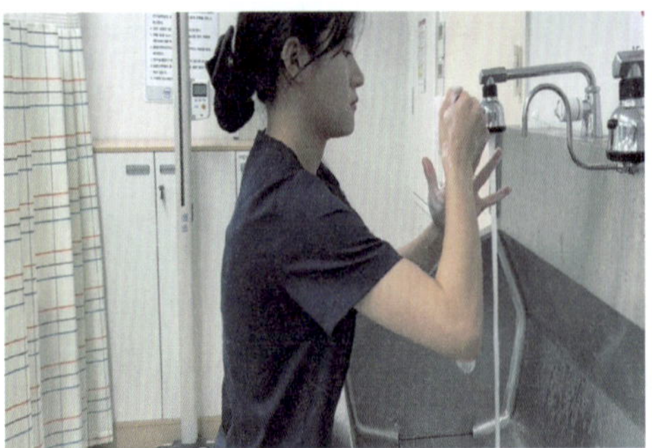

손, 손가락, 전박(팔꿈치 위 5cm까지)을 앞, 뒤, 양면의 4면으로 나누어 수직 방향으로 각 10회씩 문지르며 마찰 시간은 제조 회사의 권고 사항을 따르되 일반적으로 2~5분이면 충분하다.

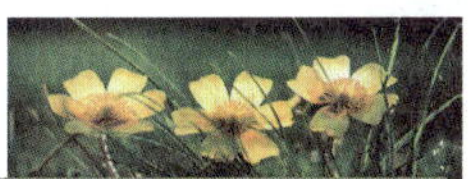

6

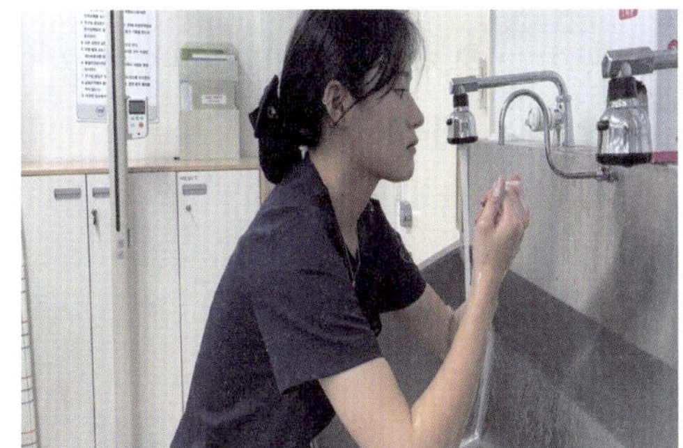

흐르는 물에 손을 충분히 헹군다.

7

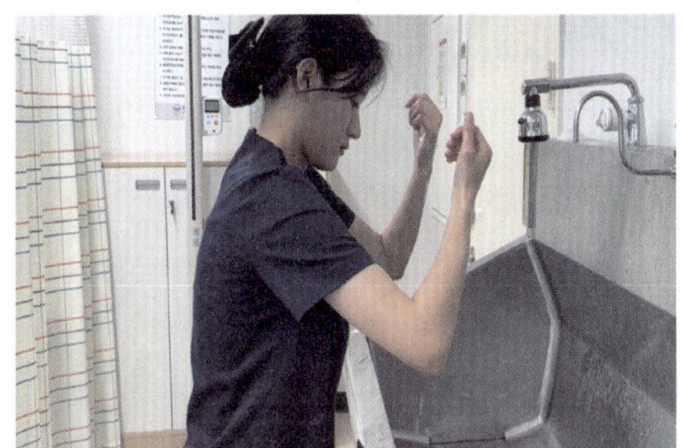

손을 헹군 후에는 발이나 무릎으로 물을 잠근다.

8

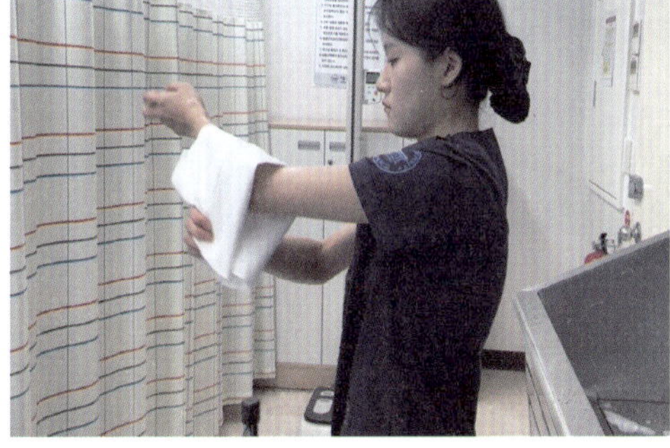

멸균 수건으로 손끝에서부터 팔꿈치로 물기를 닦아 건조시킨다. 반대편 팔은 다른 멸균 수건으로 닦는다.

18 국소적 약물 투여 기술

■ 목 표

① 국부에 직접적인 작용의 효과를 얻기 위함이다.
② 분비물 증가나 감소 혹은 혈관 수축이나 이완을 위해서다.

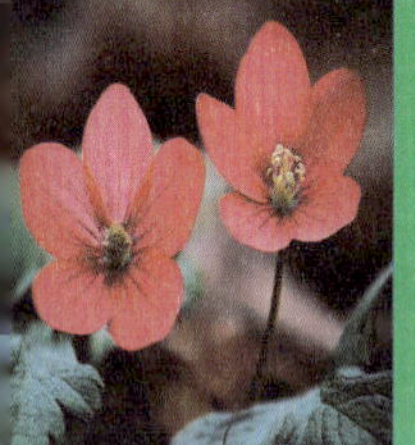

■ 물 품

투약 카트 또는 쟁반, 투약 카드(약 카드) 또는 목록, 투약 기록지, 간호 기록지, 일회용 약 컵, 물, 물컵, 약병, 휴지나 종이 타월, 안약, 연고, 귀약, 코약, 직장 좌약, 질좌약, 손 소독제

■ 수행 항목

수행 방법 및 절차		
안 약		
1	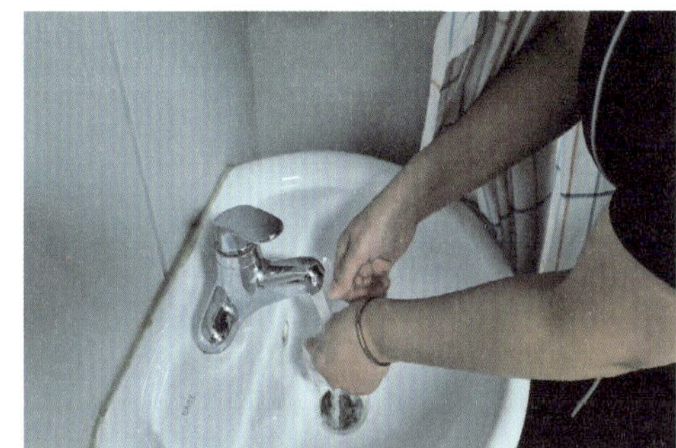	물과 비누를 사용하여 손을 깨끗이 씻는다. 
2	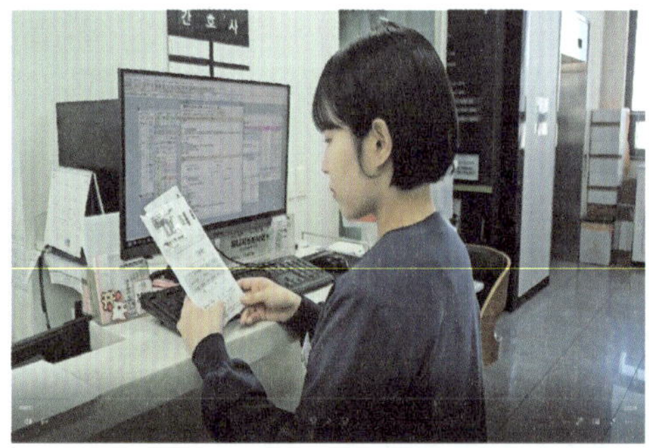	약 카드를 읽고 서랍, 선반, 약 봉투에서 약을 꺼내어 투약 처방과 투약 5원칙인 약물, 용량, 경로, 환자, 시간을 확인 · 점검한다.(1차 확인)
3 	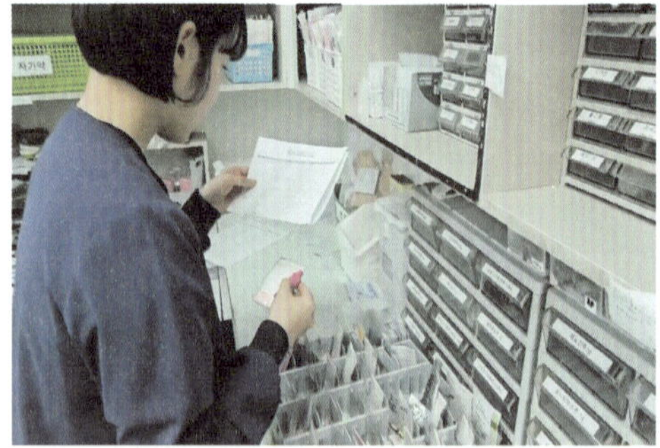	약 용지의 표지와 약 카드의 지시 내용을 비교해 본다.(2차 확인)

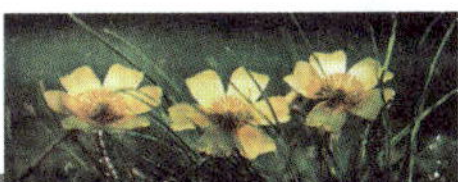

4

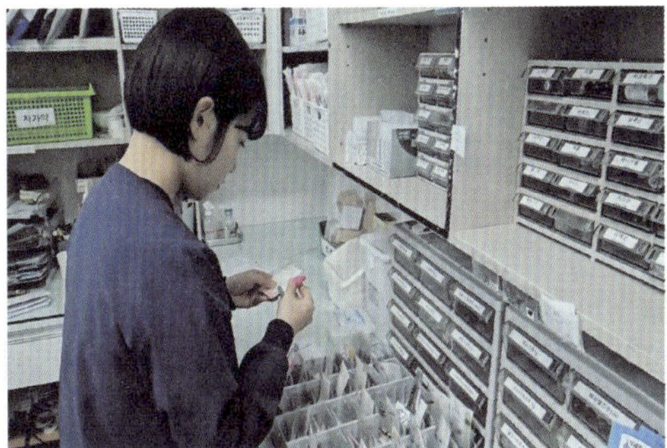

약이 오염되지 않도록 조심하면서 필요량에 맞게 정확한 양을 준비한다.

5

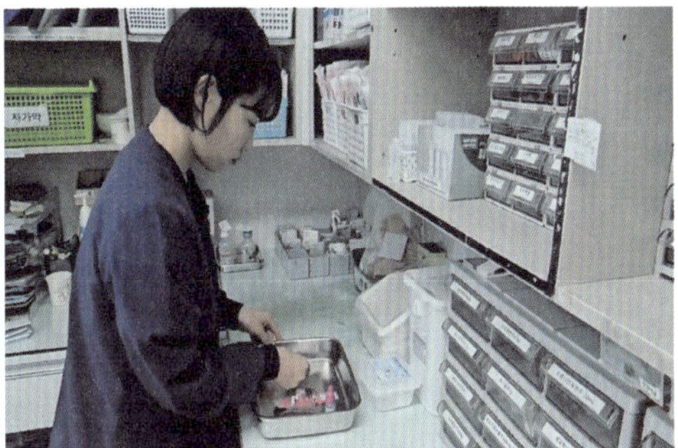

준비한 약을 카드와 함께 투약 카트나 쟁반에 놓는다.

6

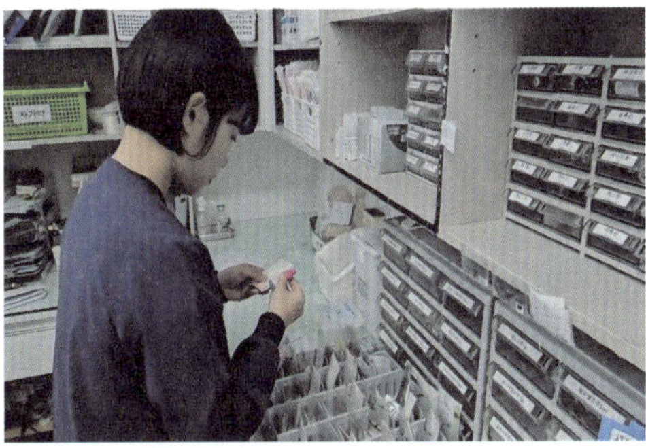

용기의 표지를 다시 한 번 확인한 다음 약병을 제자리에 둔다.(3차 확인)

7

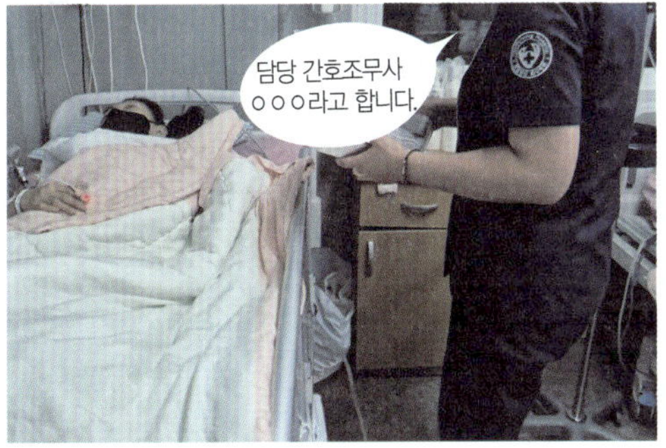

환자에게 간호조무사 자신을 소개한다.

8

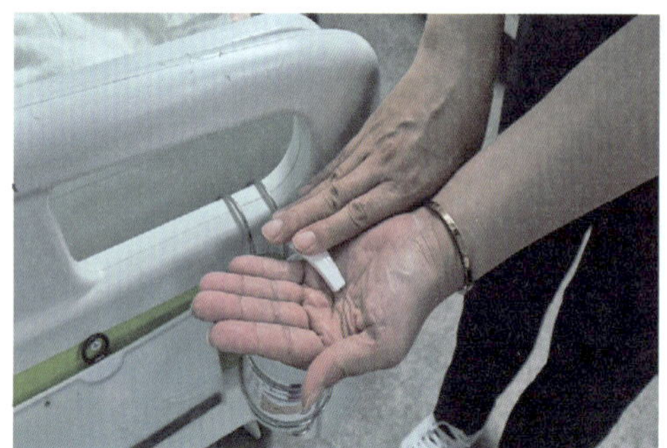

손 소독제를 이용하여 손을 깨끗이 씻는다.

9

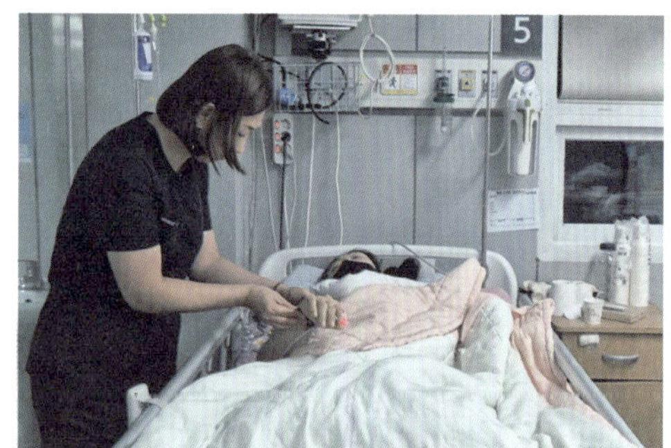

약 준비가 끝나면 병실에서 약 카드와 환자를 확인한다. 환자 침상 번호와 약 카드의 침상 번호를 비교하고, 이름을 부르거나 개방형 질문을 하여 환자를 확인(개방형 질문: "환자분 성함이 어떻게 되시죠")하고 환자의 입원 팔찌로 등록 번호를 확인하거나 생년월일을 물어서 환자를 재확인한다. 이때, 환자가 자신의 이름을 말하게 한다.

10

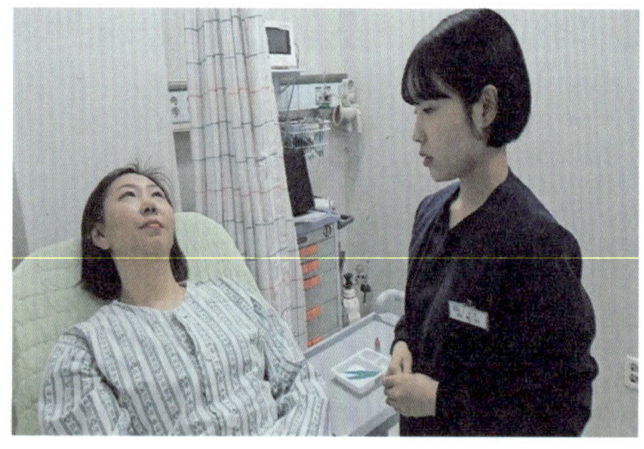

환자에게 안약 넣는 것에 대해 설명한다.

11

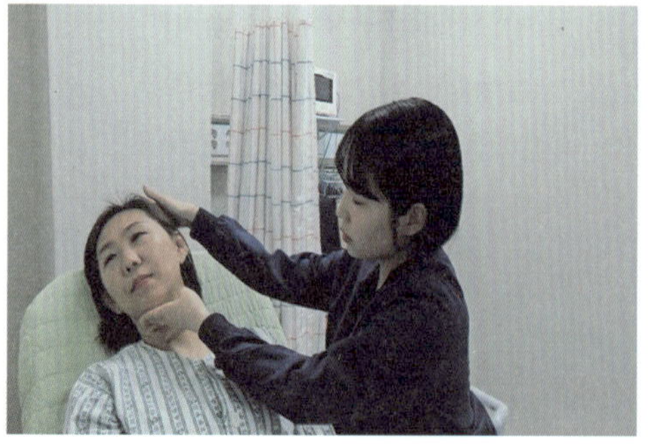

환자가 편안한 자세를 취하도록 돕는다. 안약 넣을 눈을 확인한 후 빛으로 환자의 눈이 부시지 않게 자세를 취한다.

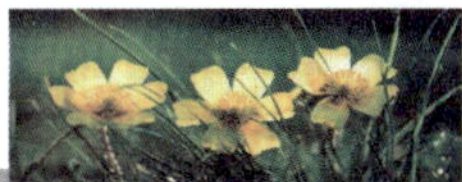

12

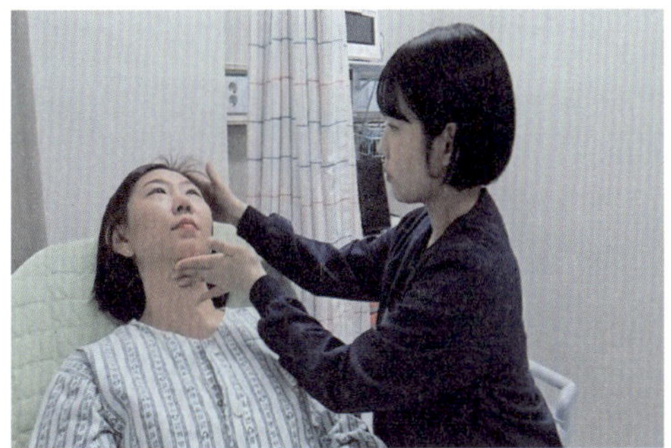

환자를 눕히거나 앉히고 머리를 뒤로 젖히게 한다.

13

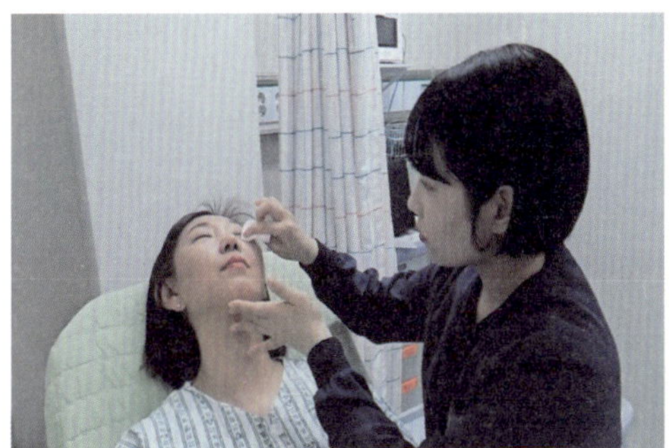

눈에 분비물이 있을 때는 소독솜으로 분비물을 닦아 낸다.

14

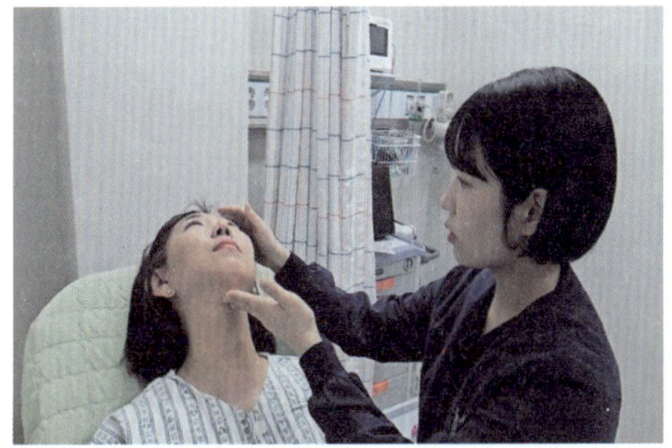

환자가 위를 쳐다보게 한다.

15

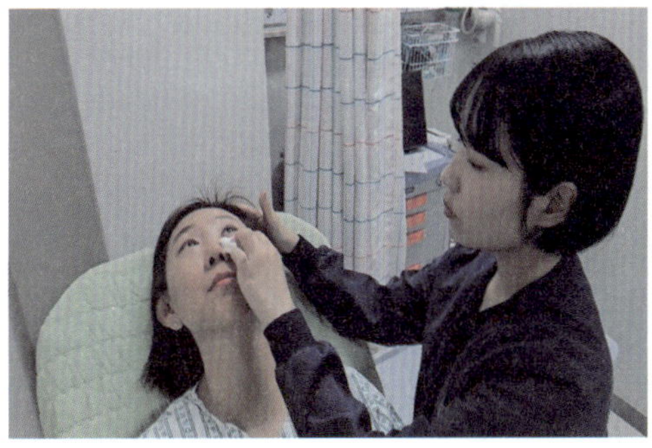

왼쪽 엄지손가락이나 둘째, 셋째손가락으로 하안검에 압력을 주면서 아래를 잡아당긴다. 이때 눈 주위에 부종이 있으면 손가락 밑에 소독솜을 대고 당긴다.

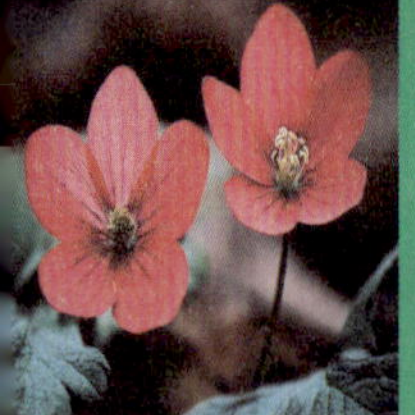

16

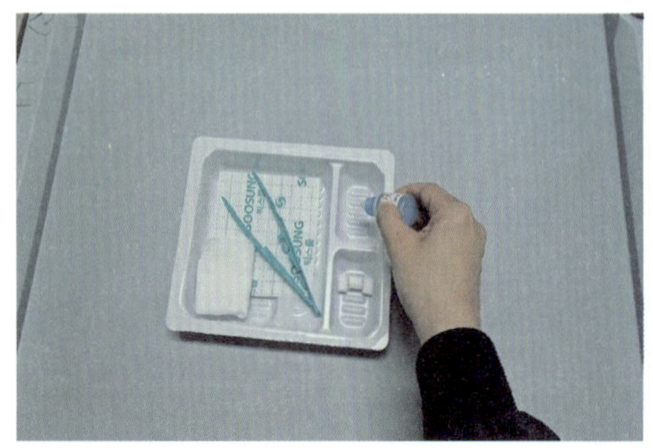

안약을 한방울 짜내서 버린다.

17

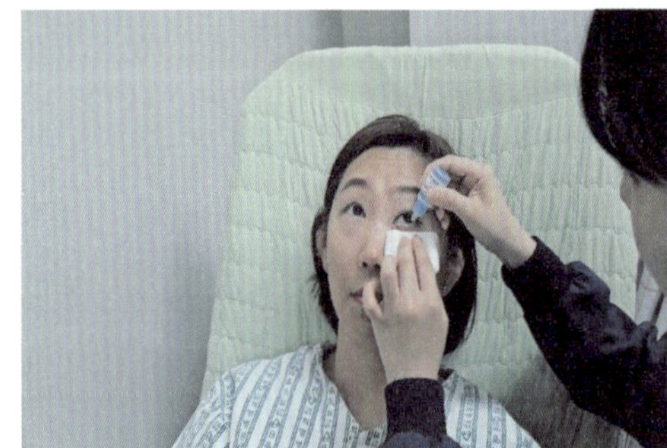

하부 결막낭의 중앙이나 외측 1/3 부위에 처방된 방울수의 약을 떨어뜨린다.

18

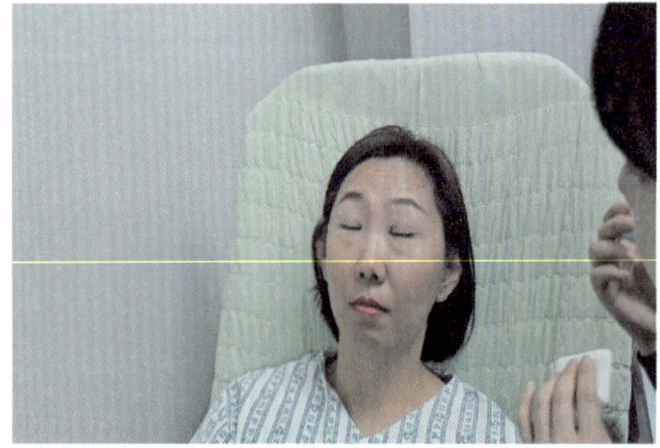

환자의 눈을 깜박이게 한다.

19

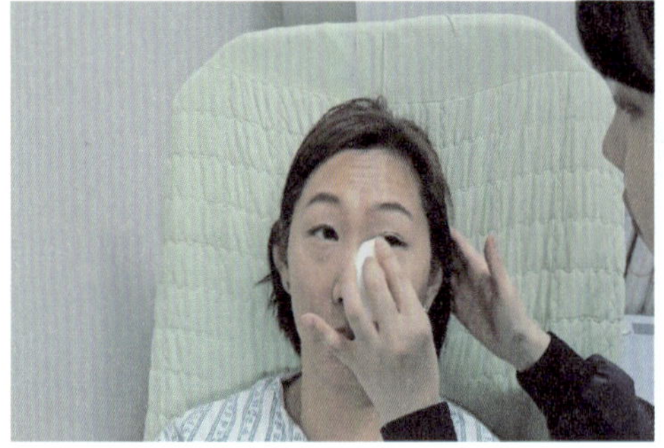

약이 누관으로 흐르는 것을 방지하기 위하여 왼쪽 식지로 눈의 내각을 가볍게 눌러 준다.

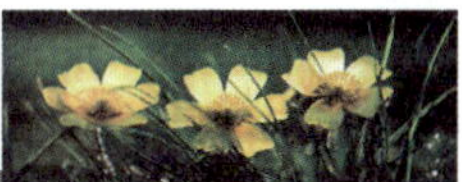

20

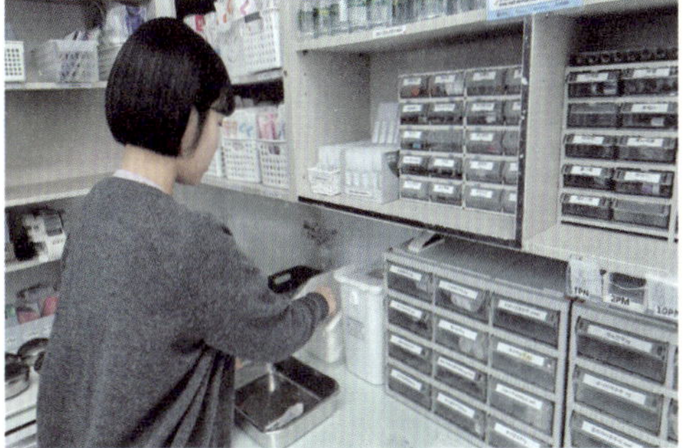

사용한 물품을 정리하고, 약을 약장에 보관한다.

21

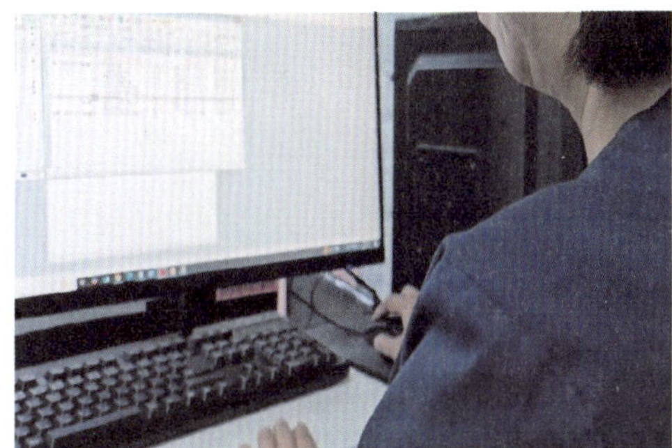

손을 씻은 후 투약 기록지에 기록한다.

눈 연 고

1

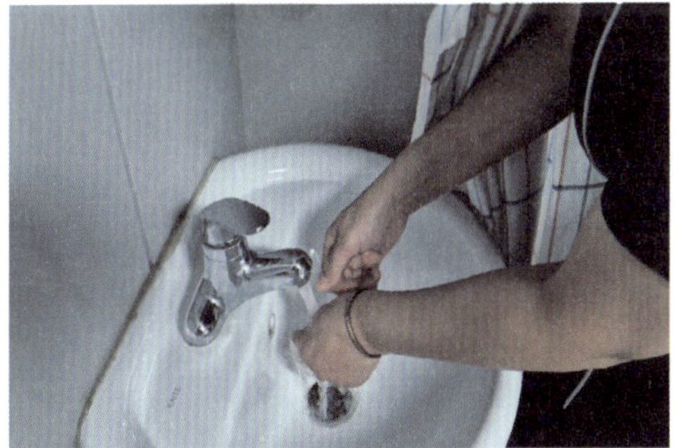

물과 비누를 사용하여 손을 깨끗이 씻는다.

2

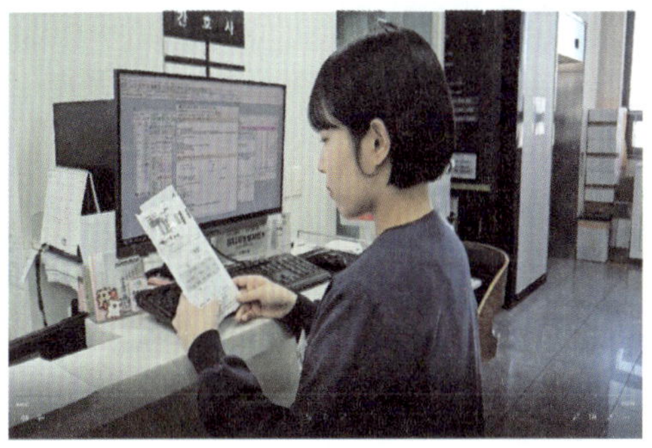

약 카드를 읽고 서랍, 선반, 약 봉투에서 약을 꺼내어 투약 처방과 투약 5원칙인 약물, 용량, 경로, 환자, 시간을 확인 · 점검한다.(1차 확인)

3

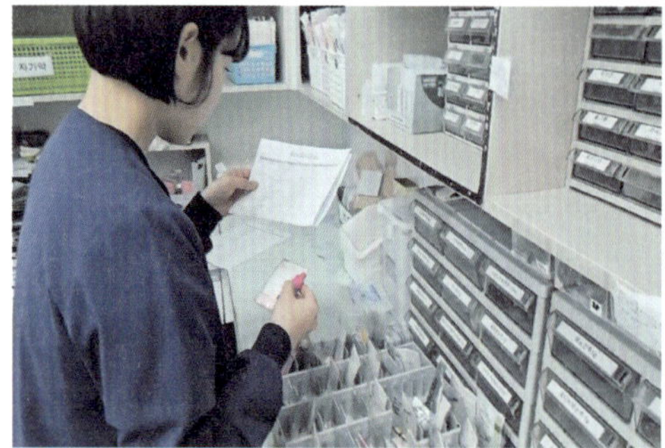

약 용지의 표지와 약 카드의 지시 내용을 비교해 본다.(2차 확인)

4

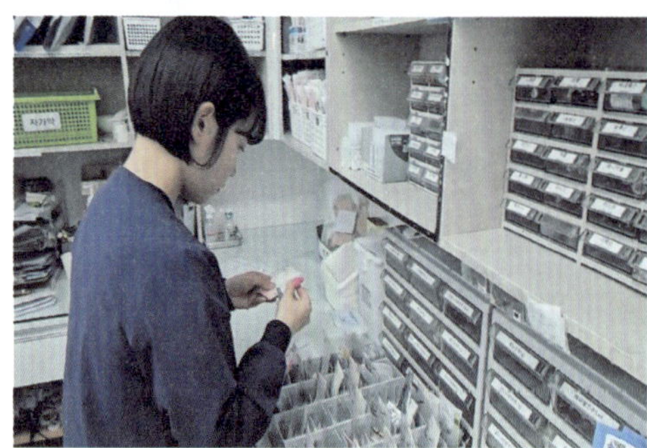

약이 오염되지 않도록 조심하면서 필요량에 맞게 정확한 양을 준비한다.

5

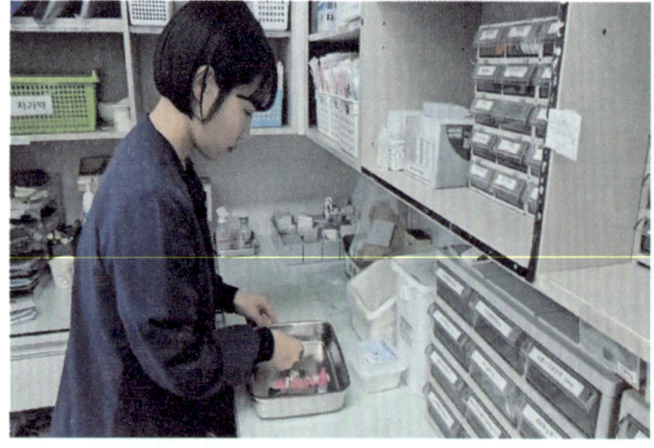

준비한 약을 카드와 함께 투약 카트나 쟁반에 놓는다.

6

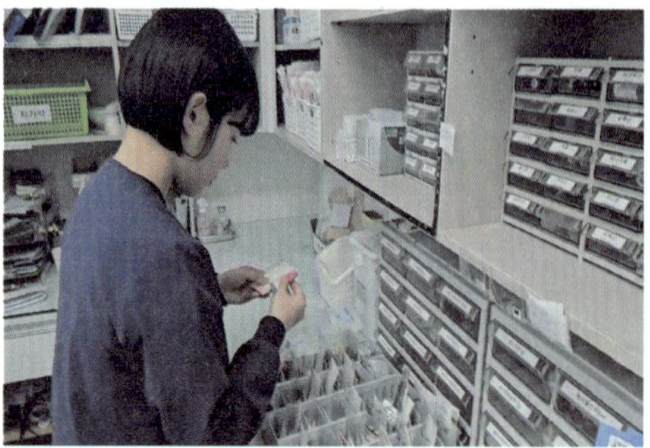

용기의 표지를 다시 한 번 확인한 다음 약병을 제자리에 둔다.(3차 확인)

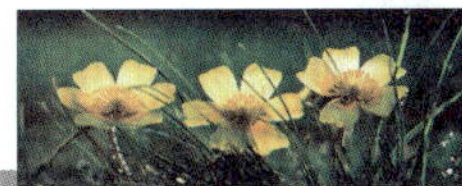

7

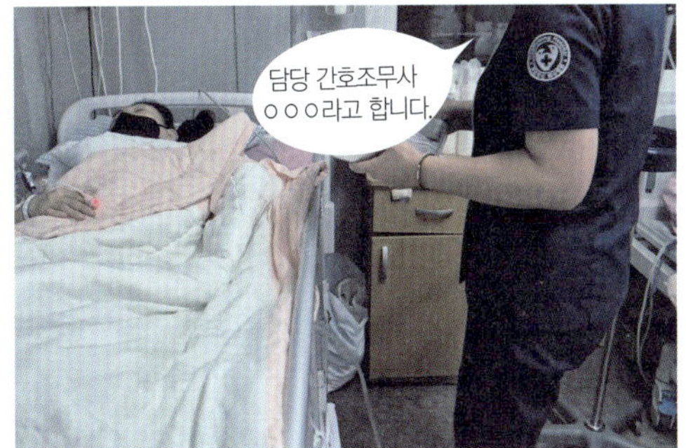

환자에게 간호조무사 자신을 소개한다.

8

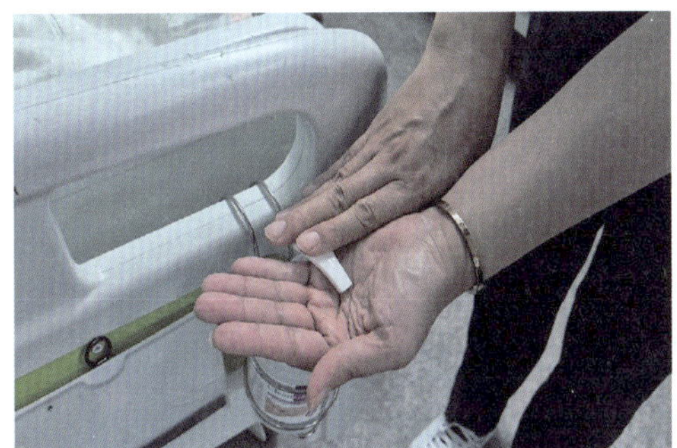

손 소독제를 이용하여 손을 깨끗이 씻는다.

9

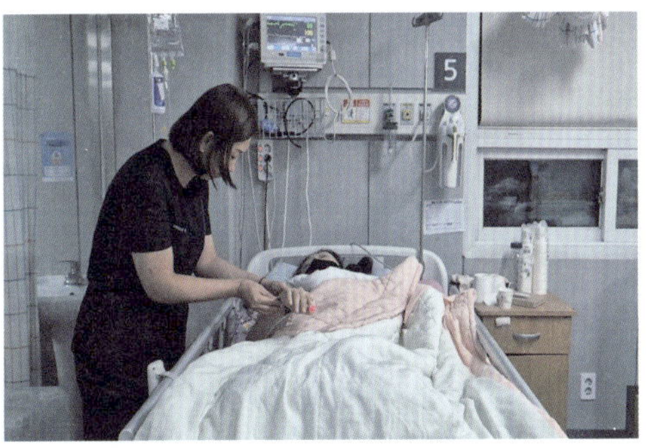

약 준비가 끝나면 병실에서 약 카드와 환자를 확인한다. 환자 침상 번호와 약 카드의 침상 번호를 비교하고, 개방형 질문을 하여 환자를 확인(개방형 질문: "환자분 성함이 어떻게 되시죠")하고 환자의 입원 팔찌로 등록 번호를 확인하거나 생년월일을 물어서 환자를 재확인한다. 이때, 환자가 자신의 이름을 말하게 한다.

10

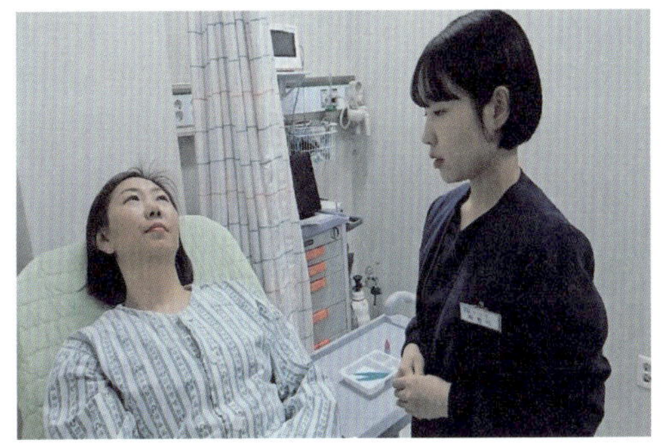

환자에게 투약에 대해 설명한다.

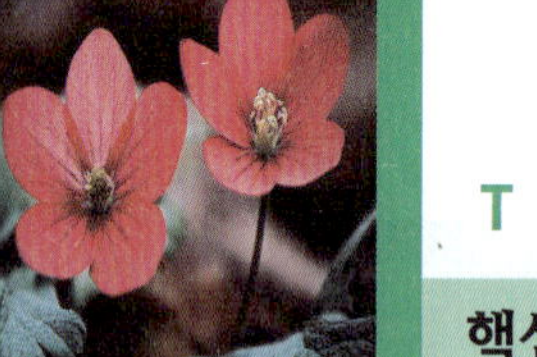

11 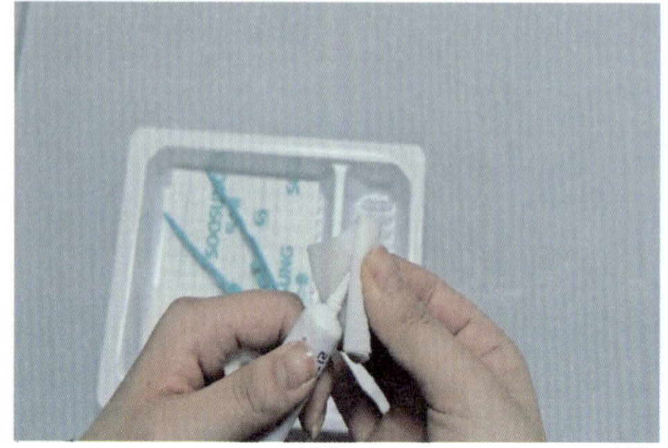

눈에 연고를 집어넣기 전에 튜브에서 연고를 조금 짜내서 소독솜으로 닦아 버린다.

12 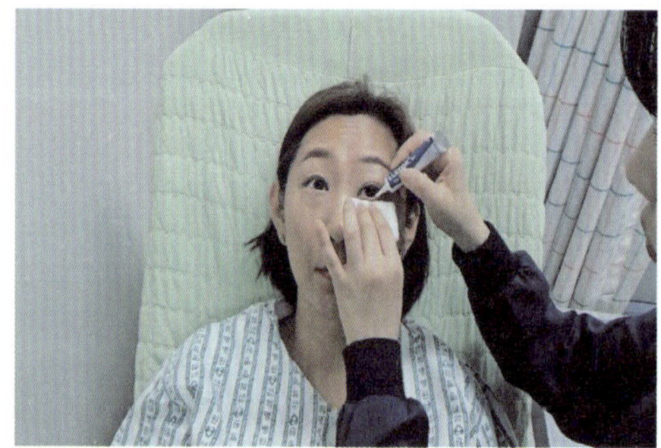

튜브에서 연고를 길게 짜내면서 하부 결막낭의 내각에서 외각으로 가로 1~2cm 정도 연고를 바르고, 튜브의 방향을 살짝 돌려서 약을 끊는다.

13 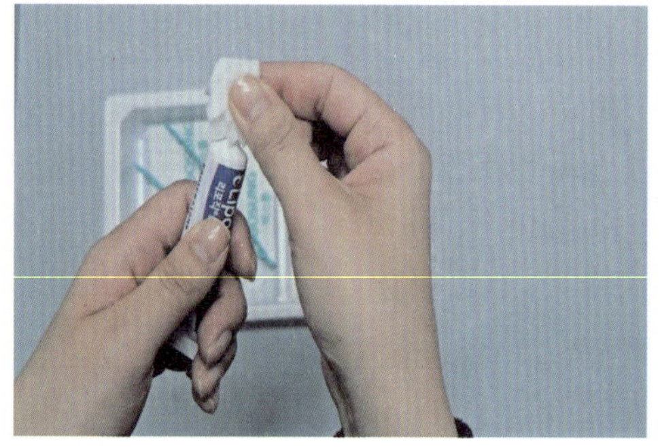

튜브 끝에 있는 연고를 소독솜으로 닦아 내고 뚜껑을 닫는다.

14 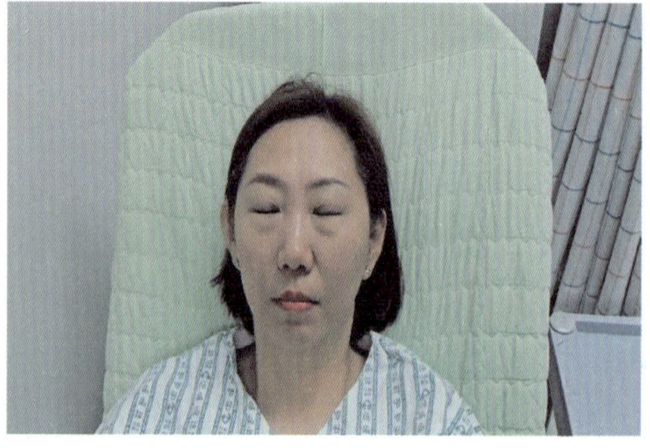

환자에게 눈을 감고 연고가 골고루 퍼지게 안구를 굴리라고 일러 준다.

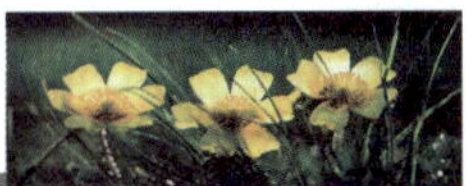

15

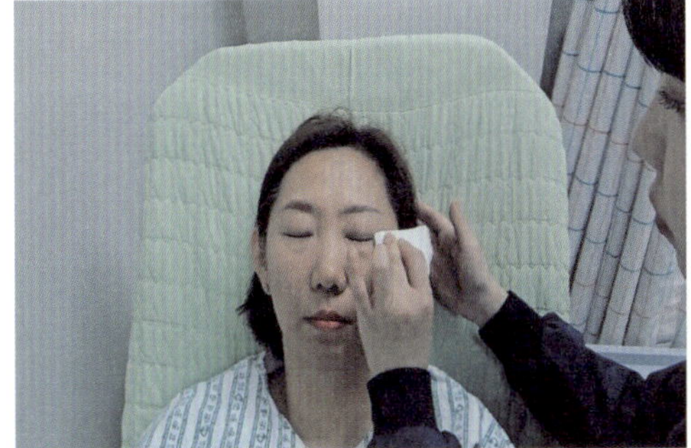

눈꺼풀 밖에 나온 연고를 소독솜으로 닦아 준다.

16

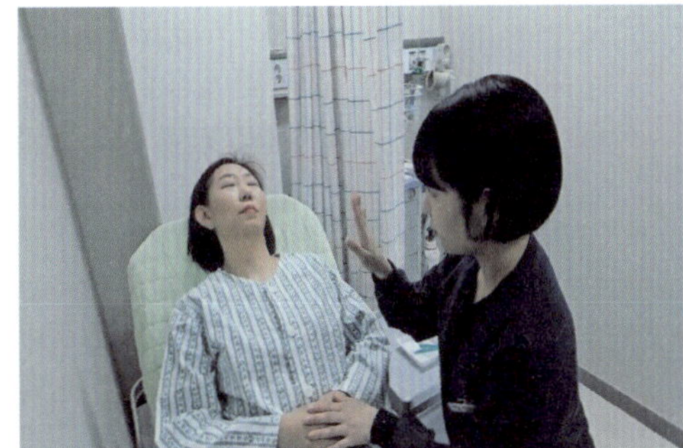

어떤 일이 있든지 눈알을 만지거나 접촉하지 않도록 주의시킨다.

17

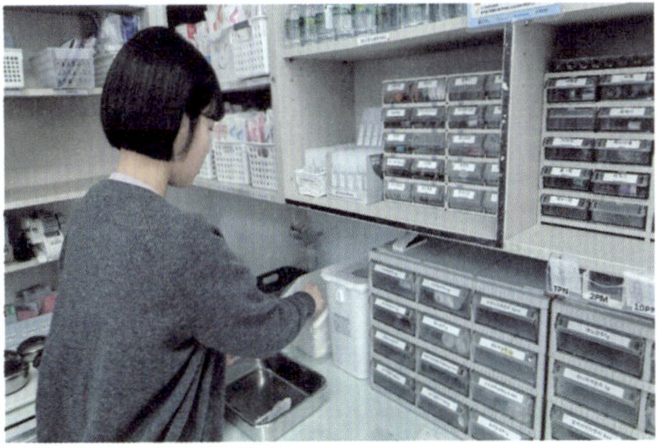

사용한 물품을 정리하고, 약을 약장에 보관한다.

18

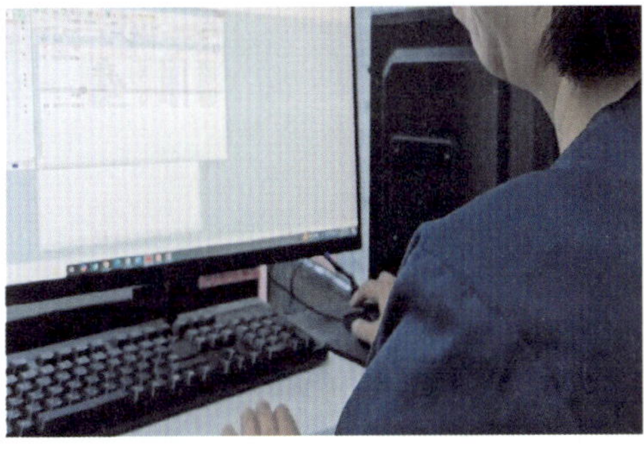

손을 씻은 후 투약 기록지에 기록한다.

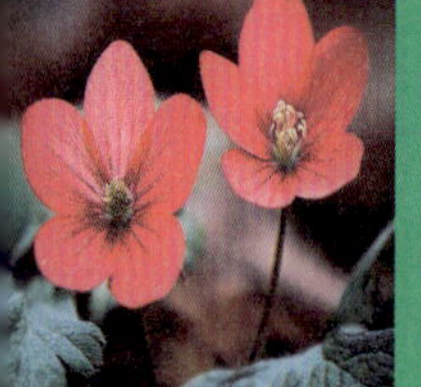

귀 약

1

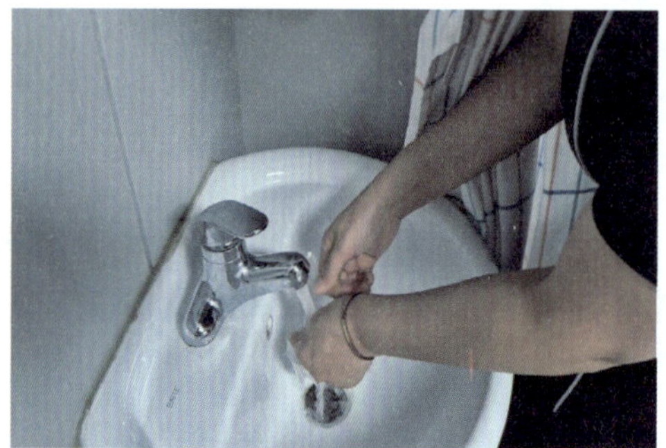

물과 비누를 사용하여 손을 깨끗이 씻는다.

2

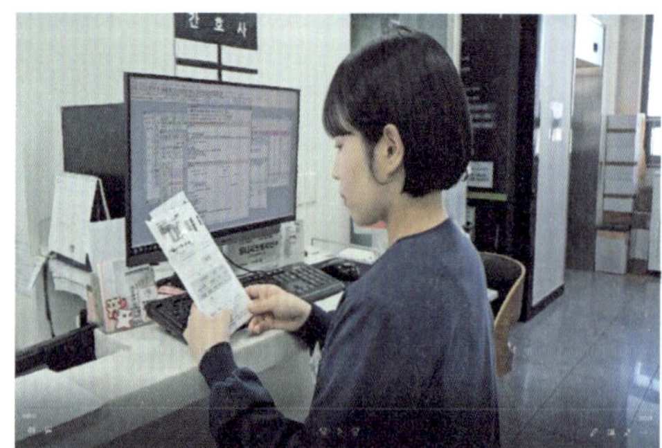

약 카드를 읽고 서랍, 선반, 약 봉투에서 약을 꺼내어 투약 처방과 투약 5원칙인 약물, 용량, 경로, 환자, 시간을 확인 · 점검한다.(1차 확인)

3

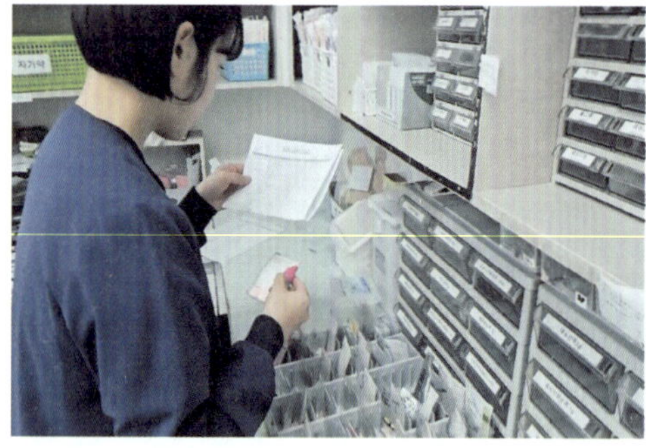

약 용지의 표지와 약 카드의 지시 내용을 비교해 본다.(2차 확인)

4

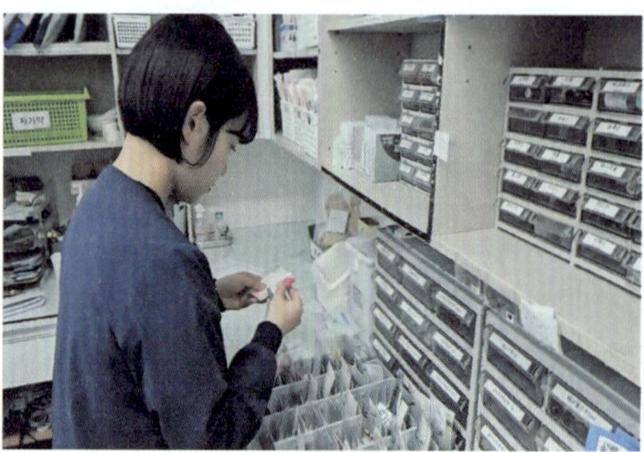

약이 오염되지 않도록 조심하면서 필요량에 맞게 정확한 양을 준비한다.

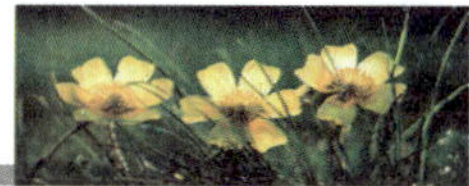

5

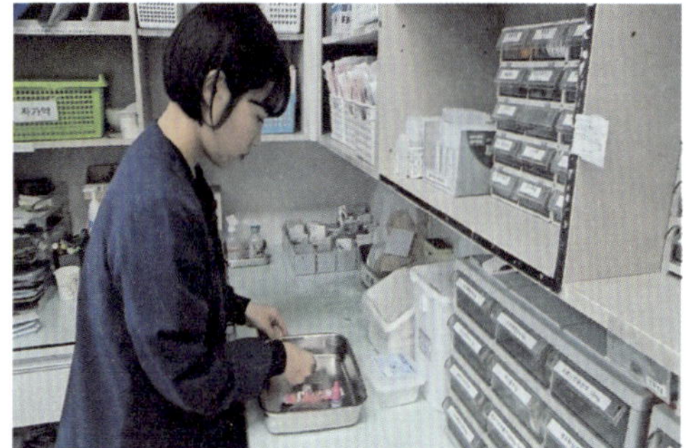

준비한 약을 카드와 함께 투약 카트나 쟁반에 놓는다.

6

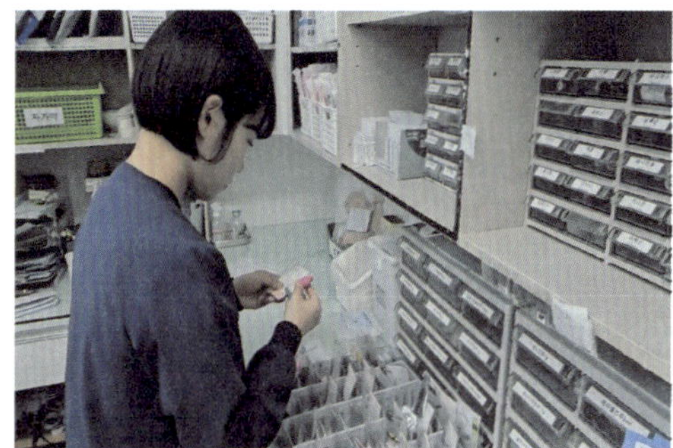

용기의 표지를 다시 한 번 확인한 다음 약병을 제자리에 둔다.(3차 확인)

7

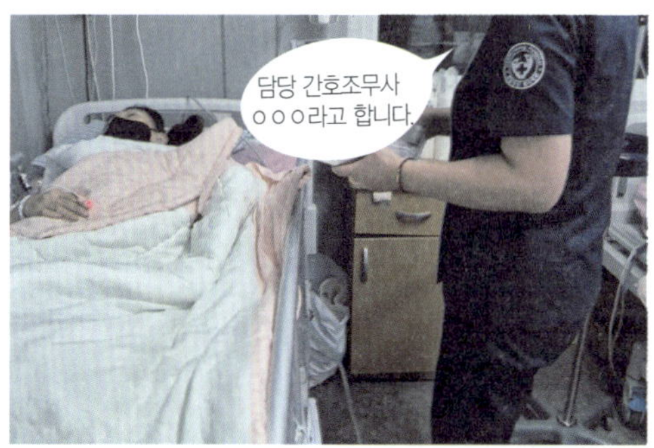

환자에게 간호조무사 자신을 소개한다.

8

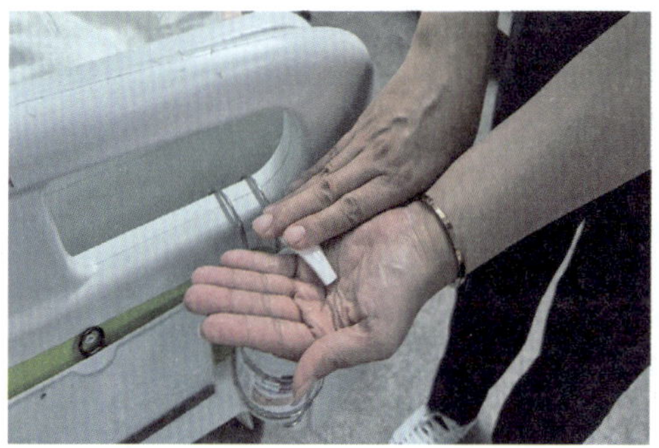

손 소독제를 이용하여 손을 깨끗이 씻는다.

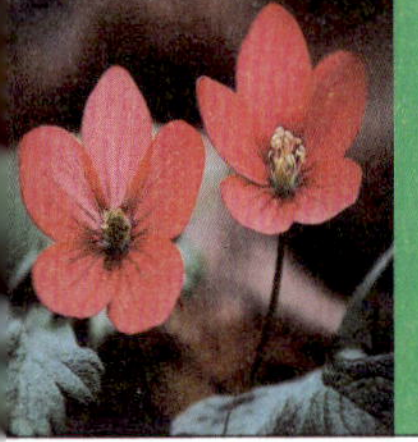

9

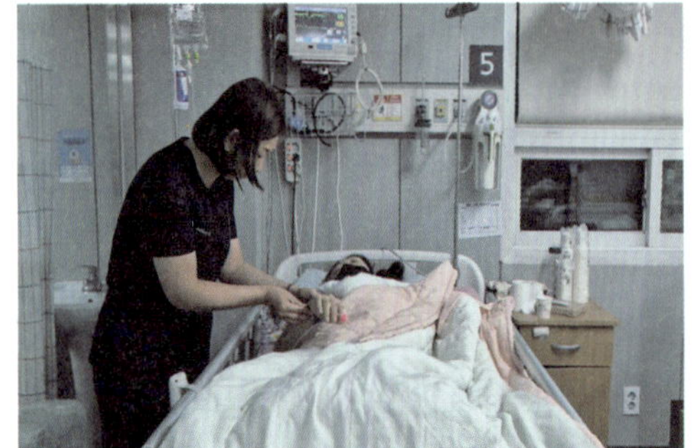

약 준비가 끝나면 병실에서 약 카드와 환자를 확인한다. 환자 침상 번호와 약 카드의 침상 번호를 비교하고, 이름을 부르거나 개방형 질문을 하여 환자를 확인(개방형 질문: "환자분 성함이 어떻게 되시죠")하고 환자의 입원 팔찌로 등록 번호를 확인하거나 생년월일을 물어서 환자를 재확인한다. 이때, 환자가 자신의 이름을 말하게 한다.

10

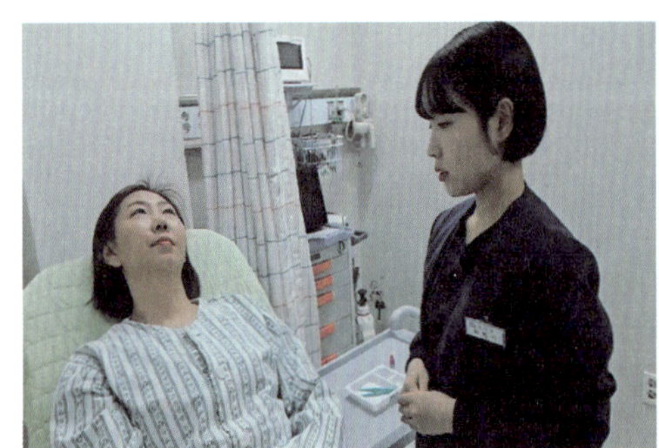

환자에게 귀약 넣는 것을 설명한다.

11

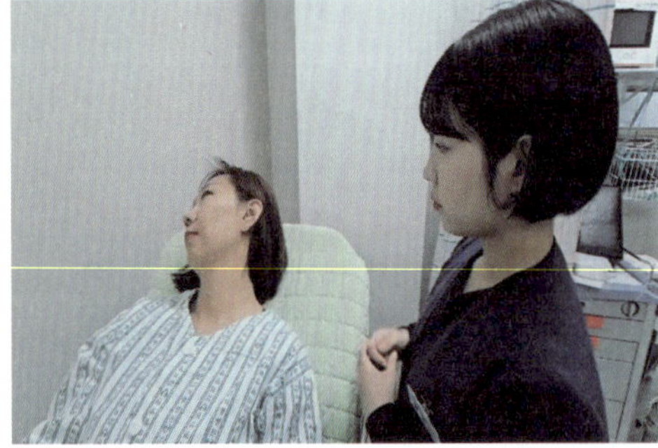

아픈 귀가 위로 오게 환자를 옆으로 눕힌다. 환자가 옆으로 누울 수 없는 경우에는 똑바로 누운 자세에서 고개를 약간 돌려 아픈 귀가 위로 올라오게 한다.

12

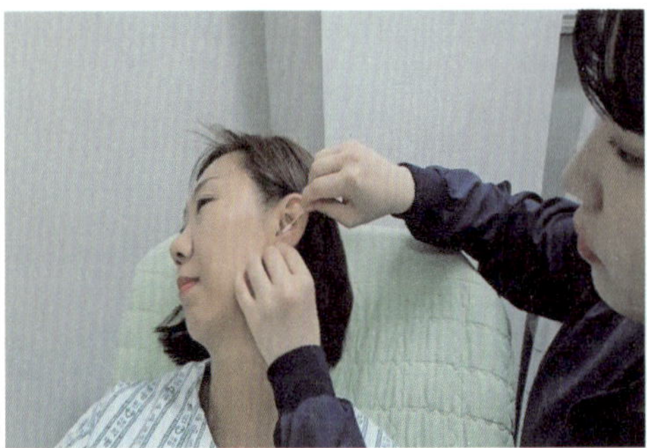

분비물이 있으면 면봉으로 닦아 준다.

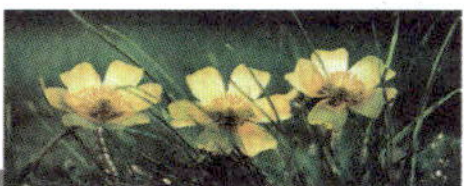

13

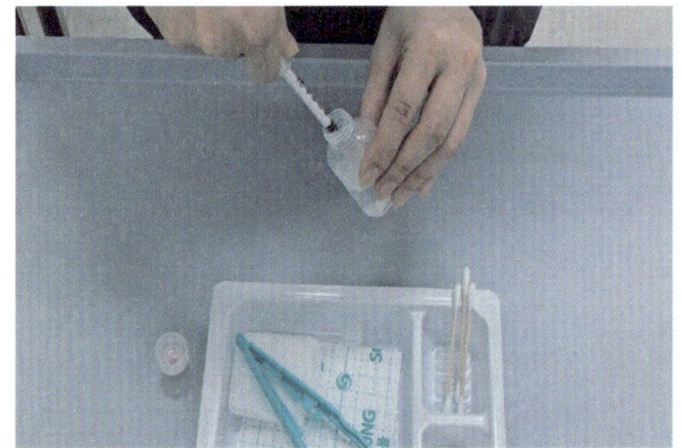

점적기에 처방된 용량의 약을 뽑아 놓는다.

14

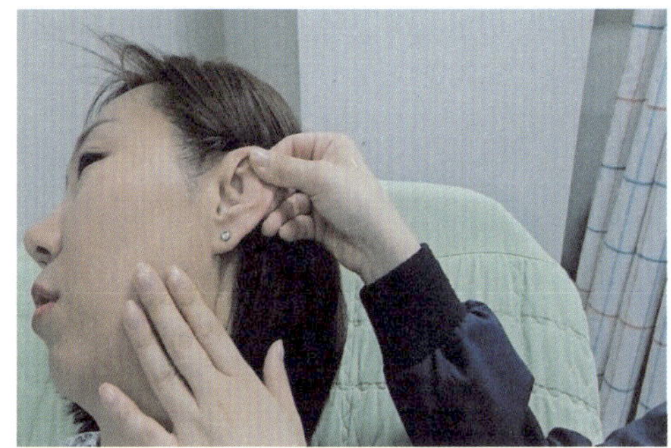

외이도를 똑바르게 하기 위하여 귓바퀴(이개)를 잡아당겨야 하는데, 아동의 경우 3세 미만은 이수(lobe)를 후하방(귓바퀴를 아래쪽 뒤쪽으로 잡아당겨서)으로 잡아당기고 3세 이상 아동과 성인은 후상방으로 잡아당긴다.

15

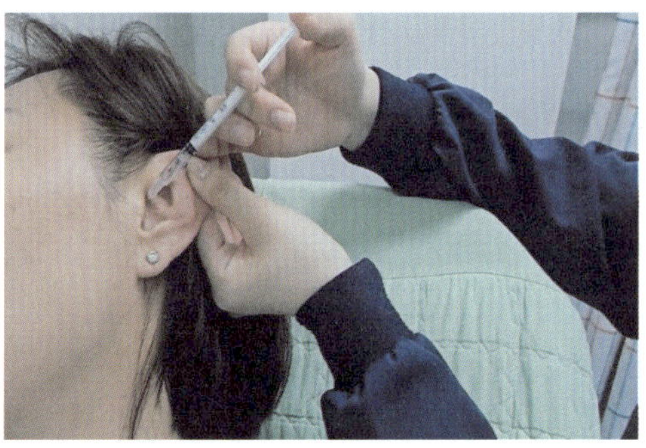

처방된 양의 약을 귀에 떨어뜨려 넣는다.

16

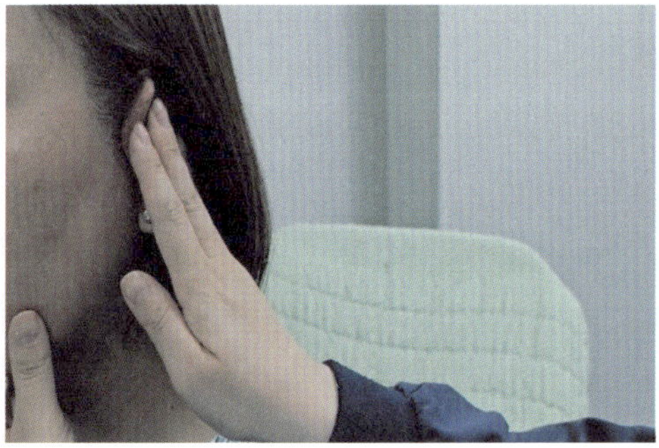

약이 외이도로 흘러들어가게 귓기둥(이주)을 귀 안쪽으로 두세 번 꼭 눌러 준다.

17 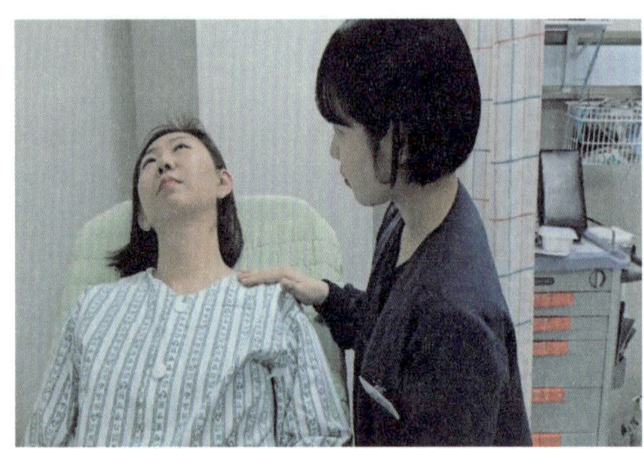

투약 후 5~10분 동안 약을 넣을 때의 자세대로 있게 한다.

18 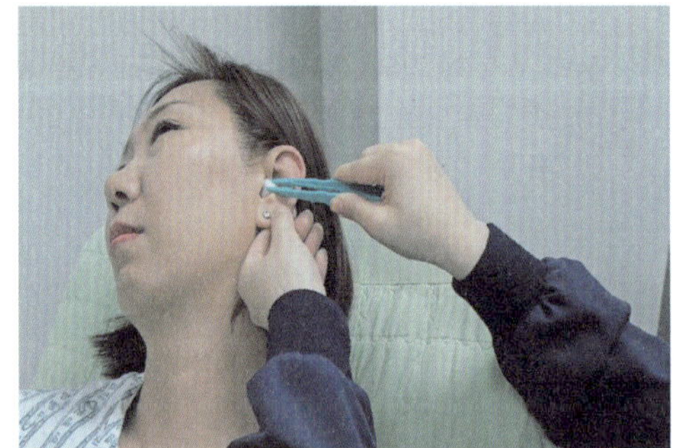

처방이 있는 경우 소독솜으로 귀를 막아 주는데, 이때 너무 꽉 막지 않도록 한다.

19 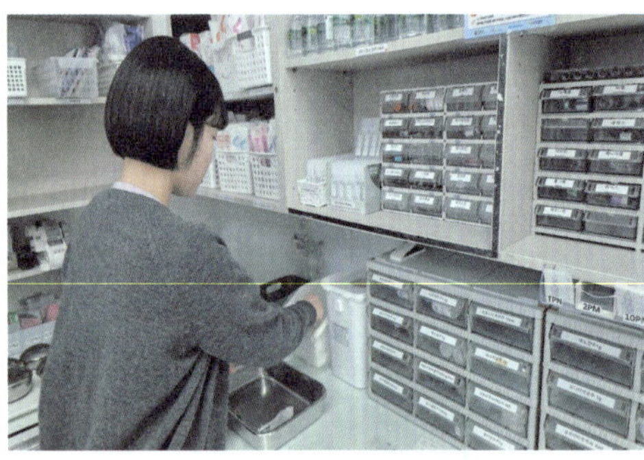

사용한 물품을 정리하고 약을 약장에 보관한다.

20 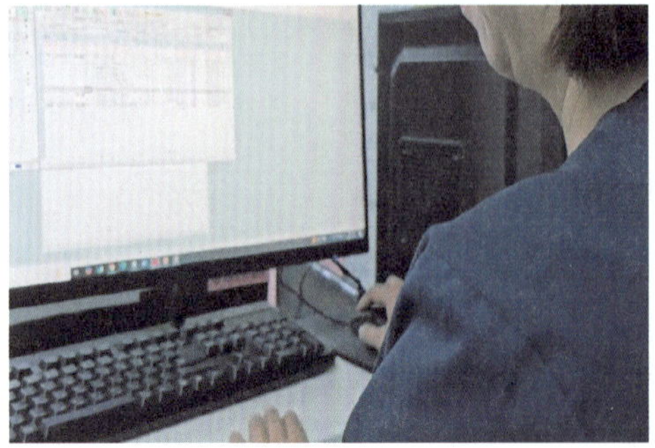

손을 씻은 후 투약한 것을 투약 기록지에 기록한다.

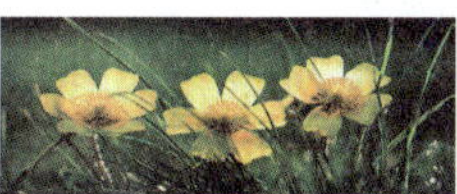

코약(물약)

1

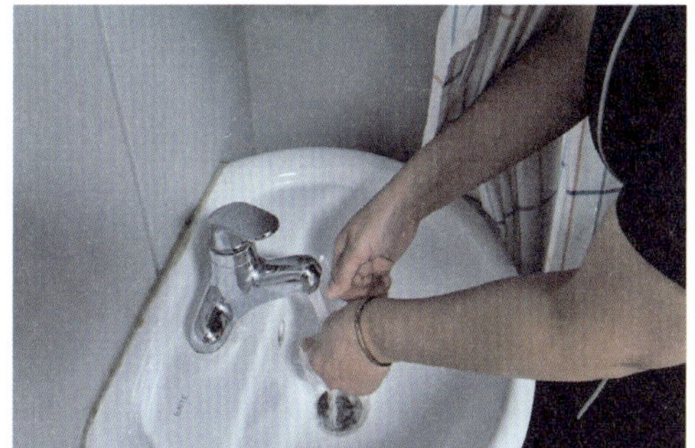

물과 비누를 사용하여 손을 깨끗이 씻는다.

2

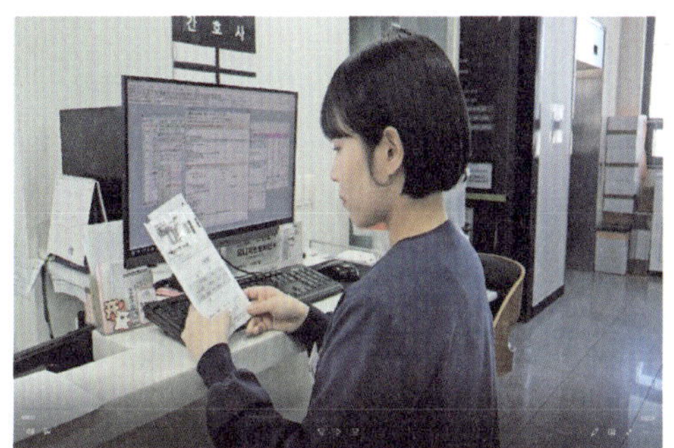

약 카드를 읽고 서랍, 선반, 약 봉투에서 약을 꺼내어 투약 처방과 투약 5원칙인 약물, 용량, 경로, 환자, 시간을 확인 · 점검한다.(1차 확인)

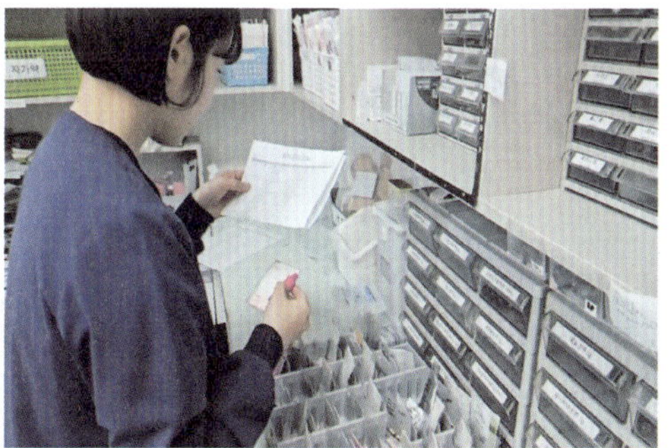

약 용지의 표지와 약 카드의 지시 내용을 비교해 본다.(2차 확인)

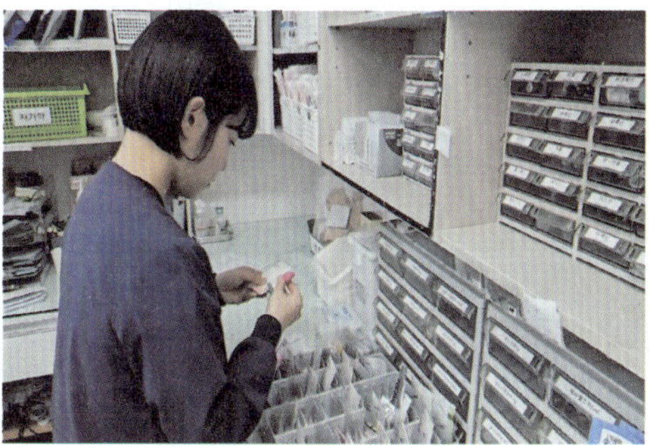

약이 오염되지 않도록 조심하면서 필요량에 맞게 정확한 양을 준비한다.

5

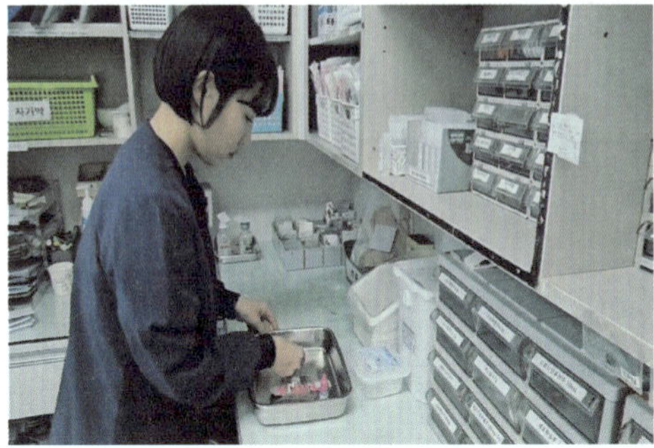

준비한 약을 카드와 함께 투약 카트나 쟁반에 놓는다.

6

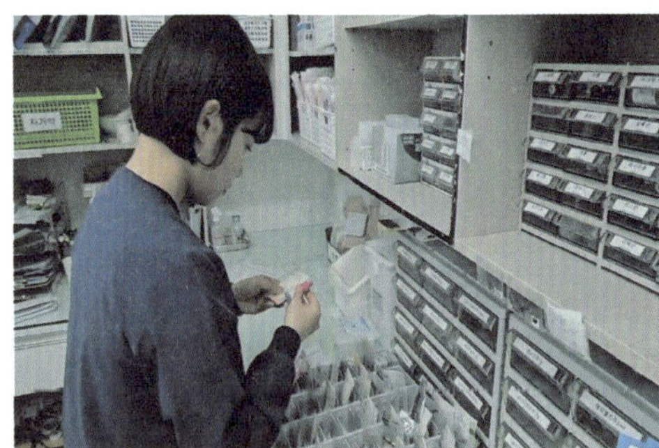

용기의 표지를 다시 한 번 확인한 다음 약병을 제자리에 둔다.(3차 확인)

7

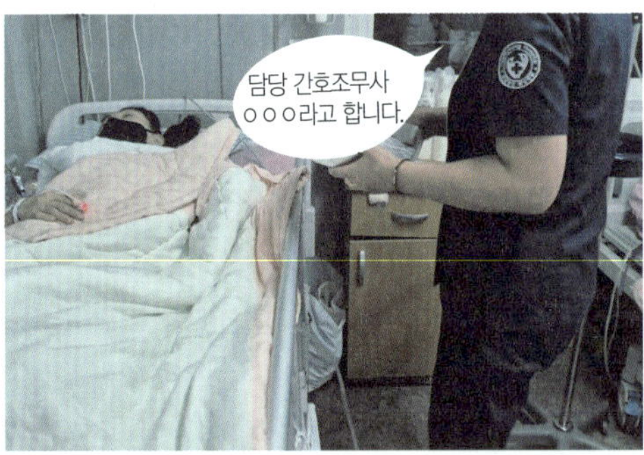

환자에게 간호조무사 자신을 소개한다.

8

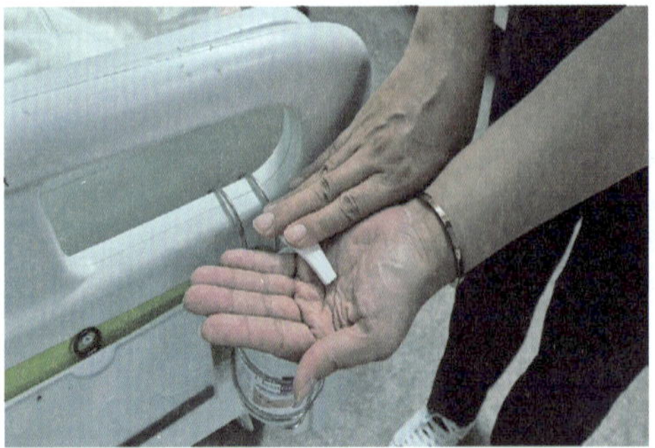

손 소독제를 이용하여 손을 깨끗이 씻는다.

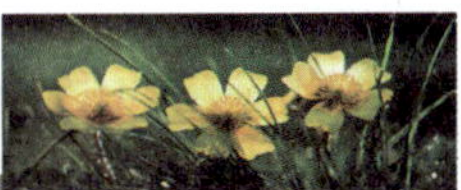

9

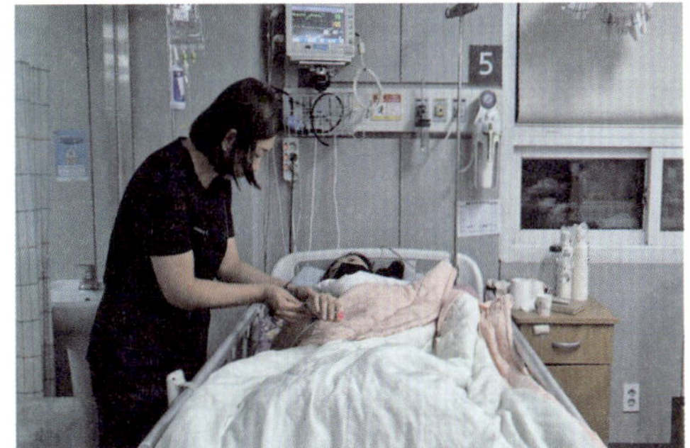

약 준비가 끝나면 병실에서 약 카드와 환자를 확인한다. 환자 침상 번호와 약 카드의 침상 번호를 비교하고, 이름을 부르거나 개방형 질문을 하여 환자를 확인(개방형 질문: "환자분 성함이 어떻게 되시죠")하고 환자의 입원 팔찌로 등록 번호를 확인하거나 생년월일을 물어서 환자를 재확인한다. 이때, 환자가 자신의 이름을 말하게 한다.

10

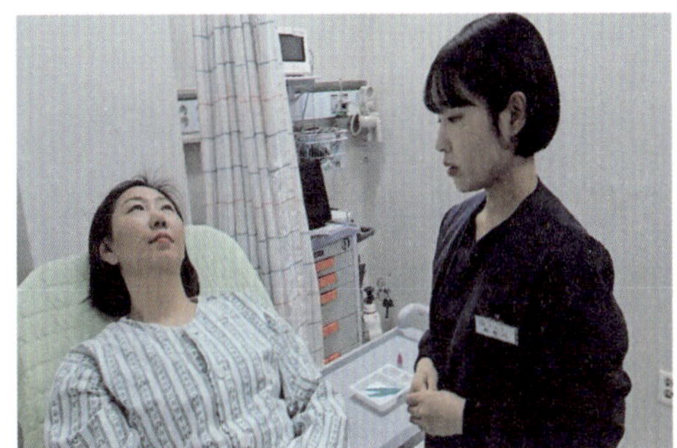

환자에게 코약 넣는 것을 설명한다.

11

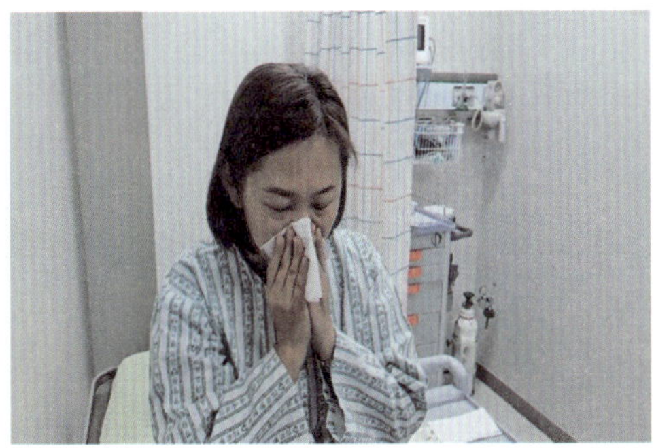

금기가 아니면 코를 몇 번 풀게 하여 코안을 깨끗하게 한다.

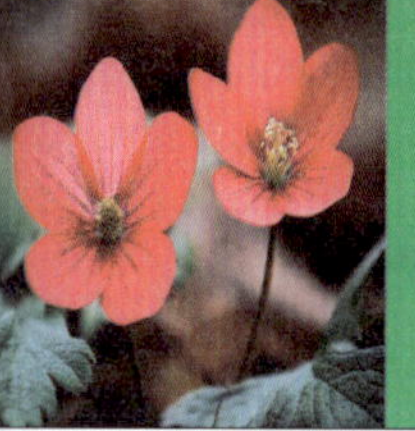
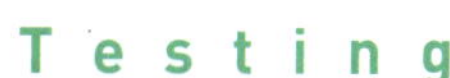

12

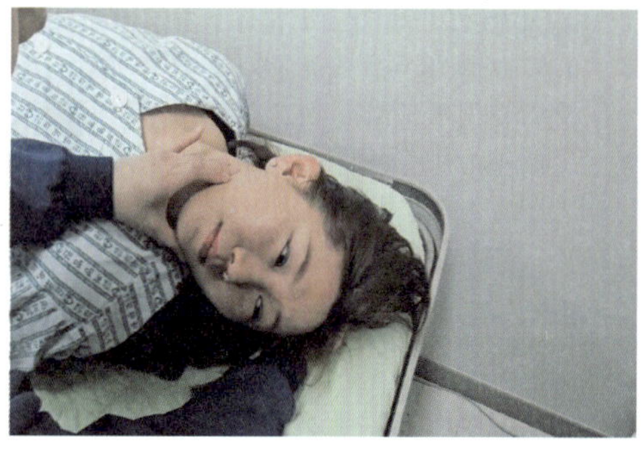

원하는 부위에 코약을 투여하기에 알맞게 환자의 체위를 취해 준다.

① 사골동(ethmoid sinus)과 접형골동(sphenoid sinus)의 병변을 치료하고자 코약을 투여할 때에는 프레츠(Proetz) 자세를 취하게 하는데, 이것은 환자가 똑바로 누운 상태에서 어깨 밑에 베개를 괴여 목을 뒤로 젖히고 머리를 어깨 밑으로 내려가게 하는 자세이다.

② 상악골동(maxillary sinus)과 전두동(frontal sinus)의 병변을 치료하고자 코약을 투여할 때에는 파킨슨(Parkinson) 자세를 취해 준다. 이것은 프레츠 자세에서 병변이 있는 코 쪽으로 머리를 약간 돌린 자세이다.

13

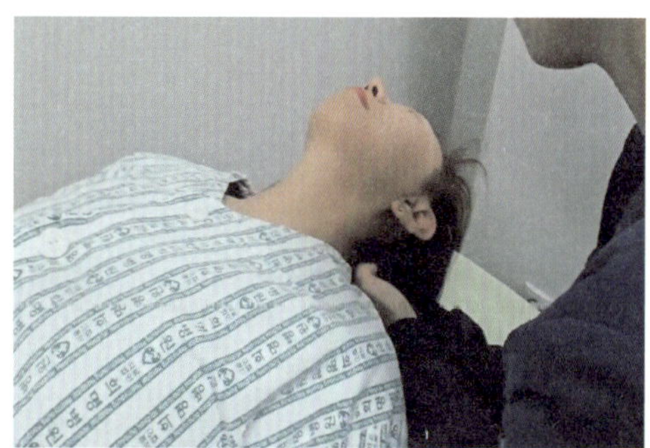

목의 근육이 긴장되지 않도록 간호조무사가 한 손으로 머리를 잘 지지해 주어야 한다.

14

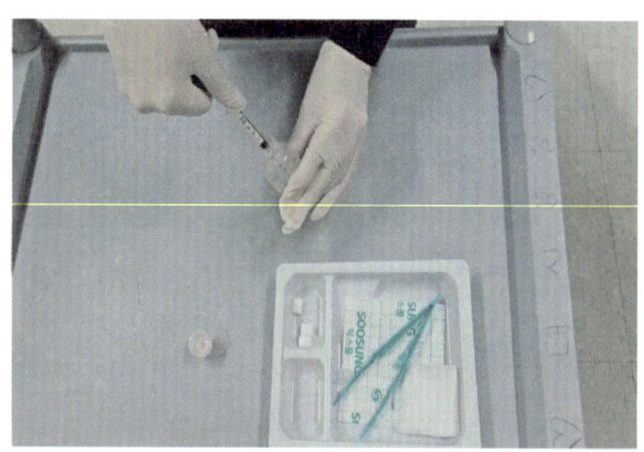

점적기에 용액을 뽑아 놓는다.

15

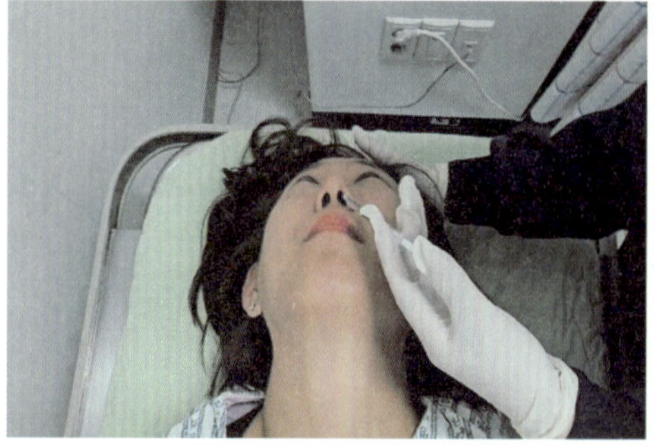

점적기를 비강 바로 위에 오게 하여 사골동의 상비갑개 중앙선을 향해 처방된 방울수만큼 떨어뜨린다. 이 때, 약을 잘못 넣으면 환자의 목으로 넘어갈 우려가 있고, 점적기가 코 속으로 들어가 닿게 되면 재채기를 유발할 수 있으므로 주의한다.

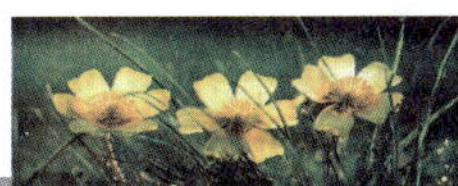

16

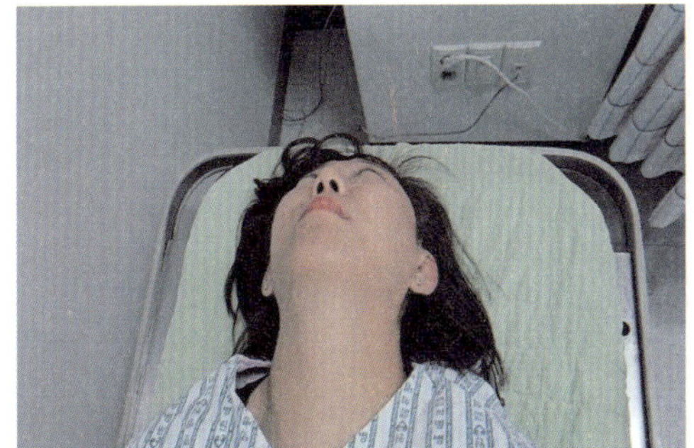

5분 동안 머리를 뒤로 젖힌 자세로 있게 한다.

17

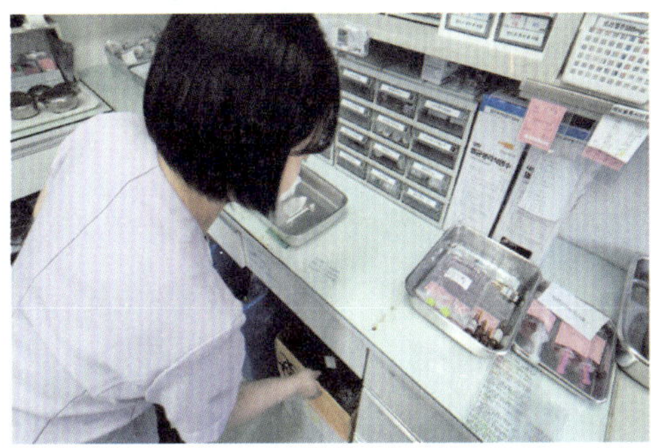

사용한 물품을 정리한다.

18

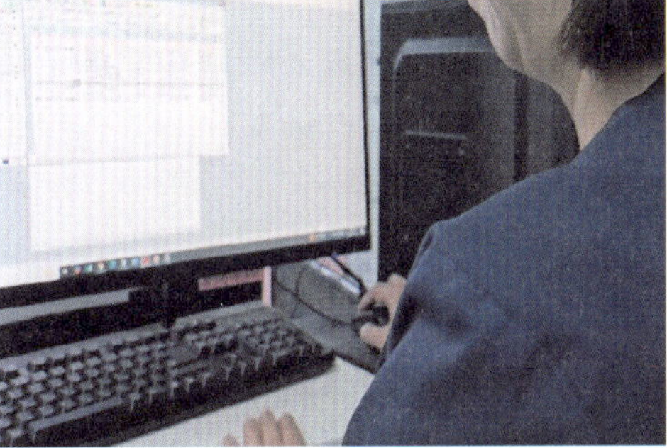

손을 씻은 후 투약한 것을 기록한다.

코약(분무약)

1

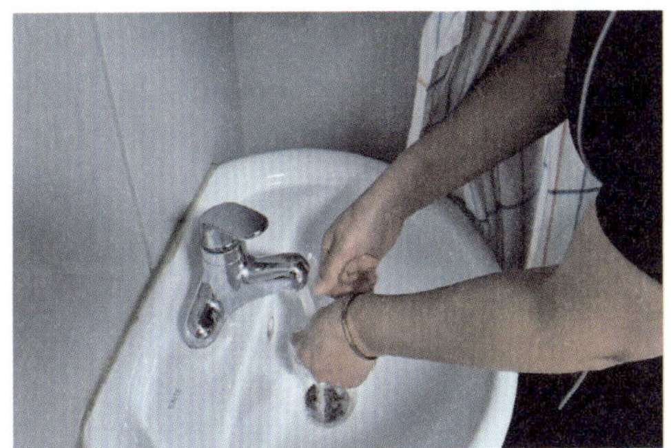

물과 비누를 사용하여 손을 깨끗이 씻는다.

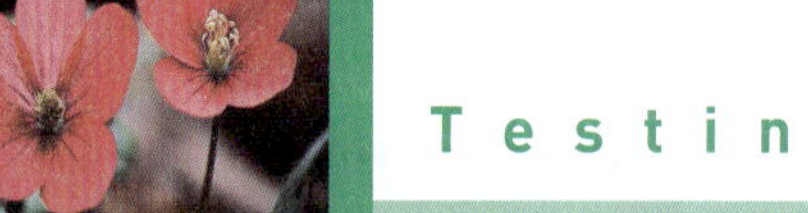

2

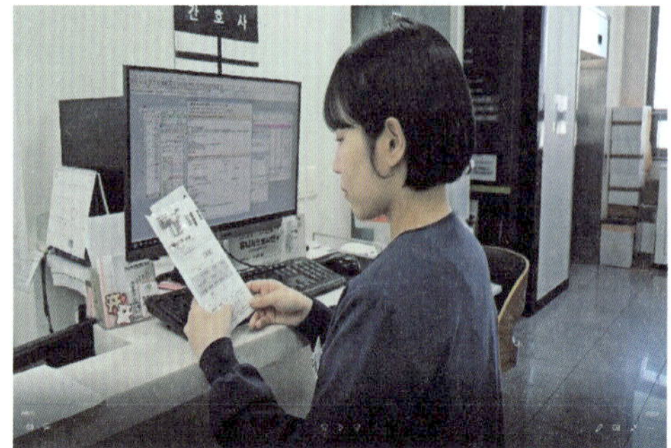

약 카드를 읽고 서랍, 선반, 약 봉투에서 약을 꺼내어 투약 처방과 투약 5원칙인 약물, 용량, 경로, 환자, 시간을 확인 · 점검한다.(1차 확인)

3

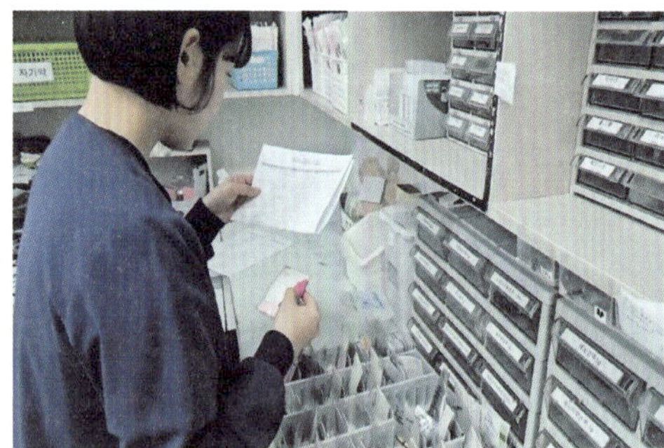

약 용지의 표지와 약 카드의 지시 내용을 비교해 본다.(2차 확인)

4

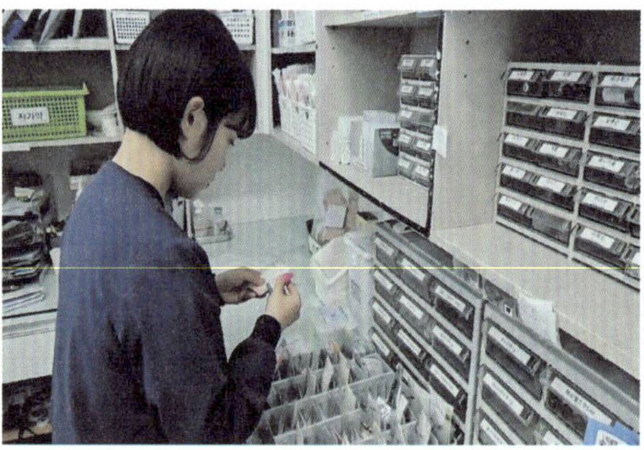

약이 오염되지 않도록 조심하면서 필요량에 맞게 정확한 양을 준비한다.

5

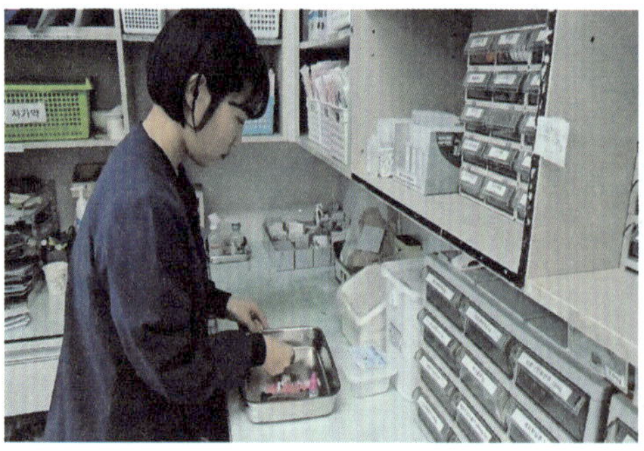

준비한 약을 카드와 함께 투약 카트나 쟁반에 놓는다.

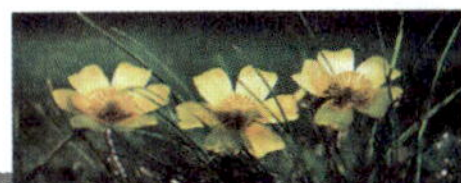

6

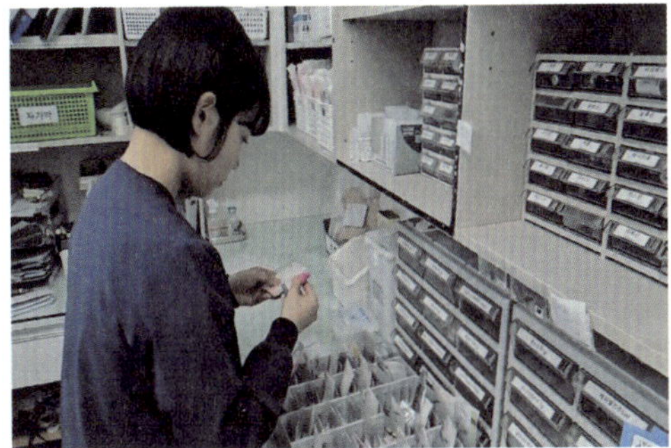

용기의 표지를 다시 한 번 확인한 다음 약병을 제자리에 둔다.(3차 확인)

7

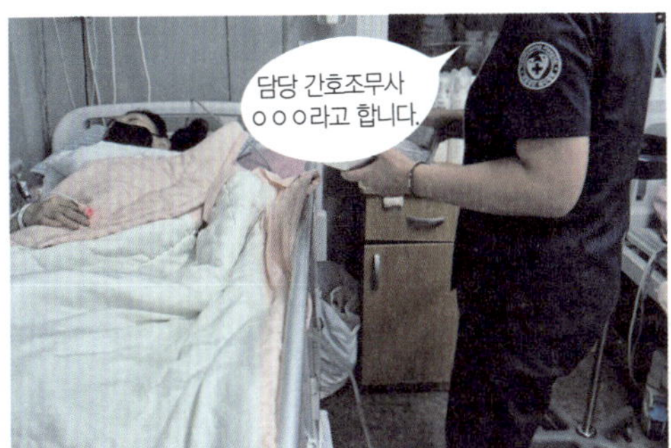

환자에게 간호조무사 자신을 소개한다.

8

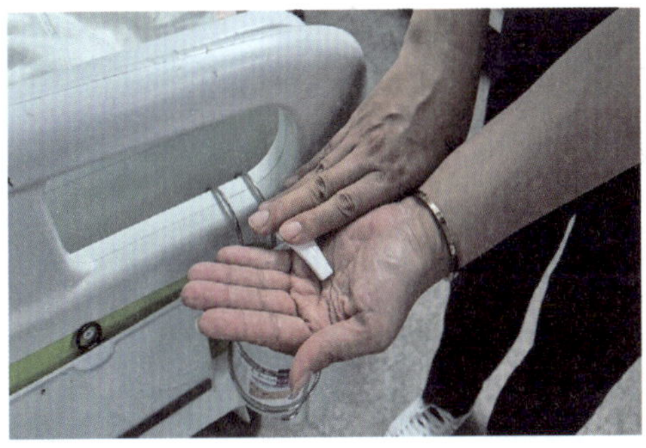

손 소독제를 이용하여 손을 깨끗이 씻는다.

9

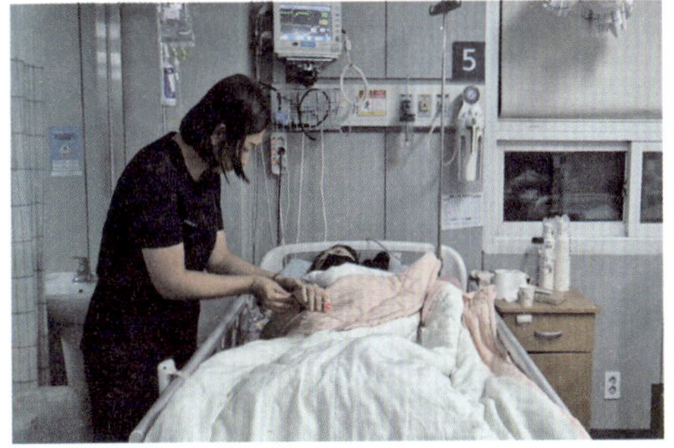

약 준비가 끝나면 병실에서 약 카드와 환자를 확인한다. 환자 침상 번호와 약 카드의 침상 번호를 비교하고, 이름을 부르거나 개방형 질문을 하여 환자를 확인(개방형 질문: "환자분 성함이 어떻게 되시죠")하고 환자의 입원 팔찌로 등록 번호를 확인하거나 생년월일을 물어서 환자를 재확인한다. 이때, 환자가 자신의 이름을 말하게 한다.

10

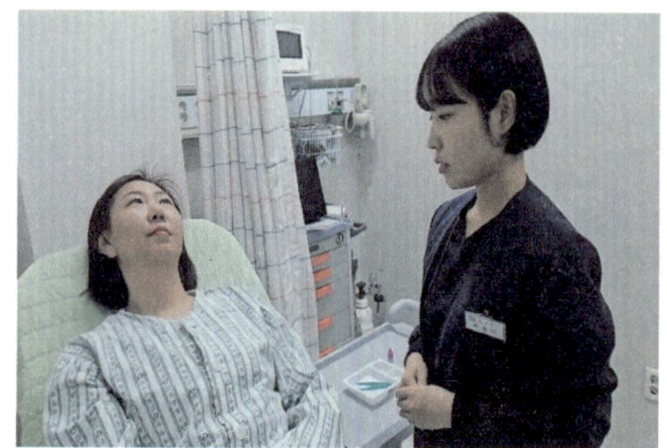

환자를 일어나 앉게 하거나 의자에 앉힌 자세에서 머리를 약간 뒤로 젖힌다.

11

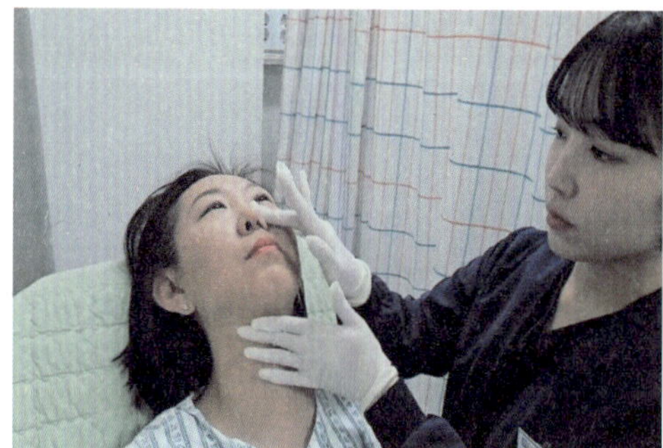

환자의 한쪽 비공을 간호조무사의 한 손으로 막는다.

12

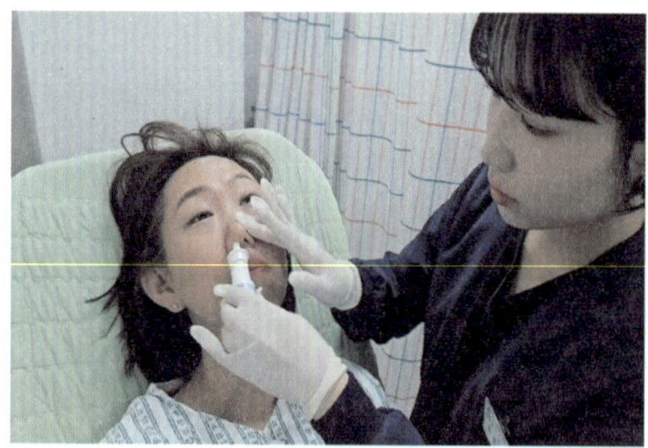

막지 않은 비공 속으로 약을 분무할 때, 환자로 하여금 들이마시게 한다.

13

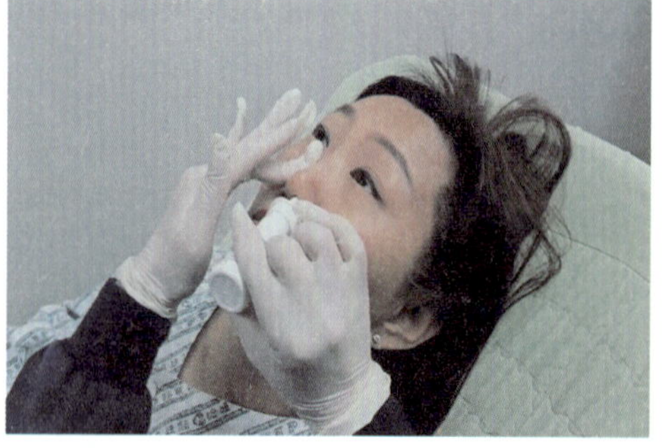

약을 분무한 비공을 막고 다른 비공 속으로 약을 분무할 때, 환자로 하여금 들이마시게 한다.

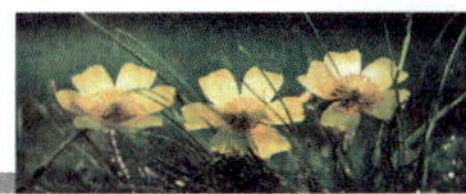

14

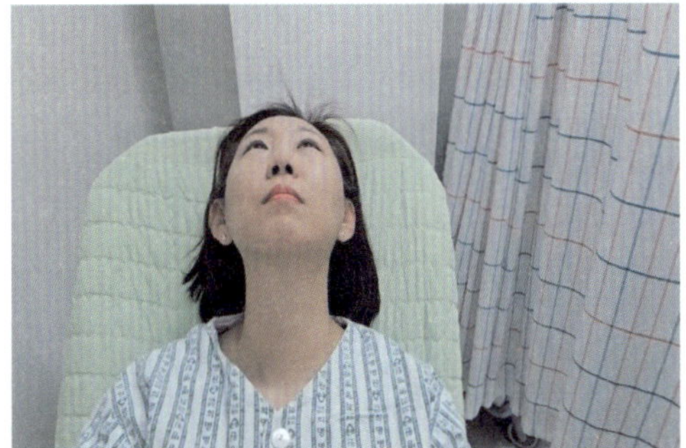

1~2분 동안 머리를 뒤로 젖힌 자세로 있게 한다.

15

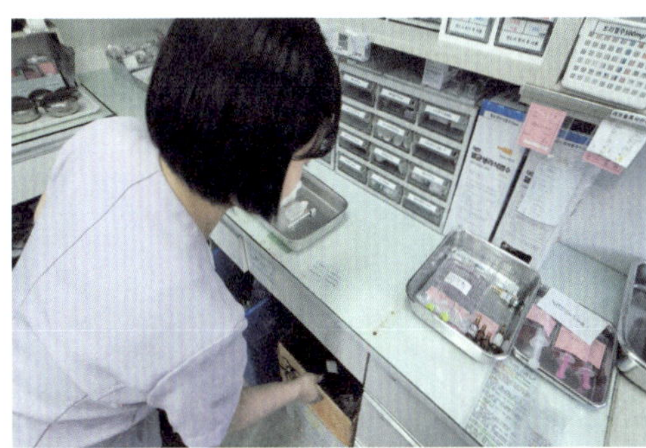

사용한 물품을 정리한다.

16

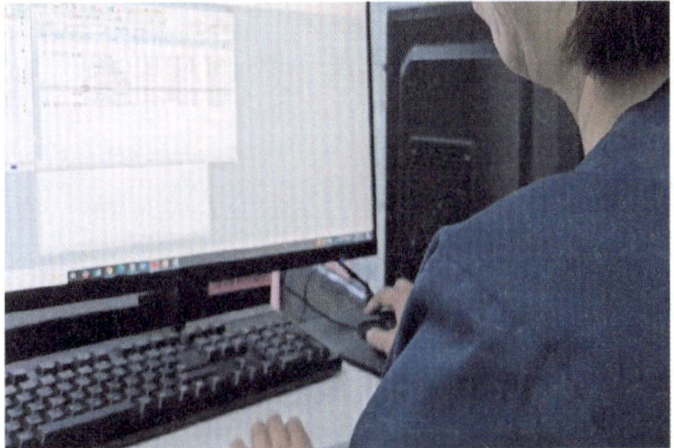

손을 씻은 후 투약한 것을 투약 기록지에 기록한다.

직장 좌약

1

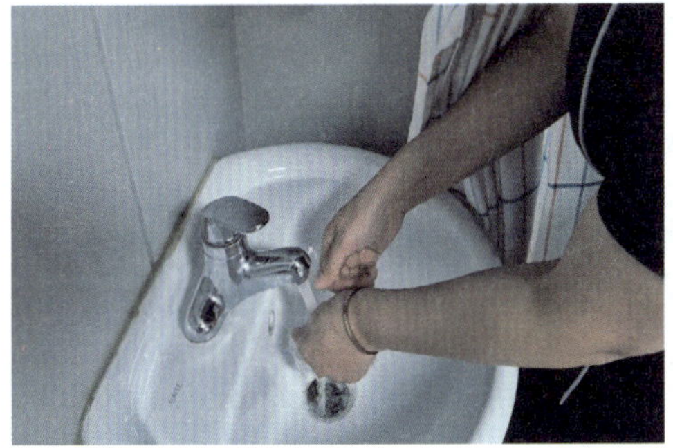

물과 비누를 사용하여 손을 깨끗이 씻는다.

2 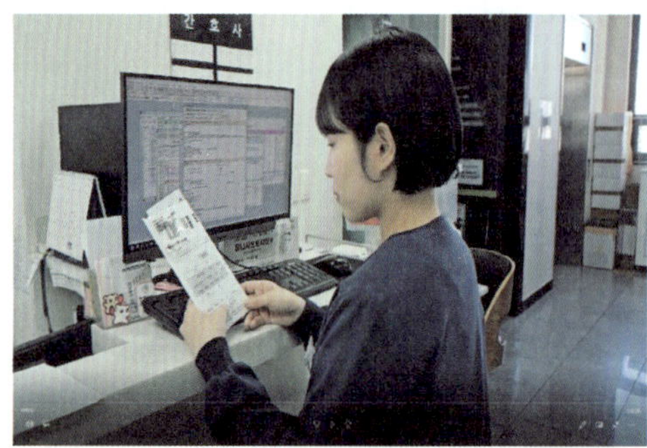

약 카드를 읽고 서랍, 선반, 약 봉투에서 약을 꺼내어 투약 처방과 투약 5원칙인 약물, 용량, 경로, 환자, 시간을 확인 · 점검한다.(1차 확인)

3 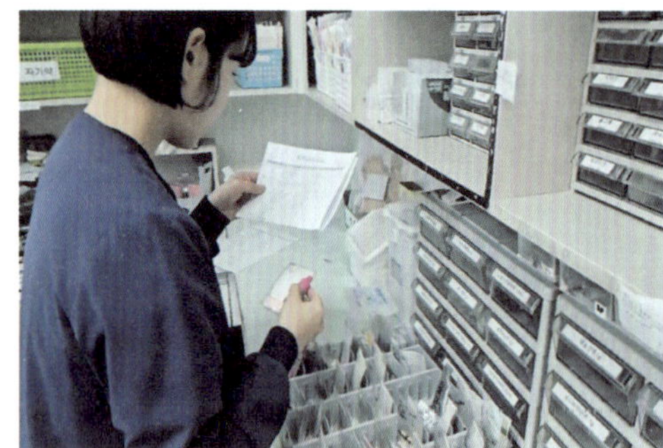

약 용지의 표지와 약 카드의 지시 내용을 비교해 본다.(2차 확인)

4 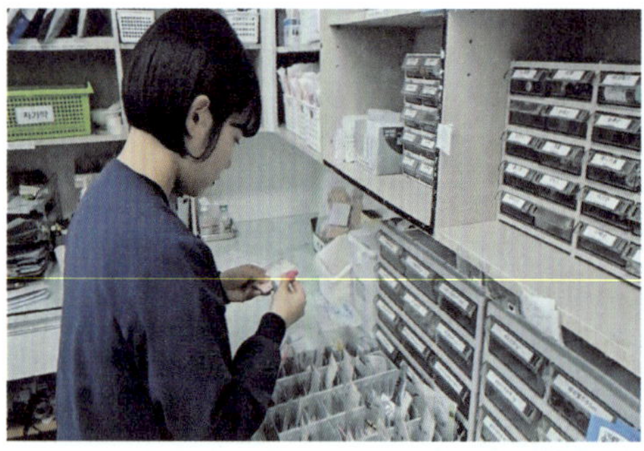

약이 오염되지 않도록 조심하면서 필요량에 맞게 정확한 양을 준비한다.

5 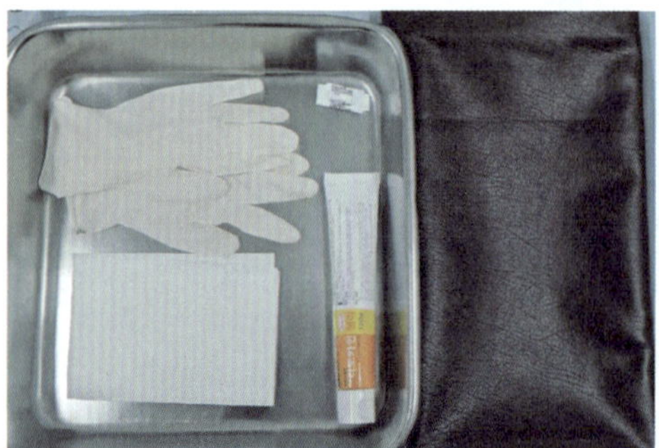

준비한 약을 카드와 함께 투약 카트나 쟁반에 놓는다.

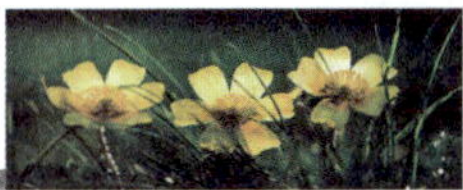

6

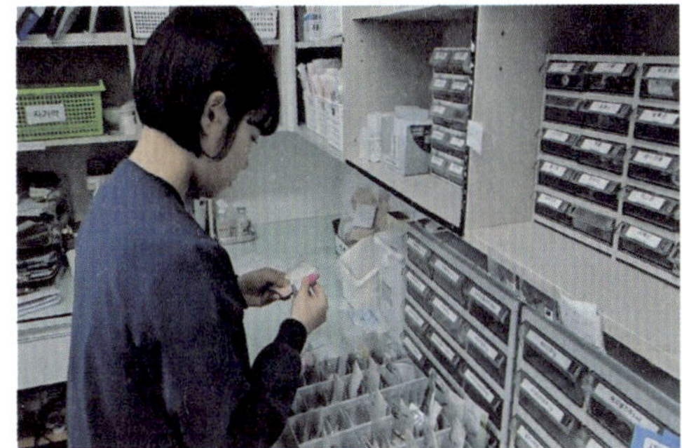

용기의 표지를 다시 한 번 확인한 다음 약병을 제자리에 둔다.(3차 확인)

7

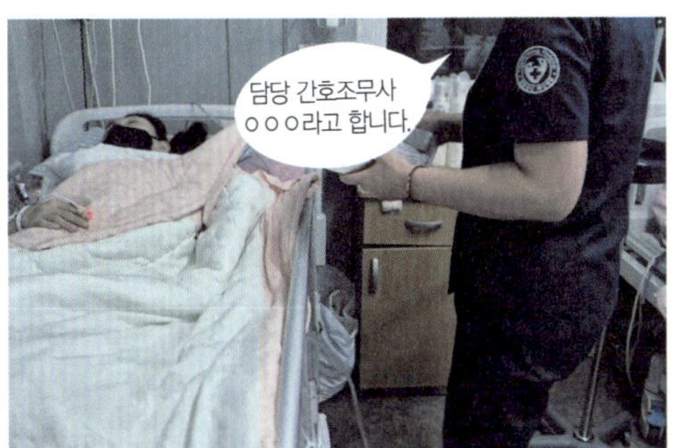

환자에게 간호조무사 자신을 소개한다.

8

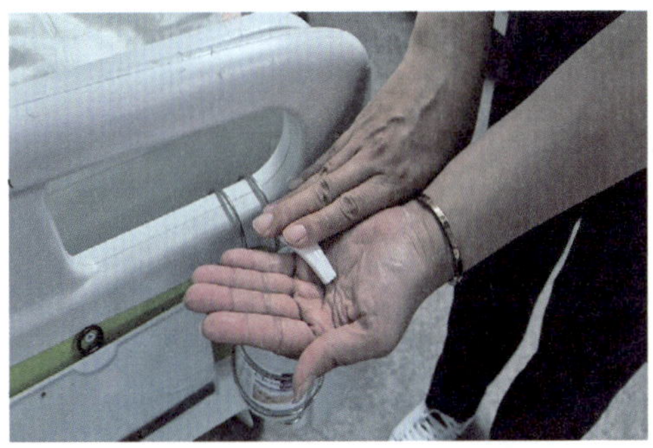

손 소독제를 이용하여 손을 깨끗이 씻는다.

9

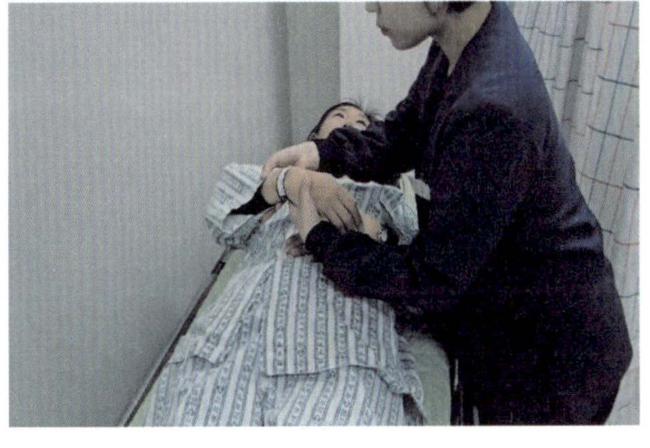

약 준비가 끝나면 병실에서 약 카드와 환자를 확인한다. 환자 침상 번호와 약 카드의 침상 번호를 비교하고, 이름을 부르거나 개방형 질문을 하여 환자를 확인(개방형 질문: "환자분 성함이 어떻게 되시죠")하고 환자의 입원 팔찌로 등록 번호를 확인하거나 생년월일을 물어서 환자를 재확인한다. 이때, 환자가 자신의 이름을 말하게 한다.

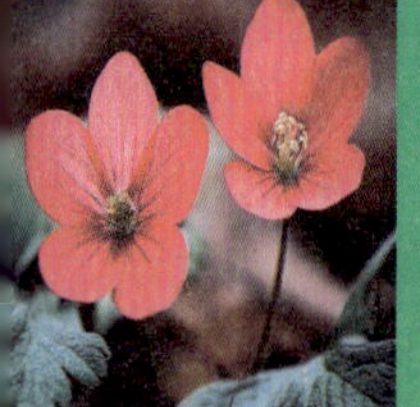

10

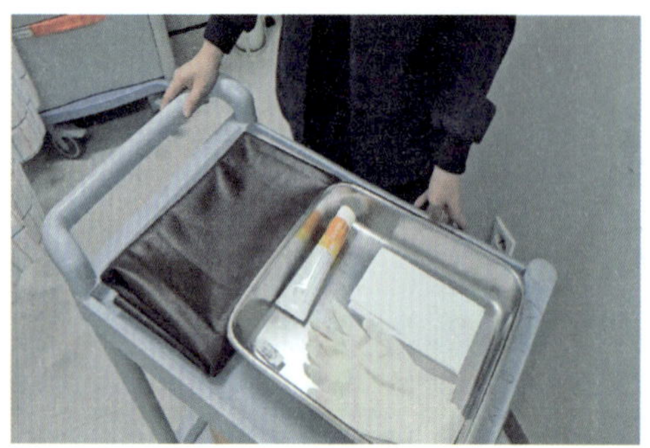

장갑, 윤활제, 종이 수건, 방수포를 준비한다.

11

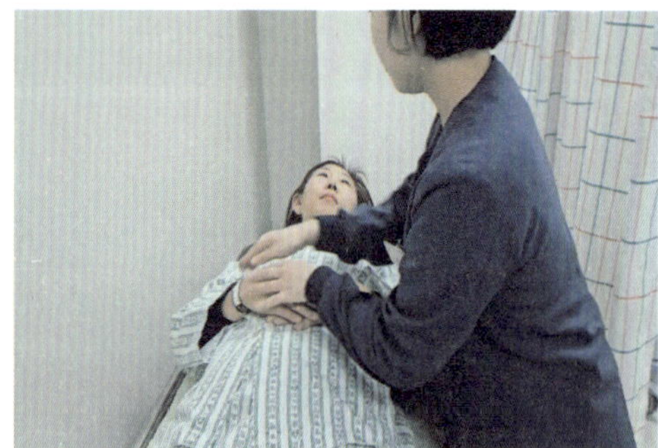

투약 쟁반을 침상가로 가지고 가서 환자를 확인하고, 직장 좌약을 삽입하는 것에 대해 설명한다.

12

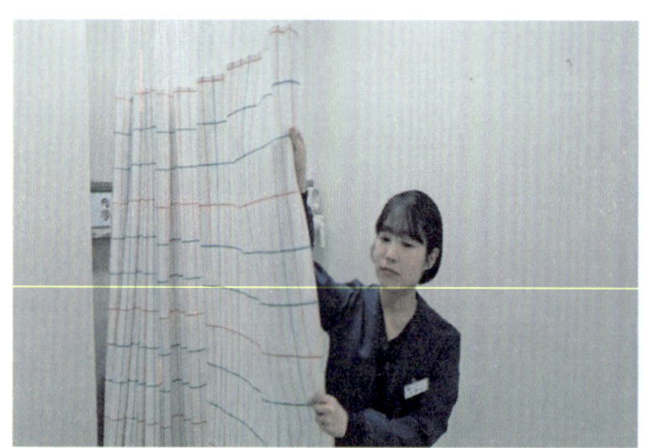

환자의 사생활을 보호하기 위해 커튼(스크린)을 쳐 준다.

13

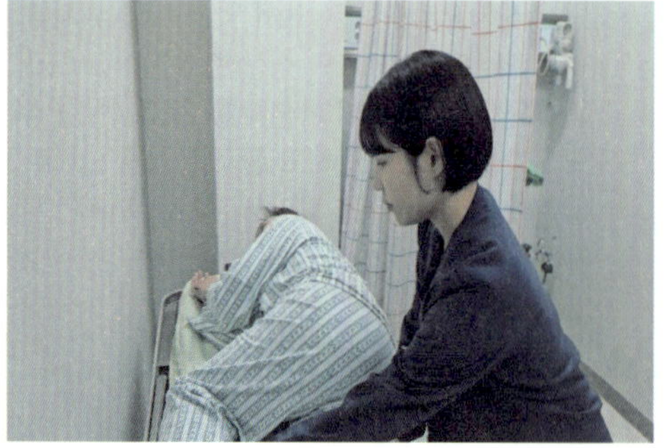

환자가 심스 체위(Sims position)을 취하게 도와 준다.

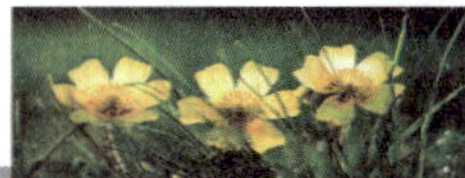

14

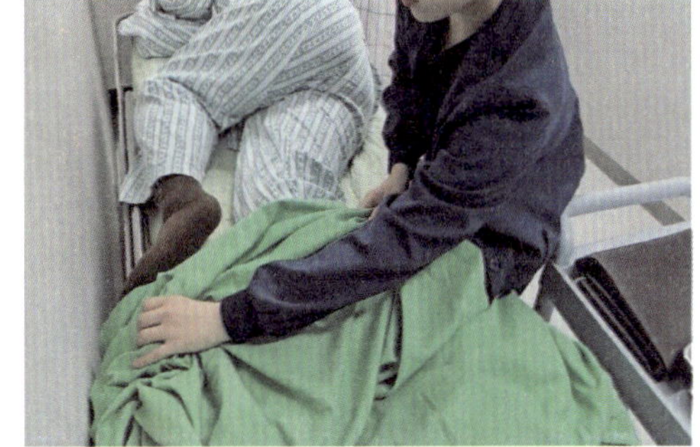

윗침구를 침상 발치에 걸어 놓는다.

15

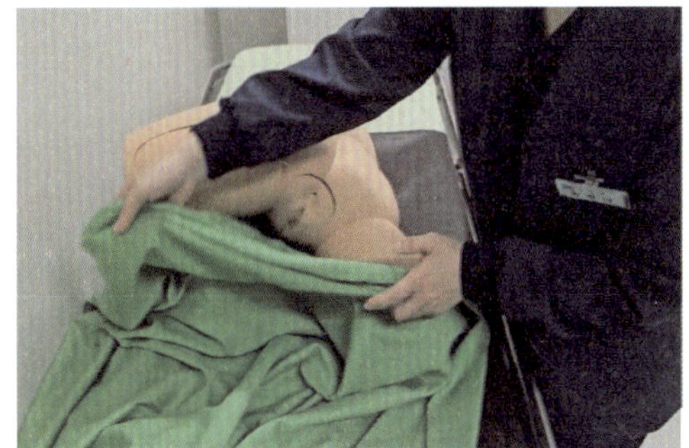

환자의 옷을 벗겨 엉덩이를 노출시킨다.

16

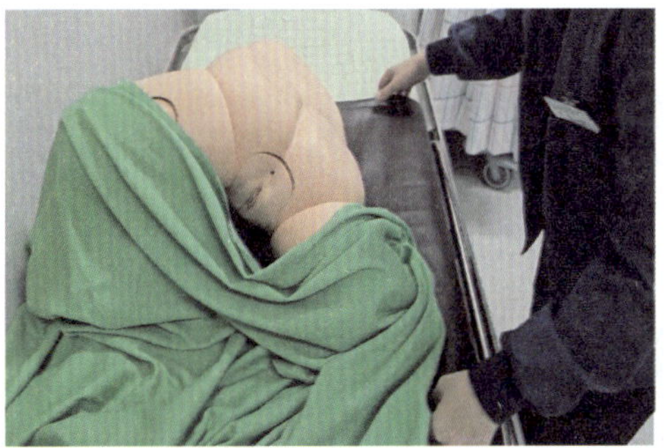

밑침구를 보호하기 위해 고무포나 방수포를 깐다.

17

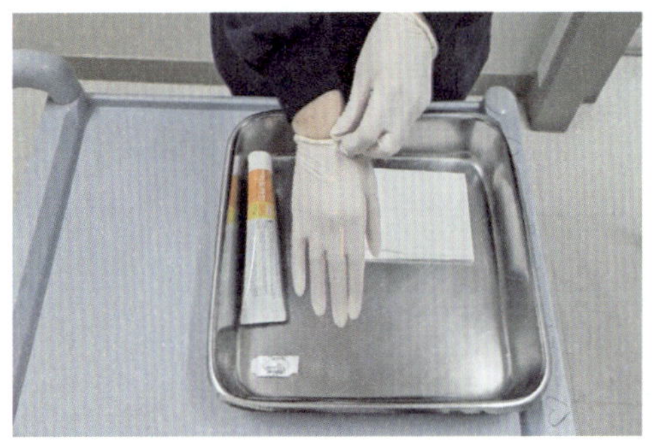

양손에 장갑을 착용한다.

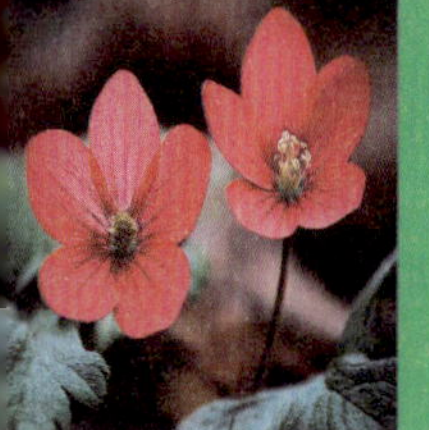

18

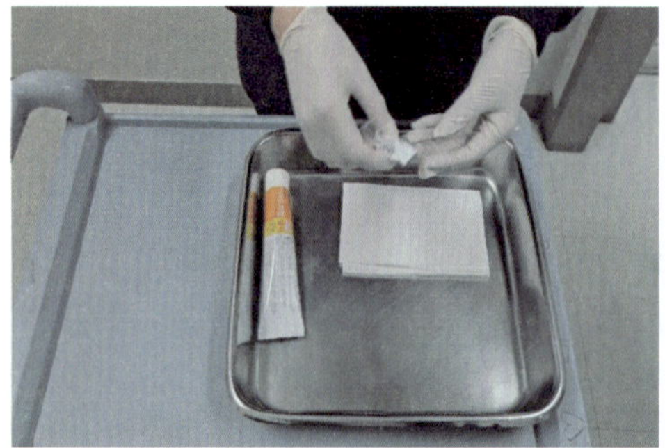

한 쪽 손의 엄지손가락과 둘째손가락으로 직장 좌약을 잡는다.

19

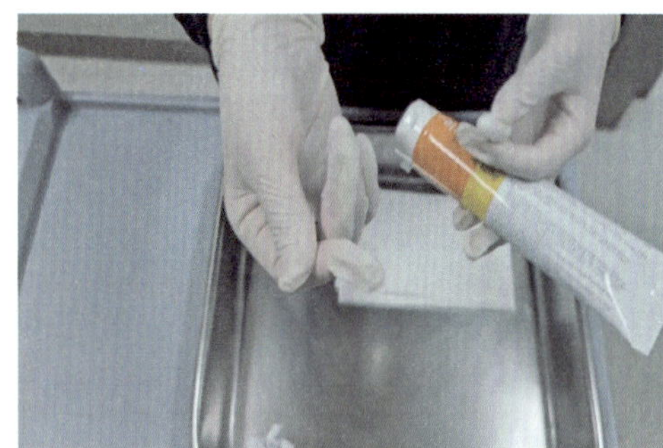

좌약과 둘째손가락에 윤활제를 바른다.

20

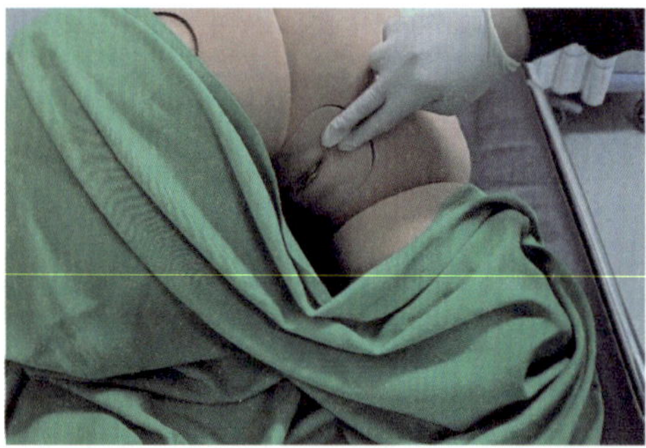

좌약을 잡고 있지 않은 손으로 항문이 노출되도록 엉덩이를 벌려 준다.

21

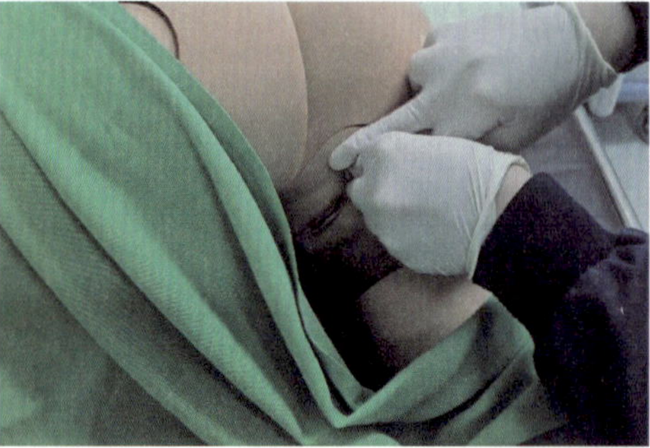

좌약을 잡고 있는 손의 손가락으로 좌약이 항문과 직장 벽을 따라 삽입되도록 밀어 넣는다. 이때, 둘째손가락이 직장 속으로 완전히 들어가게 한다.

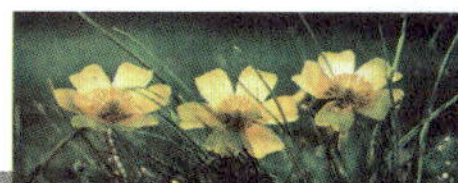

22

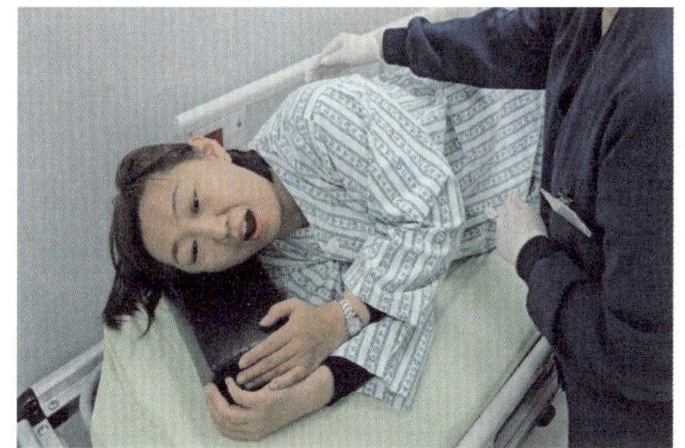

약을 삽입할 때 환자에게 심호흡을 하게 한다.

23

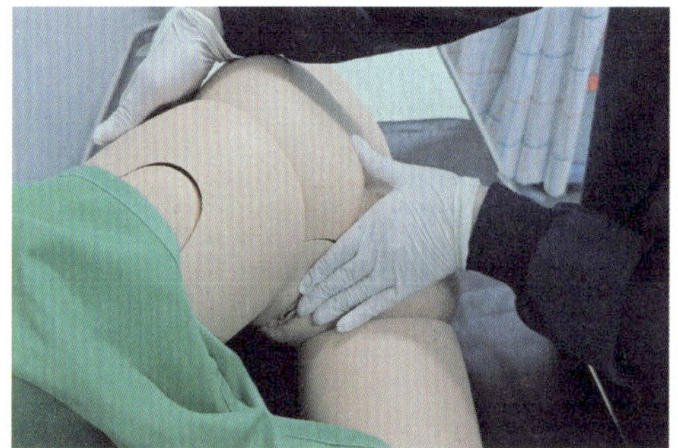

손가락을 뺀 후 환자가 직장에서 약을 빼고 싶다는 느낌이 없어질 때까지 몇 초 동안 환자의 양쪽 엉덩이를 한데 모아 꽉 누른다.

24

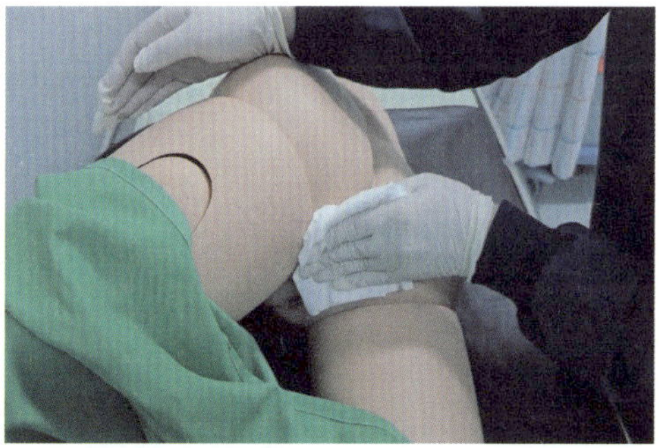

항문 주위에 윤활제가 묻어 있으면 휴지로 닦아 준다.

25

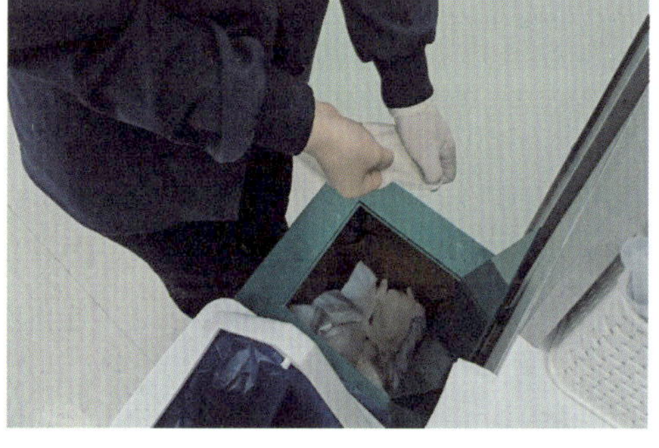

장갑을 아래로 당겨 장갑의 안쪽 면이 바깥쪽으로 나오도록 벗는다.

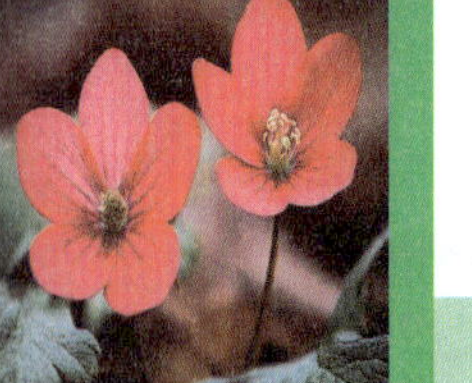

26

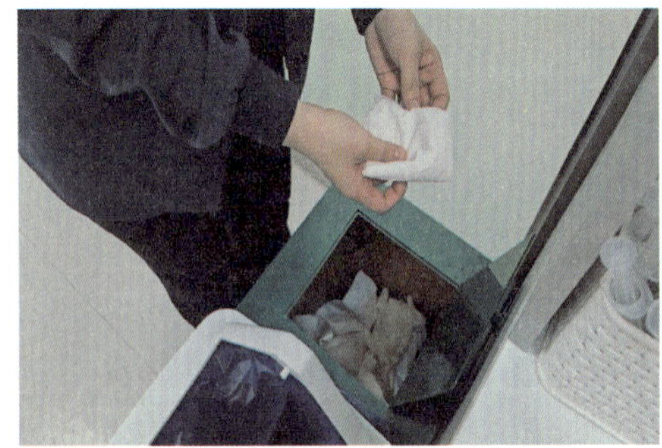

장갑을 벗어 종이 수건에 싸서 버린다.

27

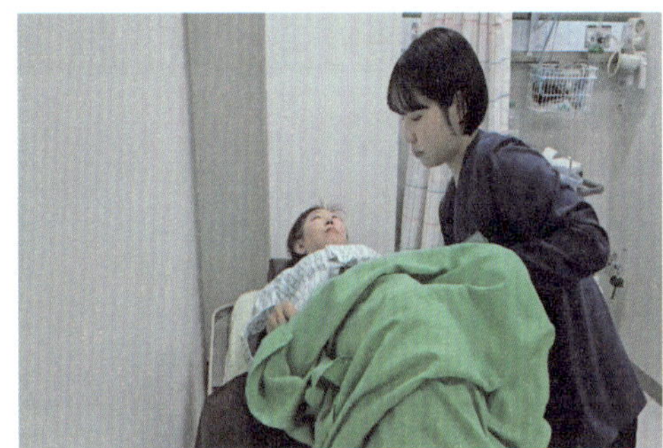

환자를 똑바로 눕힌다.

28

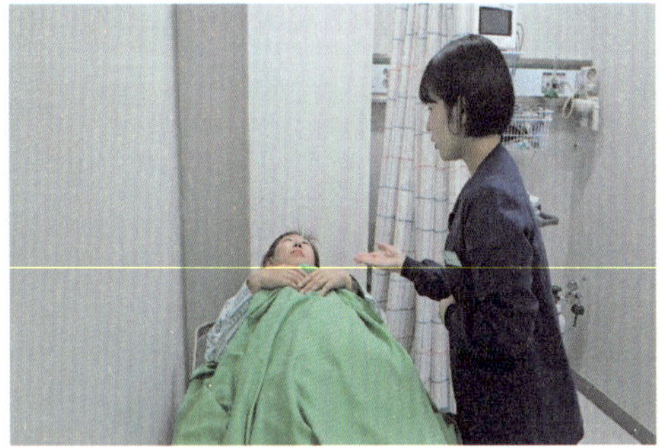

좌약을 삽입한 후 15~20분간 그대로 있고 변의를 더 이상 참을 수 없을 때 화장실에 가도록 환자에게 설명한다.

29

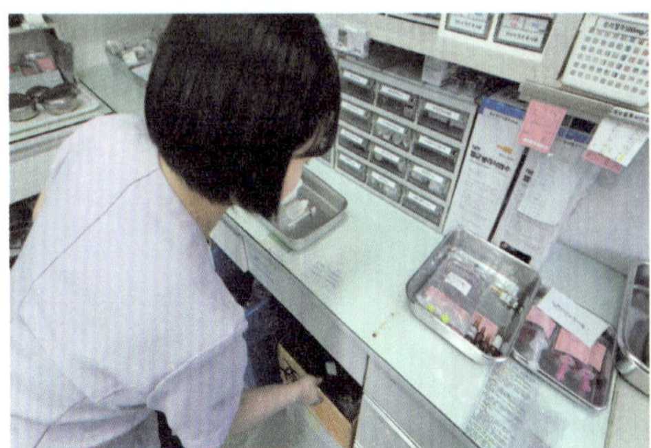

사용한 물품을 정리한다.

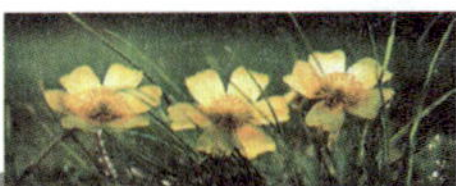

30

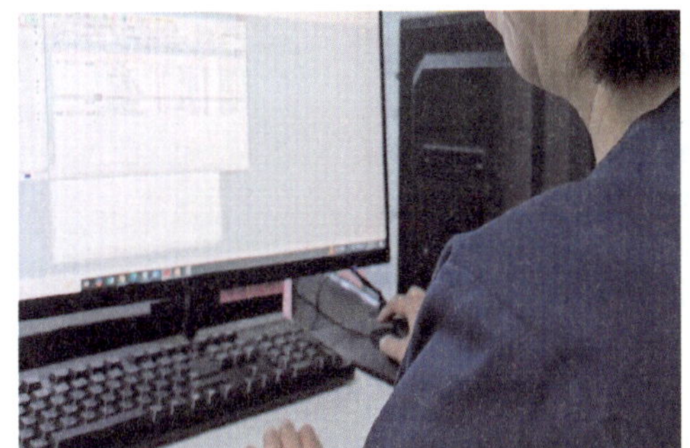

손을 씻은 후 투약한 것을 투약 기록지에 기록한다.

질좌약

1

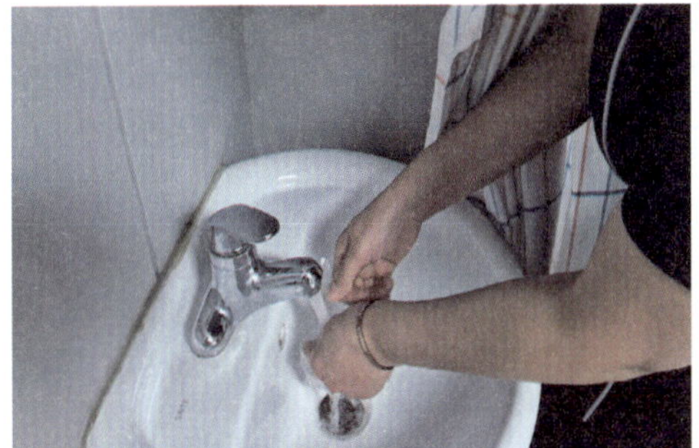

물과 비누를 사용하여 손을 깨끗이 씻는다.

2

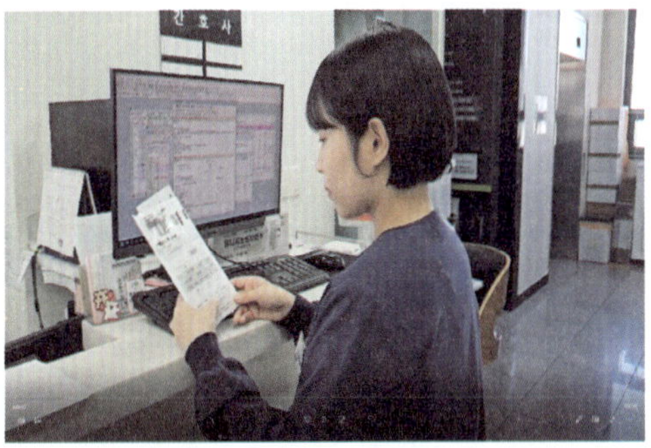

약 카드를 읽고 서랍, 선반, 약 봉투에서 약을 꺼내어 투약 처방과 투약 5원칙인 약물, 용량, 경로, 환자, 시간을 확인 · 점검한다.(1차 확인)

3

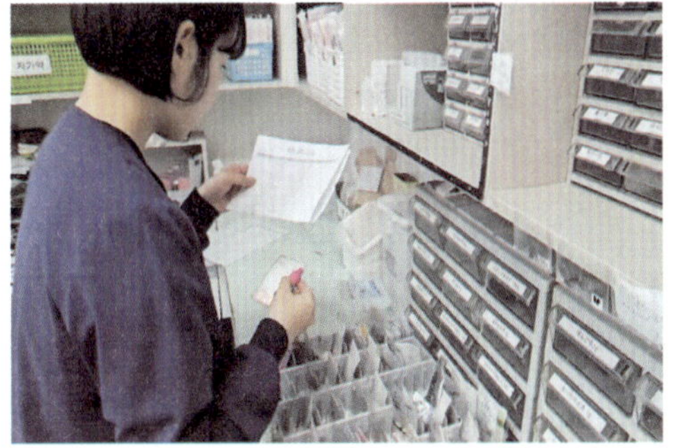

약 용지의 표지와 약 카드의 지시 내용을 비교해 본다.(2차 확인)

4

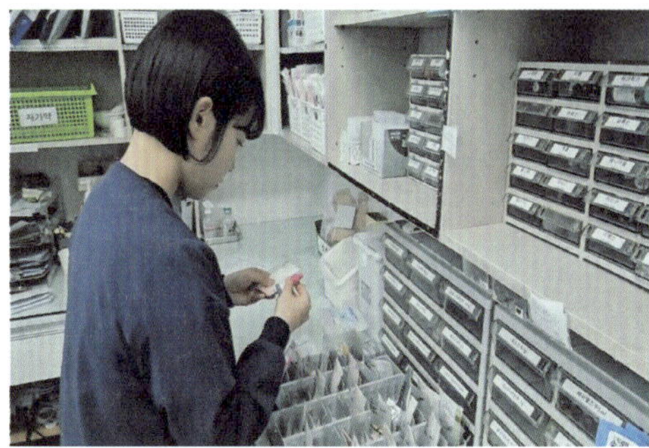

약이 오염되지 않도록 조심하면서 필요량에 맞게 정확한 양을 준비한다.

5

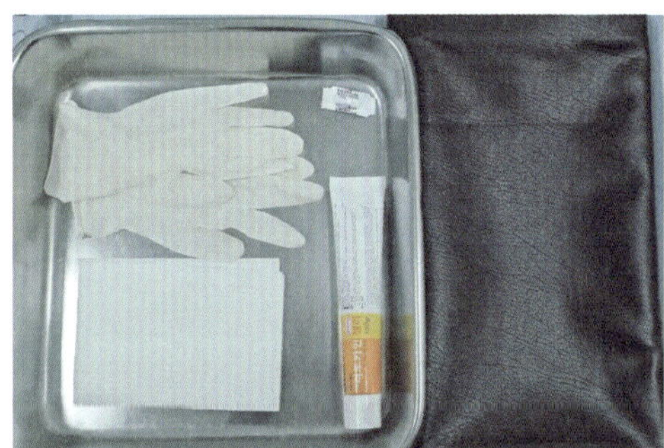

준비한 약을 카드와 함께 투약 카트나 쟁반에 놓는다.

6

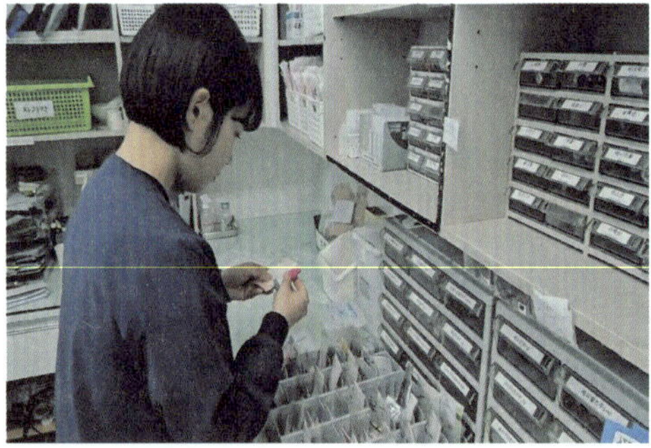

용기의 표지를 다시 한 번 확인한 다음 약병을 제자리에 둔다.(3차 확인)

7

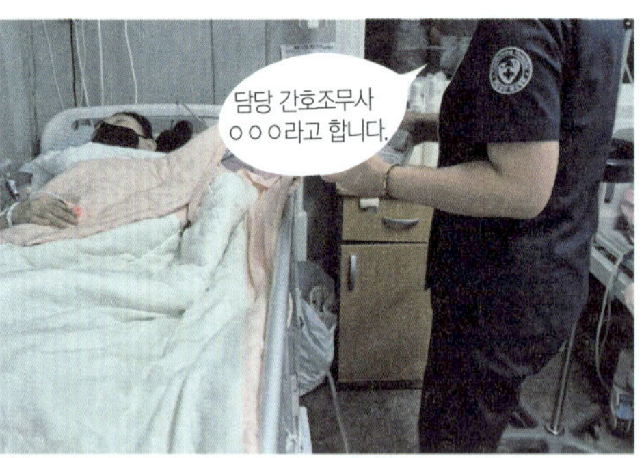

환자에게 간호조무사 자신을 소개한다.

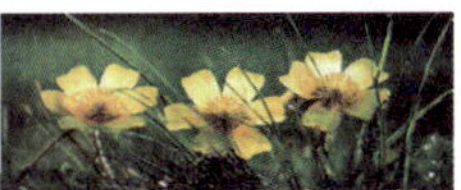

8

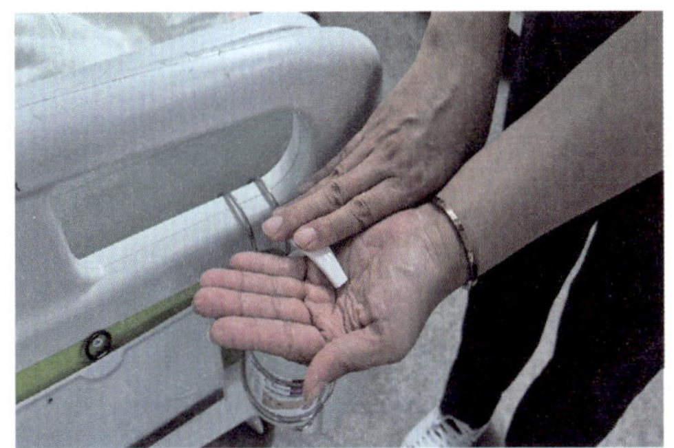

손 소독제를 이용하여 손을 깨끗이 씻는다.

9

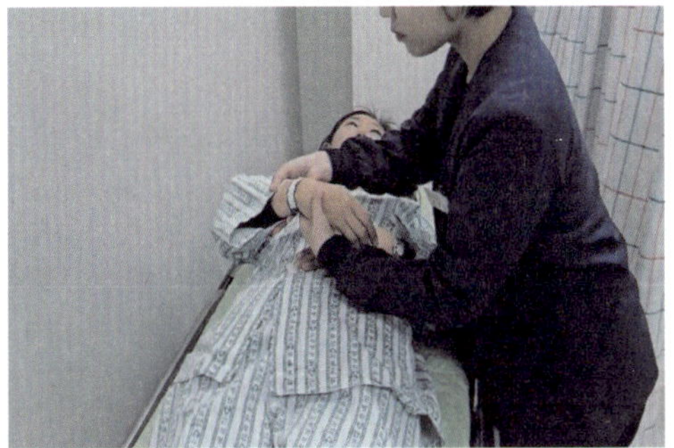

약 준비가 끝나면 병실에서 약 카드와 환자를 확인한다. 환자 침상 번호와 약 카드의 침상 번호를 비교하고, 이름을 부르거나 개방형 질문을 하여 환자를 확인(개방형 질문: "환자분 성함이 어떻게 되시죠")하고 환자의 입원 팔찌로 등록 번호를 확인하거나 주민등록번호를 물어서 환자를 재확인한다. 이때, 환자가 자신의 이름을 말하게 한다.

10

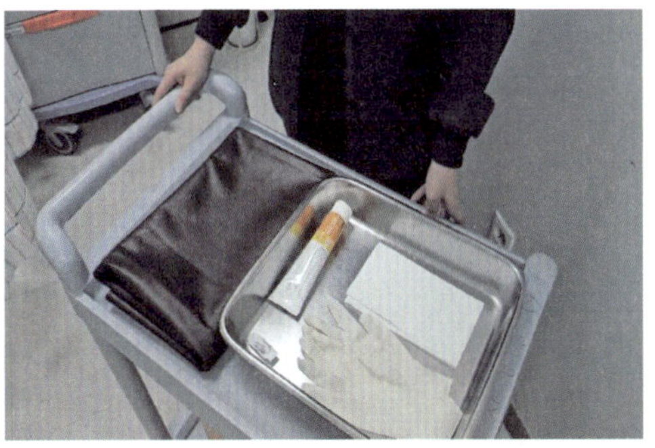

장갑, 윤활제, 종이 수건, 방수포를 준비한다.

11

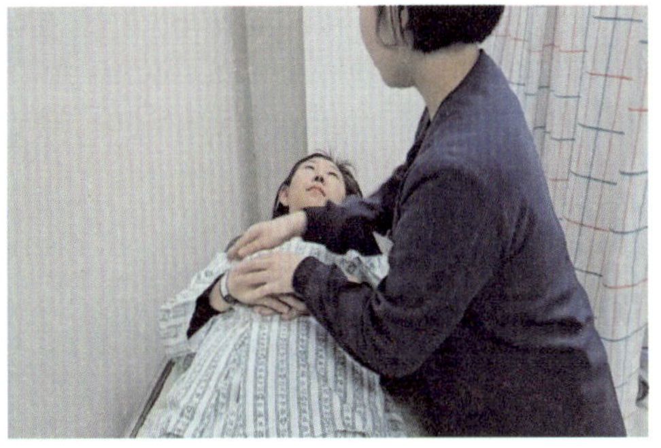

투약 쟁반을 침상가로 가지고 가서 환자를 확인하고, 질좌약을 삽입하는 것에 대해 설명한다.

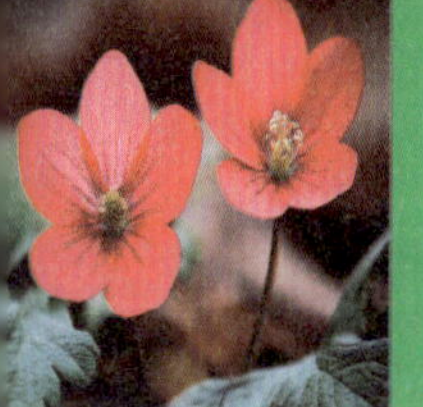
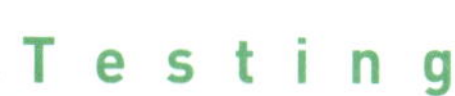

12 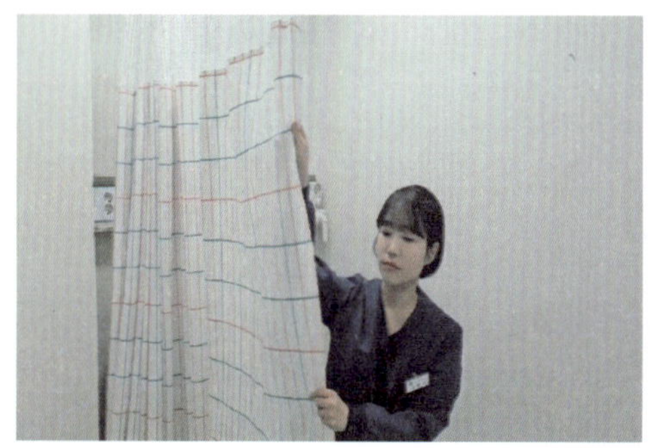

환자의 사생활을 보호하기 위해 커튼(스크린)을 쳐준다.

13 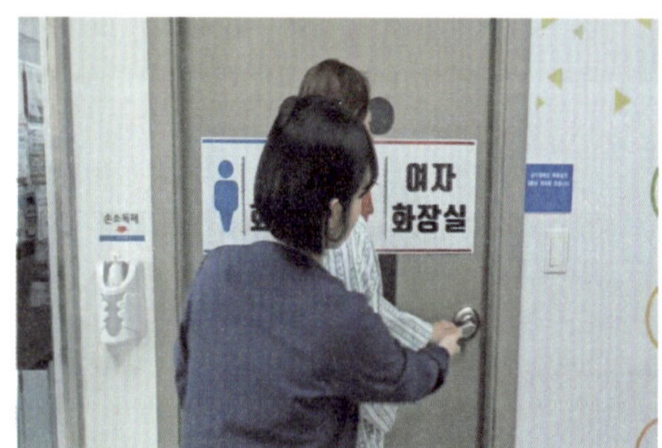

질좌약을 넣기 전에 환자에게 소변을 보게 한다.

14 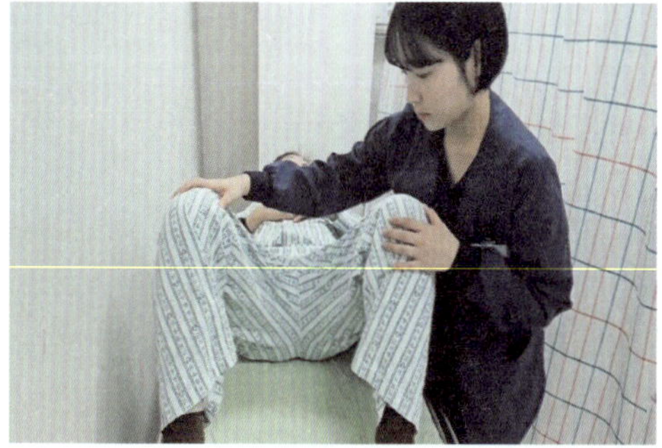

환자를 반듯이 눕힌 후 무릎을 구부리고 다리를 벌리게 한다.(절석위)

15 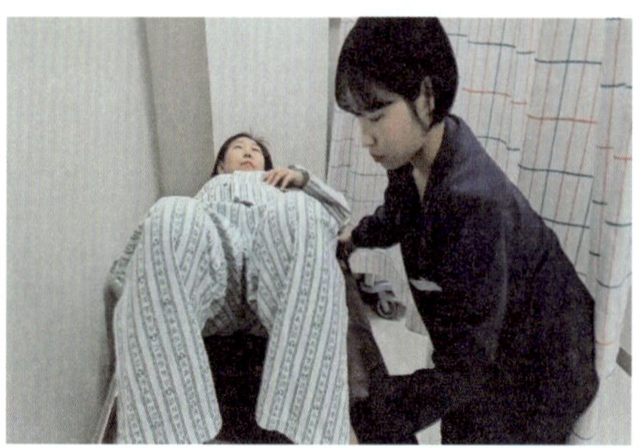

밑침구를 보호하기 위해 고무포나 방수포를 깐다.

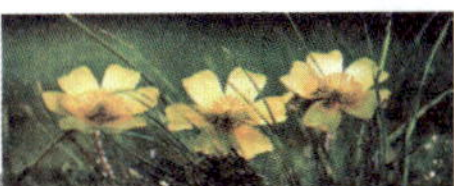

16

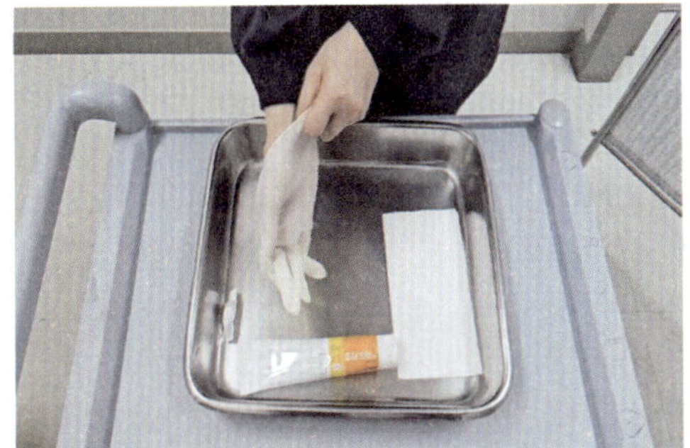

오른손에 장갑을 착용한다.

17

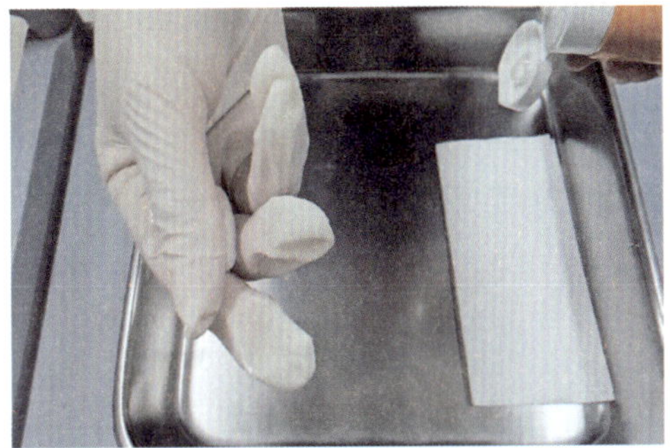

장갑을 착용한 둘째손가락과 질좌약의 끝 둥근 부분에 윤활제를 바른다.

18

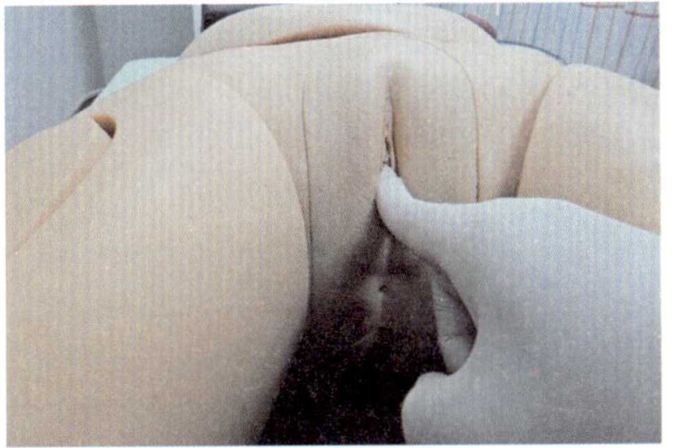

장갑을 착용한 손으로 질좌약을 질강 속 깊이 약 6cm 정도 삽입한다.

19

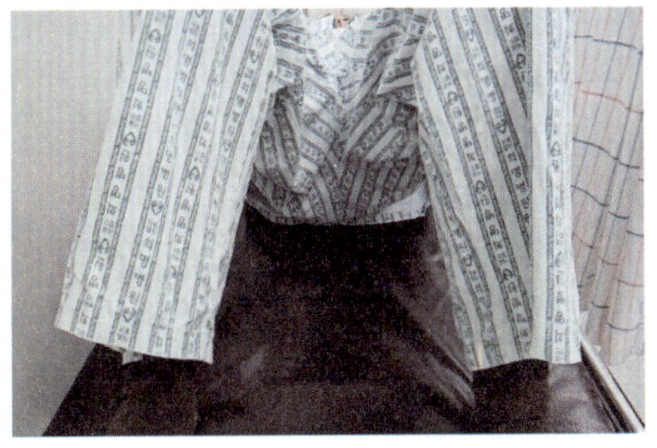

질좌약 삽입 후 20분 동안 침상에 그대로 누워 있도록 환자에게 설명한다.

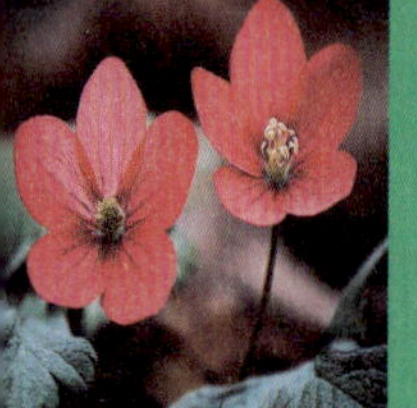
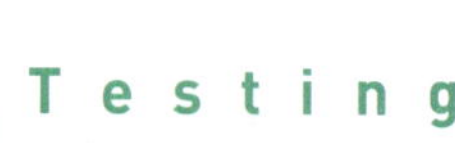

20

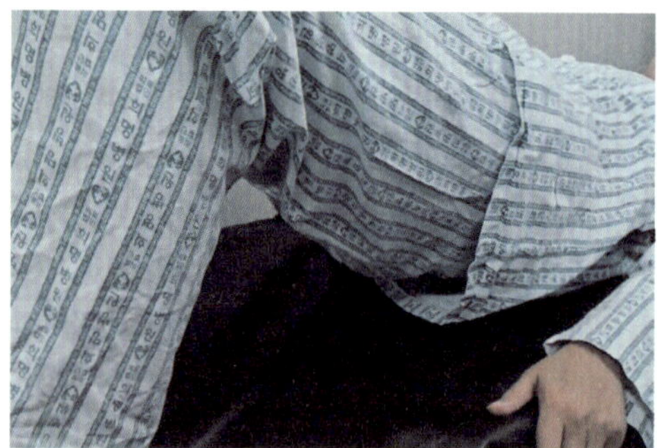

질좌약 삽입 후 주입된 약이 질후원개로 잘 흡수되도록 하기 위해서 둔부를 올리고 있도록 한다.

21

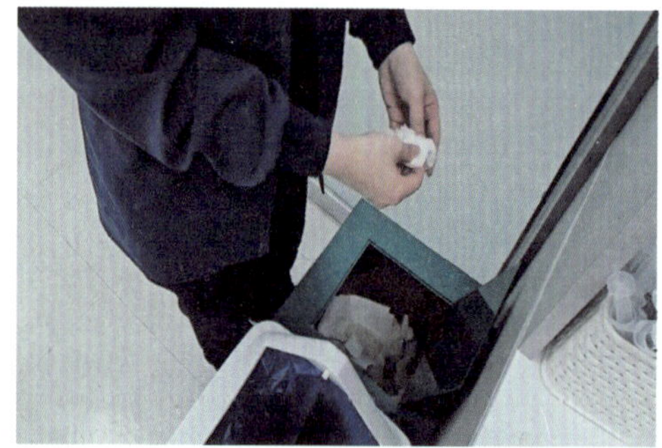

장갑을 벗어 종이 수건에 싸서 버린다.

22

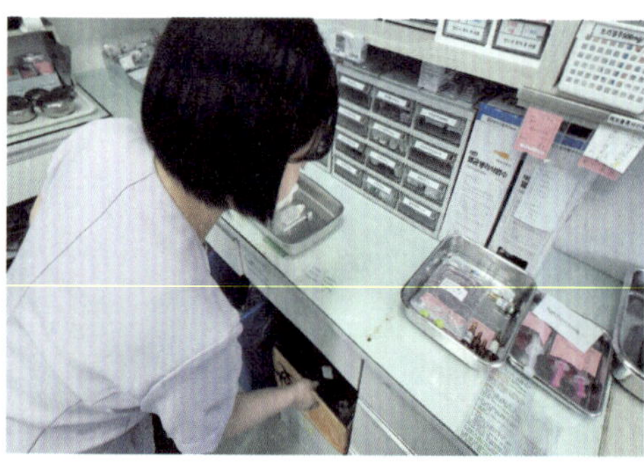

사용한 물품을 정리한다.

23

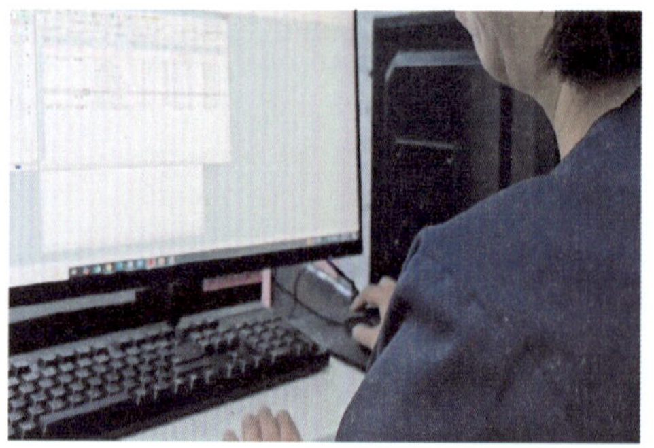

손을 씻은 후 투약한 것을 투약 기록지에 기록한다.

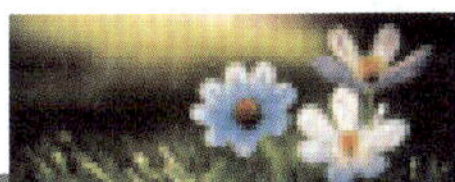

19 경구투약

■ 목 표

① 경구투약의 기본원칙을 설명할 수 있다.
② 경구투약을 준비할 수 있다.
③ 경구투약 시 적절한 체위를 취하게 하여 투약할 수 있다.
④ 경구 투약 실시 후 간호기록지에 기록할 수 있다.

■ 물품

투약카드(또는 컴퓨터 출력물), 투약 컵 또는 약 봉지, 투약카트 또는 트레이, 물, 물컵(필요시 빨대), 휴지(또는 종이타월), 투약기록지, 간호기록지, 손소독제, 코프시럽 약병(실제 먹을 수 있는 것으로 준비)

■ 수행 항목

수행 방법 및 절차

1

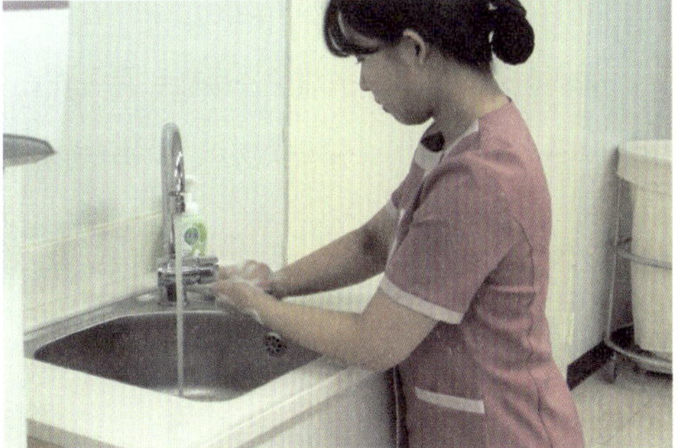

세균의 전파를 막아 감염의 기회를 줄이기 위해 물과 비누로 손위생을 수행한다.

2

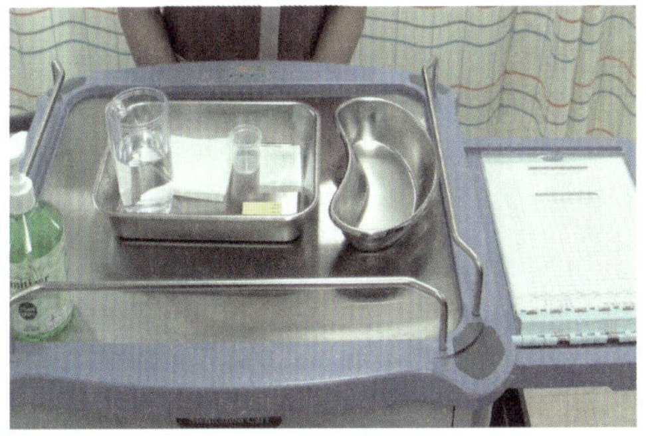

투약 사고 방지를 위해 투약카트에서 환자의 약을 꺼내어 투약 처방(투약카드 또는 컴퓨터 출력물 등)과 투약원칙[5 rights; 정확한 환자(등록번호, 환자명), 약물, 용량, 경로, 시간]을 확인한다.
① 약카드를 읽고 서랍, 약봉투에서 약을 꺼낸다.(1차 확인)
② 용기의 표지와 약카드의 지시 내용을 비교해 본다.(2차 확인)
③ 약이 오염되지 않도록 조심하면서 필요량에 맞게 정확한 양을 준비한다.
④ 준비한 약을 약카드와 함께 투약차나 투약 쟁반에 놓는다.
⑤ 용기의 표지를 다시 한 번 확인한 다음 약병을 제자리에 둔다.(3차 확인)

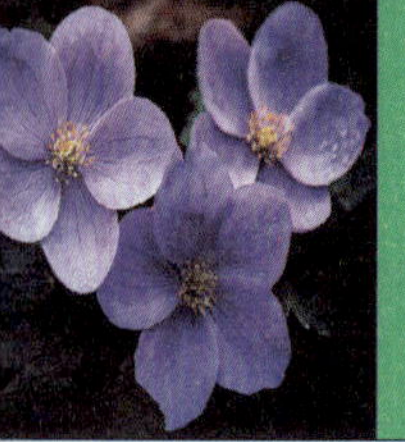

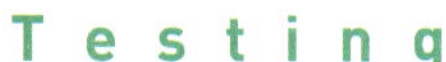

3

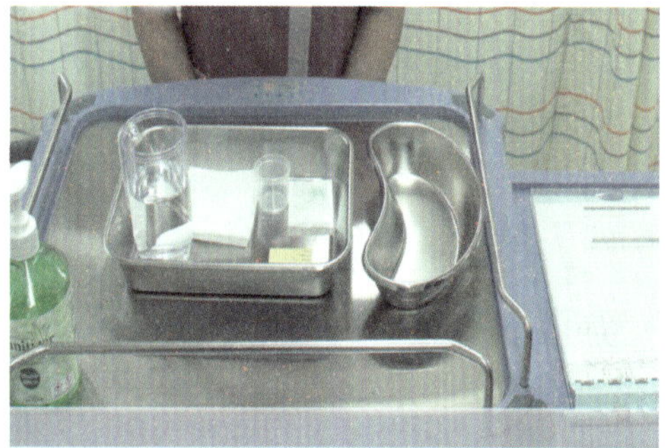

경구투약에 필요한 물품을 준비한다.

4

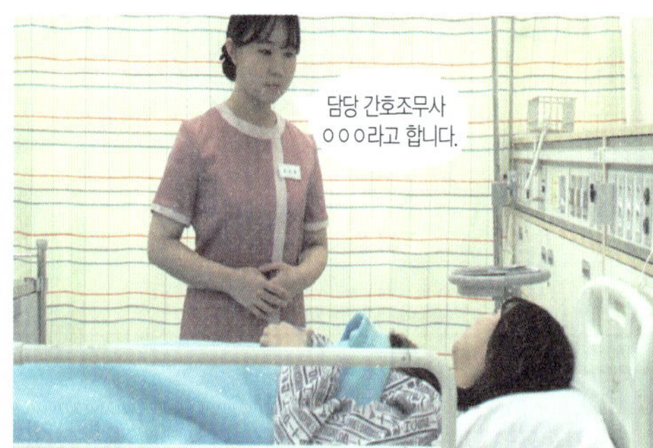

준비 물품을 가지고 환자에게 가서 자신을 소개한다.

5

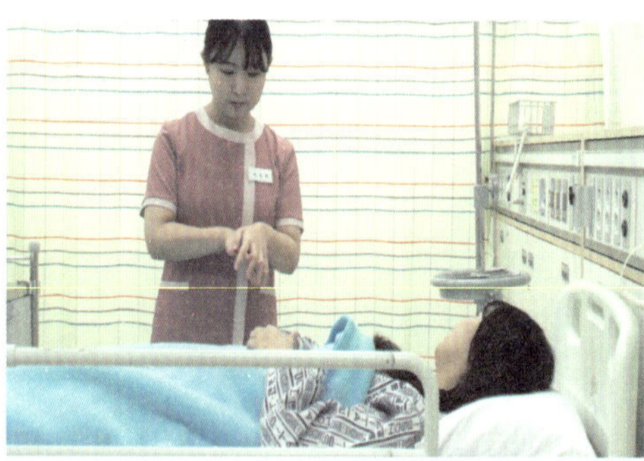

미생물 전파 방지를 위해 손소독제로 손위생을 수행한다.

6

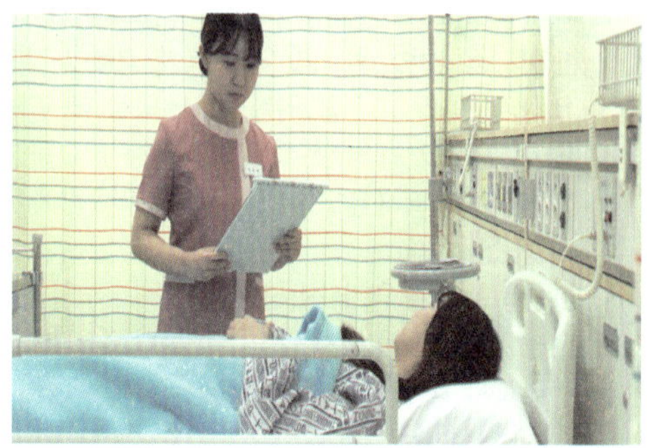

환자의 이름을 개방형으로 질문(환자분 성함이 어떻게 되시죠?)하여 환자를 확인하고, 입원팔찌와 투약카드(또는 컴퓨터 출력물)를 대조하여 환자(이름, 등록번호)를 확인한다.

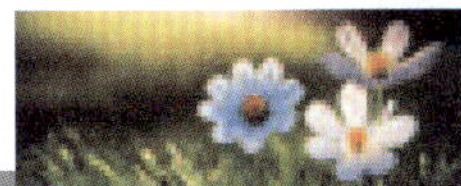

7

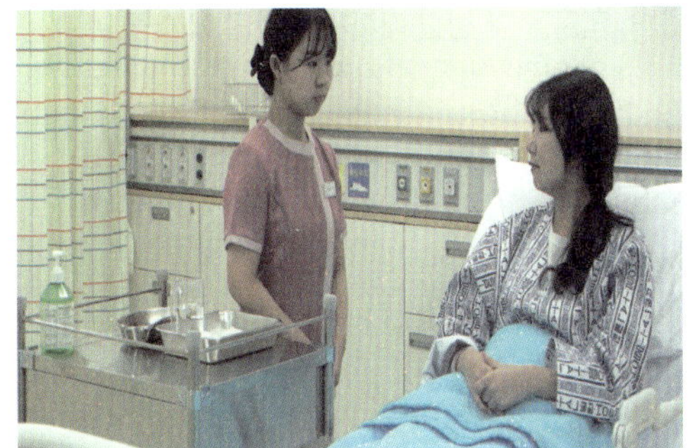

약물 투여 목적과 작용 및 유의사항 설명 후 약물에 대한 의문 사항이 있으면 질문하도록 한다.

8

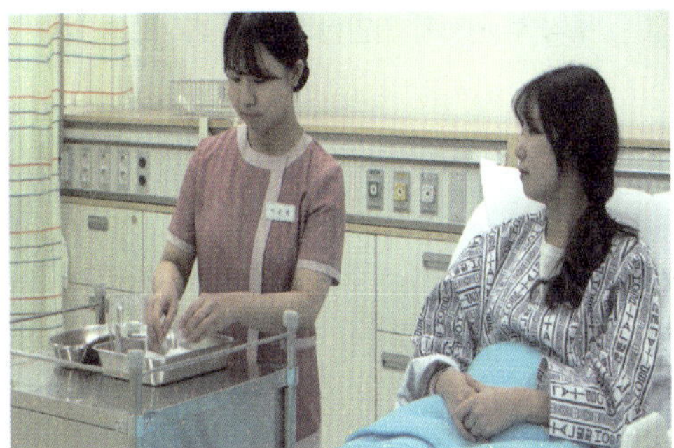

환자가 투약에 적합하도록 앉거나 파울러 자세(반좌위)를 취하도록 하되 앉는 것이 금기라면 측위를 취하도록 돕는다. 흘리지 않도록 휴지를 대준다.

9

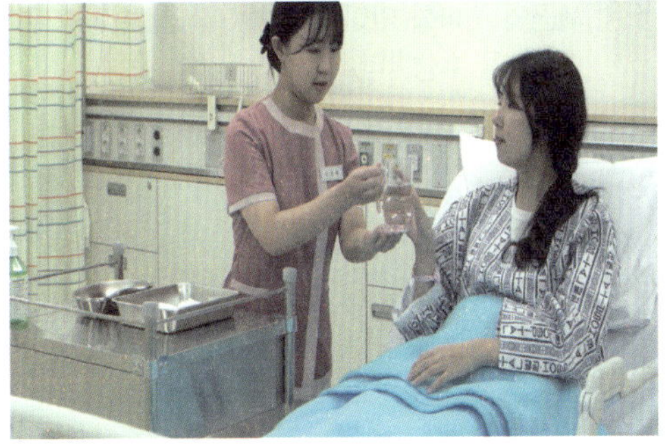

구강 건조 때문에 삼킴곤란이 있는지 확인하기 위해 침을 삼켜 보거나 물을 한 모금 마셔보게 한다.

10

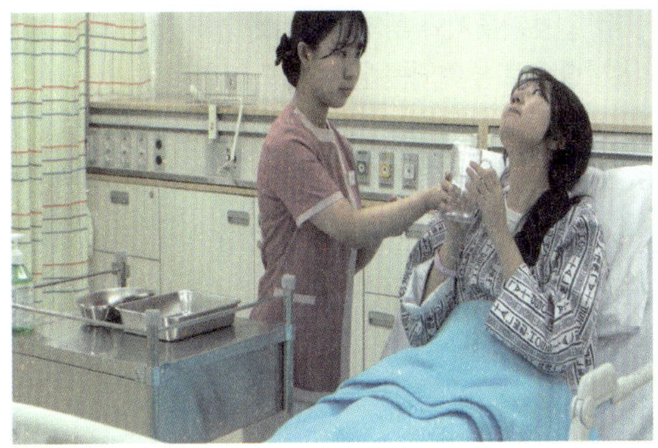

알약은 한꺼번에 복용하지 말고, 한 번에 한 알씩 복용하도록 한다. 알약 복용 후에 물약을 복용하게 한다.

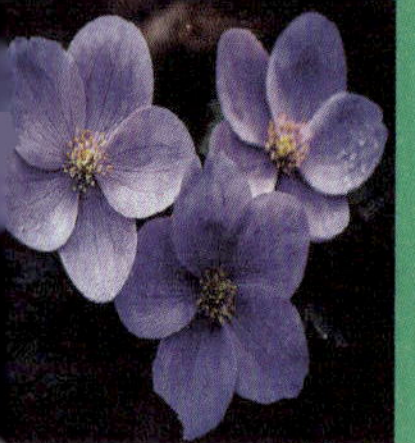

11

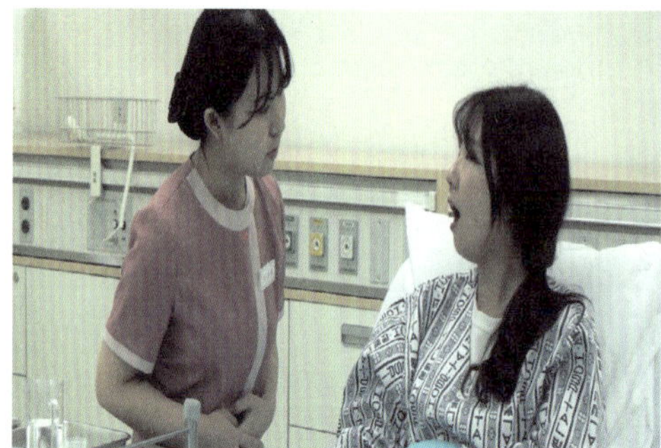

약물을 다 삼킬 때까지 환자 곁에 머물고, 복용 여부를 확인하기 어려우면 말을 시켜보거나 입을 벌려보도록 한다.

12

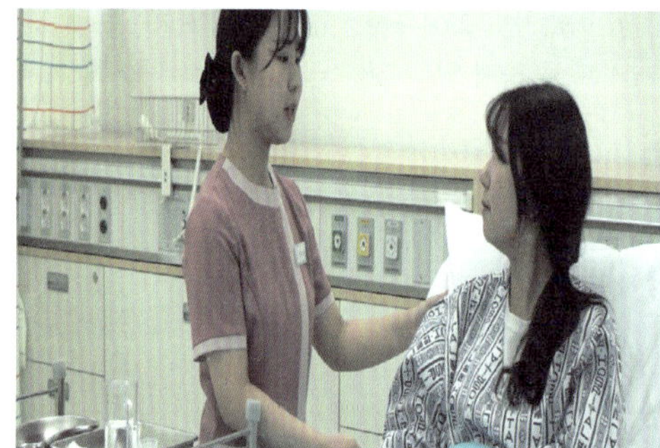

투약 후 환자가 편안한 체위를 취하도록 한다.

13

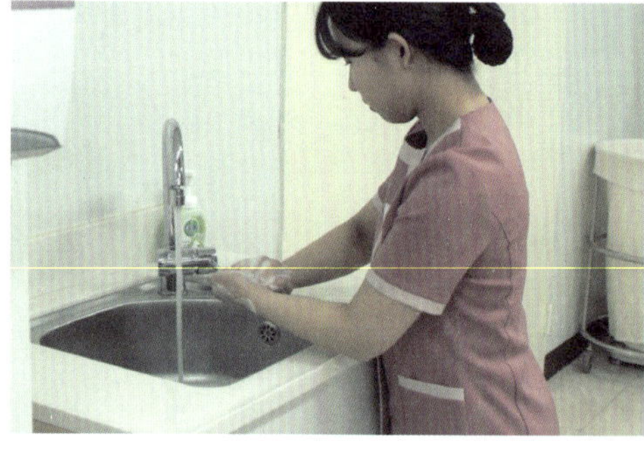

세균의 전파를 막아 감염의 기회를 줄이기 위해 물과 비누로 손위생을 수행한다.

14

간호 기록지

등록번호: 20180201
성명: 김 다나
주민등록번호: 9503**−2*****

날짜	시간	간호 기록	서명
2/1	13:30	두통 호소하여 타이레놀 500mg PO 김다나님게 처방되어 투약 준비함.	
		파울러 체위 후 연하 곤란 및 상처 확인하고 투약 보조함. 약물	
		부작용 및 유의 사항 설명하고 이상 반응 시 콜벨을 누르도록 교육함	RN.이은하
2/1	14:30	부작용 관찰되지 않음. "이제 두통이 사라졌어요."라고 함.	RN.이은하

간호기록지와 투약기록지에 기록한다. 투약 후 기록해 약이 이중으로 투여되는 일이 없도록 한다.

1) 5 rights(환자, 약물, 용량, 경로, 시간)
2) 필요시 투약목적, 환자의 반응, 투약 못한 이유

30분 후 환자 반응을 관찰한다.

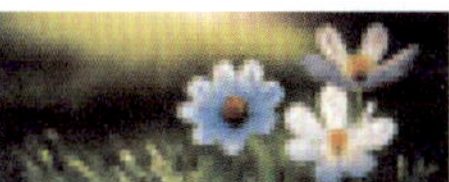

20 앰플 약 준비하기

▪ 목 표

앰플에서 필요한 용량의 약을 무균적으로 준비하기 위함이다.

▪ 물 품

멸균된 앰플약, 멸균 거즈, 멸균 주삿바늘과 주사기, 특수 여과바늘(필요시), 알코올솜, 전달집게(이동섭자), 쟁반, 곡반, 약카드, 기록지

▪ 수행 항목

수행 방법 및 절차

1

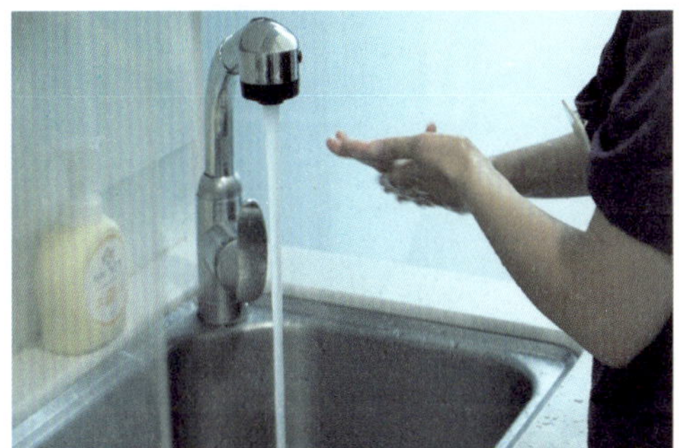

물과 비누를 사용하여 손을 씻는다.

2

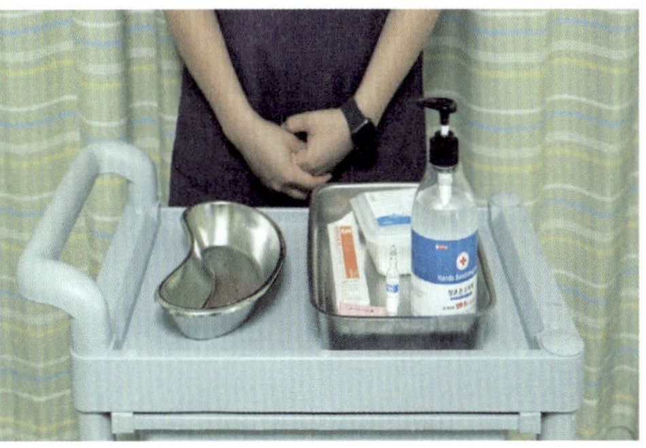

필요한 모든 물품을 쓰기 좋게 모아 놓는다.

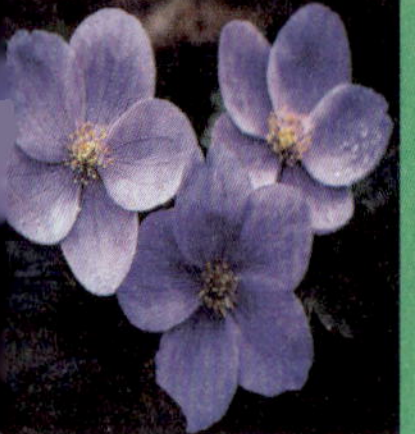

3

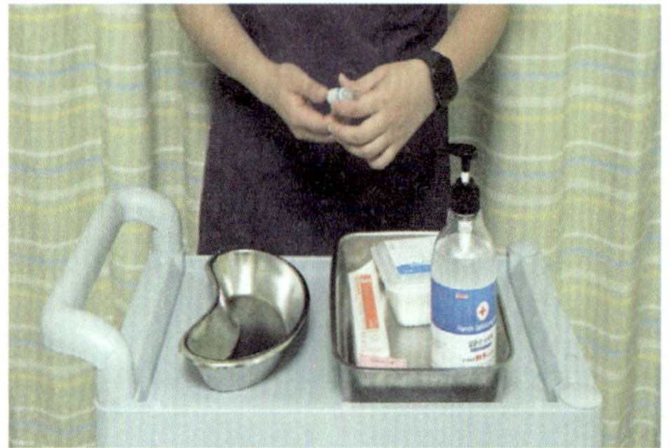

약카드를 투약 쟁반 위에 놓는다.

4

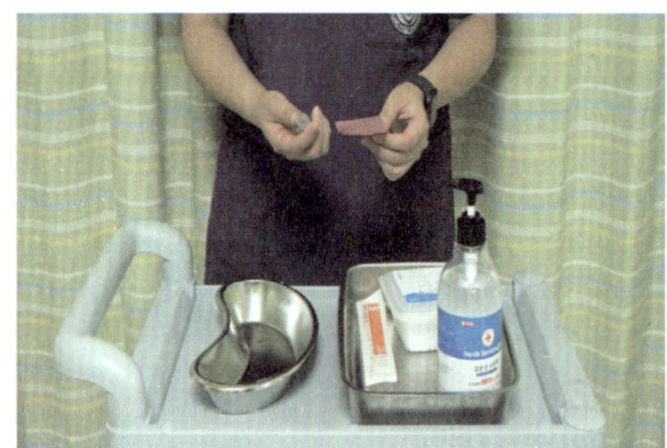

약을 꺼내어 약물의 표지를 3번 읽고 약카드와 대조한다.

5

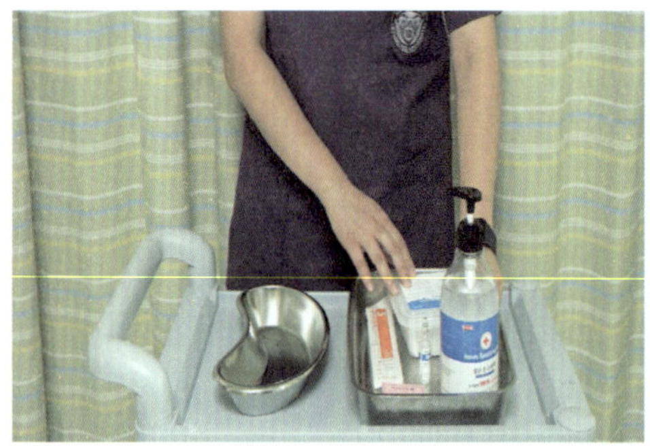

필요한 만큼의 솜을 꺼내서 쟁반 위에 놓는다.

6

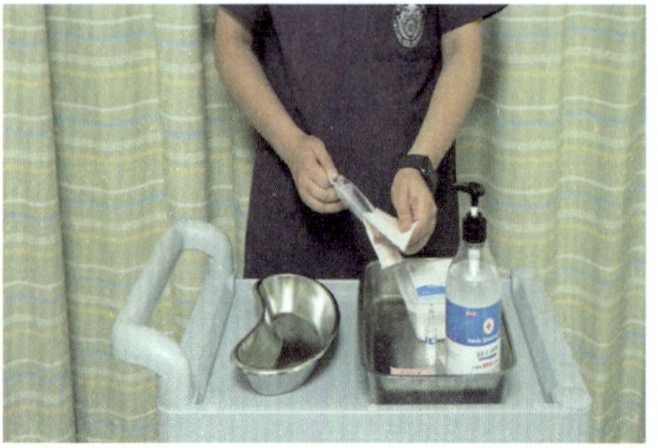

주사기를 꺼내 바늘을 단단히 끼운 후 주사기에 앰플 약을 준비한다.

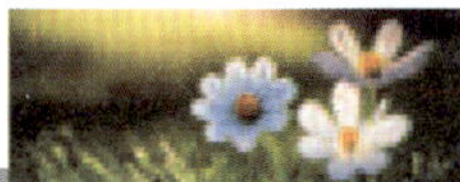

7

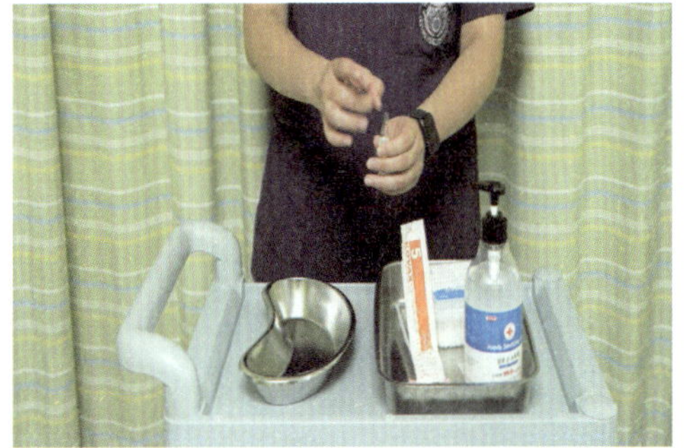

앰플의 목 부분에 고여 있는 약물이 밑으로 내려가도록 손가락으로 톡톡 친다.

8

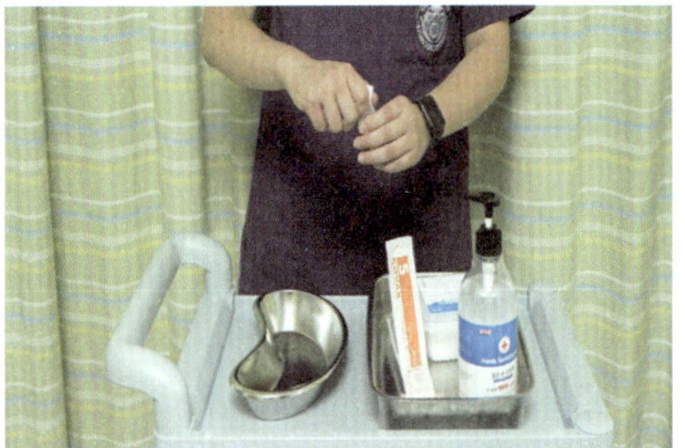

앰플의 목 부분을 알코올솜으로 깨끗이 닦는다.

9

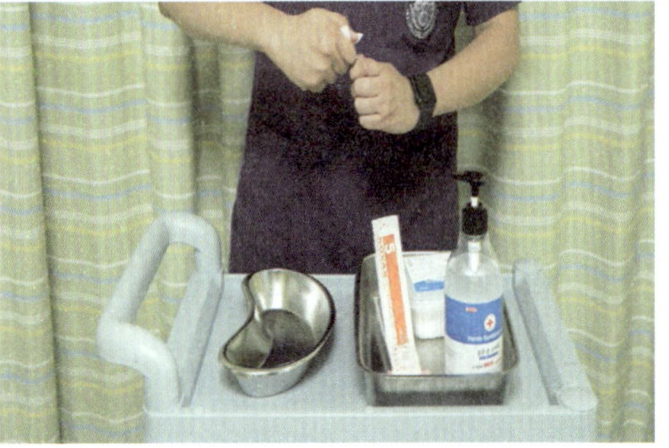

알코올솜으로 앰플을 안전하게 감싸쥐고 목 부위를 손으로 자른다.

10

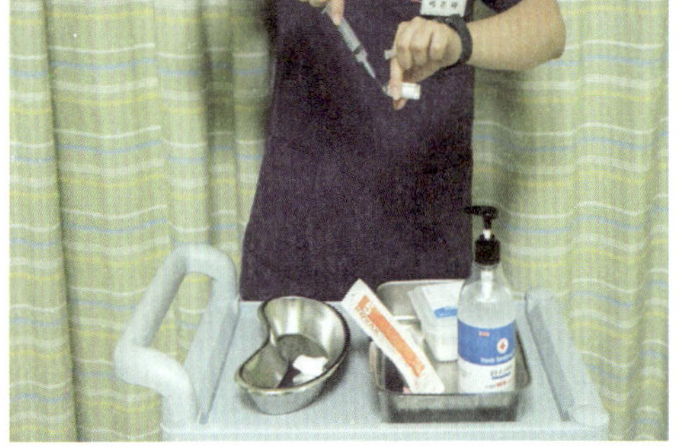

앰플 속으로 주삿바늘을 삽입하여 정확한 용량의 약물을 빼낸다.

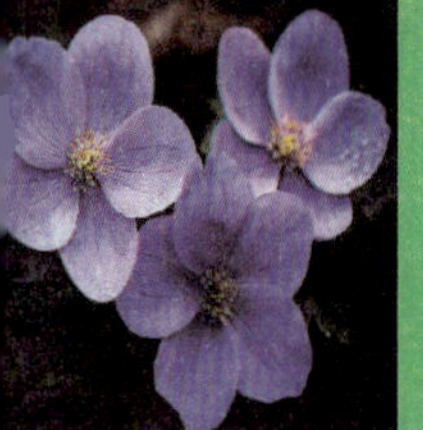
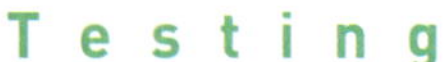

11

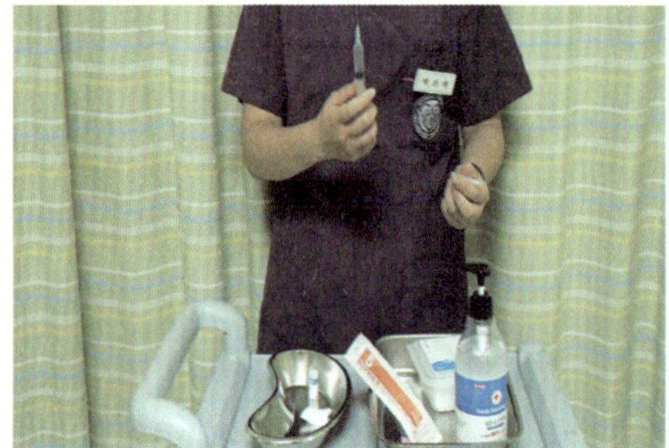

주사기에 공기가 들어 있는지를 확인하고 공기가 들어 있으면 빼 낸 후 주삿바늘의 바늘뚜껑을 잘 끼운다.

12

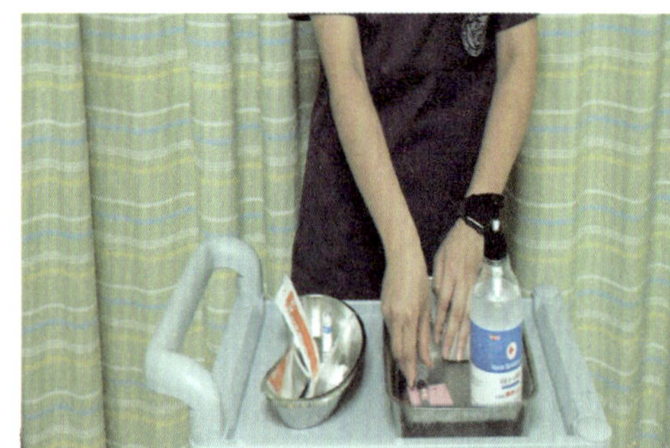

약카드는 주사기 밑에 놓고 알코올솜 위에 주삿바늘 연결 부위를 놓는다. 빈 앰플과 사용한 솜을 버린다.

21 용액이 들어 있는 바이알 약 준비하기

■ 목 표

바이알(용액)에서 필요한 용량의 약을 무균적으로 준비하기 위함이다.

■ 물 품

바이알(액체), 멸균 거즈, 멸균 주삿바늘과 주사기, 특수 여과바늘(필요시), 알코올솜, 전달집게(이동섭자), 쟁반, 곡반, 약카드, 기록지

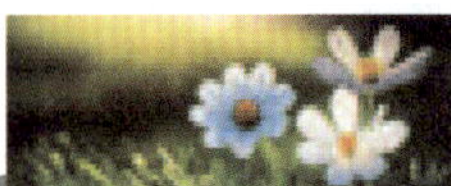

■ 수행 항목

수행 방법 및 절차

1

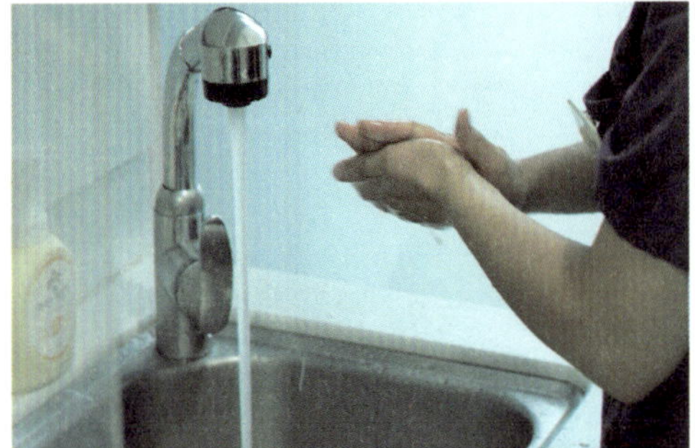

물과 비누를 사용하여 손을 씻는다.

2

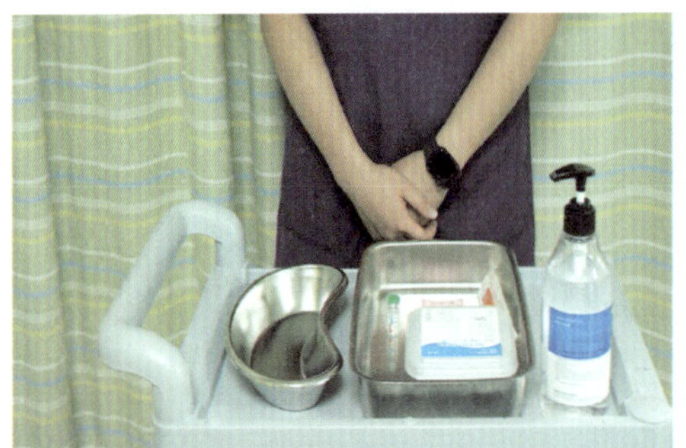

필요한 모든 물품을 쓰기 좋게 모아 놓는다.

3

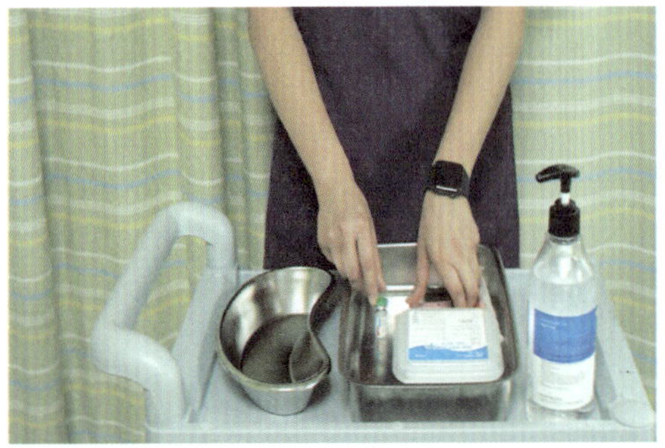

약카드를 투약 쟁반 위에 놓는다.

4

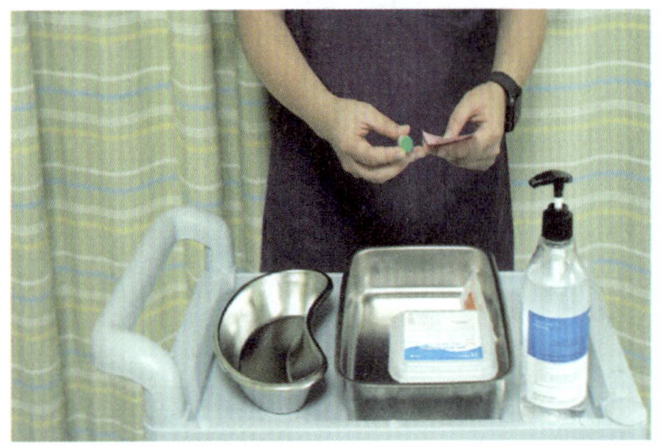

약을 꺼내어 약물의 표지를 3번 읽고 약카드와 대조한다.

5

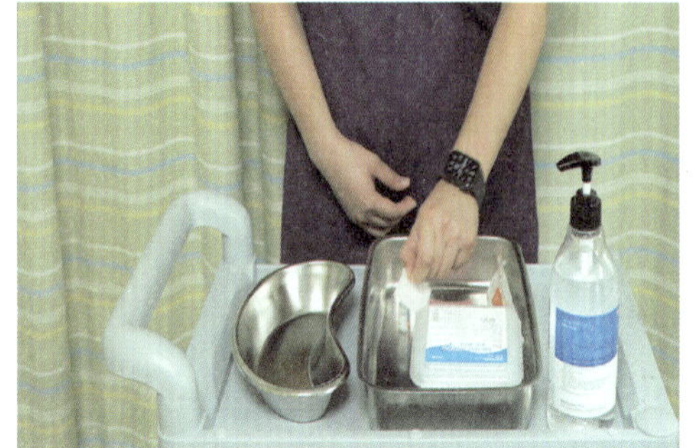

필요한 만큼의 솜을 꺼내서 쟁반 위에 놓는다.

6

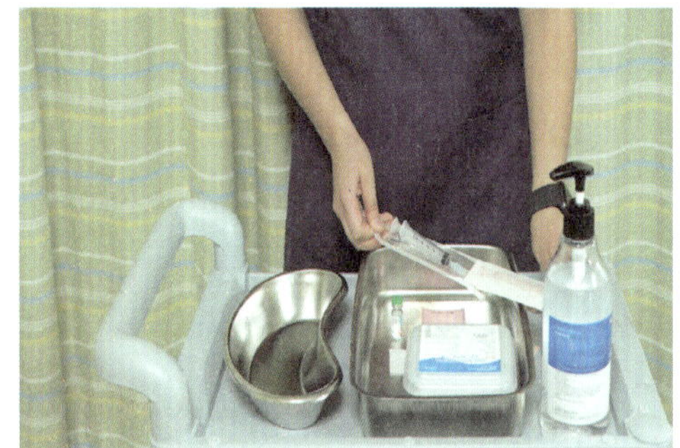

주사기를 꺼내 바늘을 단단히 끼운 후 주사기에 바이알 약을 준비한다.

7

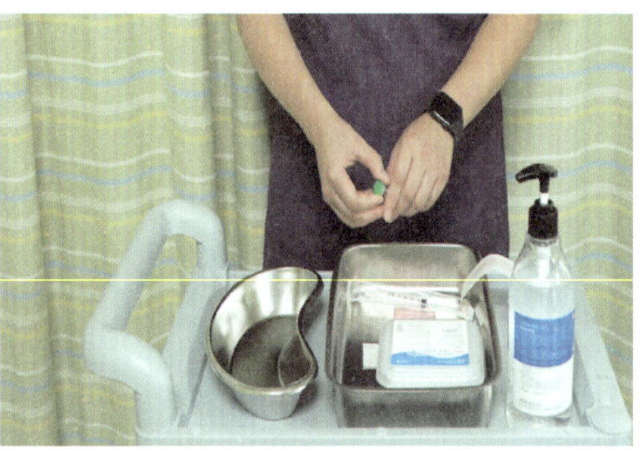

물약인 경우 손바닥 사이에 바이알을 놓고 약물을 섞는다. 이때 흔들지 않도록 한다.

☞ 바이알 약물에 따라서는 침전물이 가라앉는 수용성 현탁액을 포함하고 있는 것이 있다. 흔들면 혼합물에 거품을 형성하는 것이 있으므로 이와 같은 것은 흔들어서는 안 된다.

8

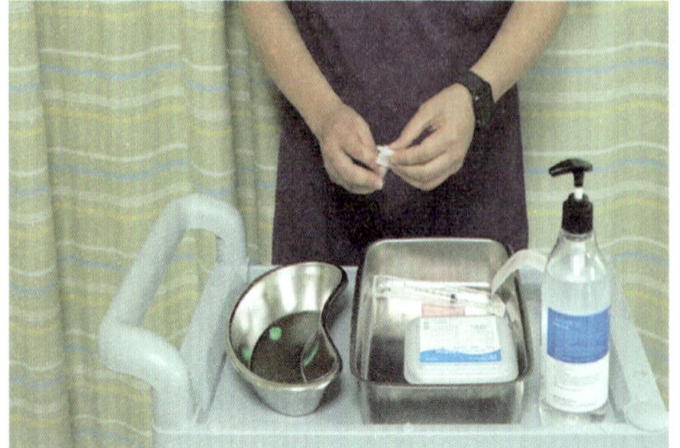

바이알에서 보호용 금속성 뚜껑을 제거하고 알코올솜으로 고무마개를 깨끗이 닦는다.

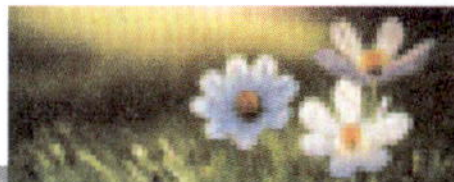

9

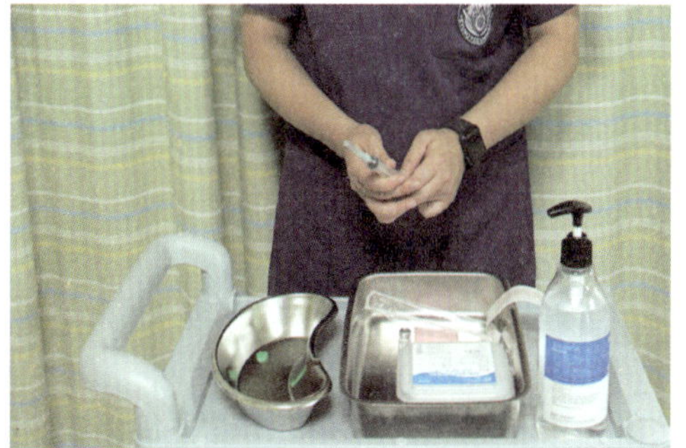

주삿바늘 뚜껑을 벗기고 재려고 하는 약 용량만큼 주사기에 공기를 채워 놓는다. 병원에 따라서는 혼합된 용액을 재는 데 특수 필터가 장치된 주삿바늘을 사용하기도 한다. 필터주삿바늘을 통해서 주사기 내로 고형 물질이 들어오는 것을 예방한다.

10

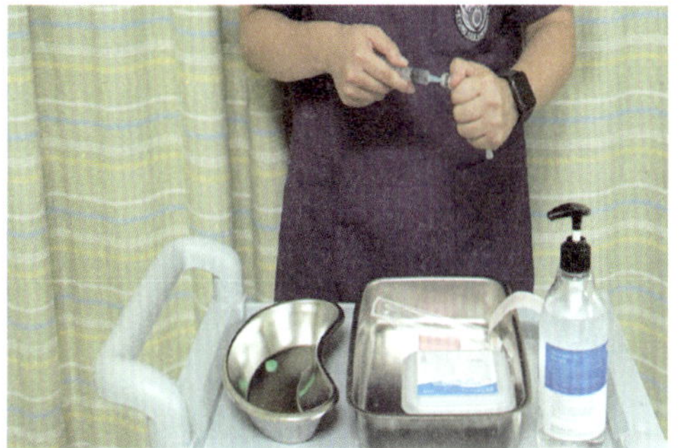

주삿바늘을 무균적으로 유지하면서 고무마개의 중앙 부분을 통해 바이알에 주삿바늘을 꽂는다.

11

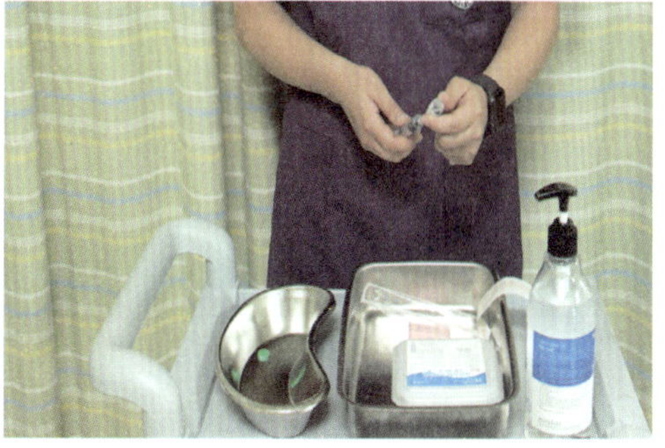

주삿바늘 끝이 약물 속에 들어가지 않은 상태에서 바이알에 공기를 주입한다.
☞ 바이알 속은 공기를 주입함으로써 약물을 빼내기 쉽게 한다.

12

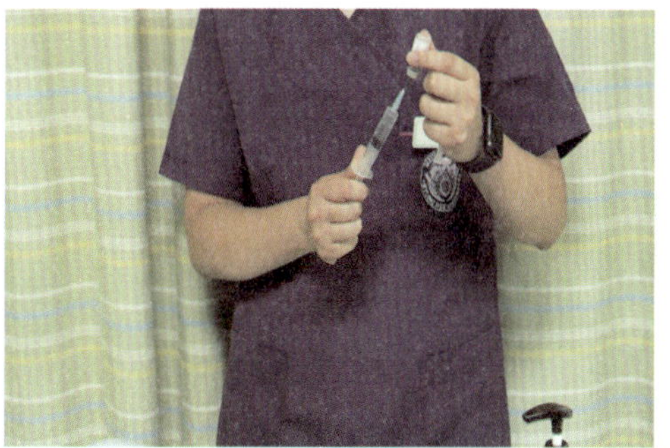

바이알을 거꾸로 들어서 눈높이에 두고 주사기에 필요한 용량을 잰다.

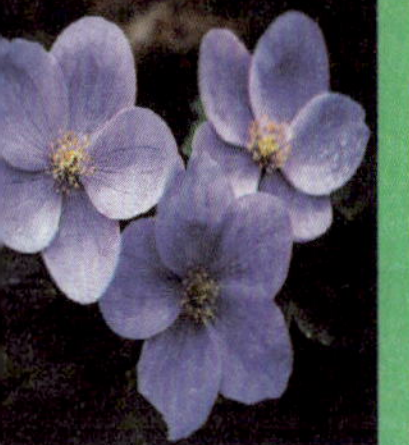

13

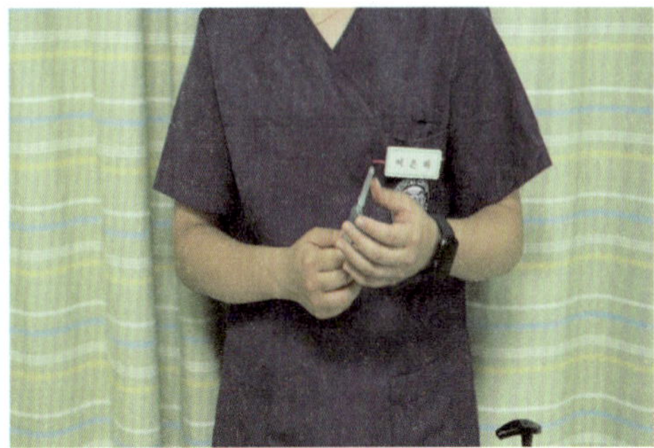

바이알에서 주삿바늘을 빼서 뚜껑을 씌운다. 약물을 재는 데 필터주삿바늘을 사용한 경우 투약 전에 보통주삿바늘로 바꾼다.

22 분말이 들어 있는 바이알 약 준비하기

▪ 목 표

바이알(분말)에서 필요한 용량의 약을 무균적으로 준비하기 위함이다.

▪ 물 품

바이알(가루), 멸균 거즈, 멸균 주삿바늘과 주사기, 특수 여과바늘(필요시), 알코올솜, 전달집게(이동섭자), 쟁반, 곡반, 약카드, 기록지

▪ 수행 항목

수행 방법 및 절차

1

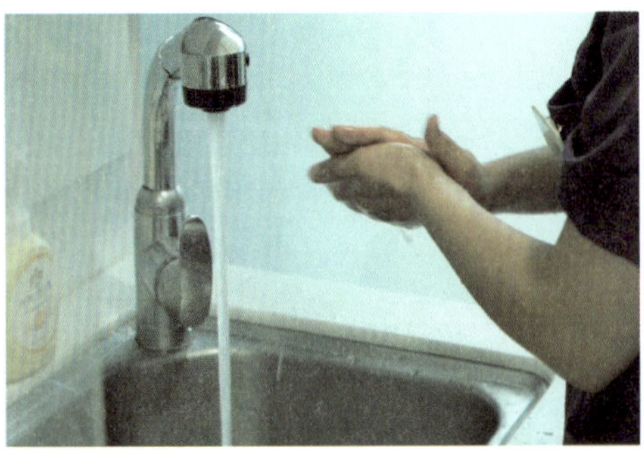

물과 비누를 사용하여 손을 씻는다.

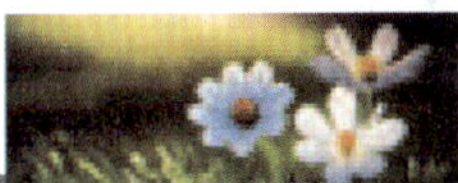

2

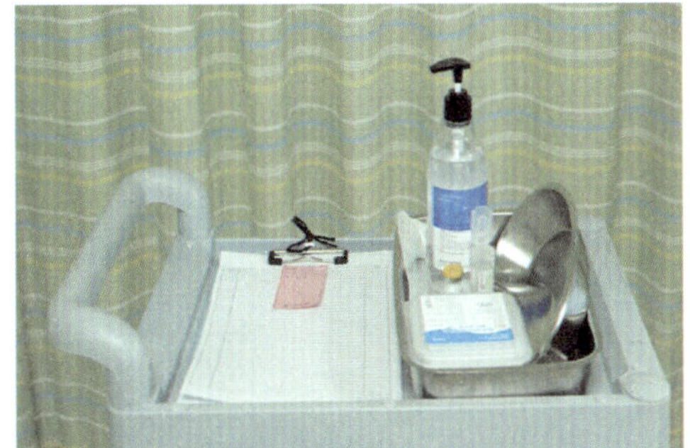

필요한 모든 물품을 쓰기 좋게 모아 놓는다.

3

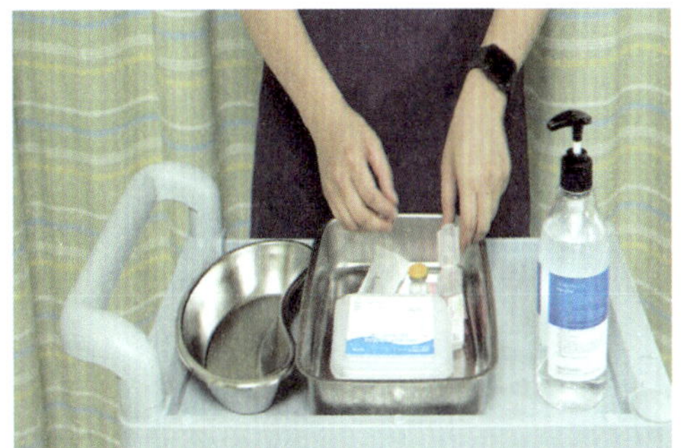

약카드를 투약 쟁반 위에 놓는다.

4

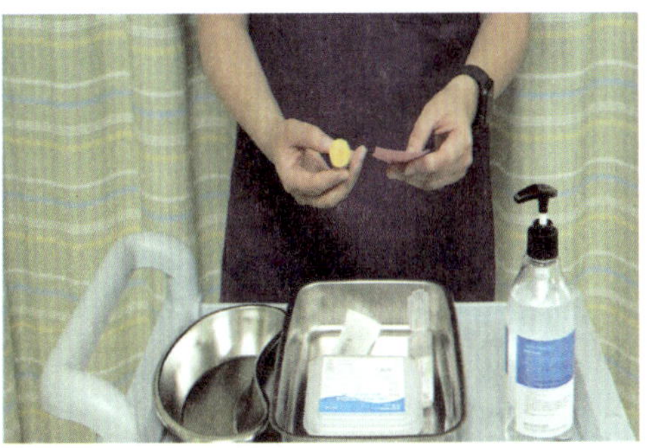

약을 꺼내어 약물의 표지를 3번 읽고 약카드와 대조한다.

5

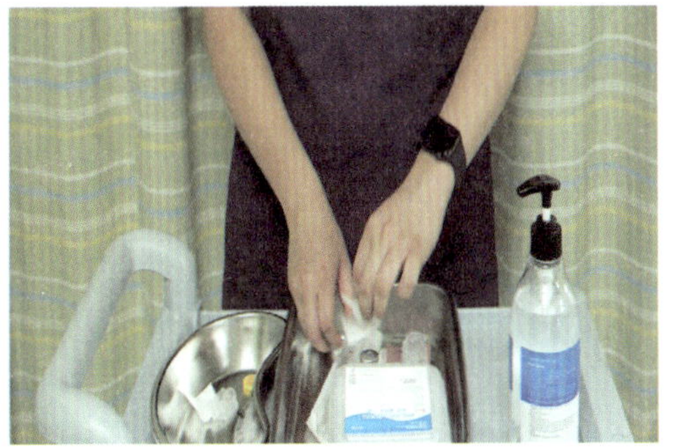

필요한 만큼의 솜을 꺼내서 쟁반 위에 놓는다.

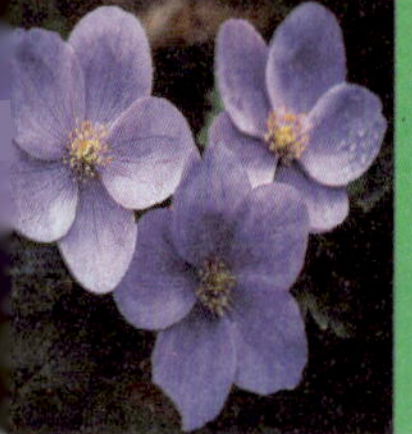

6

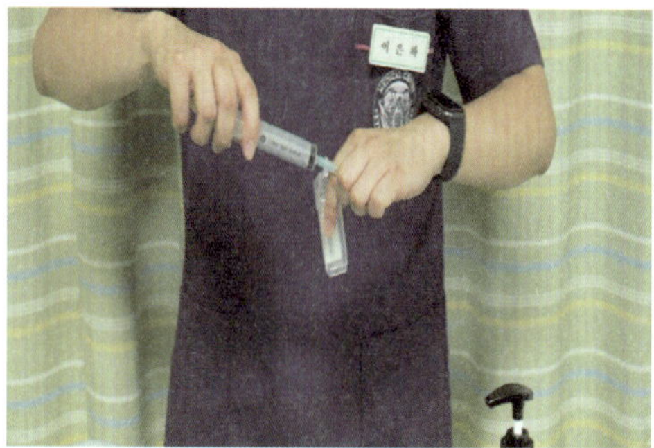

주사기를 꺼내 바늘을 단단히 끼운 후 주사기에 바이알 약을 준비한다.

7

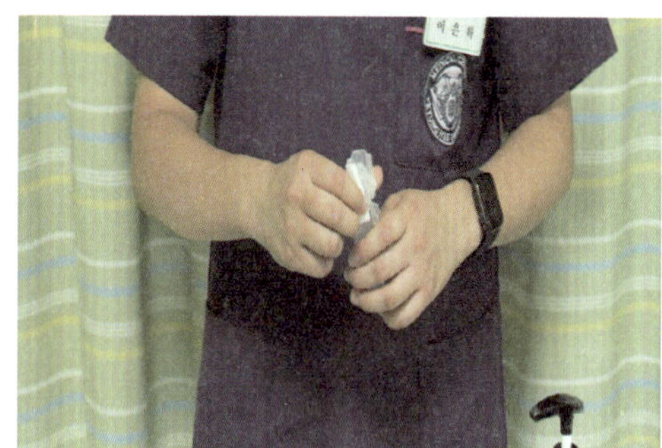

증류수병의 목 부분을 알코올솜으로 깨끗이 닦는다. 줄을 알코올솜으로 닦아서 증류수병의 목을 줄질한다.

8

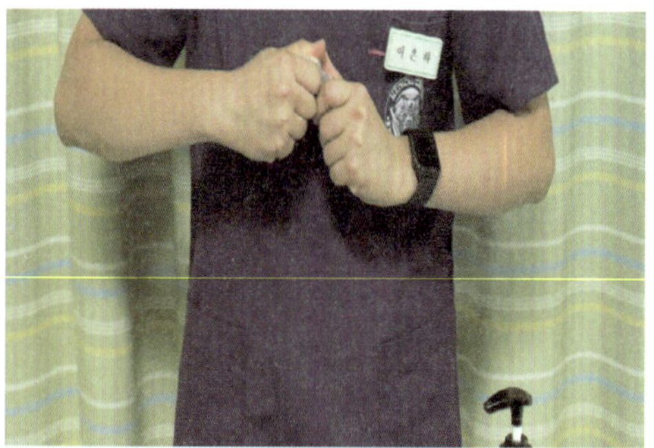

증류수병의 목을 알코올솜으로 붙잡고 자른다.

9

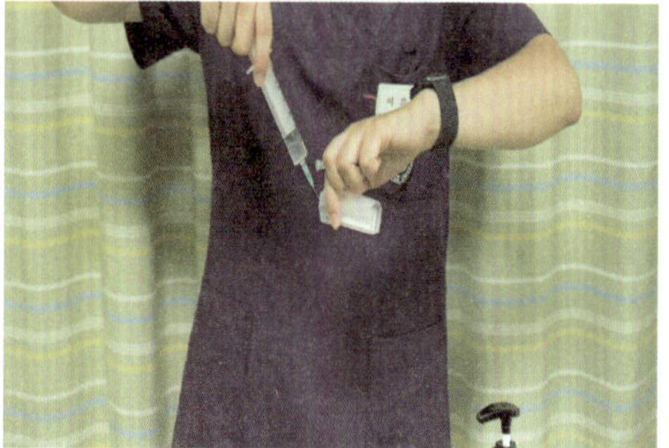

증류수병 속으로 주삿바늘을 삽입하여 정확한 양의 증류수를 빼 낸다.

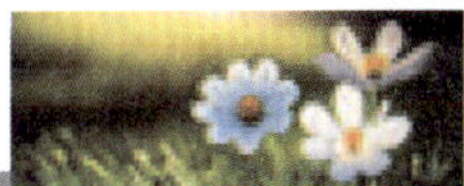

10

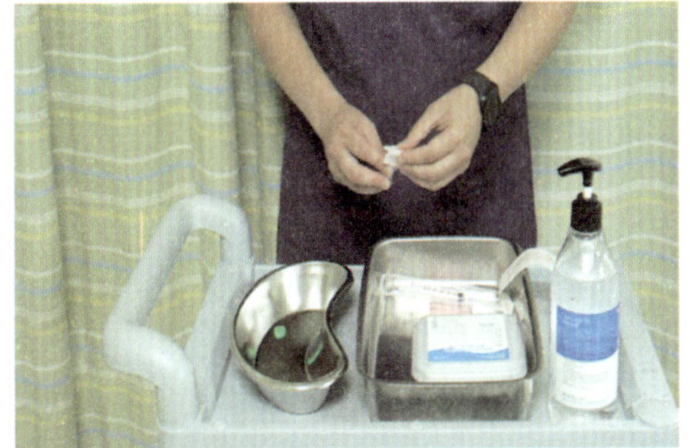

알코올솜으로 바이알의 고무마개를 닦는다.

11

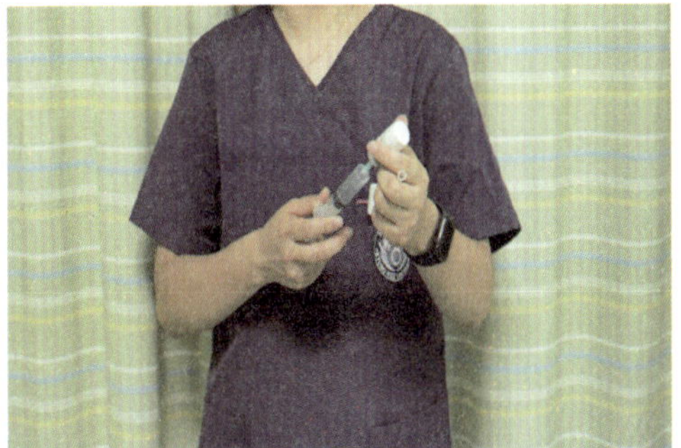

바이알의 고무마개에 주삿바늘을 찌르고 증류수를 주입한다. 주삿바늘을 뺀 후 가루약이 완전히 녹을 때까지 바이알을 흔든다.

12

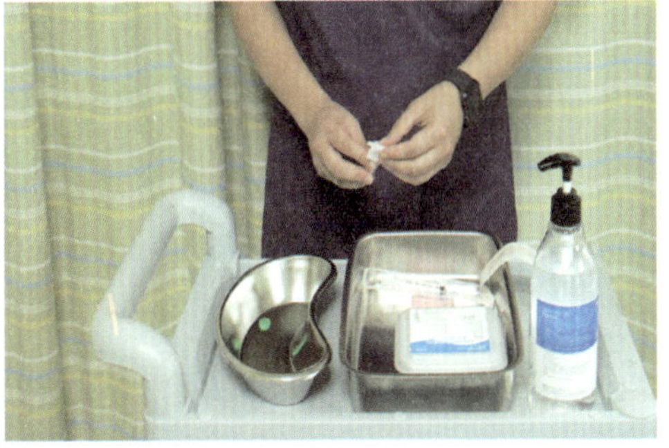

알코올솜으로 바이알의 고무마개를 닦는다.

13

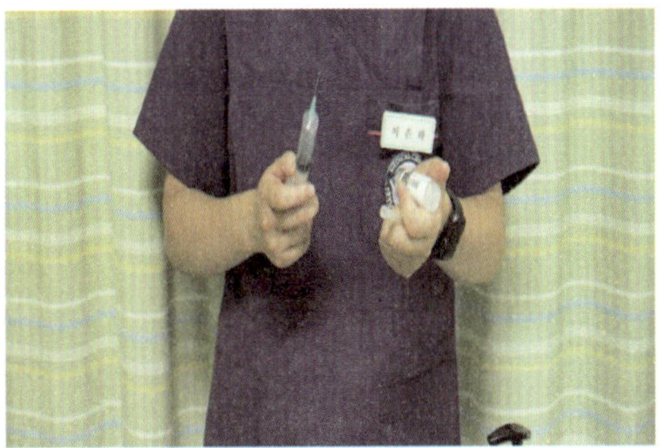

주사기에 빼 낼 약물의 용량만큼 공기를 채운다.

14

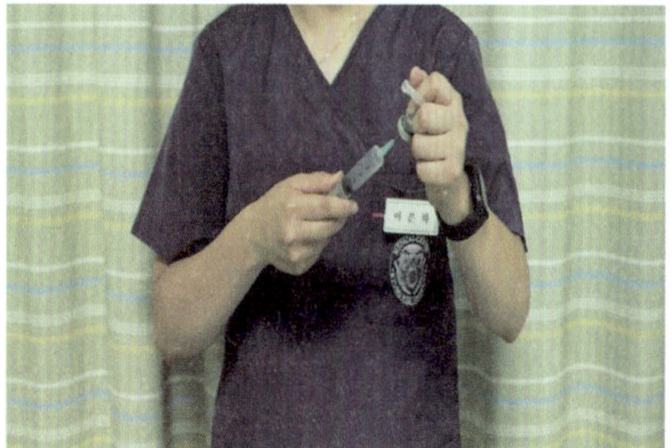

바이알의 고무마개에 주삿바늘을 찌르고 공기를 집어넣는다.

15

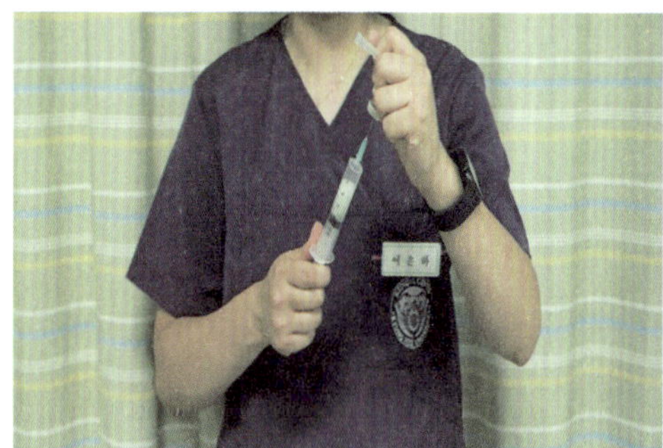

바이알을 거꾸로 세우고 주삿바늘 끝이 용액 속에 있도록 하면서 주사기에 정확한 용량의 약물을 뽑는다.

16

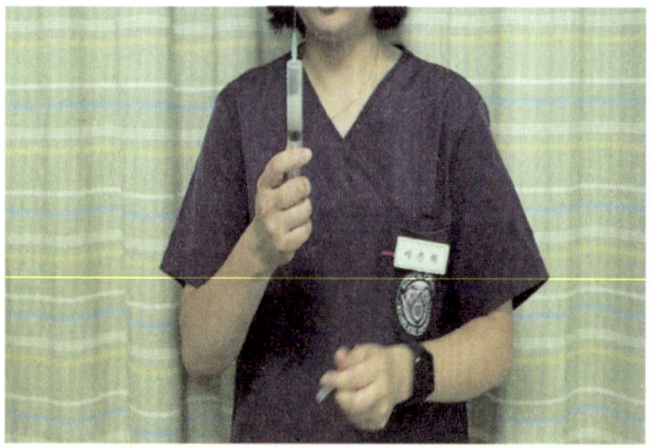

주삿바늘을 뺀 후, 주사기 속에 정확한 용량의 약물이 들어 있는지를 확인한다.

17

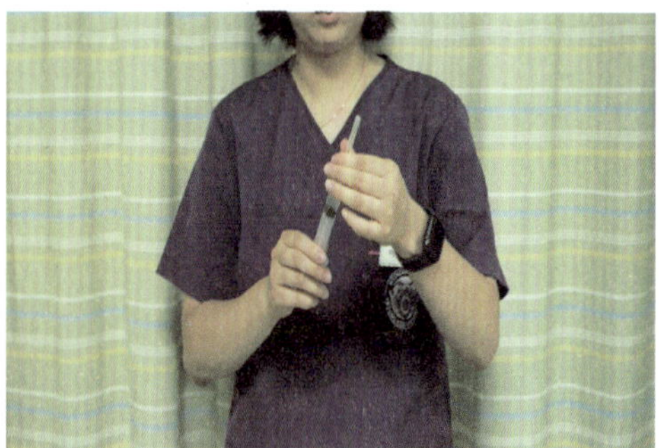

주사기에 공기가 들어 있으면 빼 낸 후 바늘 뚜껑을 잘 끼운다.

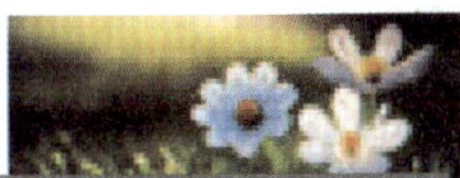

18

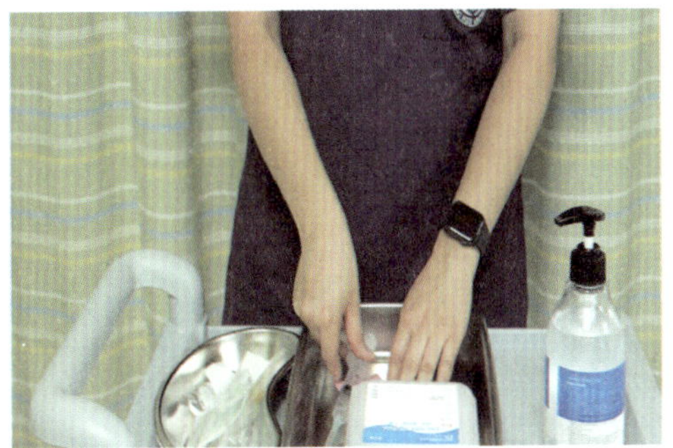

약카드를 주사기 밑에 놓고 알코올솜 위에 주삿바늘 연결 부위를 놓는다.

☞ 사용한 솜과 쓰레기를 버리고, 바이알에 약물이 남아 있을 경우에는 다음 사용을 위해 대상자 이름, 날짜, 시간, 약물의 양을 기록한 후 냉장고에 보관한다.

23 근육주사

■ 목 표

① 환자에게 근육주사의 목적과 절차를 설명할 수 있다.
② 근육주사 약물을 정확하게 준비할 수 있다.
③ 근육주사 부위를 정확히 선정하여 근육주사를 실시할 수 있다.
④ 근육주사 실시 후 간호기록지에 기록할 수 있다.

■ 물 품

근육주사용 둔부모형, 투약카드(또는 컴퓨터 출력물), 일회용 멸균 주사기(바늘 포함) 규격별(2~5cc) 2개씩, 소독솜, 손소독제, 투약카트 또는 쟁반(tray), 약품(Diclofenac 4mg)라벨이 붙은 앰플 2개-시나리오에 따라 주사부위 및 약품이 달라짐, 투약기록지, 간호기록지, 손상성폐기물 전용용기, 일반 의료폐기물 전용용기

■ 수행 항목

수행 방법 및 절차

1

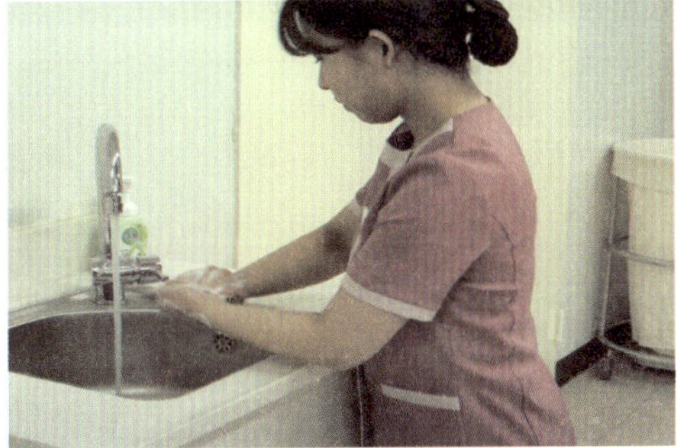

세균의 전파를 막아 감염의 기회를 줄이기 위해 물과 비누로 손위생을 수행한다.

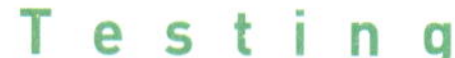

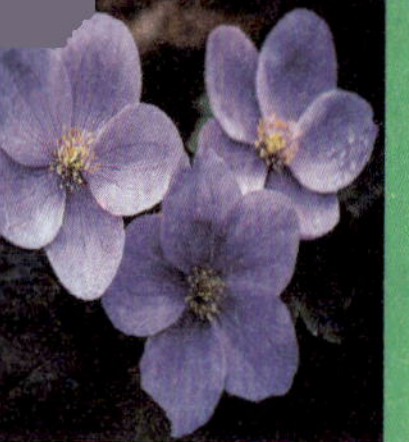

2

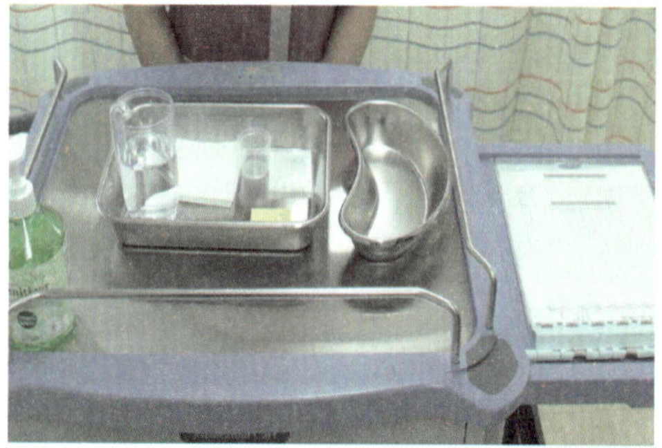

투약오류 예방을 위해 투약처방(투약카드 또는 컴퓨터 출력물 등)과 투약원칙[5 rights; 환자(등록번호, 환자명), 약물, 용량, 경로, 시간]을 확인한다.

3

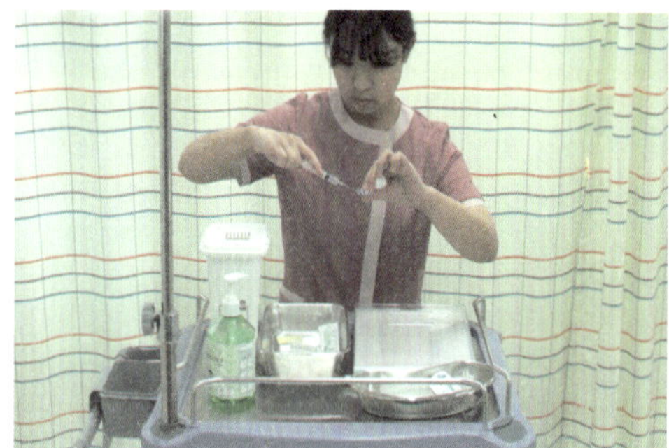

근육주사에 필요한 약물을 정확한 용량 및 방법으로 주사기에 준비한다. 근육주사에 필요한 물품을 준비한다.

4

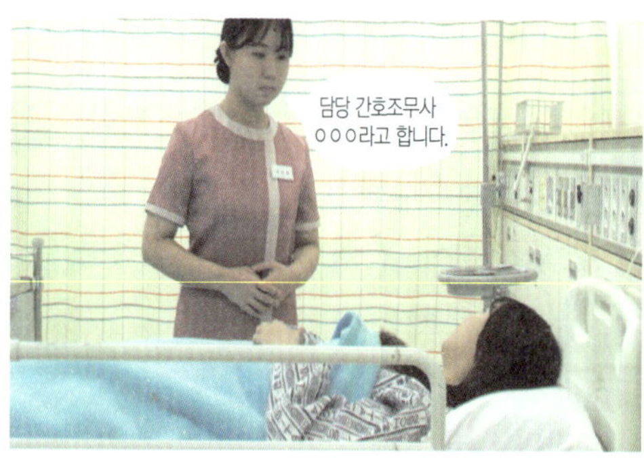

준비한 물품을 가지고 환자에게 가서 자신을 소개한다.

5

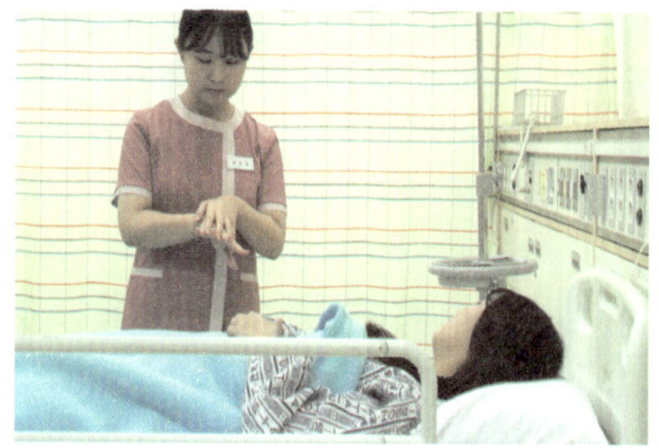

세균의 전파를 막아 감염의 기회를 줄이기 위해 손소독제로 손위생을 수행한다.

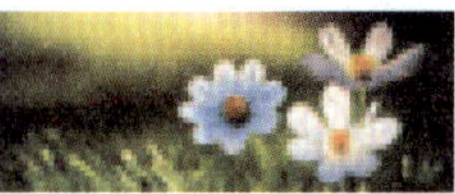

6

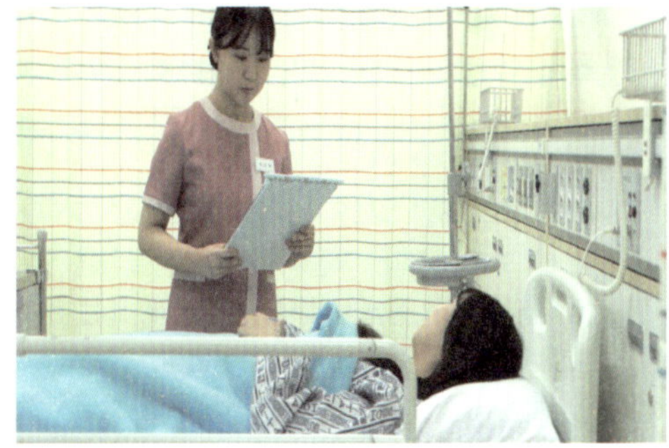

투약오류 예방을 위해 환자의 이름을 개방형으로 질문("환자분 성함이 어떻게 되시죠?")하여 환자를 확인하고, 입원팔찌와 투약카드를 대조하여 환자(이름, 등록번호)를 확인한다.

7

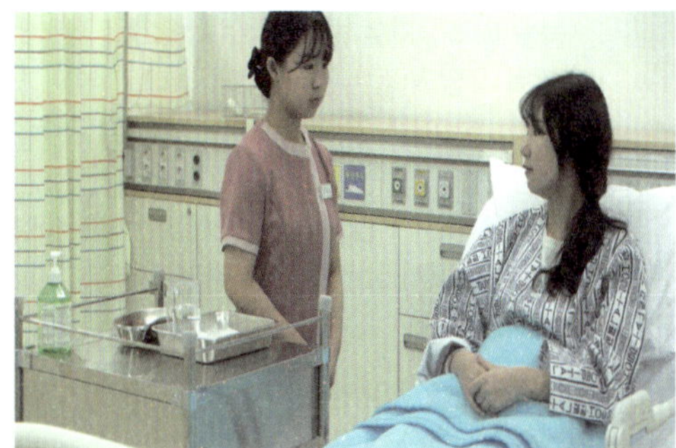

불안감을 완화하고 협조를 얻을 수 있으므로 약물의 투여 목적과 작용 및 유의사항에 대해 설명한 다음 의문사항이 있으면 질문하도록 한다.

8

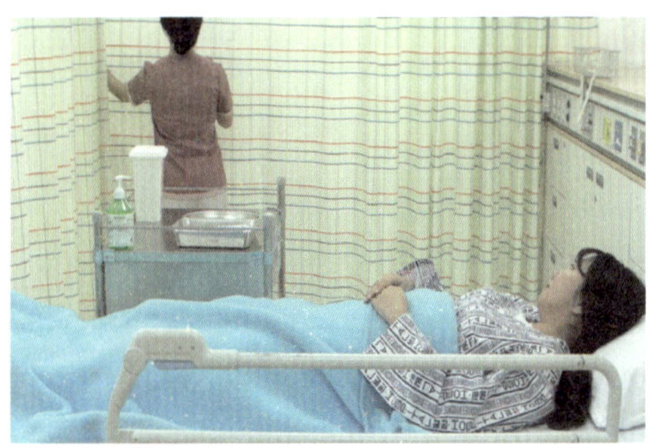

환자의 사생활 보호를 위해 커튼(스크린)을 친다.

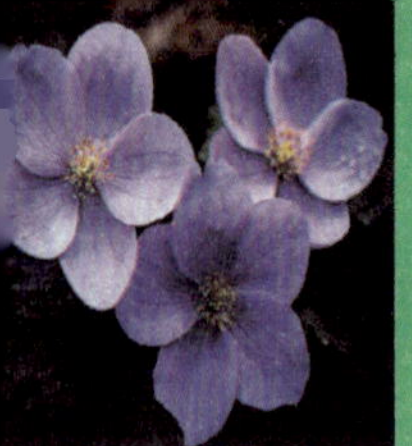

9

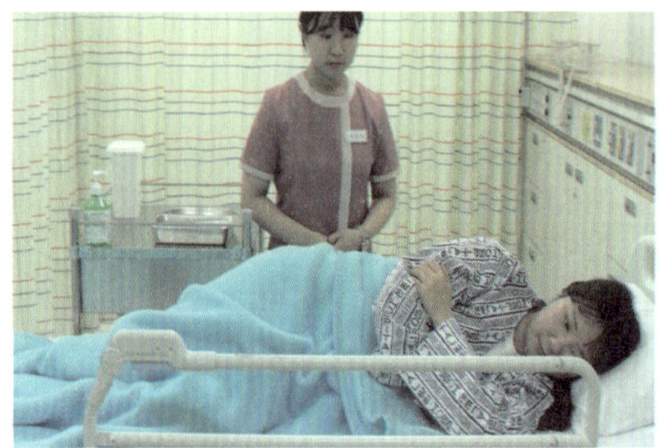

환자의 상태와 약물 용량에 따라 적합한 주사부위를 정한 후 주사 시 올 수 있는 불편감을 최소화하기 위해 근육이 이완되는 적절한 체위를 취하도록 하고 주사부위를 노출시킨 다음 주사부위를 선정한다.

① 둔부의 배면 : 복위 자세에서 발끝을 안쪽으로 모으고 둔부를 노출시킨다. 대전자와 후상장골극을 잇는 가상의 선의 상외측이나 장골능에서 5cm 아래, 또는 둔부를 4등분한 상외측부위를 주사부위로 선정한다.

② 둔부의 복면 : 측위로 누워 대퇴를 굴곡시켜 이완되도록 무릎을 구부리도록 한다. 손바닥을 환자의 대전자 위에, 집게 손가락은 전상장골극 위에 올려놓고 가운데 손가락은 장골능을 따라 V자로 벌린다. 그 사이가 주사부위이다.

③ 대퇴 : 앉거나 누운 자세에서 대퇴 부위 외측광근을 3등분한 가운데 부분, 또는 대퇴직근 부위를 주사 부위로 선정한다.

④ 삼각근 중앙 : 앉거나 선 자세 또는 측위에서 상박의 외측, 견봉돌기에서 5cm 아래 부위가 주사부위이다.

10

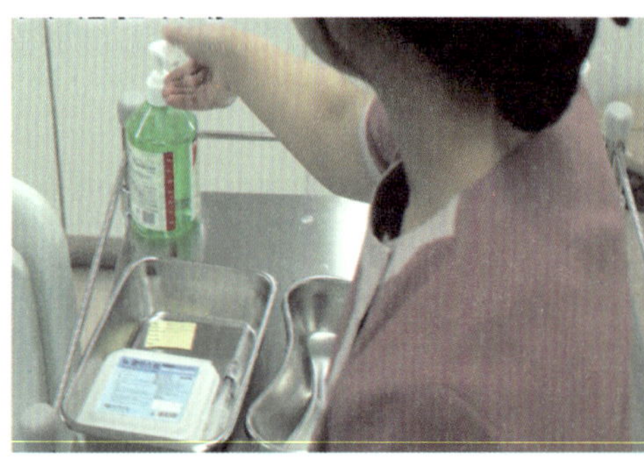

세균의 전파를 막아 감염의 기회를 줄이기 위해 손소독제로 손위생을 수행한다.

11

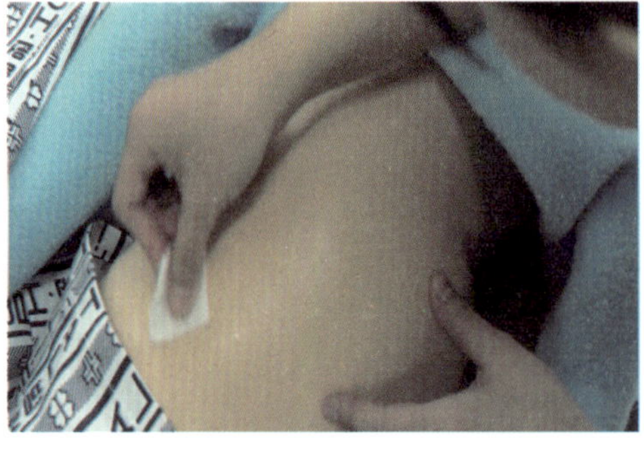

선정된 부위를 소독솜으로 안쪽에서 바깥쪽으로 5~8cm 정도 둥글게 닦아낸다. 소독약이 마르면 투약카드를 보고 약을 확인한 후 한 손으로 주사기를 집어 올려 주사바늘 뚜껑을 제거한다.

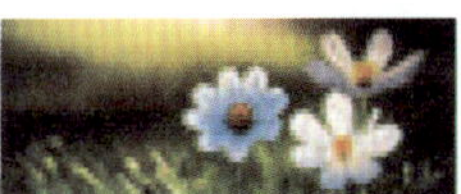

12

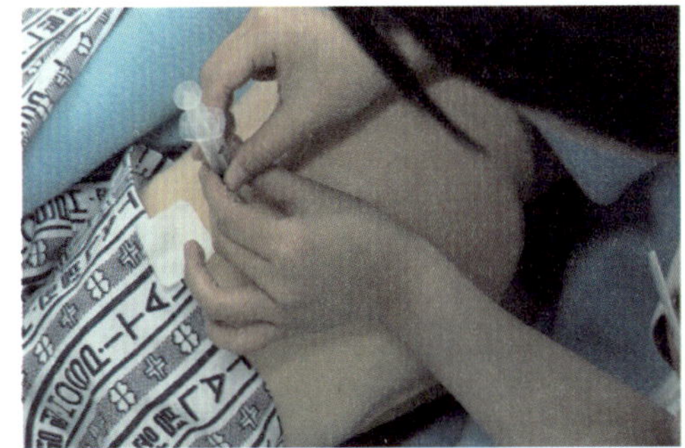

주사바늘을 90°로 주사부위 근육을 통증 감소를 위해 재빨리 찌른다.

13

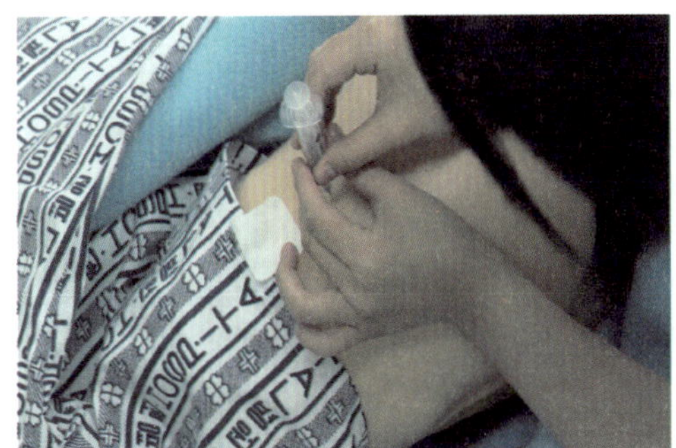

주삿바늘이 조직 속에 들어가면 피부를 잡았던 손의 엄지와 검지로 주사기 하단부를 잡고, 주사기를 잡았던 손으로는 주사기의 내관을 약간 뒤로 당겨 혈액이 나오는 지 본다. 나오지 않으면 주사기 내관을 당겨보던 손의 엄지손가락으로 내관을 밀어서 약물을 천천히 주입한다.(만약 주사기에 혈액이 보이면 주사기를 빼고 주사 준비를 처음부터 다시 시작함)

14

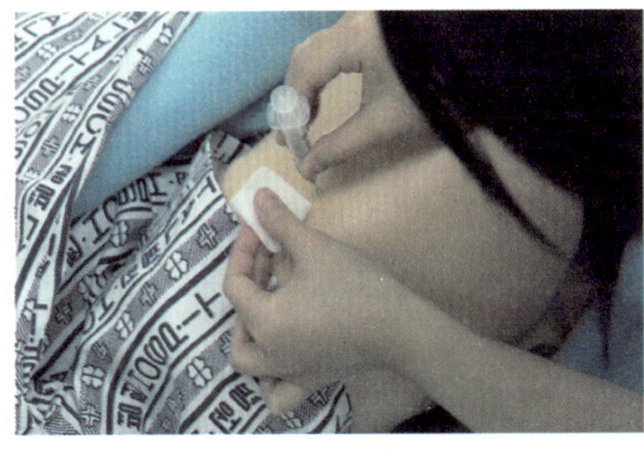

약물 주입이 끝나면 소독솜으로 주사부위를 누르면서 주사바늘 삽입할 때와 같은 각도로 주사기를 재빨리 빼서 쟁반에 놓고, 소독솜을 댄 채로 약물이 잘 스며들도록 주사부위를 문질러준다.(주사바늘 제거 후 출혈이 있을 때는 주사부위를 1~2분 정도 눌러준다.)

15

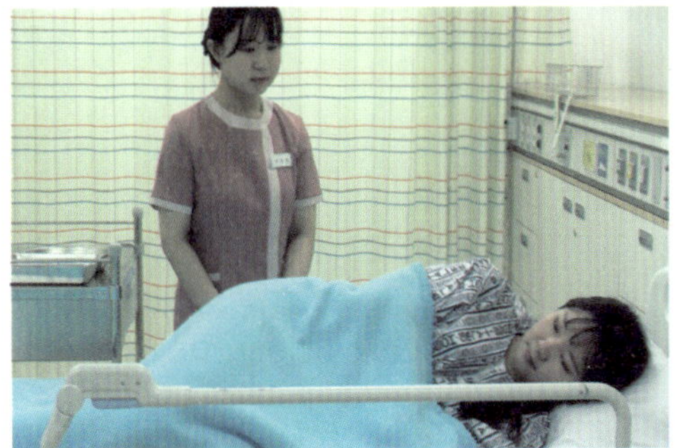

소독솜을 쟁반에 놓고 환의를 입힌 후 환자의 자세를 편안하게 해준다.

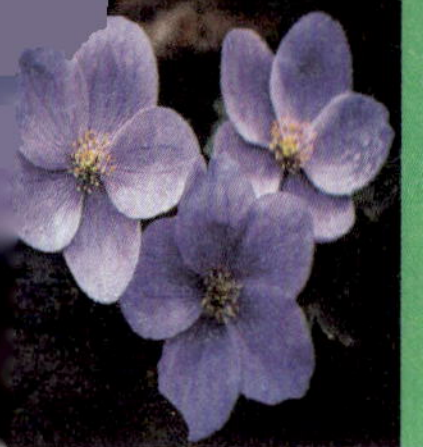

16 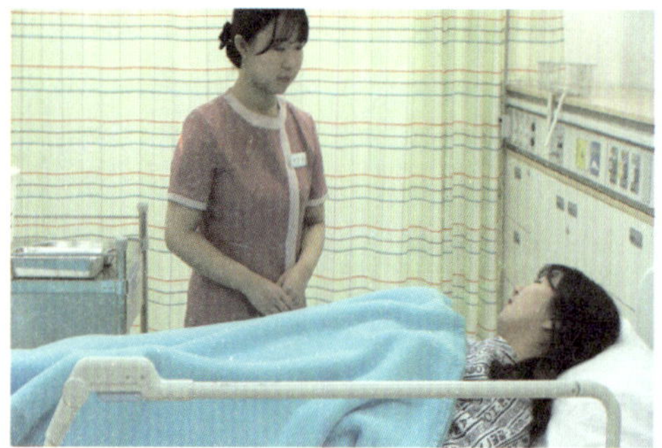

주사 후의 기대효과에 대해 설명한다.

17 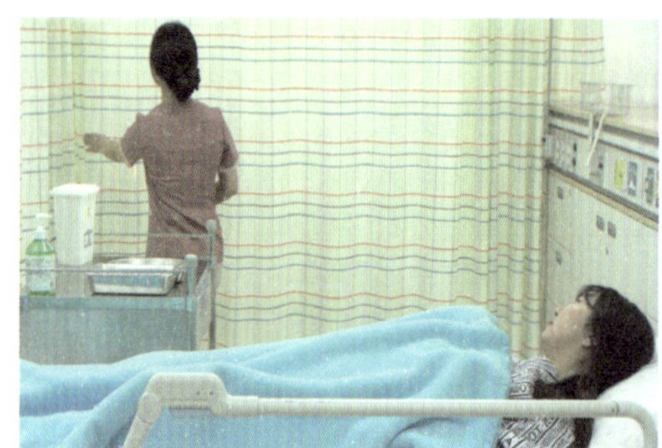

커튼(스크린)을 걷는다.

18 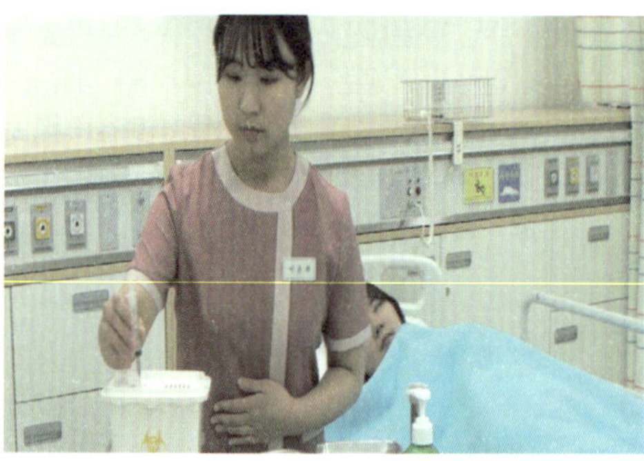

사용한 물품을 정리한다. 주사침 사고 예방을 위해 사용한 주삿바늘은 뚜껑을 다시 씌우지 않은 채 손상성폐기물 전용용기에 버린다. 소독솜과 주사기는 일반 의료폐기물 전용용기에 버린다.

19 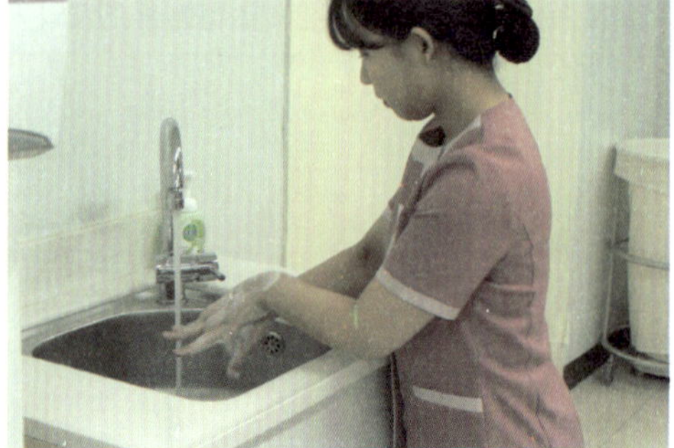

세균의 전파를 막아 감염의 기회를 줄이기 위해 물과 비누로 손위생을 실시한다.

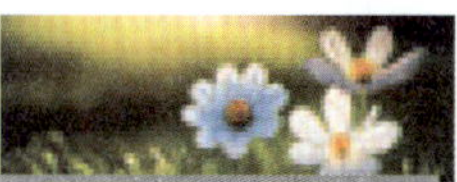

20

등록번호: 20180201
성명: 김 다나
주민등록번호: 9503**－2*****

날짜	시간	간호 기록	서명
2/1	14:00	통증 척도(NRS) 결과 7점 호소하여 처방된	
		Riomycin 2mg IM 투여 준비함.	
		둔부의 복면 주사 부위에 투여 후 부작용 설명함.	
		주사 부위, 전신 반응 특이 사항 관찰되지 않음.	RN.이은하

간호기록지와 투약기록지에 기재할 내용을 기록한다.(환자명, 약물, 용량, 경로, 시간을 기록, 필요시 투약목적, 환자의 반응, 투약 사유 또는 못한 이유 등)

24 피하주사

■ 목 표

① 피하주사의 목적과 절차를 설명할 수 있다.
② 혈당 검사와 피하주사에 필요한 물품과 약물을 정확하게 준비할 수 있다.
③ 피하주사 부위를 정확하게 선정하여 피하주사를 실시할 수 있다.
④ 피하주사 수행 후 기록하고 인슐린을 투여한 경우 적절한 처치를 수행할 수 있다.

■ 물 품

투약카드(또는 컴퓨터 출력물), 주사용 인슐린, 인슐린 주사기, 간이 혈당측정기, 피하주사 모형, 채혈기(penlet), 채혈침(lancet), 소독솜, 손소독제, 피하주사 부위 순환 그림

■ 수행 항목

수행 방법 및 절차

1

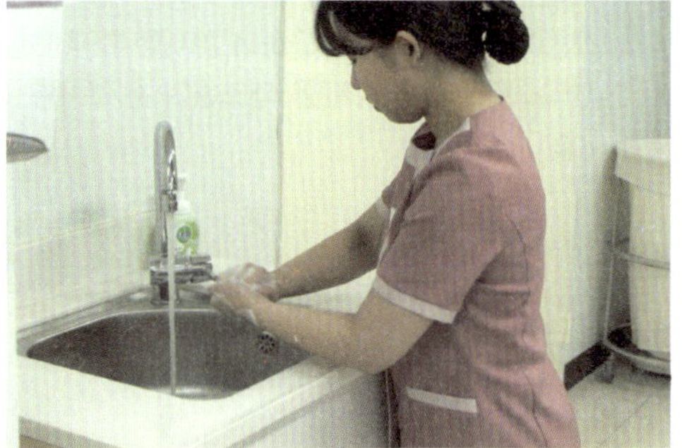

세균의 전파를 막아 감염의 기회를 줄이기 위해 물과 비누로 손위생을 실시한다.

2

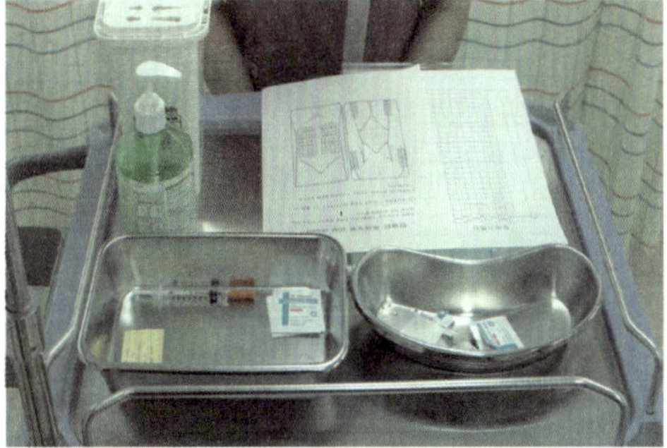

피하주사에 필요한 물품을 준비한다.

3

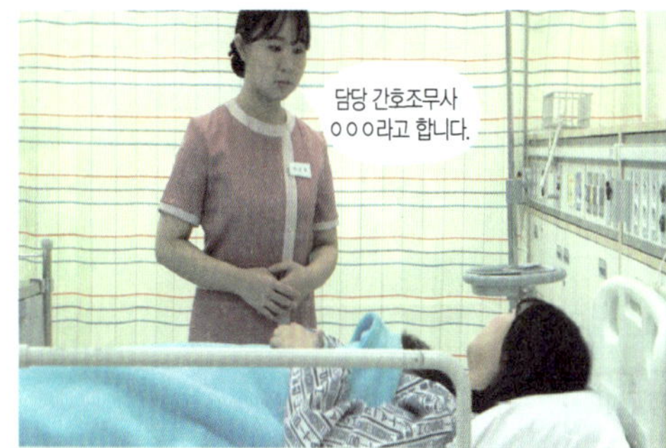

준비한 물품을 가지고 환자에게 가서 자신을 소개한다.

4

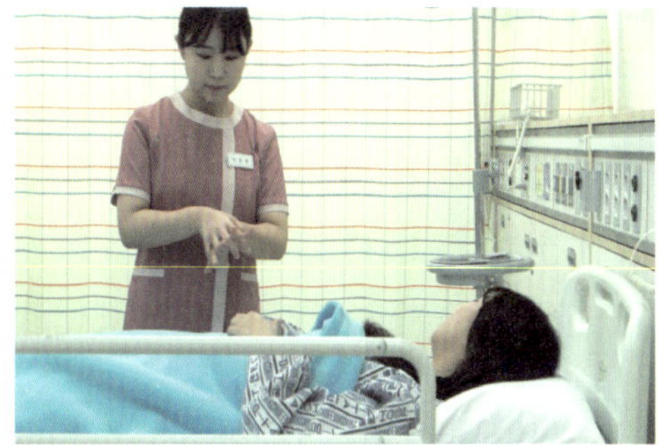

세균의 전파를 막아 감염의 기회를 줄이기 위해 손소독제로 손위생을 수행한다.

5

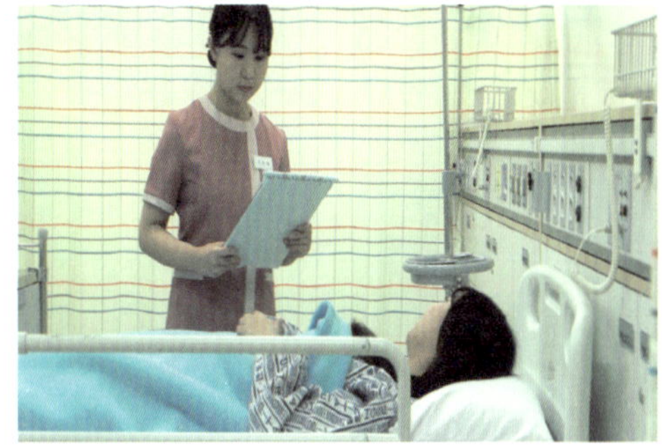

투약오류 예방을 위해 환자의 이름을 개방형으로 질문("환자분 성함이 어떻게 되시죠?")하여 환자를 확인하고, 입원팔찌와 환자리스트(또는 처방지)를 대조하여 환자(이름, 등록번호)를 확인한다.

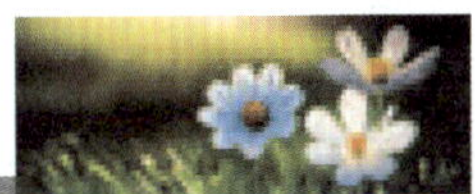

6

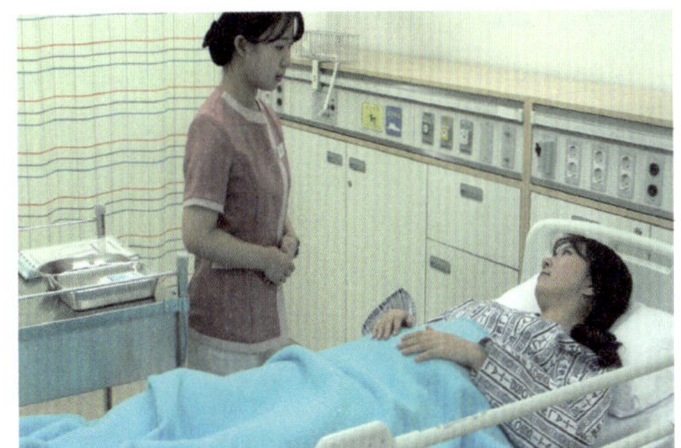

약물의 투여목적과 작용 및 유의사항을 설명한 후 손씻기를 수행한다.

7

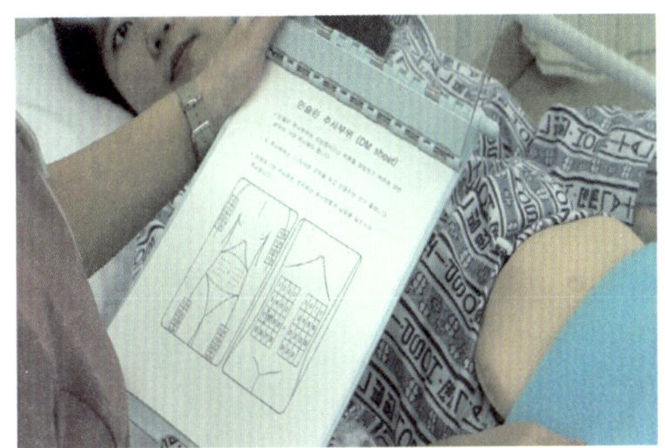

인슐린 주사 부위 기록지(그림표)를 보고 주사 부위를 선택한 후 환자에게 편안한 자세를 취하도록 한다.(주사 부위에 타박상, 부종, 경결, 민감성, 변색 등이 있는지 사정한 다음 이전 주사부위를 확인하고 이번에 교대로 주사해야 할 주사부위를 확인한다.)

8

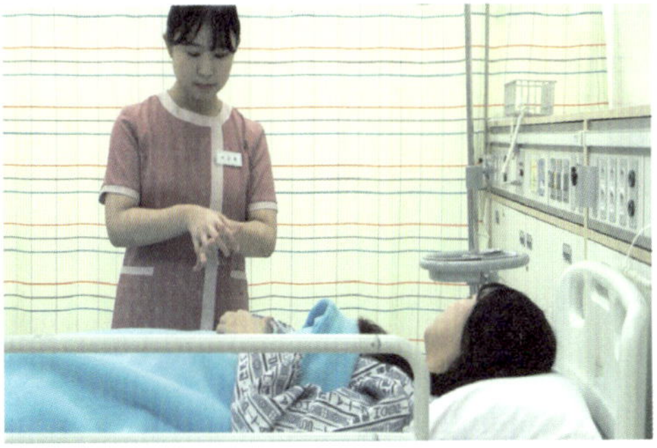

세균의 전파를 막아 감염의 기회를 줄이기 위해 손소독제로 손위생을 수행한다.

9

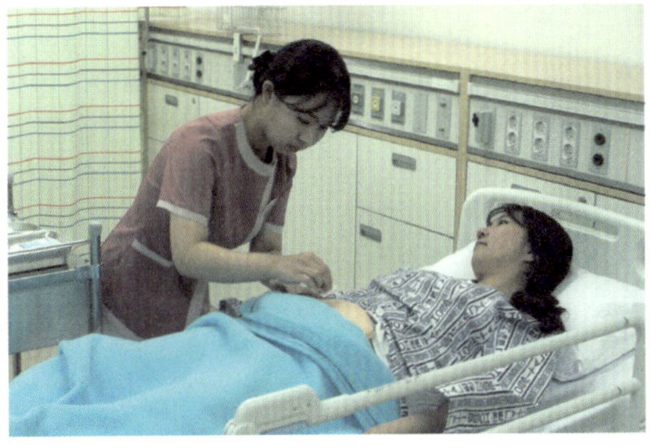

주사 놓을 부위를 소독솜으로 안에서 바깥쪽으로 직경 5~8cm 정도 둥글게 닦는다.

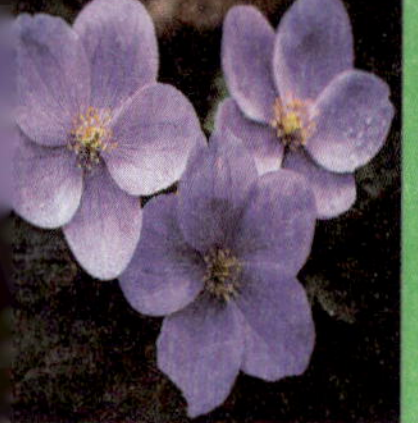

10

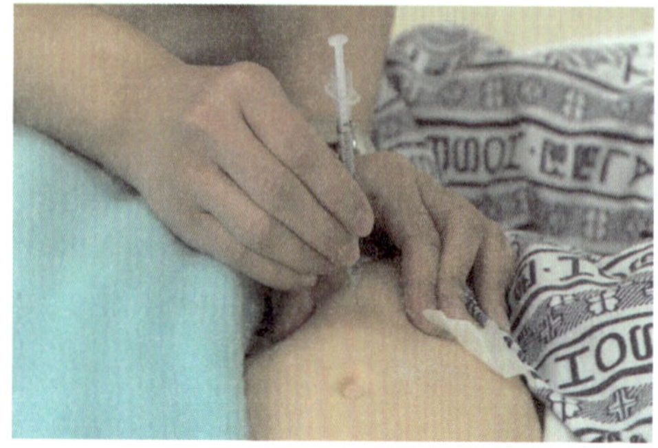

주사 바늘 뚜껑을 제거하고, 주사기를 잡지 않은 손으로 주사 부위 주변의 피부를 팽팽하게 잡는다. 주삿바늘을 45°~90°로 빠르게 삽입한다.

11

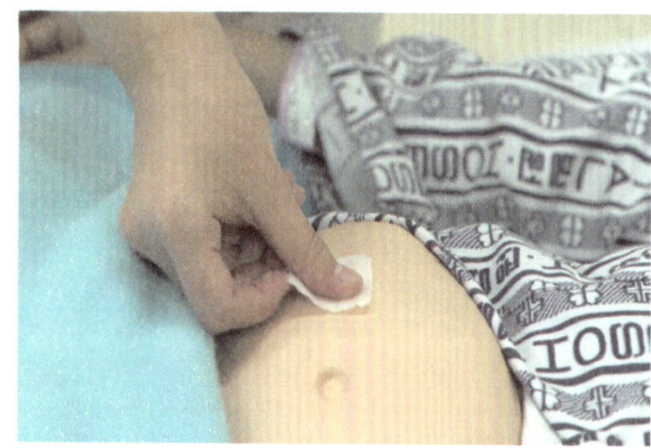

삽입 시의 각도를 유지하며 주사바늘을 재빨리 뺀 후 주사기는 쟁반(tray)에 넣고, 주사기를 빼낸 부위는 소독솜으로 살짝 눌러 주되 인슐린 주사부위를 문지르면 약물 흡수가 빨라지므로 문지르지 않는다.

12

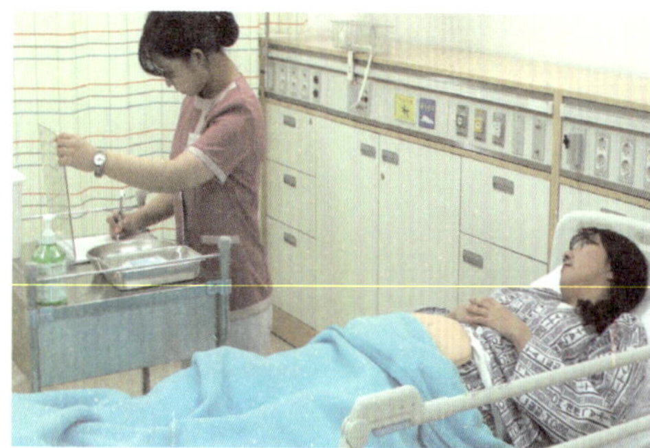

인슐린 주사부위 기록지(그림표)에 주사시행 사항을 기록한다(날짜, 시간, 서명).

13

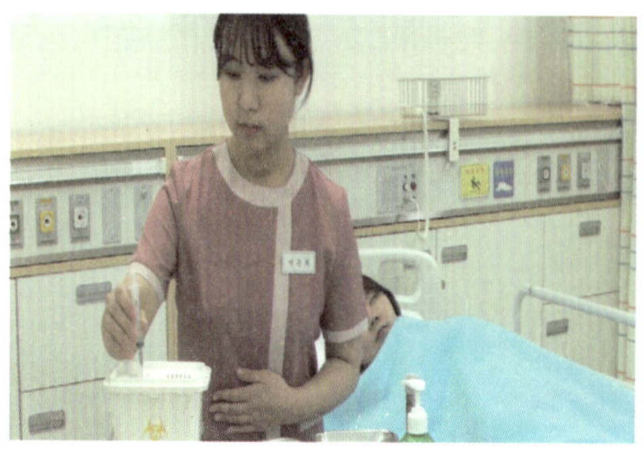

사용한 물품을 정리한다. 주사침 사고 예방을 위해 사용한 주삿바늘은 뚜껑을 되씌우지 않은 채 손상성폐기물 전용용기에 버리고, 소독솜과 주사기는 일반 의료폐기물 전용용기에 버린다.

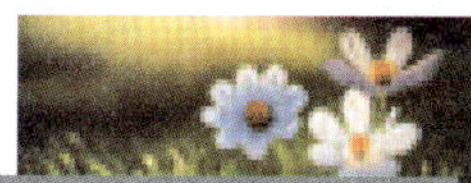

14

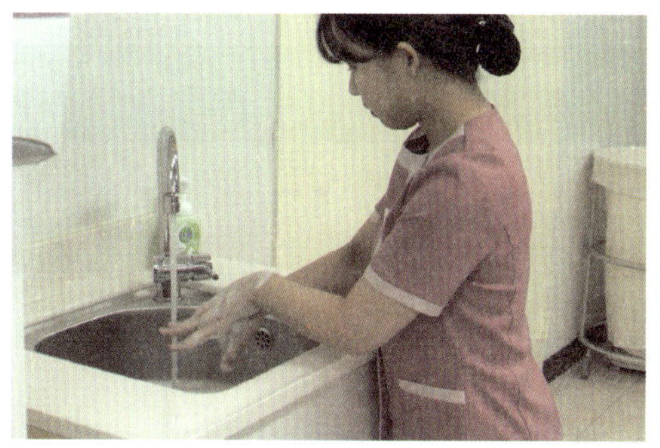

세균의 전파를 막아 감염의 기회를 줄이기 위해 물과 비누로 손위생을 수행한다.

15

등록번호: 20180201
성명: 김 다나
주민등록번호: 9503** - 2*****

날짜	시간	간호 기록	서명
2/1	14:00	혈액 검사 결과 혈당 250 측정되어 김다나 님께	
		HUmuline 6unit SC 처방되어 5right 확인하여	
		투약 준비함. DM sheet 확인하여 주사부위 확인	
		하여 복부 우측 2번째에 투약함. 저혈당 위험성	
		을 설명하고 문지르지 않도록 교육함.	RN.이은하
	14:30	혈당 재 측정 결과 150 측정됨. 어지러움 호소	
		하지 않고 부작용 관찰되지 않음.	RN.이은하

간호기록지와 투약기록지에 기록한다.(환자명, 약물, 용량, 경로, 시간, 필요시 투약목적, 환자의 반응, 투약 못한 이유, 혈당 측정결과, 인슐린 투여량)

25 피내주사(전완의 내측면)

■ 목 표

① 피내주사의 목적과 절차를 설명할 수 있다.
② 피부반응 검사에 필요한 용액과 필요한 물품을 준비할 수 있다.
③ 피내주사를 정확히 수행할 수 있으며, 그 결과를 판독 · 기록할 수 있다.

■ 물 품

투약카드(또는 컴퓨터 출력물), 1mL 주사기 2개, 5mL 주사기, 소독솜, 피내 주사용 모형, 주사용 바이알, 주사용 증류수(혹은 생리식염수) 앰플, 투약카트 또는 쟁반(tray), 투약기록지, 손상성폐기물 전용용기, 일반 의료폐기물 전용용기, 손소독제

■ 수행 항목

수행 방법 및 절차		
1	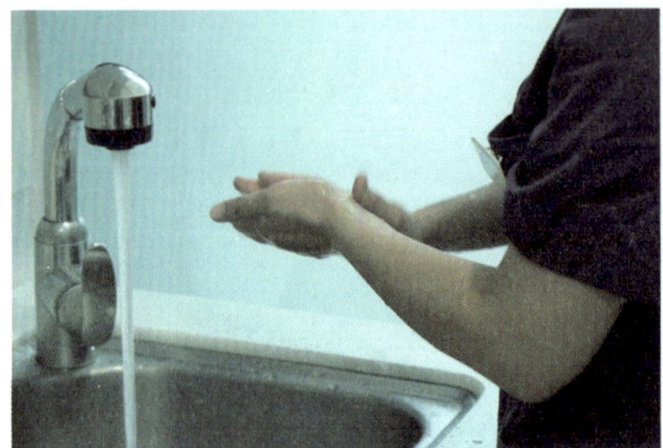	세균의 전파를 막아 감염의 기회를 줄이기 위해 물과 비누로 손위생을 수행한다. 
2	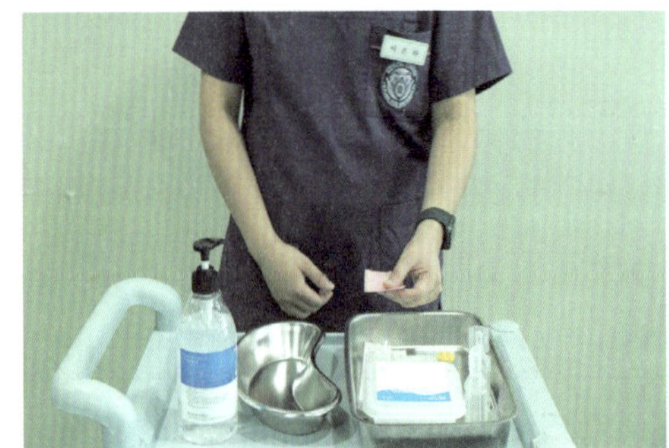	투약오류 예방을 위해 투약처방(투약카드 또는 컴퓨터 출력물 등)과 투약원칙(환자 (등록번호, 환자명), 약물, 용량, 경로, 시간)을 확인한다.
3	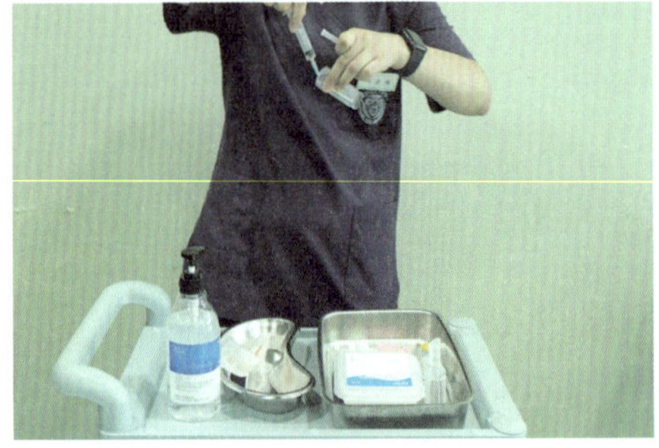	주사기로 주사용 증류수 5mL를 앰플에서 빼낸다.
4	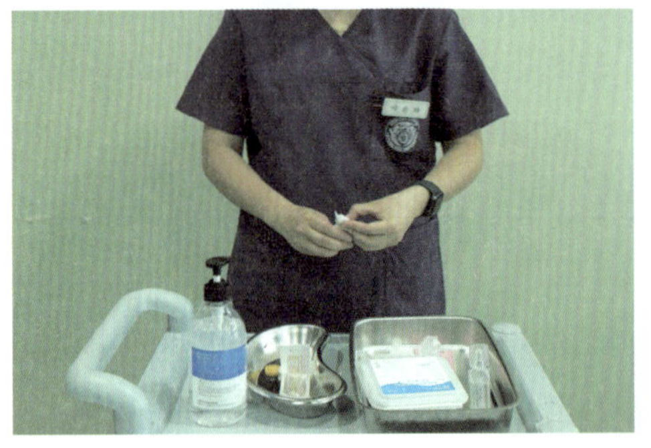	약물이 든 바이알의 고무마개를 소독솜으로 닦는다.

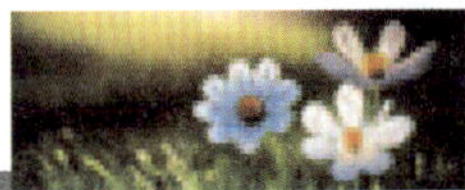

5

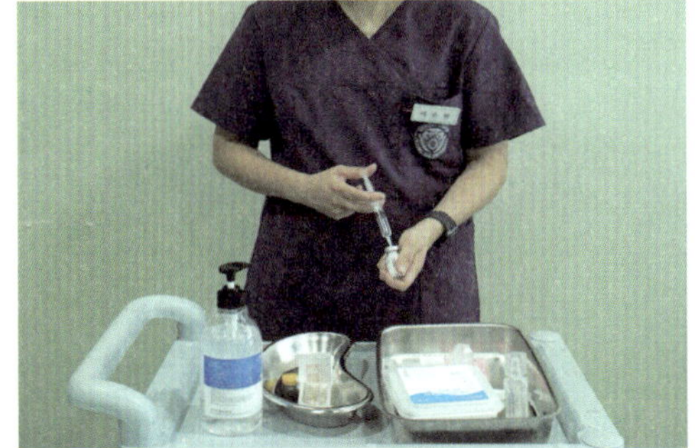

바이알에 1g의 약물이 들어있는 경우 바이알에 증류수 또는 생리식염수 5mL를 멸균적으로 주입한다(1000mg/5mL).

6

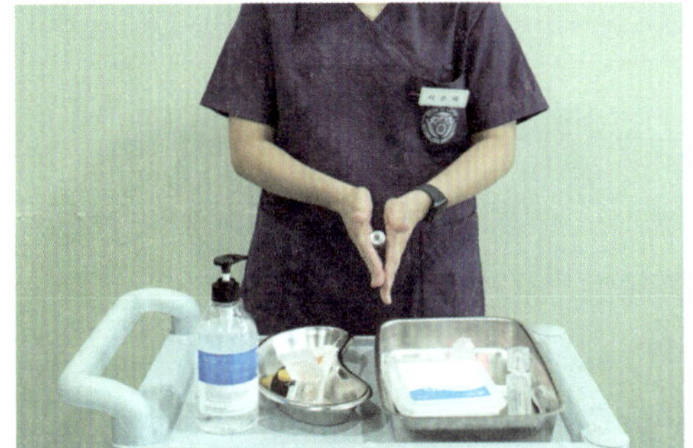

바이알에 들어있는 분말이 완전히 용해될 때까지 기포가 생기지 않게 조심스럽게 흔든다.

7

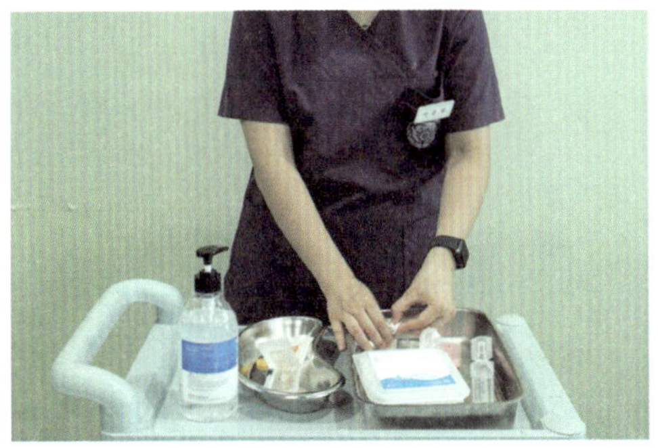

바이알의 고무마개를 소독솜으로 다시 닦는다.

8

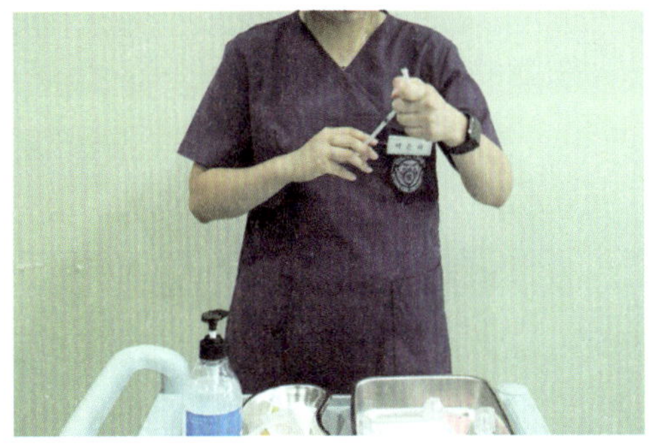

1mL 주사기로 바이알에서 0.1mL의 약물을 뽑고, 여기에 0.9mL 증류수를 넣어 1mL가 되도록 희석한다(20mg/mL).

9

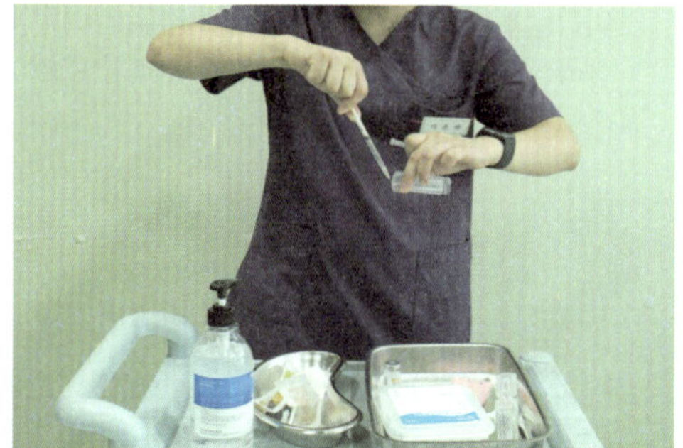

주사기 약물을 0.1mL만 남기고 0.9mL는 버린다. 그리고 증류수 0.9mL를 넣어 1mL가 되도록 희석한다(2mg/mL).

10

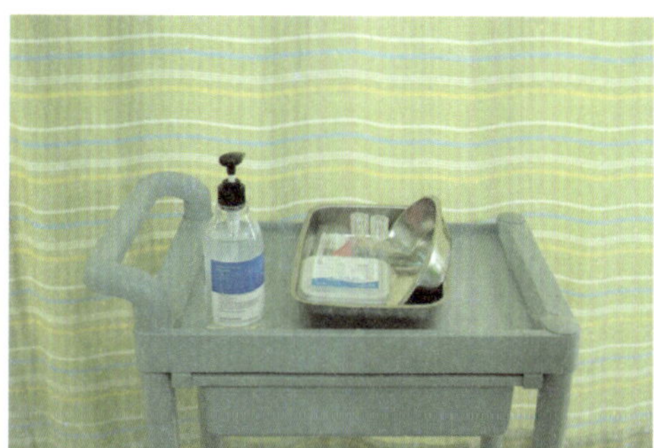

피내주사에 필요한 물품을 준비한다.

11

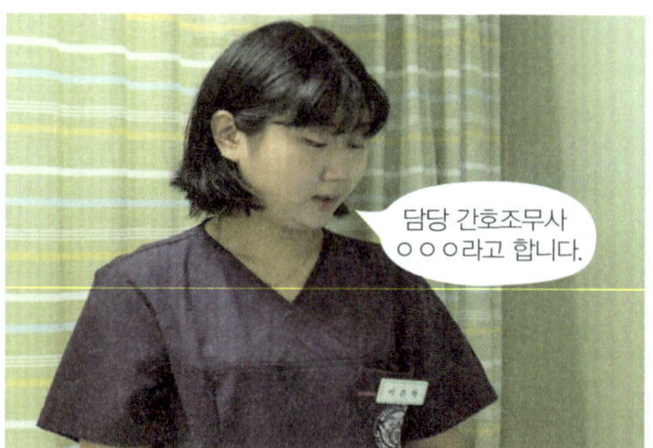

준비한 물품을 가지고 환자에게 가서 자신을 소개한다.

12

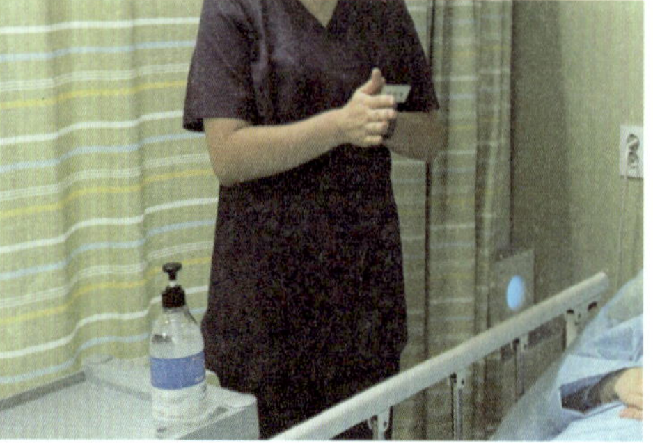

세균의 전파를 막아 감염의 기회를 줄이기 위해 손소독제로 손위생을 수행한다.

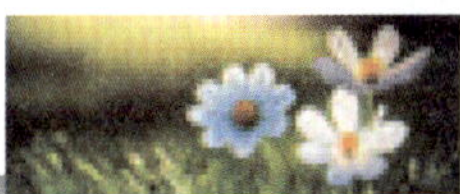

13

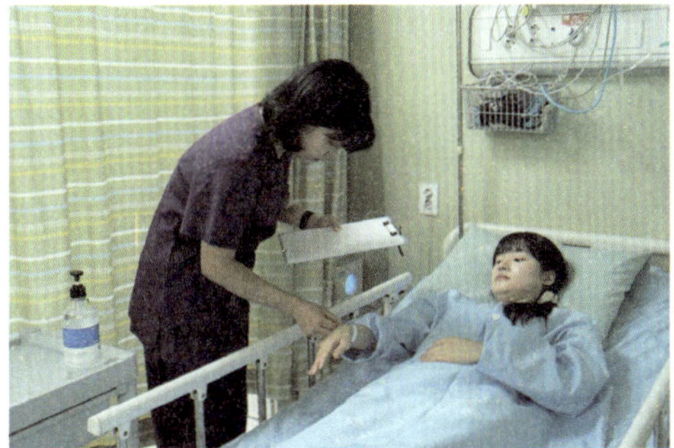

환자 이름을 개방형으로 질문("환자분 성함이 어떻게 되시죠?")하여 환자를 확인하고, 입원팔찌와 투약카드(또는 컴퓨터 출력물)를 대조하여 환자(이름, 등록번호)를 확인한다.

14

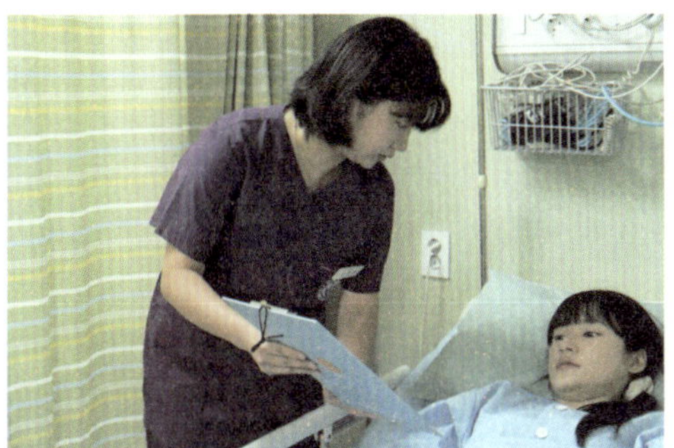

환자에게 피내주사의 목적과 절차를 설명한다.

15

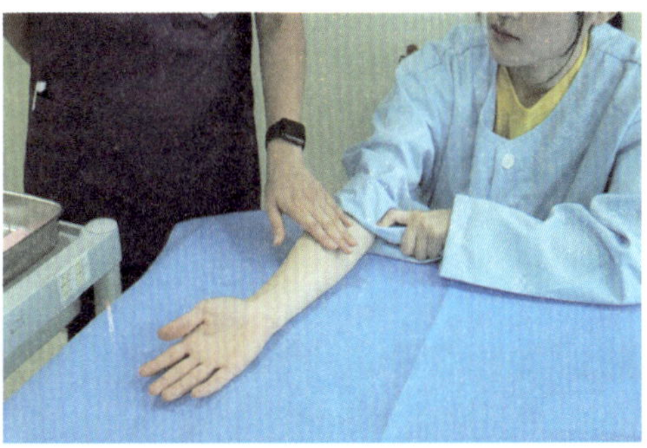

적절한 주사 부위를 선택한다(주로 전완의 내측면).

16

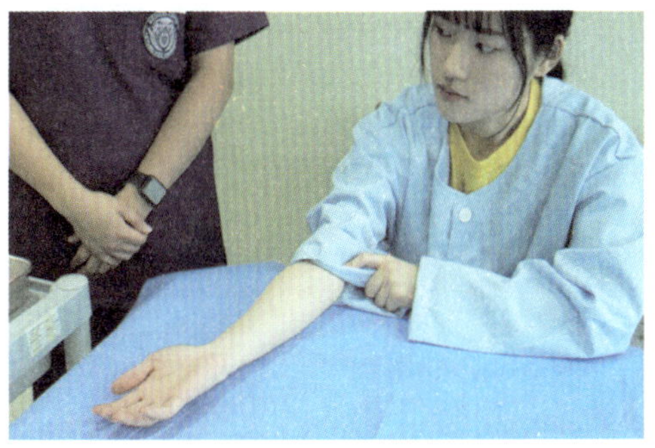

환자의 팔을 침대나 침상 밑 탁자 위에 바로 펴서 얹은 다음 편안한 자세로 있게 한다.

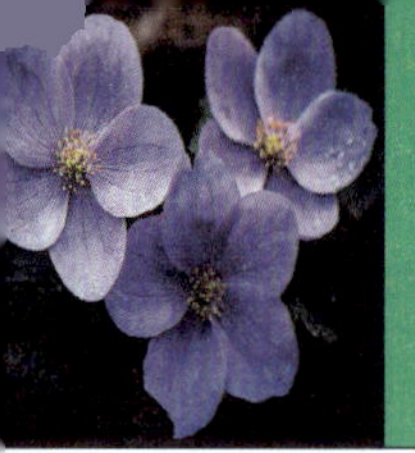

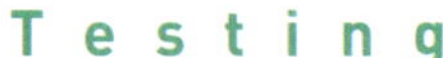

17

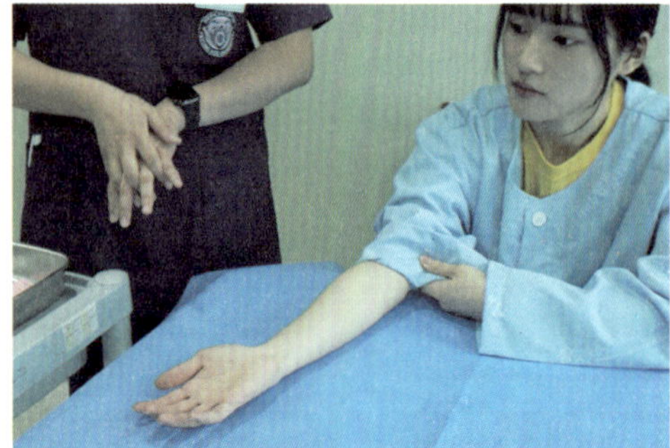

세균의 전파를 막아 감염의 기회를 줄이기 위해 손소독제로 손위생을 수행한다.

18

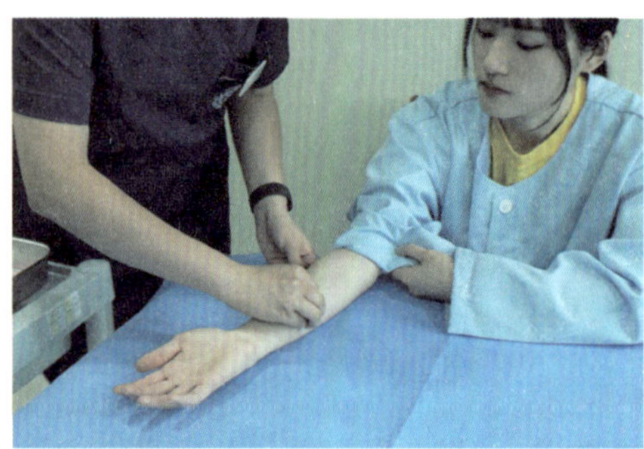

소독솜으로 주사 부위를 직경 5~8cm 정도 안에서 바깥쪽으로 둥글게 닦은 다음 소독액이 마를 때까지 잠시 기다린다. 이는 소독액이 휘발하면서 소독 효과를 나타내고, 소독액이 남은 상태에서 주사하면 피부자극을 더 줄 수 있으므로 이런 부작용을 줄일 수 있다.

19

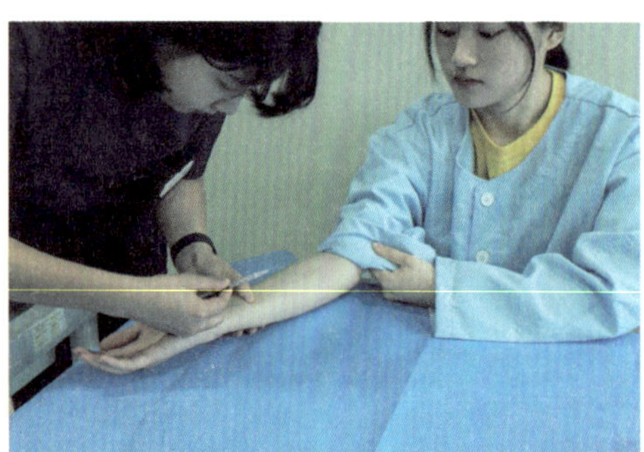

주사하지 않는 한 손으로 주사부위 위쪽 또는 아래쪽으로 2~3cm 떨어진 부위의 피부를 팽팽하게 잡아당긴다.

20

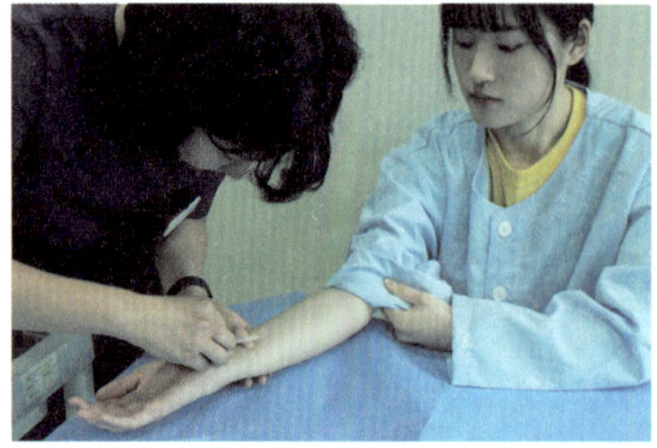

다른 손으로 주삿바늘의 사면(경사진 면)을 위로 가게 하여 주사기가 피부와 10~15°의 각도를 유지하도록 잡은 다음 진피층에 주삿바늘의 사면이 들어갈 때까지 피내에 삽입한다. 사면이 아래로 내려가면 피하조직으로 약물이 들어갈 가능성이 크다.

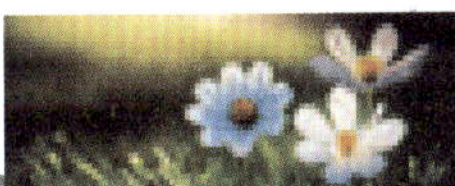

21

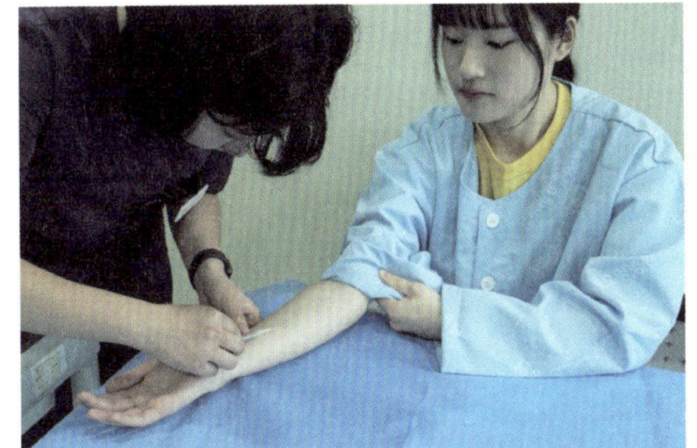

주삿바늘의 사면이 피내로 삽입되면 피부를 잡아당겼던 손으로 주사기 밀대를 밀어 직경이 약 5~6mm(0.05mL) 정도의 낭포가 피부에 생길 때까지 약물을 서서히 주입한다.

22

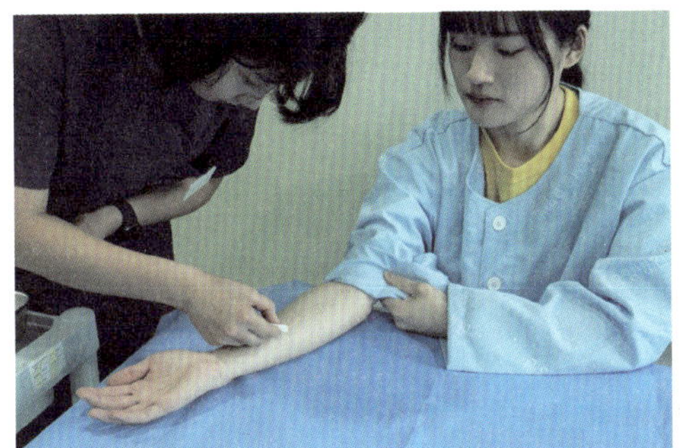

주삿바늘을 들어간 각도로 빼낸 후 주삿바늘이 빠져나온 부위로 약물이 나와 물기가 생긴 경우 마른 소독솜으로 살짝 닦아낸다. 주사침 사고 예방을 위해 주삿바늘은 뚜껑을 되씌우지 않은 채 손상성폐기물 전용용기에 버리고, 소독솜과 주사기는 일반 의료폐기물 전용용기에 버린다.

23

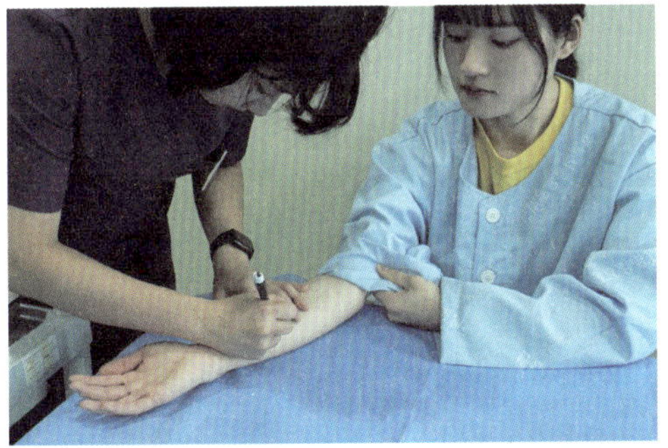

작은 낭포의 둘레를 볼펜으로 둥글게 표시한 후 약물과 시간을 적고 주사 부위는 마사지하지 않는다.

24

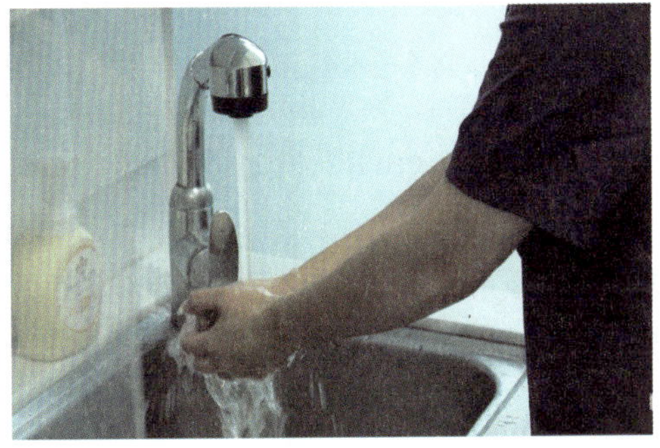

세균의 전파를 막아 감염의 기회를 줄이기 위해 물과 비누로 손위생을 수행한다.

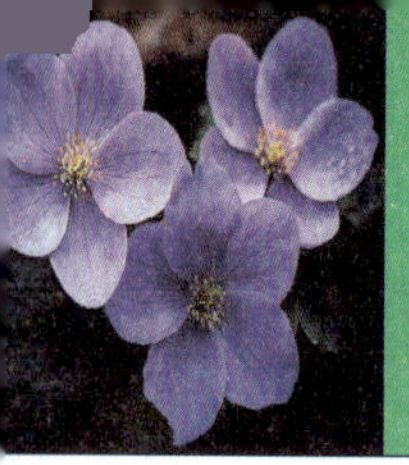

25

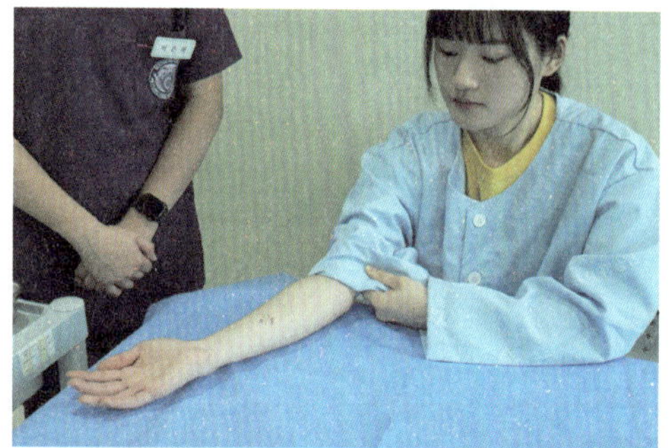

15분 후에 주사 부위의 피부반응 결과를 판독한다.

26

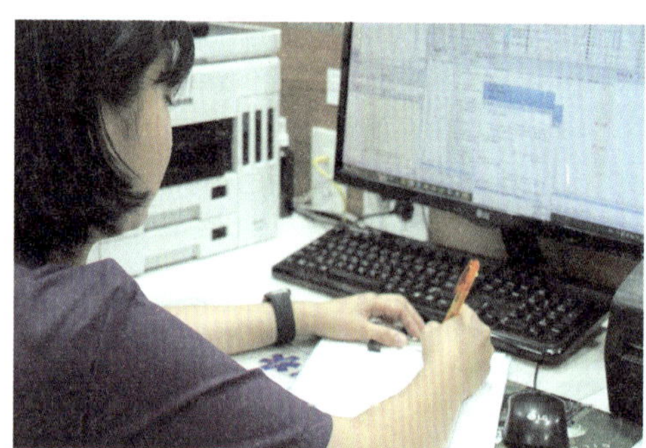

간호기록지에 기록[5rights(환자명, 약물, 용량, 경로, 투약시간), 피부반응결과(양성 혹은 음성), 필요시 투약목적, 환자의 반응, 투약 못한 이유]한다.

26 정맥주사(정맥 수액 주입)

▪ 목 표

① 수액주입의 목적과 절차 설명, 수액과 정맥주입 기구와 약물을 준비할 수 있다.
② 혈관 카데터 삽입(정맥천자)과 수액연결, 수액주입을 수행할 수 있다.
③ 정맥 수액 주입 용량과 속도를 적절하게 조절할 수 있다.
④ 정맥 수액 주입 후 간호기록지에 기록할 수 있다.

▪ 물 품

수액세트, 수액 걸대(IV pole), 22~24G 혈관 카테터(angio catheter), 지혈대(tourniquet), 5% Dextrose Water 500mL(수액백), 소독솜 또는 포비돈 스틱, 곡반(kidney basin), 투명 필름 드레싱(tegaderm 또는 IV 3000 또는 고정용 반창고), 5% DW 500mL IV라고 쓰여진 약 카드, 정맥 주사 팔 모형, 투약카트 또는 쟁반(tray), 투약기록지, 손소독제, 손상성 폐기물 전용용기, 일반 의료폐기물 전용용기, 수액백 부착용 라벨

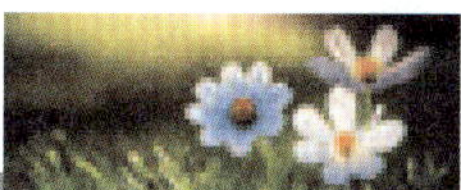

■ 수행 항목

수행 방법 및 절차

1

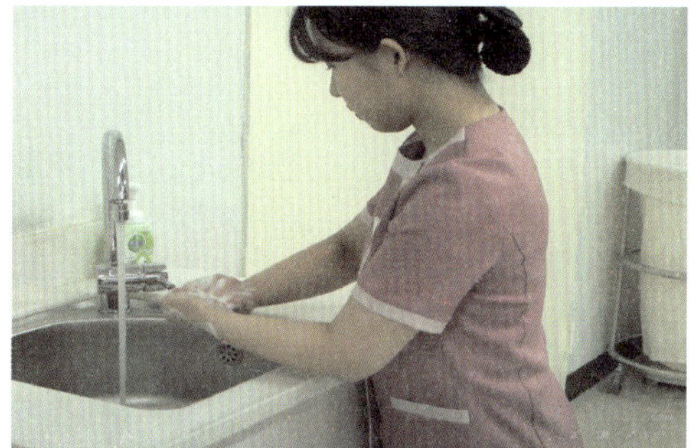

세균의 전파를 막아 감염의 기회를 줄이기 위해 물과 비누로 손위생을 수행한다.

2

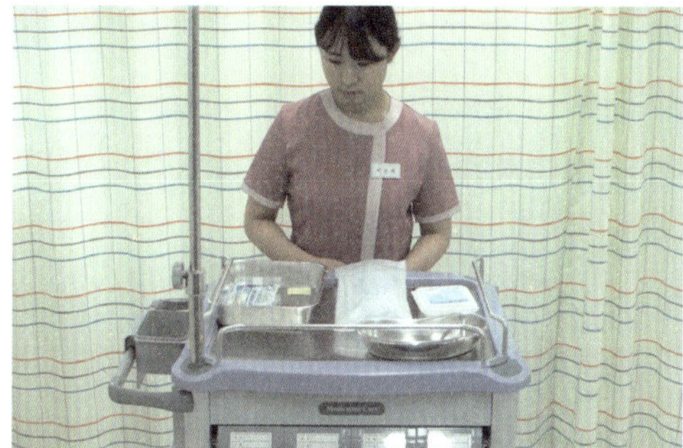

투약오류 예방을 위해 투약처방(투약카드 또는 컴퓨터 출력물 등)과 투약원칙[환자(등록번호, 환자명), 약물, 용량, 경로, 시간]을 확인한다.

3

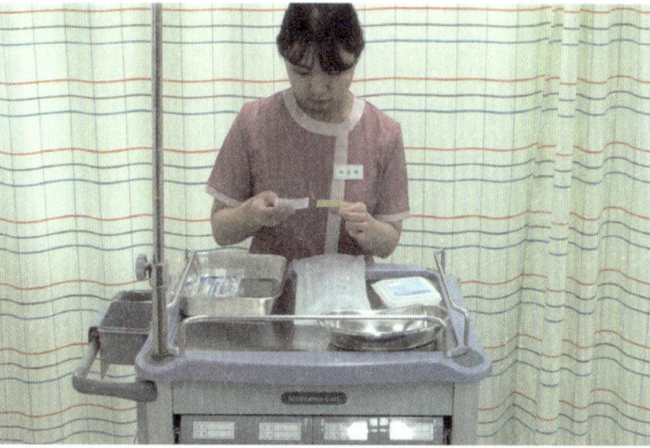

투약 처방을 보고 수액의 유효일자, 이물질 유무 등을 확인한 후, 정확한 수액, 수액주입에 필요한 물품을 준비한다.

4

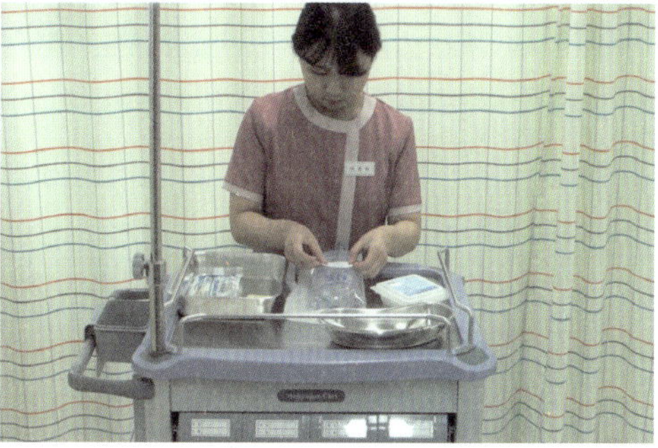

수액백에 날짜, 등록번호, 환자 이름, 수액명, 용량, 주입속도 등이 적혀 있는 라벨을 투약 카드와 대조 확인 후 붙인다.

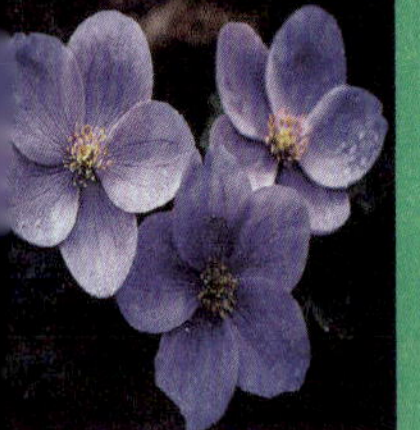

5

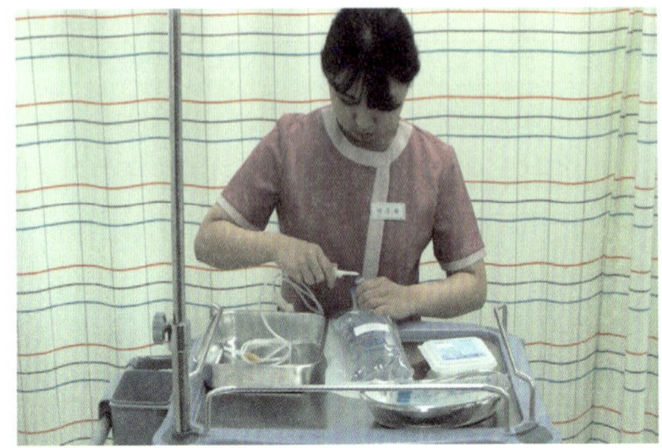

수액과 수액세트를 연결한다.

1) 수액백의 고무마개를 소독솜으로 닦은 후 수액세트를 꽂아 점적통의 반 정도를 수액으로 채운다.

6

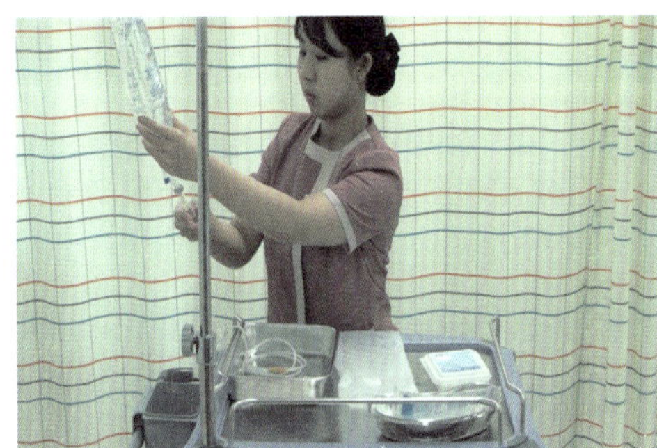

2) 수액백을 높이 들어 올리거나 수액걸대에 걸고 수액을 통과시켜 튜브의 공기를 뺀 후 조절기를 잠근다. 튜브 공기를 빼는 것은 공기색전증을 예방하기 위해서이다.

7

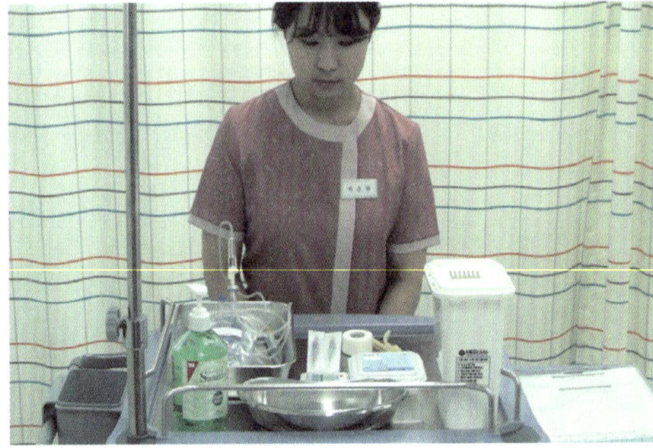

정맥 수액 주입에 필요한 물품을 준비한다.

8

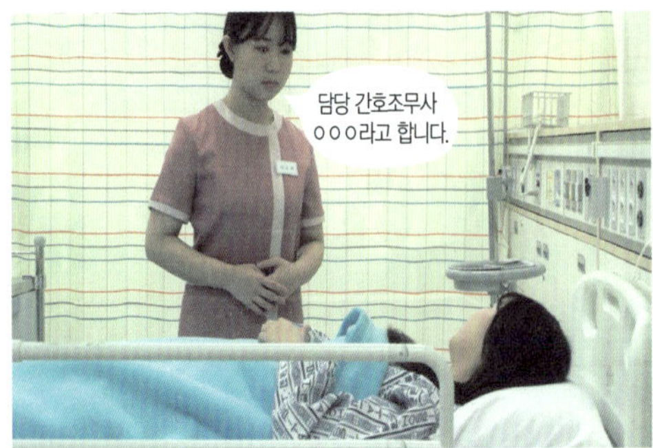

준비한 물품을 가지고 환자에게 가서 자신을 소개한다.

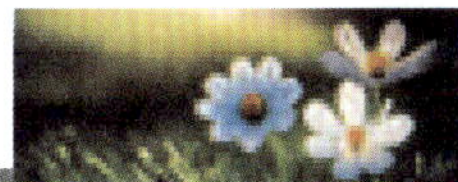

9

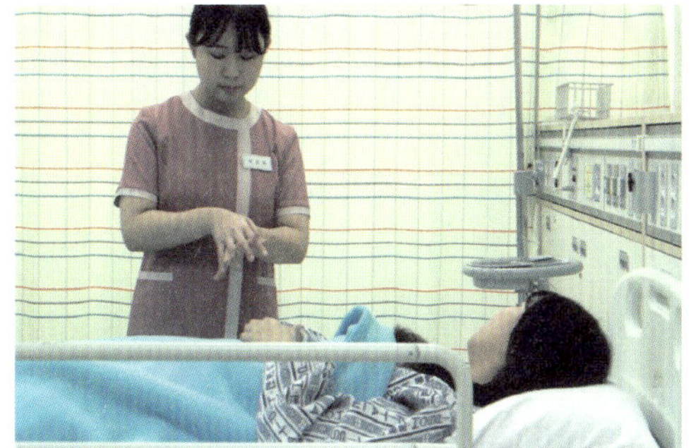

세균의 전파를 막아 감염의 기회를 줄이기 위해 손소독제로 손위생을 수행한다.

10

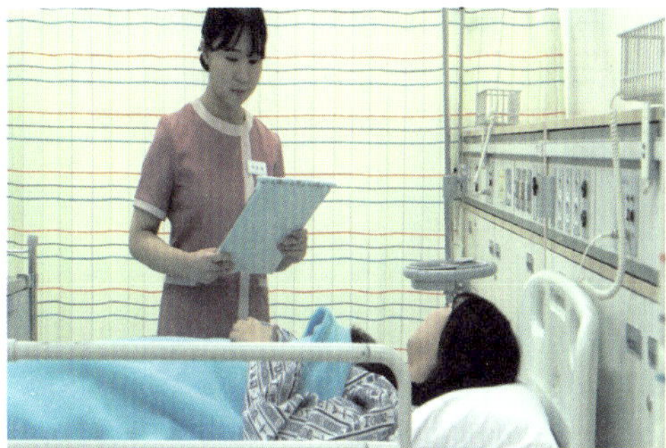

환자의 이름을 개방형으로 질문("환자분 성함이 어떻게 되시죠?")하여 확인하고, 입원팔찌와 투약카드(또는 컴퓨터 출력물)를 대조하여 환자(이름, 등록번호)를 확인한다.

11

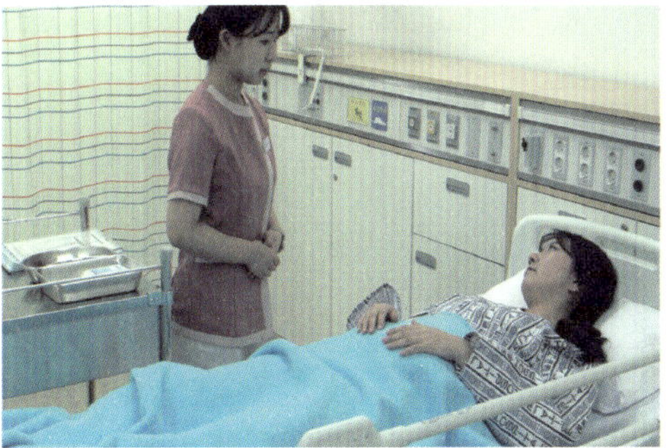

환자의 불안을 완화시키기 위해 투약의 목적과 약물의 효과, 주의사항, 방법을 설명한다.

12

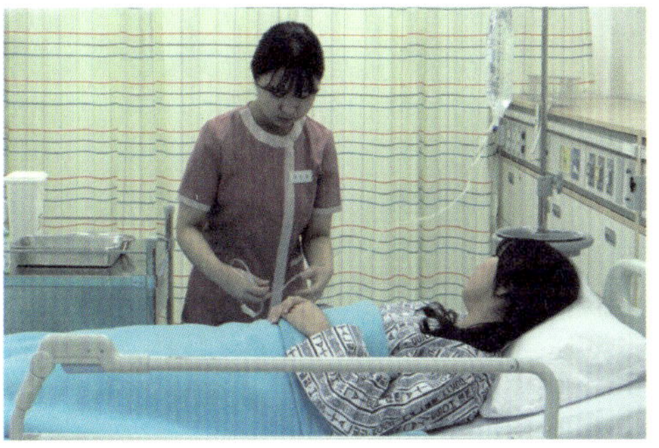

수액백을 침상 옆의 수액 걸대에 걸고 수액세트의 끝을 환자에게 주사할 부위 가까이에 둔다.

13

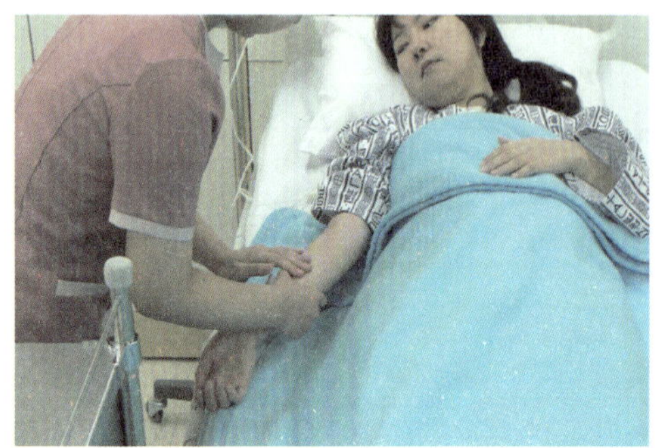

환자에게 편안한 자세를 취하게 하고 팔을 심장보다 낮게 위치하도록 한 다음 정맥의 상태를 확인한다.

14

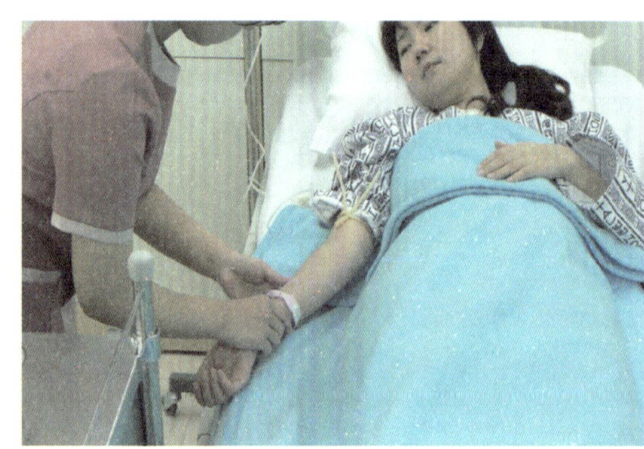

정맥 혈류를 막고 혈관을 팽창시키기 위해 주사 부위보다 15~20cm 위쪽을 지혈대로 묶는다. 삽입할 카테터의 길이보다 정맥이 곧고 길게 두드러진 부위를 주사부위로 선정한다.

15

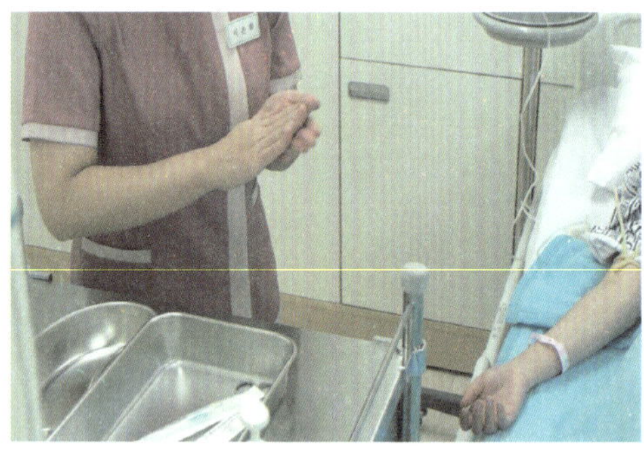

세균의 전파를 막아 감염의 기회를 줄이기 위해 손소독제로 손위생을 수행한다.

16

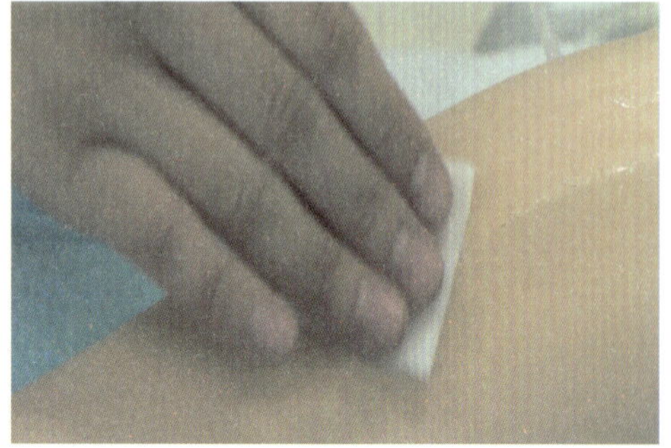

소독솜으로 주사부위를 5~8cm 정도 안에서 밖으로 둥글게 닦는다. 이는 주사 부위에서 미생물을 제거하기 위함이다.

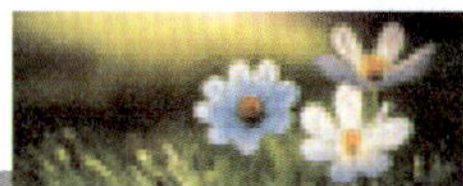

17

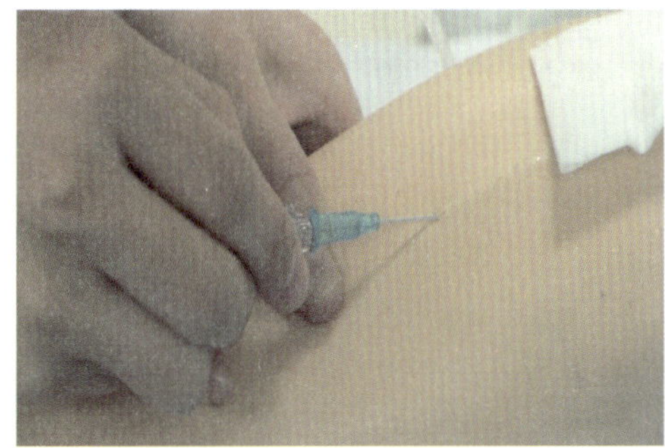

주삿바늘이 들어갈 때 정맥이 움직이지 않도록 하기 위해 정맥 주사 부위의 위쪽이나 아래쪽으로 2~3cm 떨어진 부분의 피부를 한손 엄지손가락으로 팽팽히 잡아당긴다. 다른 손으로 카테터의 사면이 위로 오도록 잡고 15°~30°로 혈류 방향을 따라 카테터를 정맥 내로 삽입한다.

18

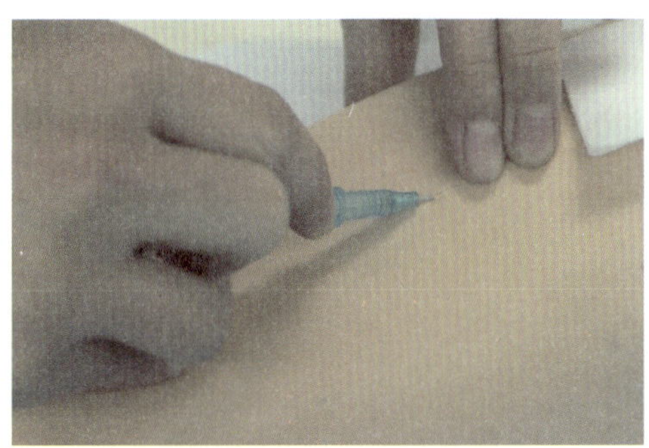

카테터 내로 혈액이 역류되면 이것은 카테터가 혈관에 들어갔음을 알 수 있는 것으로 이때 카테터의 중심부를 잡고 카테터의 삽입각도를 약간 낮추면서 카테터를 혈관으로 진입시키면서 카테터가 혈관에 안전하게 자리잡도록 카테터 길이만큼 탐색자(탐침)를 조금씩 빼낸다.

19

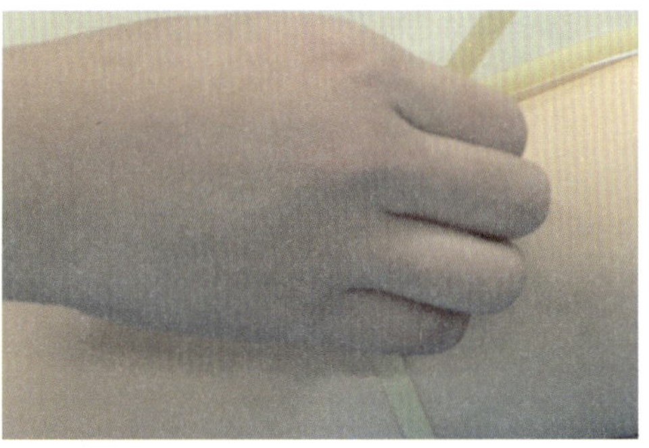

카테터가 완전히 삽입된 후 카테터를 잡지 않은 손으로 지혈대를 푼다.

20

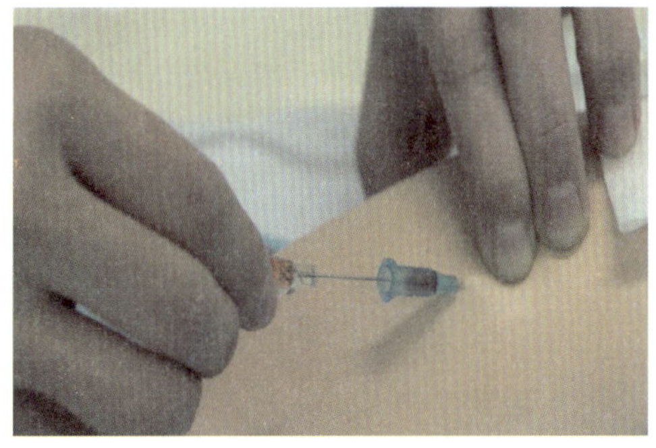

혈액이 유출되거나 수액이 새는 것을 방지하기 위해 한 손으로 혈관 내로 삽입된 카테터의 끝 부위를 눌러주면서 다른 손으로 탐색자를 재빨리 제거한다.

21

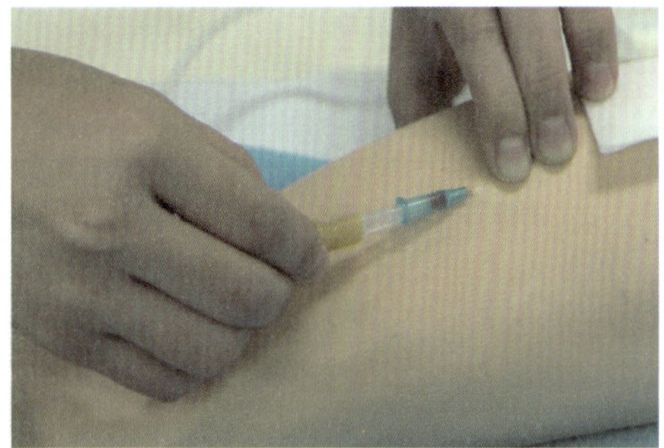

탐색자를 제거한 후 바로 수액세트의 튜브를 카테터의 중심부와 연결하여 혈액이 카테터를 통해 흘러내리지 않도록 한다.

22

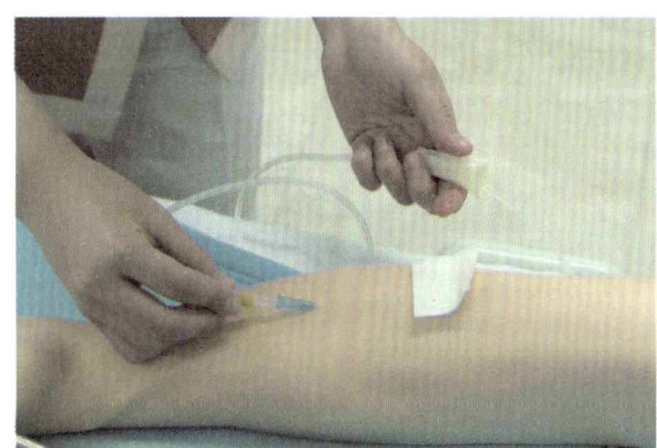

한 손으로 카테터 삽입 부분을 고정하듯 잡으면서 다른 손으로는 수액세트의 조절기를 풀어 수액주입 여부와 정맥 주사 부위에 부종, 통증 등의 증상이 있는지 관찰한다.

23

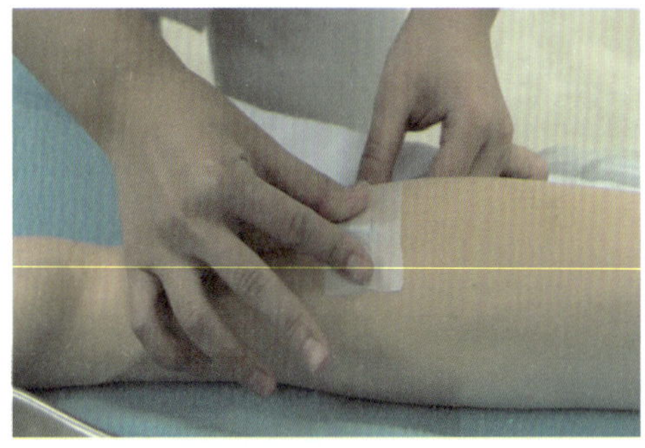

카테터에서 손을 떼어도 카테터 삽입 부분이 꺾이지 않도록 수액 주입관을 안정적 위치에 놓는다. 튜브가 잘 고정되지 않으면 주삿바늘이 정맥 밖으로 빠져나올 수 있으므로 반창고나 투명드레싱으로 카테터 부위를 고정한다.

24

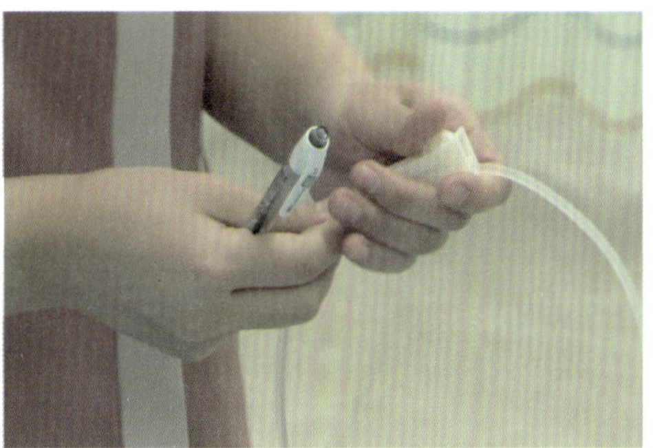

처방에 따라 주입하는 수액의 속도를 조절한다.

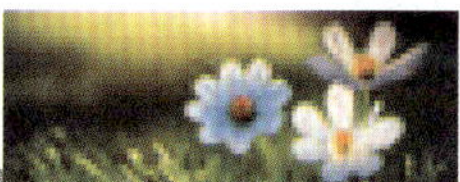

25

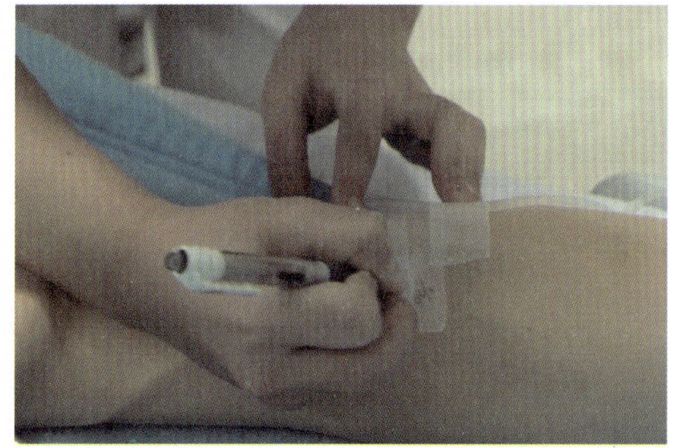

고정용 반창고나 드레싱에 카테터 삽입 날짜와 시간, 카테터의 크기를 기입한다. 이는 삽입 일시, 바늘 유형 등을 알려 주사부위 감염 위험을 줄일 수 있다.

26

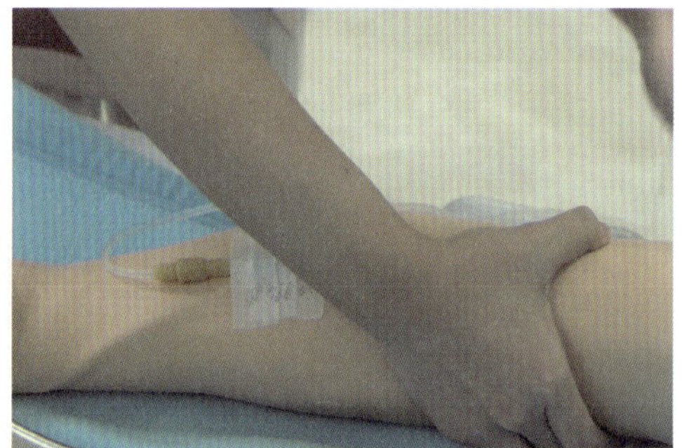

환자가 편안한 자세를 취하도록 돕는다.

27

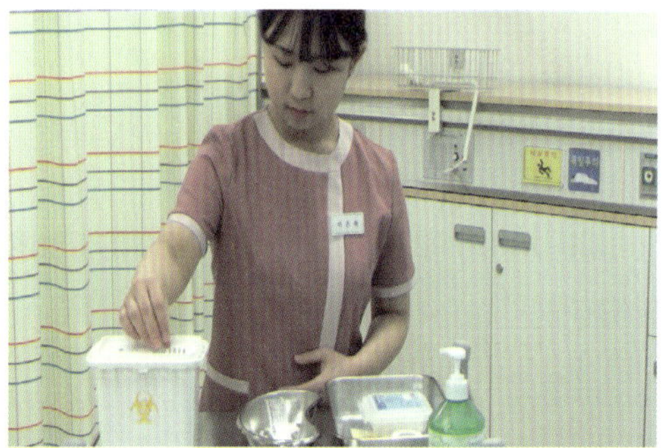

주사침 사고 예방을 위해 주삿바늘은 뚜껑을 되씌우지 않은 채 손상성폐기물 전용용기에 버리고, 소독솜과 주사기는 일반 의료폐기물 전용용기에 버린다.

28

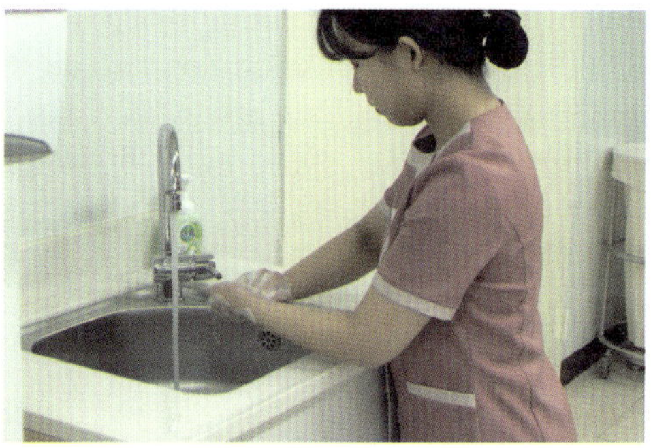

세균의 전파를 막아 감염의 기회를 줄이기 위해 물과 비누로 손위생을 수행한다.

29

등록번호: 20180201
성명: 김 다나
주민등록번호: 9503**-2*****

날짜	시간	간호 기록	서명
2/1	14:00	N/S 1000mL 김다나님께 처방되어 투약 준비함.	
		Rt 전박 피부 상태 사정 결과 특이 사항 관찰되지	
		않음. Rt 전박에 22G 정맥 천자 후 1000mL 10gtt	
		속도로 주입함. 천자 부위 발적 관찰되지 않음.	
		통증 호소 및 전신 반응 보이지 않았으며, 부작용	
		교육 진행함.	RN.이은하

간호기록지에 수행 내용을 기록한다.[환자명, 약물, 용량, 투약 경로, 투약시간, 필요시 투약목적, 환자의 반응, 투약 못한 이유]

27 주입 펌프를 이용한 수액 주입

목 표

① 주입 펌프를 이용해 정맥으로 약을 투여하기 위함이다.
② 주입 펌프를 이용해 정맥요법을 유지하기 위한 투여 경로를 확보하기 위함이다.

물 품

주입 펌프, 약카드, 약물, 희석액, 멸균 주사기, 주삿바늘, 알코올솜, 지혈대, 쟁반

수행 항목

수행 방법 및 절차

1

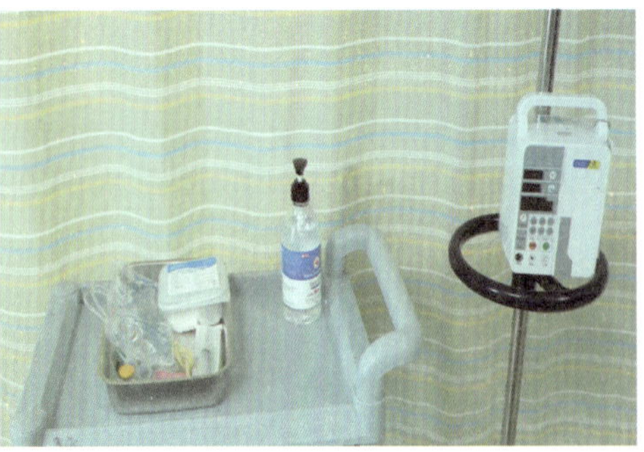

주입할 수액을 준비한다.

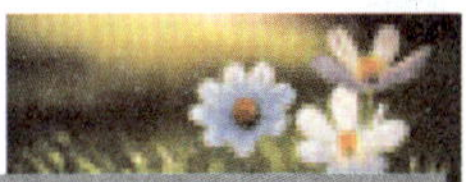

2

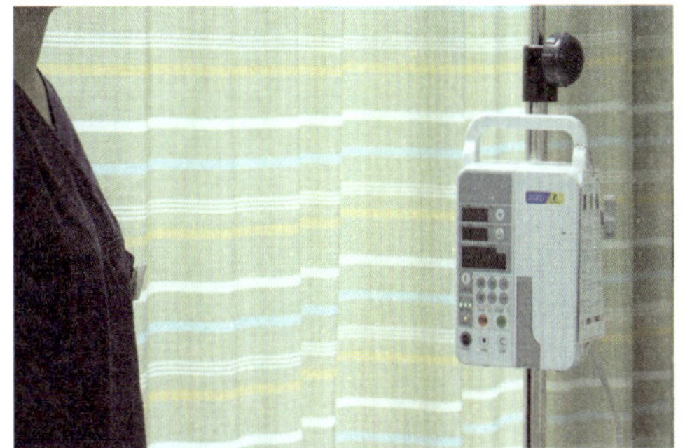

주입할 수액백에 주입 펌프용 수액 세트를 연결한다. 수액 세트에 수액을 채운 다음 정맥 주사 걸대에 걸어 놓는다.

3

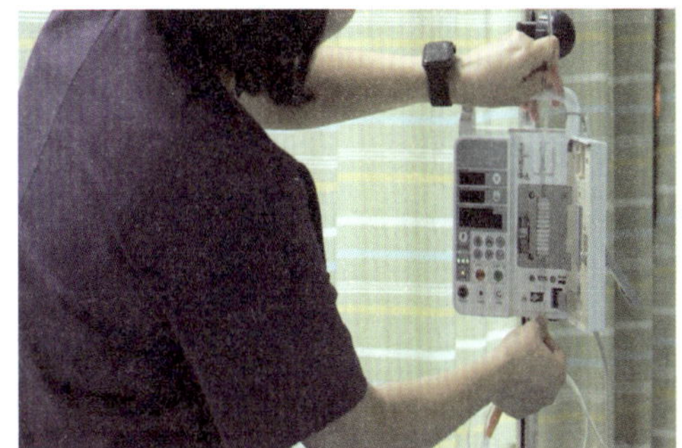

주입 펌프 기계의 문을 열고 주입 펌프용 수액 세트를 주입 펌프에 끼운다.

4

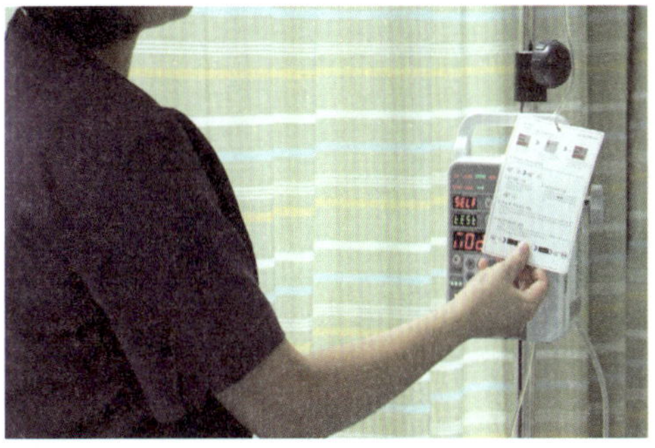

문을 닫고 주입 펌프 기계의 작동 설명서를 확인한 후 작동하도록 한다.

28 정맥수액 주입 종료

■ 목 표

대상자가 구강 섭취나 체내 수액 공급 상태가 정상적이어서 더 이상 정맥으로 수액 공급이 필요하지 않거나 정맥 수액 중 문제가 생겨서 수액을 더 이상 공급하기 어려울 경우 수액 공급을 멈추기 위함이다.

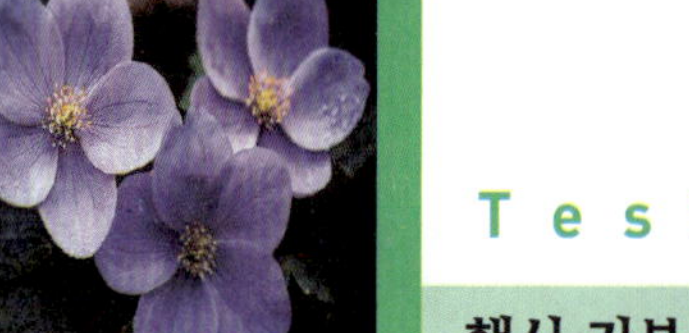

■ 물 품

알코올솜, 쟁반(tray), 기록지

■ 수행 항목

수행 방법 및 절차

1

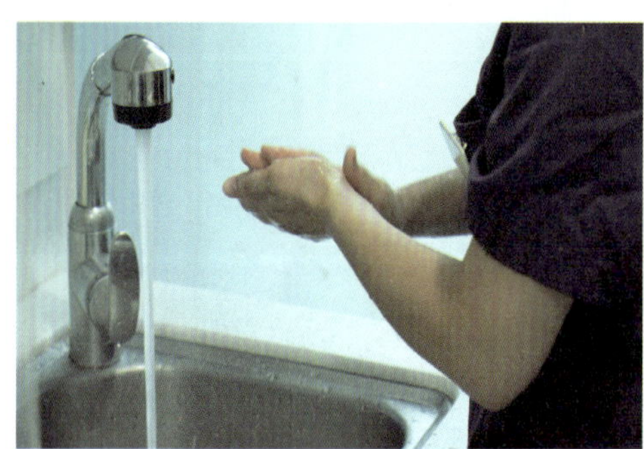

물과 비누를 사용하여 손을 씻는다.

2

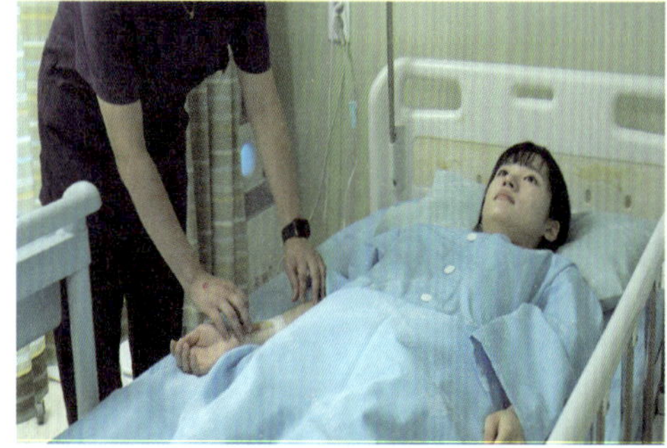

수액이 모두 주입되었는지 또는 수액 주입상에 문제가 있어 제거해야 하는지를 확인한다.

3

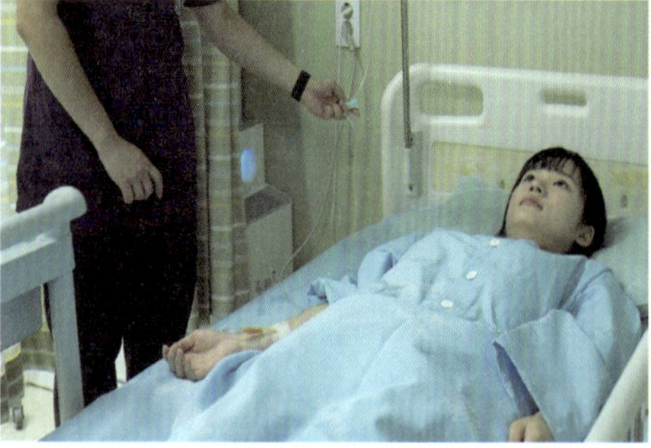

수액 세트를 잠금장치로 잠근다. 수액 세트를 잠그는 것은 주삿바늘을 뽑았을 때 수액이 환의나 침구를 적실 가능성을 예방하기 위함이다.

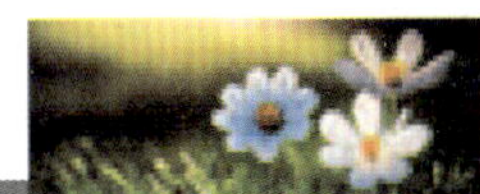

4

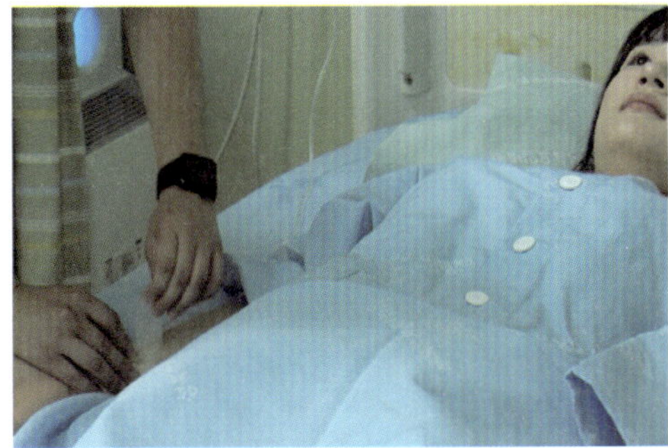

주삿바늘을 단단히 잡고 피부에 긴장감을 유지하면서 주사 부위의 테이프를 떼어낸다.

5

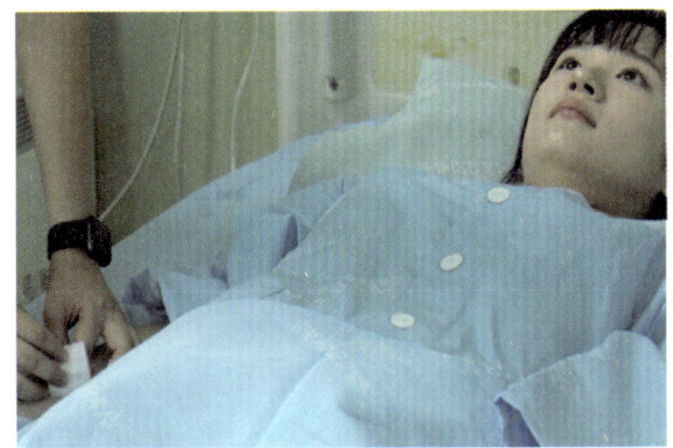

주사 부위 위에 멸균솜을 대고 정맥을 따라서 주삿바늘을 제거한다.

6

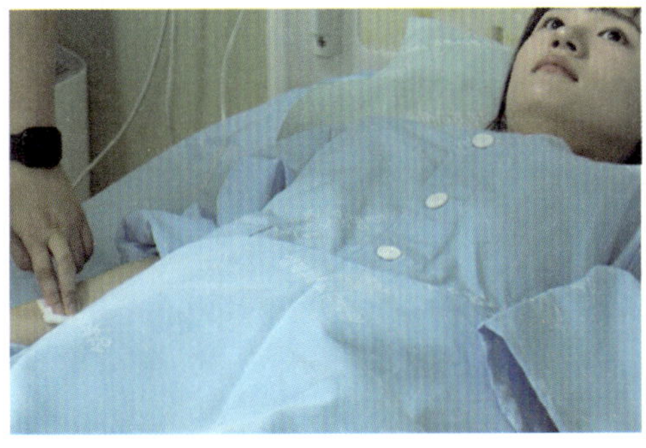

멸균솜으로 주사 부위를 약 2~3분간 즉시 압박하도록 한다.

7

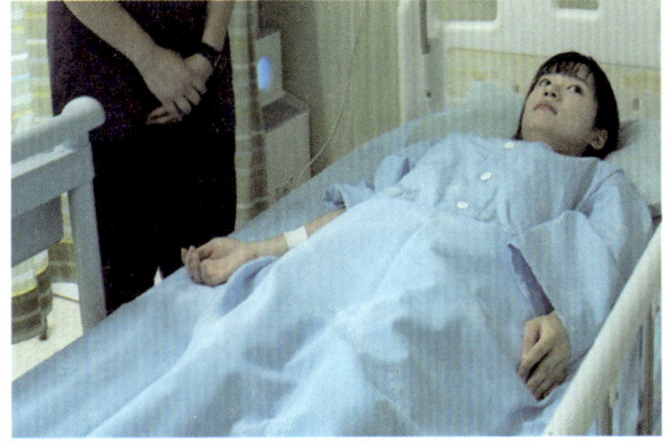

출혈이 계속되면 환자의 팔을 신체보다 높인다. 팔을 올리면 올린 부위의 혈류 속도가 감소한다.

☞ 제거한 주삿바늘의 상태를 확인하고 부러진 경우에는 즉시 의사에게 보고한다.

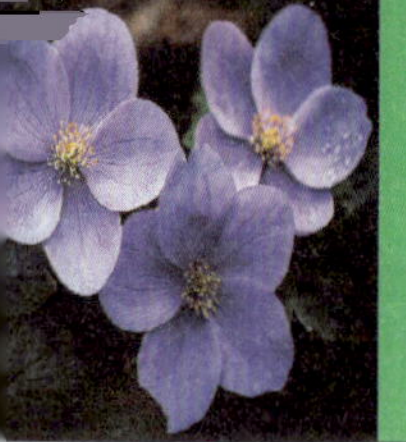

8

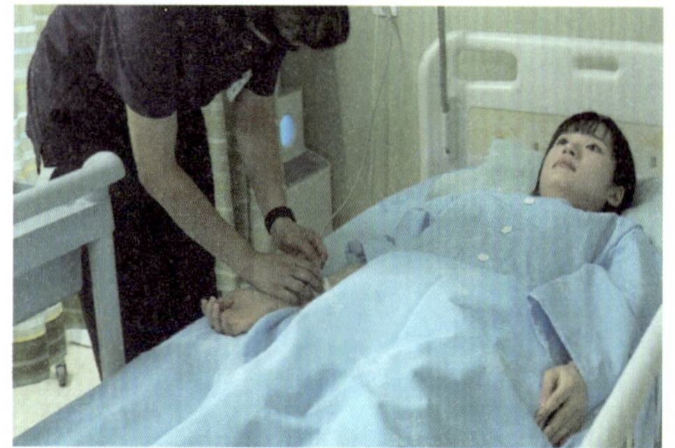

정맥주사에 대한 대상자의 반응을 사정한다. 대상자의 맥박, 호흡수, 색깔, 부종, 가래(객담), 기침, 소변량, 기타 신체적 · 정신적 느낌을 사정한다.

☞ 중간에 수액 주입이 멈추었다면 주입에 사용한 물품을 폐기한다.

9

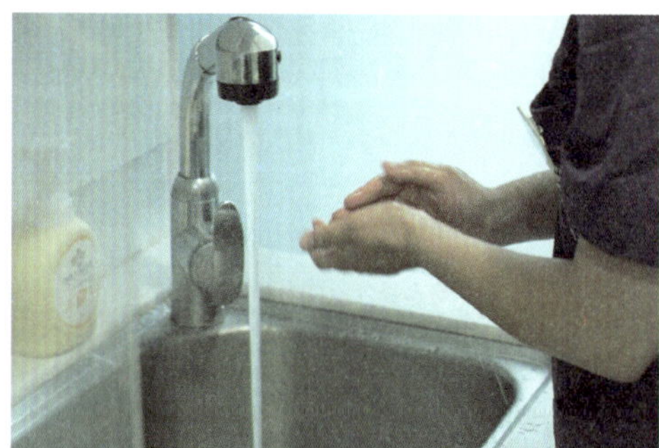

사용한 물품을 정리한 후 물과 비누로 손위생을 실시한다.

10

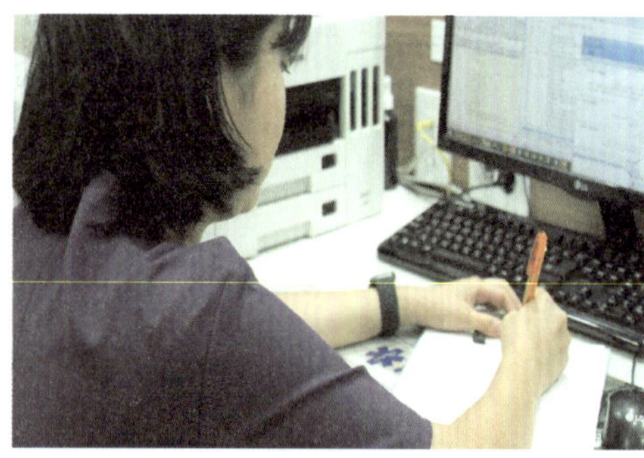

대상자의 상태와 시행 결과를 기록지에 기록한다.

29 수혈요법

■ 목 표

① 수혈에 필요한 물품 준비와 수혈의 목적과 절차를 설명할 수 있다.
② 수혈제제를 연결하고 주입 속도에 맞추어 주입할 수 있다.
③ 수혈 부작용으로 인한 환자상태를 감지하고, 전체 수행 상황을 정확하게 기록할 수 있다.

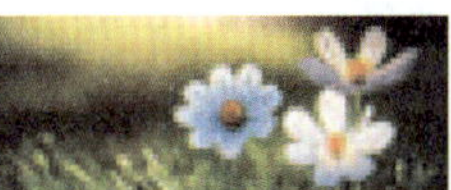

■ 물 품

정맥주사 팔 모형, 스티커(라벨) 부착된 혈액제제 백, 혈액 종류에 따른 수혈세트, 소독솜 또는 포비돈 스틱, 수액 걸대(IV pole), 청결장갑, 3-way stopcock, 투약카트 또는 쟁반(tray), 초침시계, 곡반, 청진기, 혈압계, 전자/고막체온계, 손소독제, 손상성 의료폐기물 전용용기, 일반 의료폐기물 전용용기, 간호기록지, 수혈 sign할 기록지, 수혈동의서

■ 수행 항목

수행 방법 및 절차

1

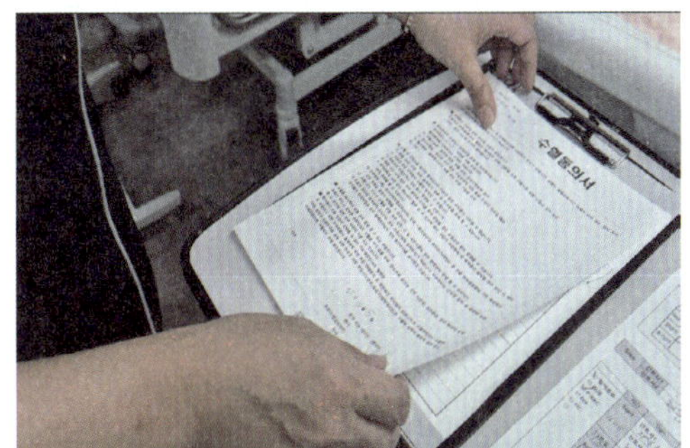

수혈 처방을 확인한 후 수혈동의서를 체크한다.

2

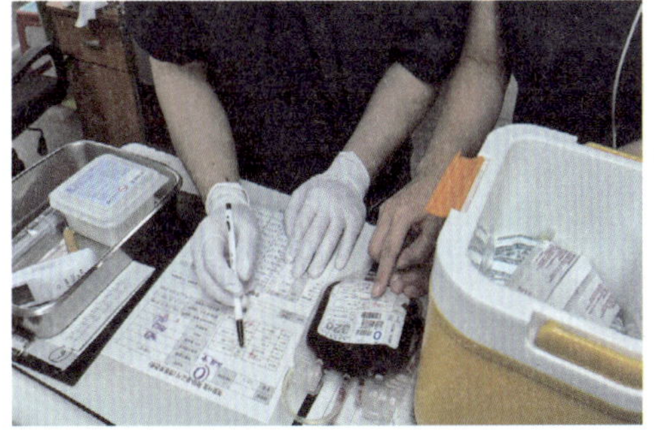

혈액은행에서 수령해 온 혈액을 의료인 2인이 직접 적십자 혈액원 스티커와 후면의 본원 혈액 부착 스티커에 기재된 환자 이름, 성별, 나이, 등록번호, 혈액제제, 혈액고유번호, 혈액형, 방사선 조사(irradiation) 유무, 교차검사 결과, 유통기한, 혈액의 상태(공기방울, 혼탁도, 색깔 이상 등)를 확인하고 확인란에 서명한다.

3

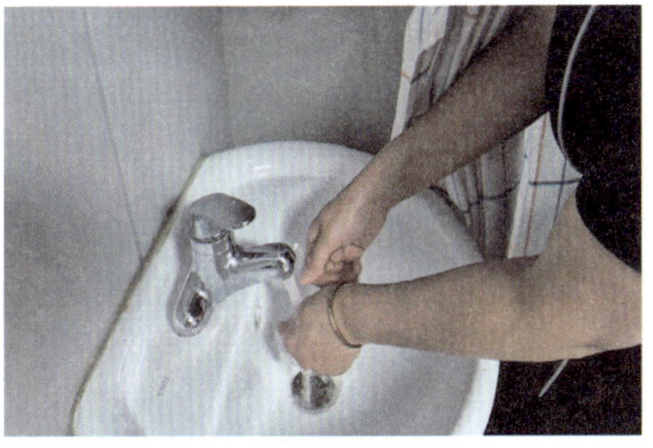

세균의 전파를 막아 감염의 기회를 줄이기 위해 물과 비누로 손위생을 수행한다.

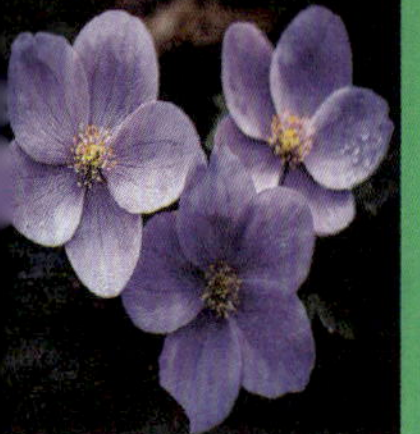
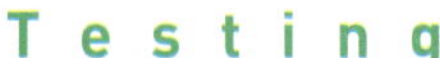

4

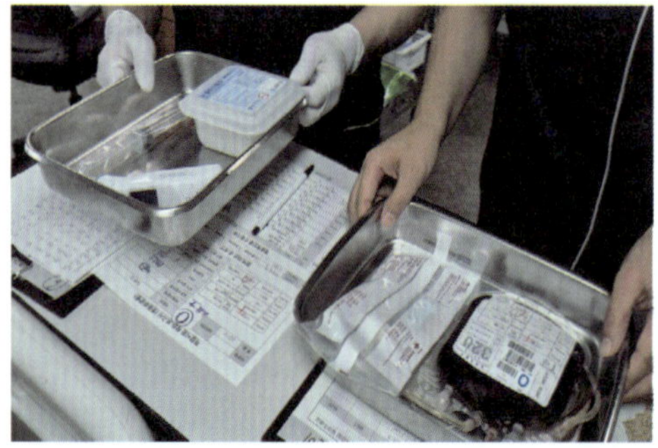

수혈요법에 필요한 물품을 준비한다.

5

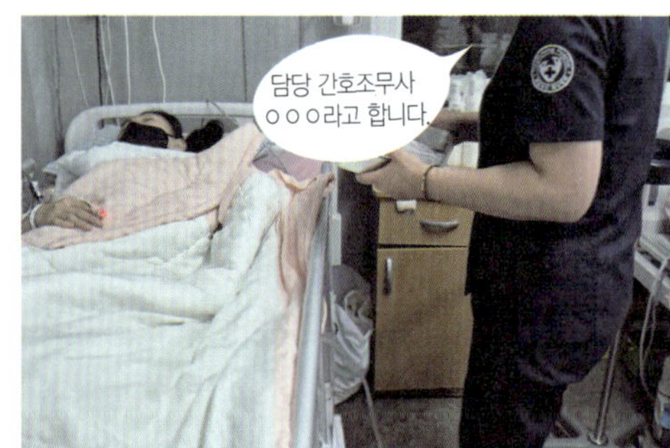

준비한 물품을 가지고 환자에게 가서 자신을 소개한다.

6

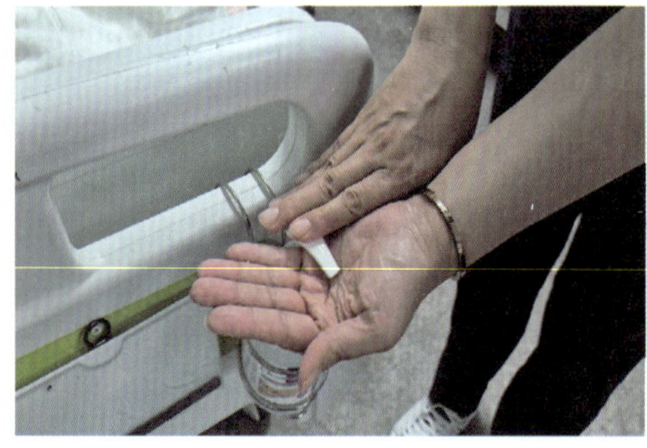

세균의 전파를 막아 감염의 기회를 줄이기 위해 손소독제로 손위생을 수행한다.

7

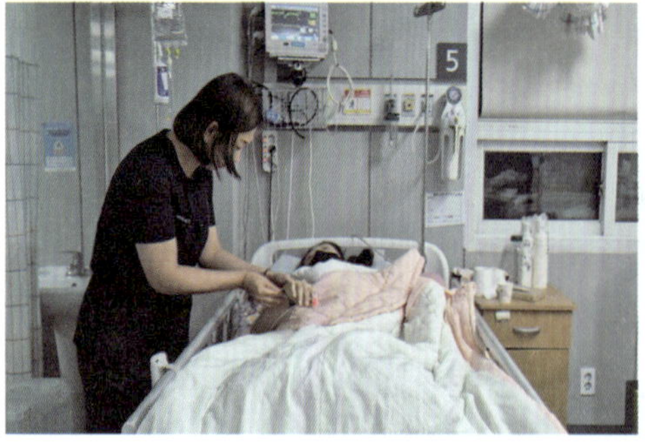

투약오류를 예방하기 위해 환자의 이름을 개방형으로 질문("환자분 성함이 어떻게 되시죠?")하여 환자를 확인하고, 입원팔찌와 환자리스트(또는 처방지)를 대조하여 환자(이름, 등록번호)를 확인한 후 혈액형을 말하도록 하여 준비한 혈액과 동일한지 확인한다(의료인 2인이 직접 실시).

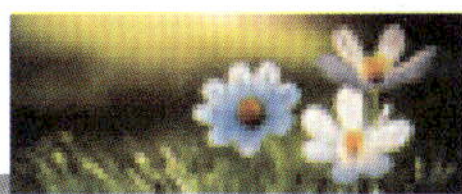

8

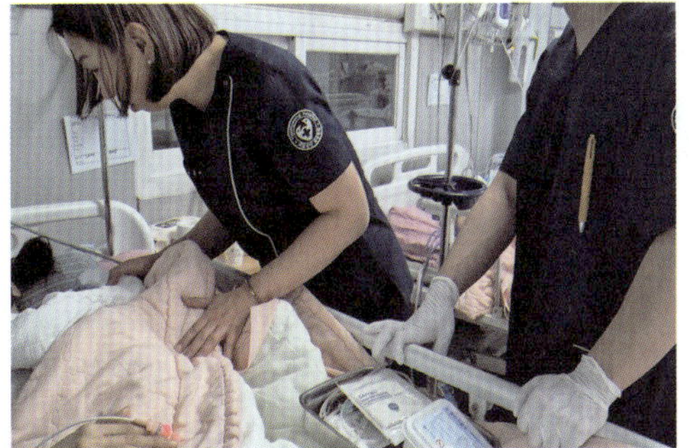

환자에게 과거 수혈경험과 부작용 경험 유무를 확인하고, 수혈의 목적, 부작용을 설명한다.

9

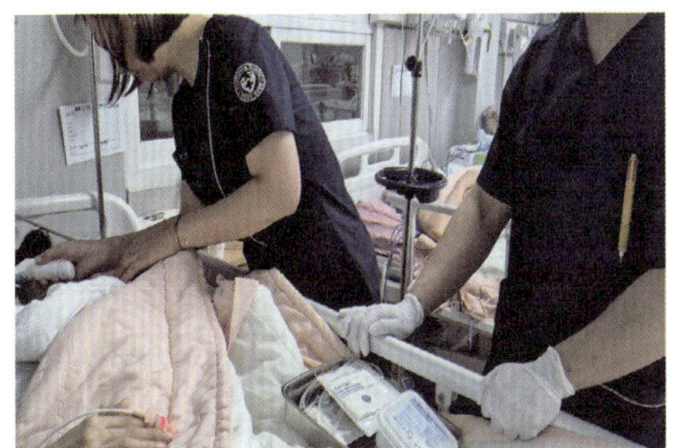

수혈시작 후 발생할 수 있는 알레르기 반응과 같은 부작용 등을 파악하기 위하여 수혈 전 활력징후 측정과 피부상태 관찰, 가려움증과 같은 환자 상태를 확인한다.

10

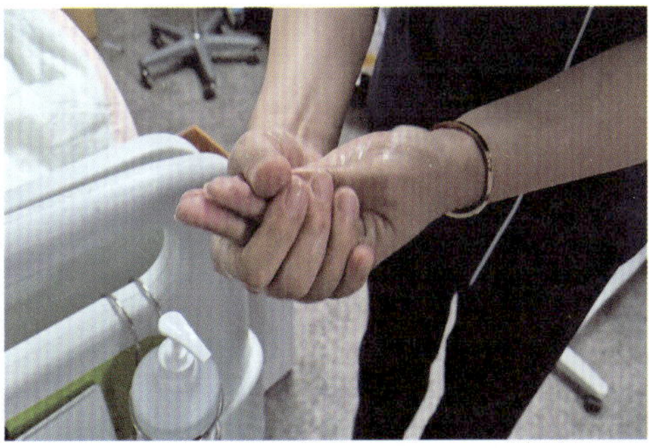

세균의 전파를 막아 감염의 기회를 줄이기 위해 손소독제로 손위생을 수행한다.

11

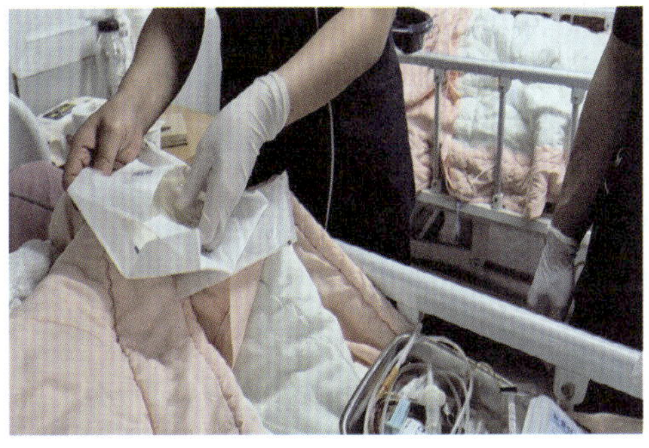

환자의 혈액에의 노출을 예방하기 위해 청결장갑을 착용한다.

12 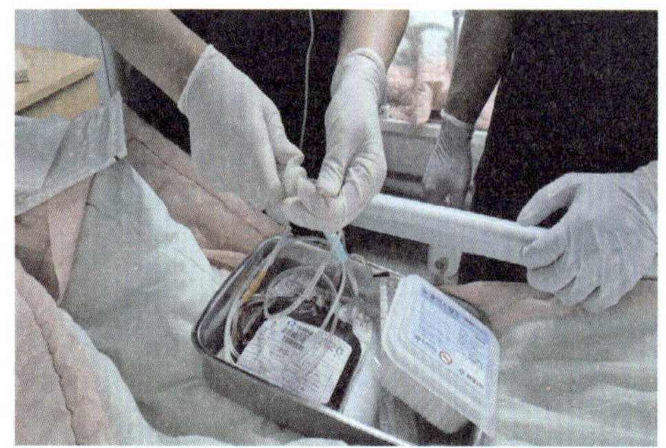

수혈세트를 꺼내어 조절기(clamp)를 완전히 잠근다.

13 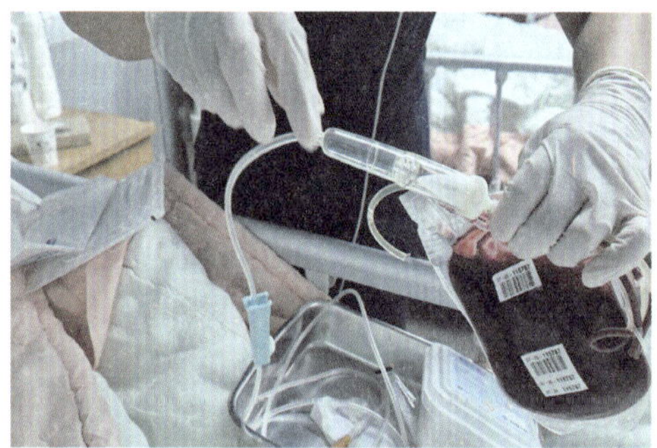

삽입침을 혈액백에 정확하게 삽입하여 수혈세트와 혈액백을 연결한다.

14 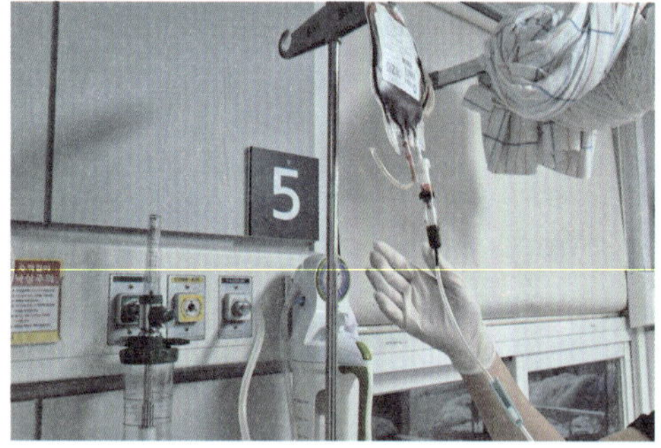

혈액이 떨어질 때 용혈을 예방하기 위해 점적통(drip chamber)에 2/3~3/4 이상 혈액을 채운 후, 공기 색전을 예방하기 위해 수혈세트의 조절기를 열고 공기를 완전히 제거한다.

15 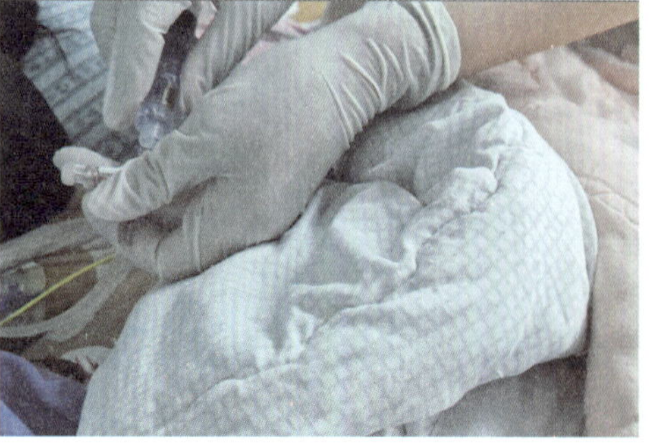

감염 예방을 위해 생리식염수 주입 line에 있는 3-way stopcock의 보호덮개를 열고 소독솜으로 연결부위를 소독한 후 수혈세트를 연결한다.

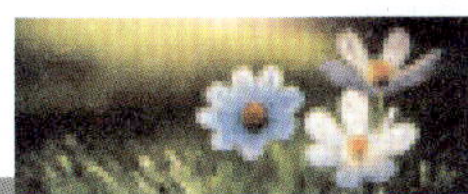

16

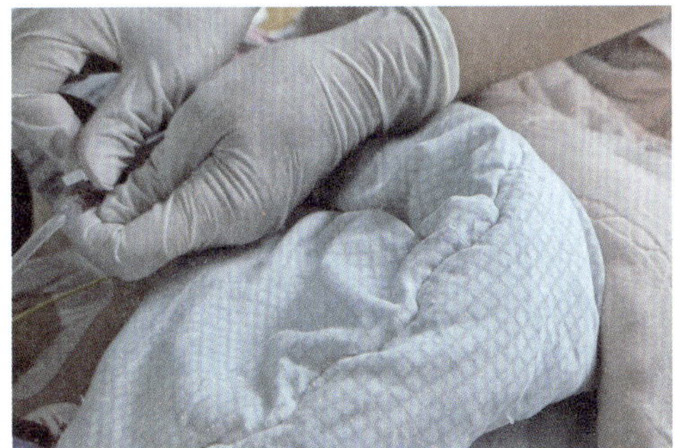

3-way의 조절기를 돌려 혈액이 주입되도록 하고, 다른 수액이 주입되지 않도록 한다.

17

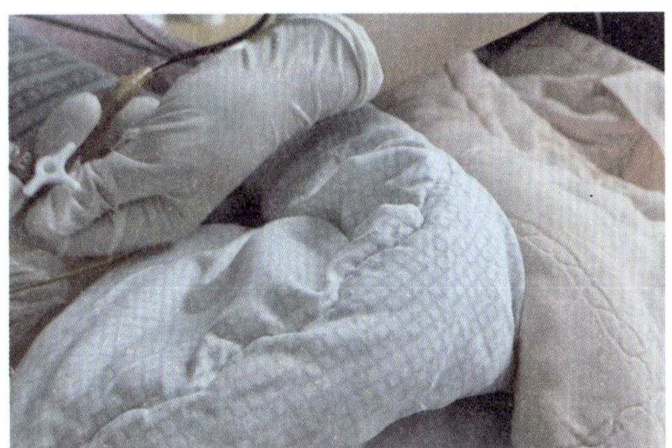

수혈세트 조절기(clamp)를 열어서 수혈을 시작하고 혈액이 잘 들어가는지, 팔이 붓지 않는지의 이상증상을 확인한다.

18

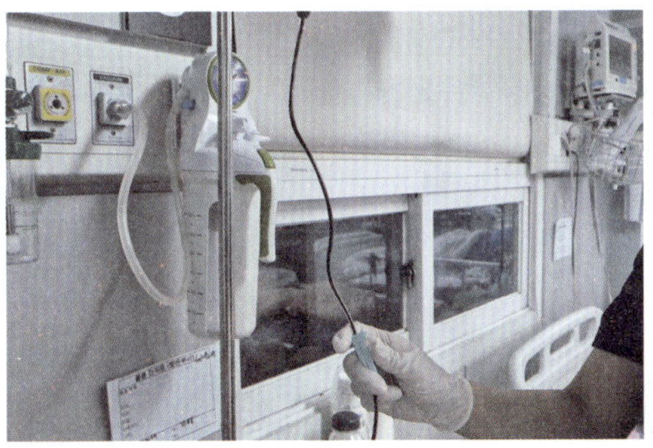

첫 15분 동안 15~20gtt/분으로 주입속도를 맞춘다.

19

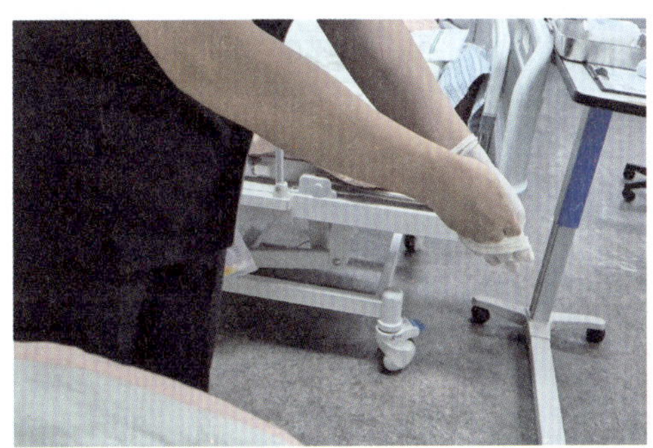

청결장갑을 벗는다.

20

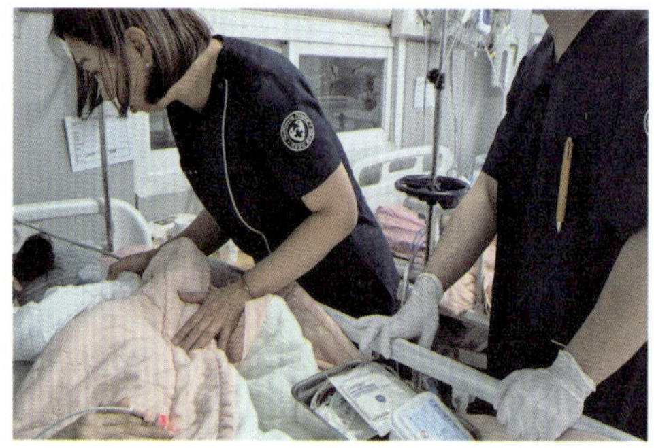

수혈 직후 15분간 주의 깊게 관찰하고, 다음 사항을 환자에게 설명한다.

① 주사부위에 부종, 통증이 있거나, 혈액이 잘 들어가지 않거나, 구역/구토, 피부 가려움, 발적, 발열, 오한이 생기면 바로 이야기 할 것
② 혈액제제에 따른 주입시간
③ 수혈 시작 후 15분에 활력징후를 측정할 것

21

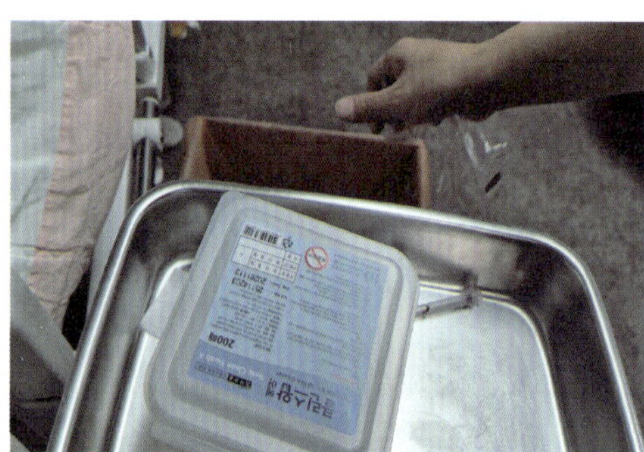

사용한 물품을 정리한다.

22

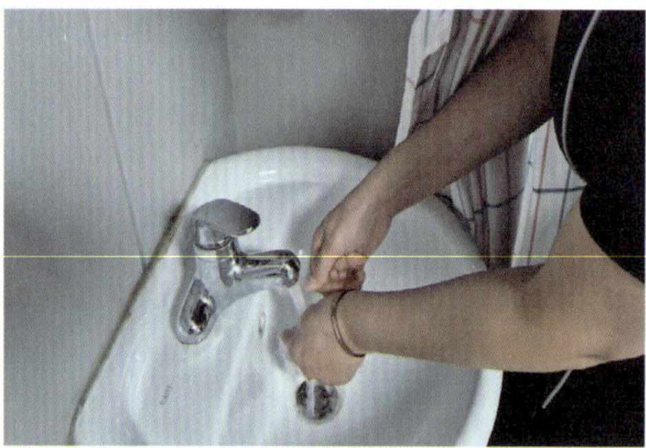

세균의 전파를 막아 감염의 기회를 줄이기 위해 물과 비누로 손위생을 수행한다.

23

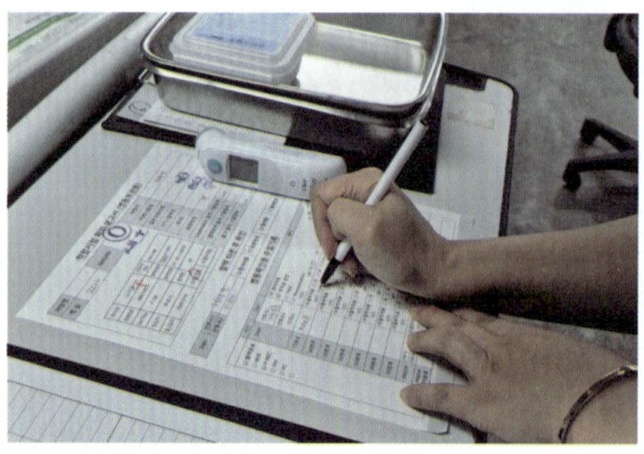

간호기록지에 기록한다.

① 혈액제제의 종류, 혈액형, 방사선 조사(irradiation) 유무, 수혈양, 혈액 주입 시작 시간과 주입속도
② 수혈 전 · 중 · 후 활력징후
③ 수혈 부작용 발생 유무

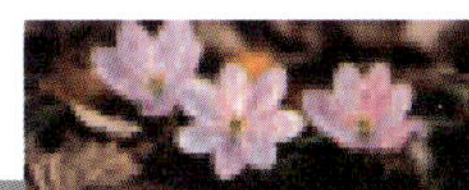

30 수술 전 간호

■ 목 표

① 수술 전 간호의 목적과 절차를 설명할 수 있다.
② 수술 전 간호를 위해 필요한 물품을 준비할 수 있다.
③ 수술 전 간호(수술 전 주의사항, incentive spirometer 사용법, 호흡, 기침, 조기이상, 피부 준비 등에 대한 교육)를 수행할 수 있다.
④ 수술 전 간호 수행을 기록할 수 있다.

■ 물 품

전신 또는 복부 마네킹, incentive spirometer, 담요, 베개, 거즈, 휴지(prn), 제모제, 종이수건, 스크린 또는 커튼, 일회용 장갑, 손 소독제, 간호기록지

■ 수행 항목

수행 방법 및 절차		
1	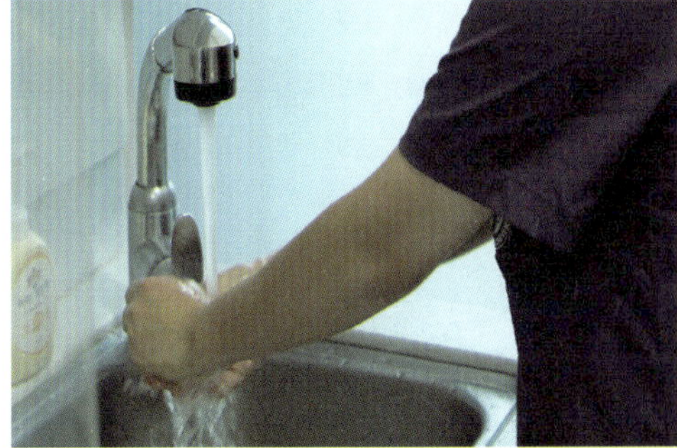	물과 비누로 손위생을 실시한다. 
2	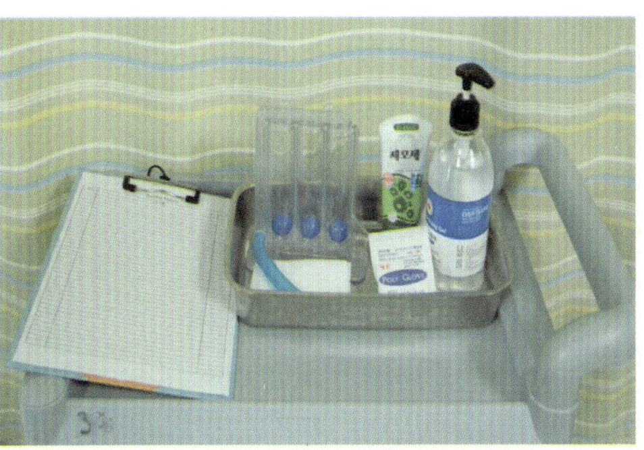	필요한 물품을 준비한다.

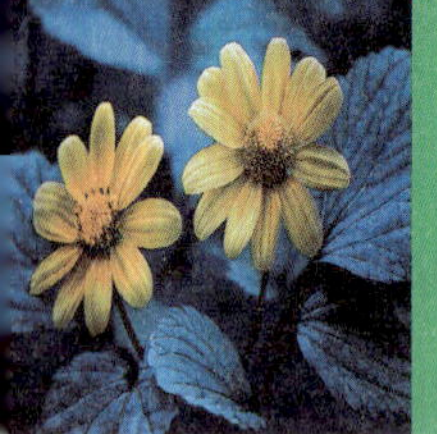

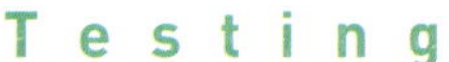

3

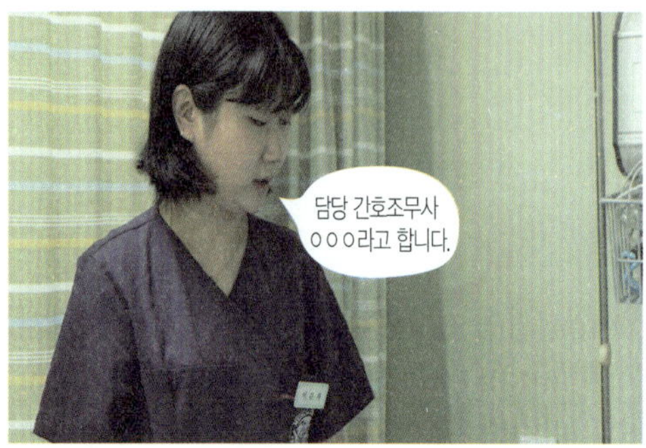

준비한 물품을 가지고 대상자에게 가서 간호조무사 자신을 소개한다.

4

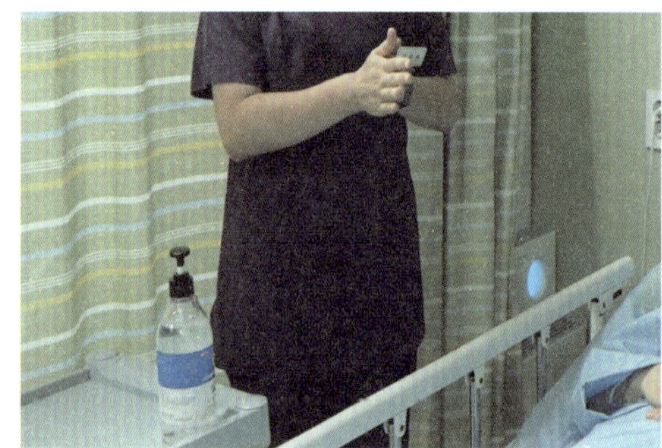

손소독제로 손위생을 실시한다.

5

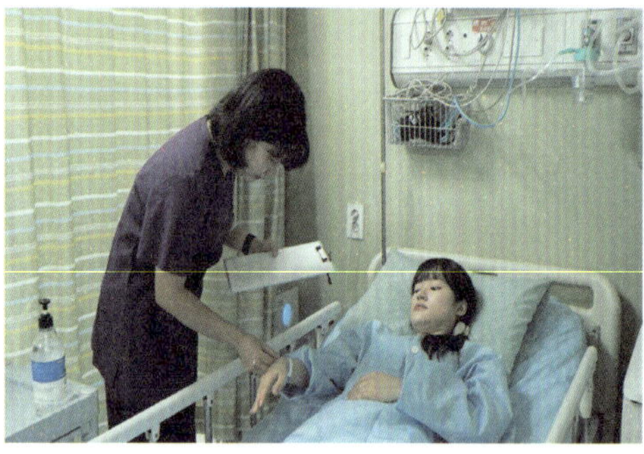

대상자의 이름을 개방형으로 질문하여 대상자를 확인하고, 입원팔찌와 환자리스트(또는 처방지)를 대조하여 대상자(이름, 등록번호)를 확인한다.

6

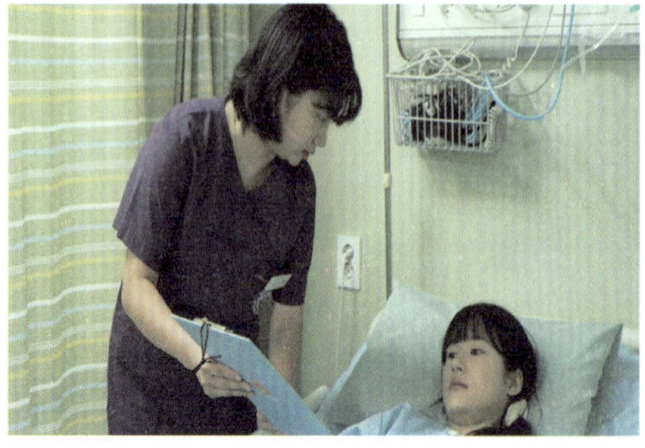

대상자에게 수술동의서 작성 여부를 확인하고, 수술에 대해 대상자가 정확히 알고 있는지 확인한다.

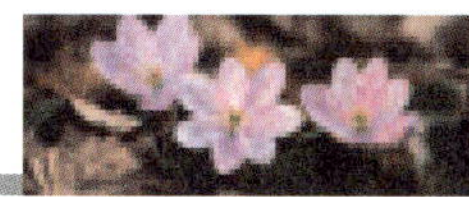

7

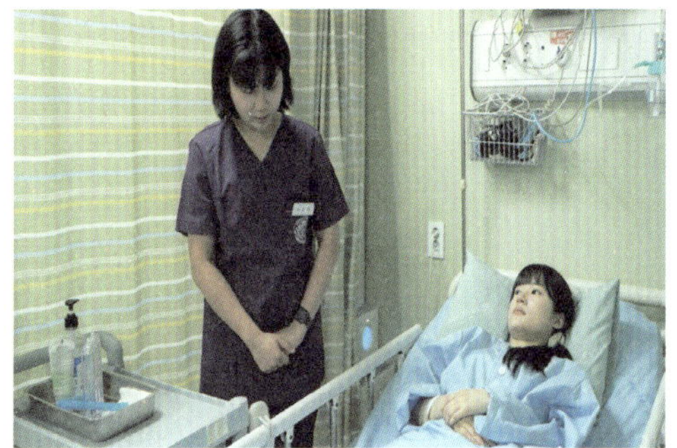

대상자에게 목적(수술 후 심호흡, 기침, incentive spirometer가 필요한 이유)과 절차를 설명한다. 또한 수술에 대한 불안을 사정하고 필요시 불안 완화 간호를 실시한다.

8

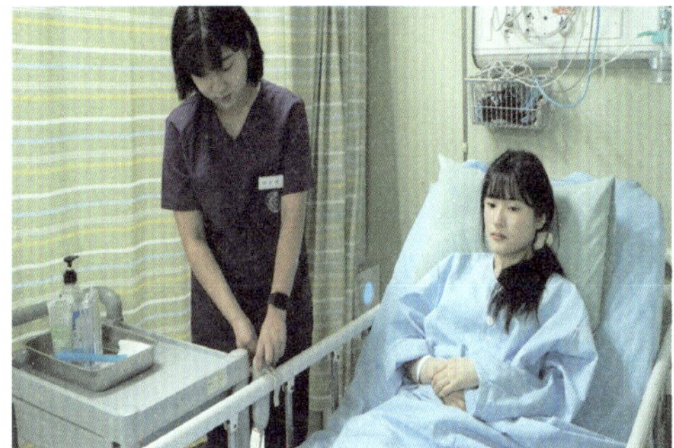

대상자를 좌위/반좌위를 취하게 한다.

9

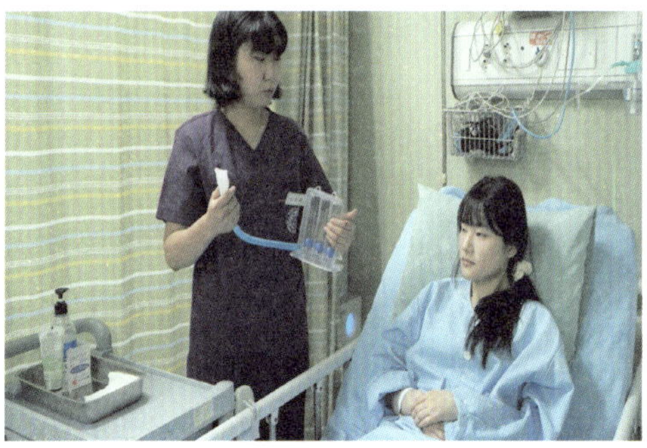

Incentive spirometer 사용법을 설명한다.

① 최대한 숨을 내쉬고 호스를 입에 문다.
② 최대한 깊게 숨을 들이마신다.
③ 지표가 기준선에 3~5초 유지할 수 있도록 한다.

10

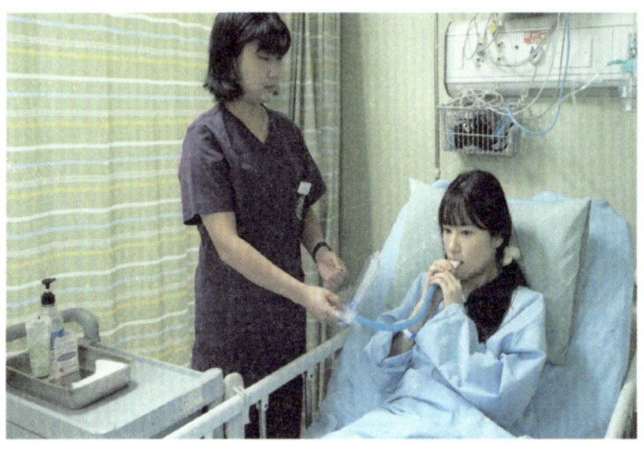

대상자가 Incentive spirometer를 사용해 보도록 한다.

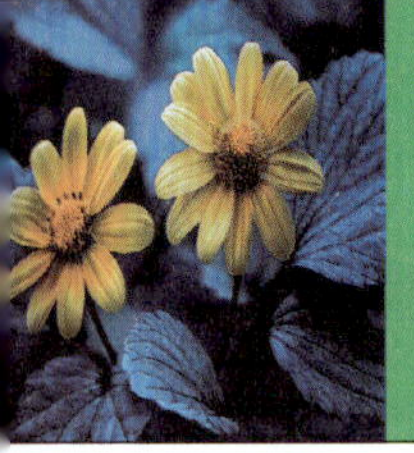

11

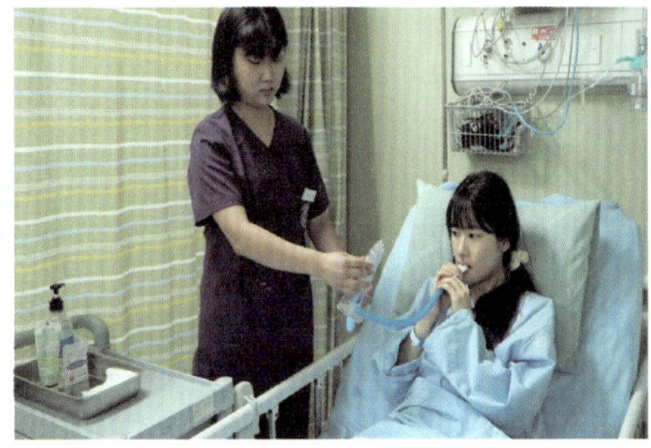

대상자의 최대 흡식량을 확인하고, indicator로 지정한다.

12

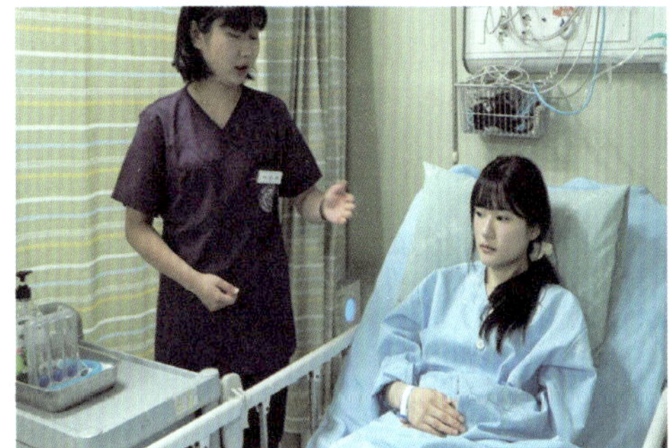

수술 후 사용 빈도, 수술 부위 지지방법 등에 대해 설명한다.

13

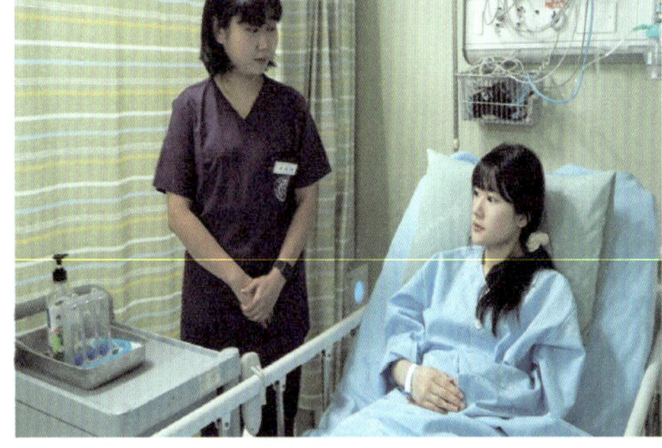

대상자에게 수술부위 피부준비의 목적과 절차를 설명한다.

14

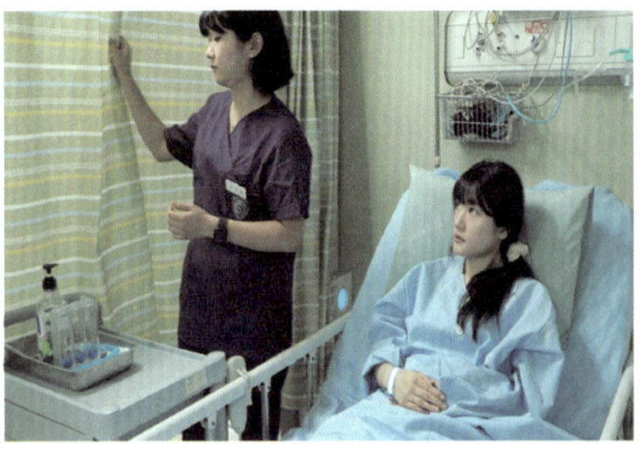

커튼(스크린)으로 대상자의 사생활을 보호해 준다.

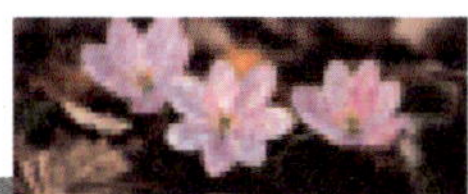

15

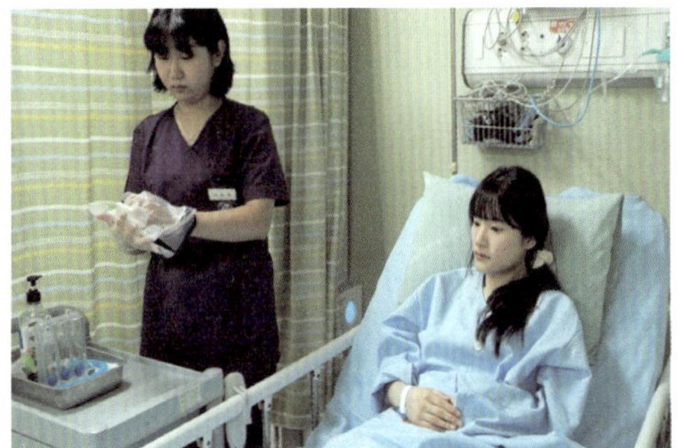

일회용 장갑을 착용한다.

16

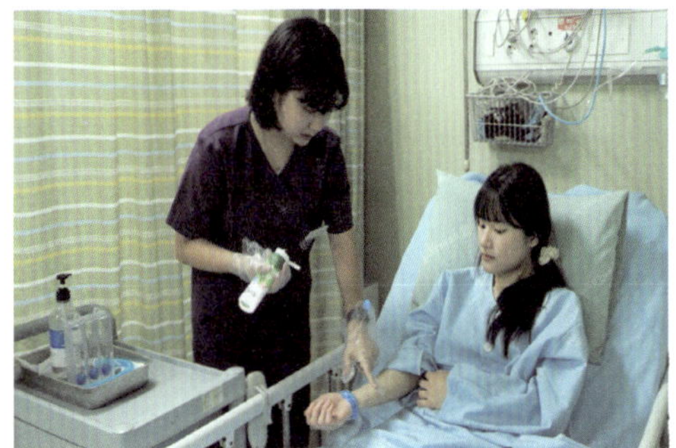

⑰ 제모제 피부 민감성 반응검사를 한다.
예 피부(손목 안쪽)에 소량의 제모제를 바른 후 일정 시간(제품 설명서에 제시된 시간) 동안 그대로 둔 다음 피부 반응을 확인한다.

17

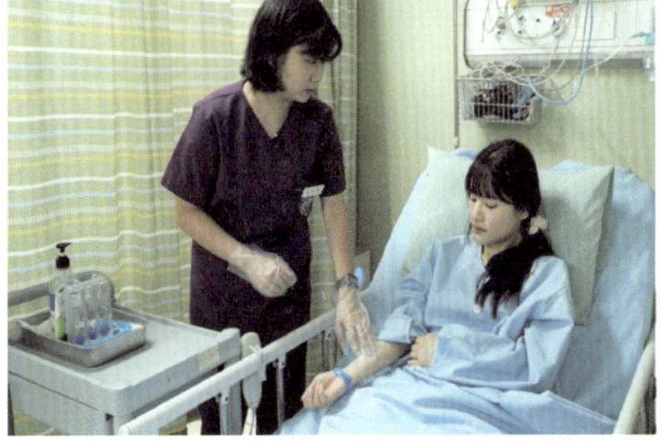

피부반응 확인 결과 발진이 없으면 누운 자세에서 복부를 노출시킨다.

18

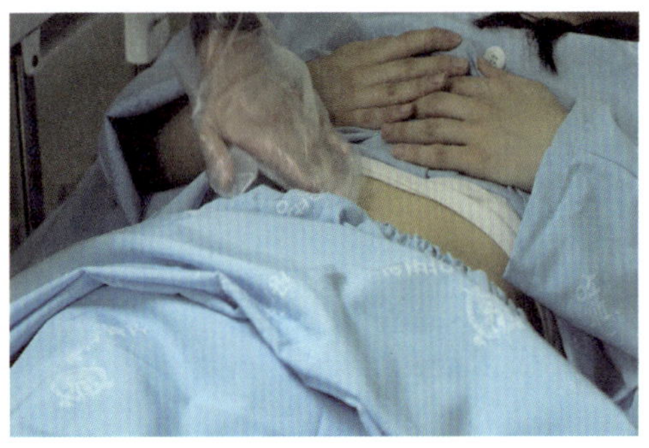

제모제를 수술 부위 전체에 바르고 문지르지 않도록 한다.

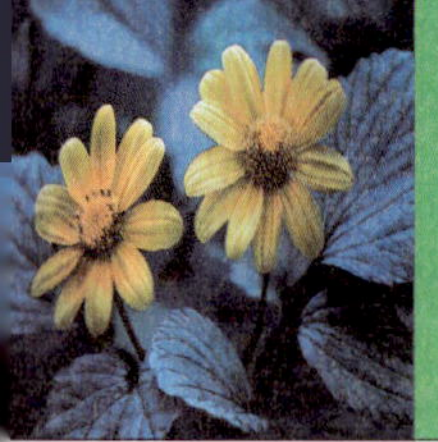

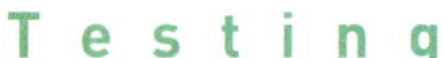

19

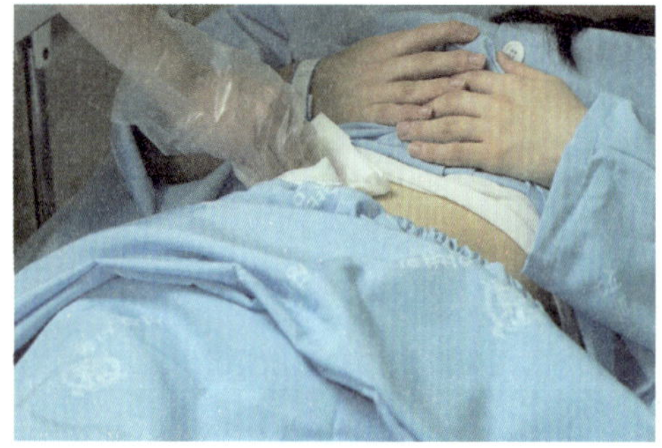

제품설명서에서 제시하는 일정 시간이 지난 후에 제모제를 닦아낸다(시간 엄수 중요).

20

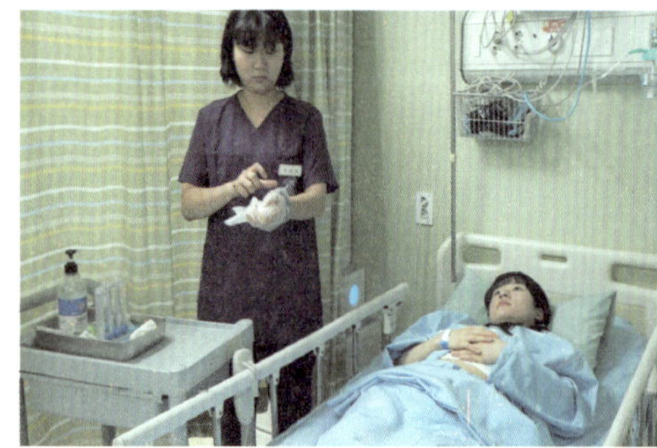

일회용 장갑을 벗는다.

21

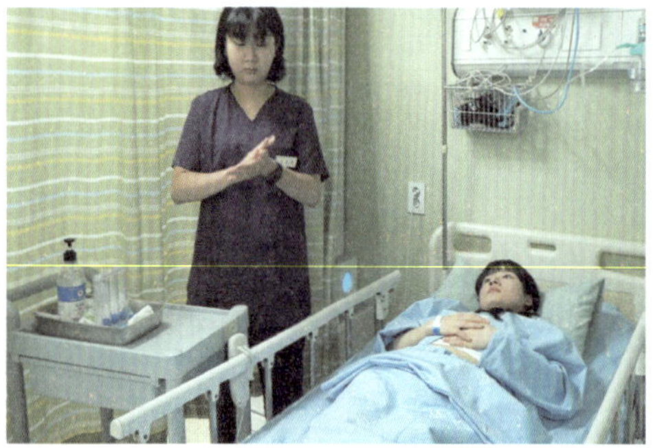

손소독제로 손위생을 실시한다.

22

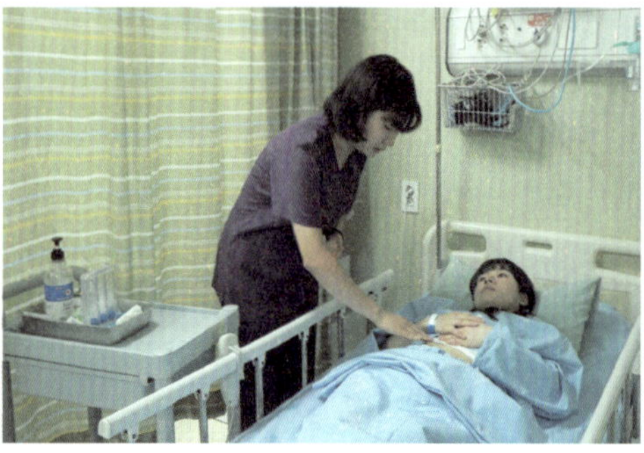

수술 부위(복부 전체, 유두선부터 서혜부 윗부분까지) 제모 여부를 확인한다. 필요한 경우, 샤워를 하도록 설명한다.

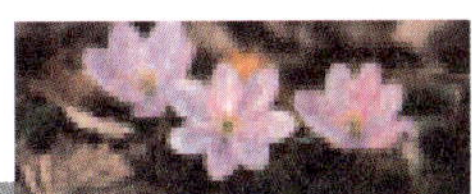

23

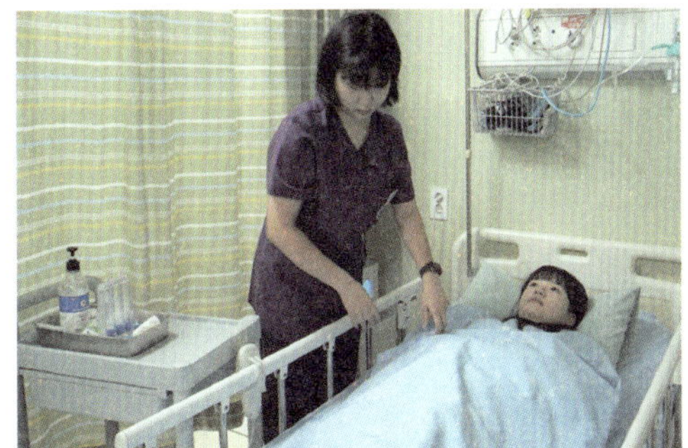

대상자를 편안하게 해주고 사용한 물품을 정리한다.

24

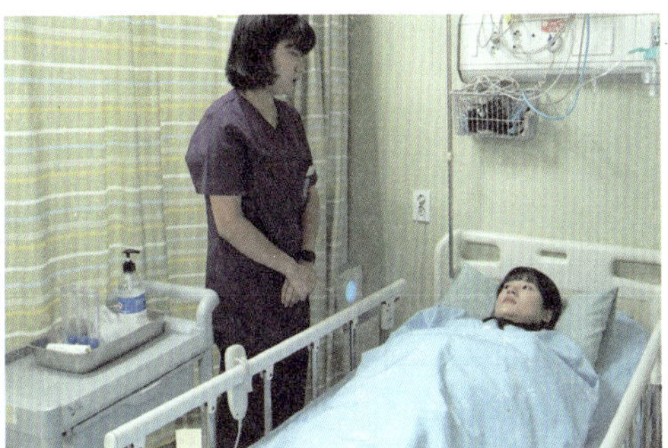

전일 금식 및 장준비를 하도록 교육한다.(수술 전날 의사가 지시한 시간에 따라 물을 포함한 어떠한 경구섭취도 하지 않도록 한다)

☞ 의치나 보철기, 보청기, 악세서리, 속옷, 안경, 콘텍트렌즈, 화장(입술, 매니큐어, 페디큐어 등) 등 제거, 흔들리는 치아 확인, 수술 가기 전 소변보기 등을 교육하고 확인한다.

☞ 귀중품은 병원 규정에 따라 보관함에 넣고 잠그거나 가족이 보관하도록 설명한다.

25

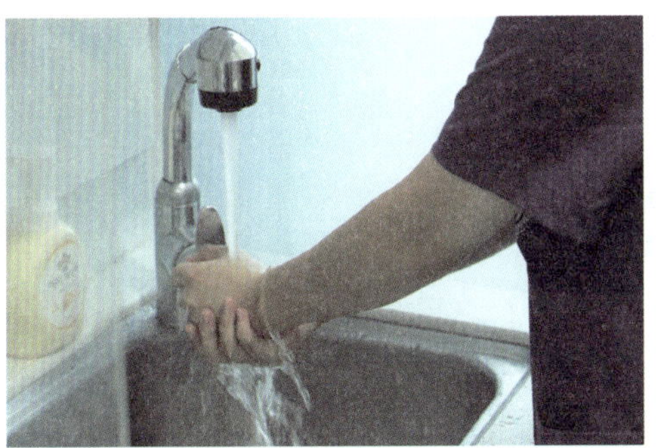

사용한 물품을 정리한 후 물과 비누로 손위생을 실시한다.

26

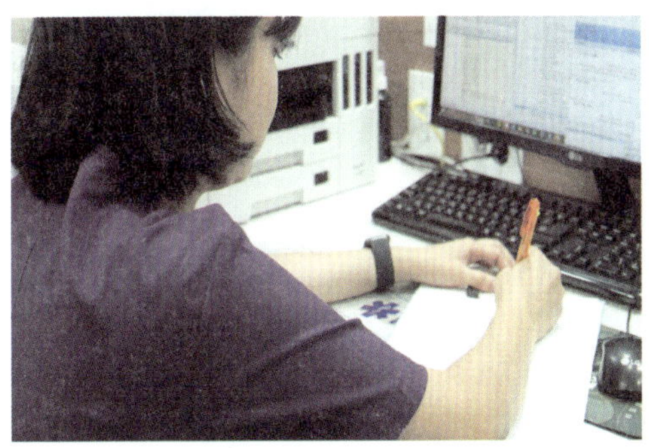

수행 결과를 간호기록지에 기록한다.

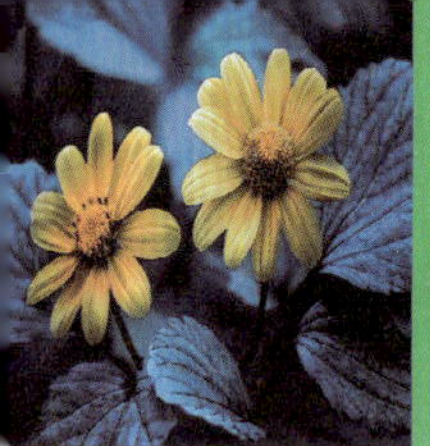

31 수술 후 간호

■ 목 표

① 수술 후 간호의 목적과 절차를 설명할 수 있다.
② 수술 후 간호에 필요한 물품을 준비할 수 있다.
③ 수술 후 간호(수술부위 확인, 배액관 관리, 통증간호, 섭취와 배설, 조기이상 등)를 수행할 수 있다.
④ 수술 후 간호 수행을 기록할 수 있다.

■ 물 품

배액 측정컵, 일회용 장갑, 일반 의료폐기물 전용용기, 손소독제, 간호기록지, 겸자(kelly, 필요시)

■ 수행 항목

수행 방법 및 절차

1

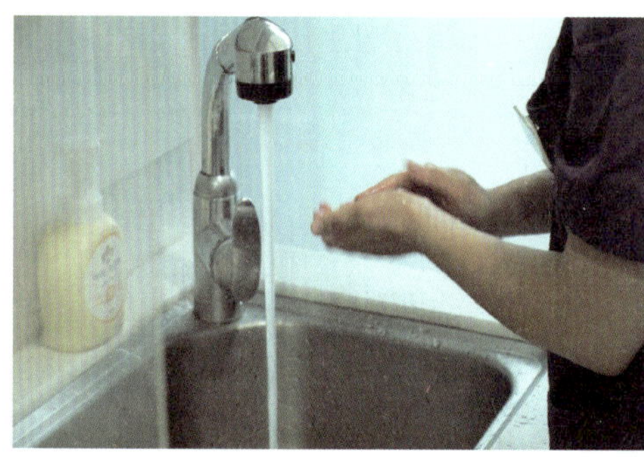

물과 비누로 손위생을 실시한다.

2

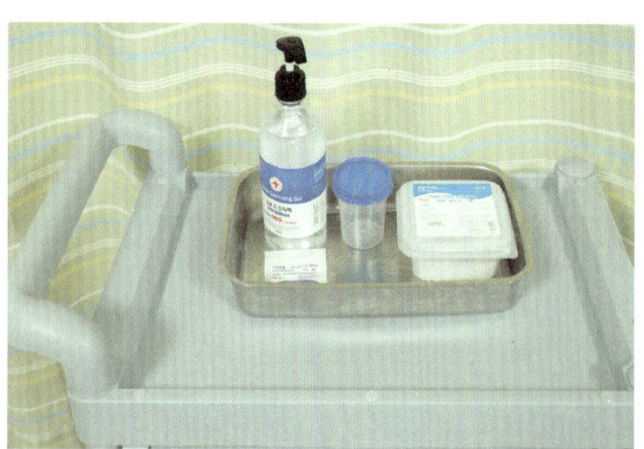

필요한 물품을 준비한다.

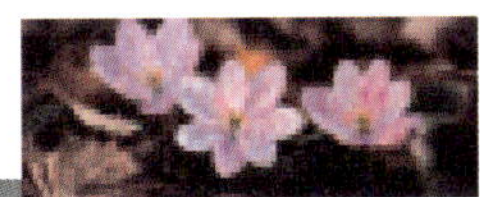

3

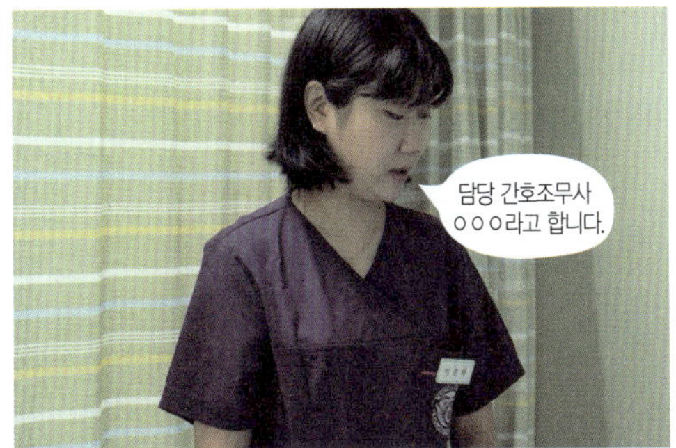

준비한 물품을 가지고 대상자에게 가서 간호조무사 자신을 소개한다.

4

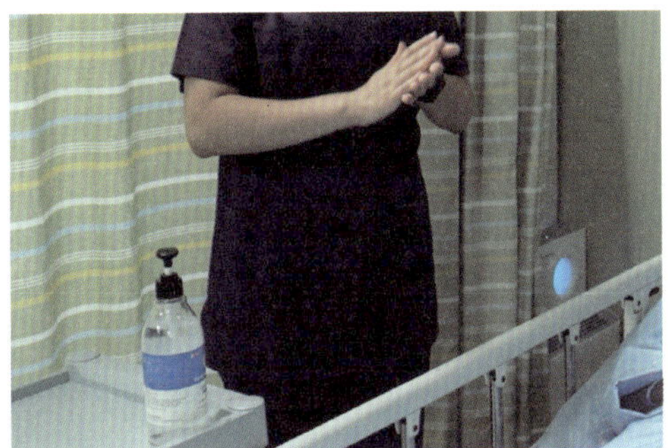

손소독제로 손위생을 실시한다.

5

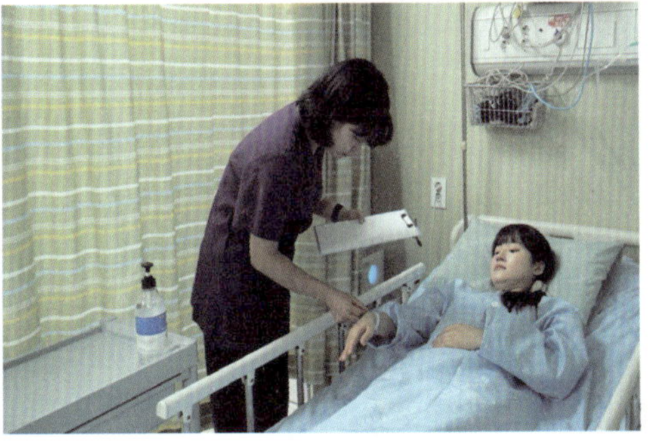

대상자의 이름을 개방형으로 질문하여 대상자를 확인하고, 입원팔찌와 환자리스트(또는 처방지)를 대조하여 대상자(이름, 등록번호)를 확인한다.

6

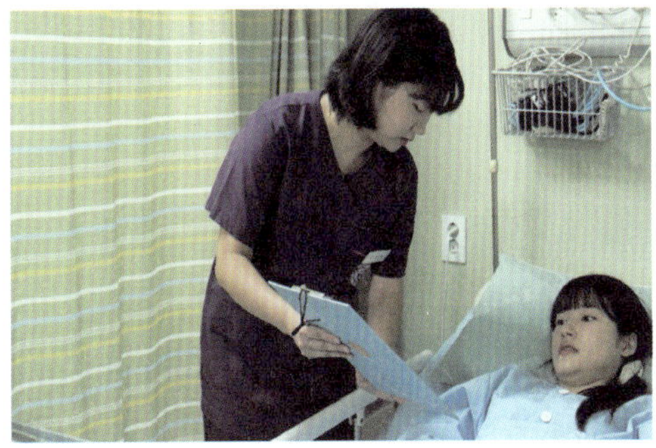

대상자에게 IV PCA 적용의 목적과 절차에 대해 설명한다.

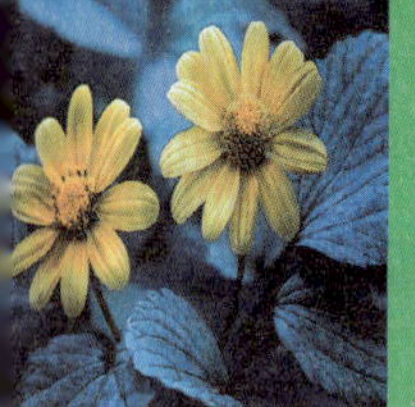

7

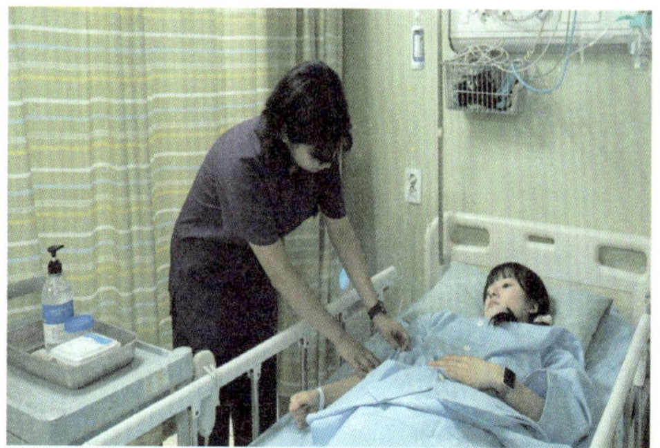

IV PCA 적용 부위의 피부를 확인한다(부종, 발적, 통증 등 사정).

8

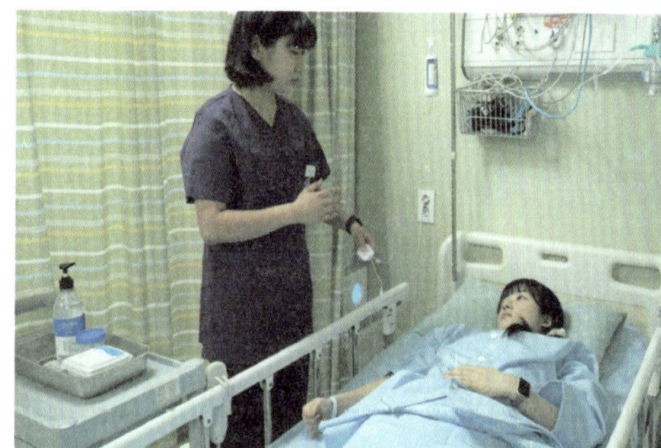

IV PCA의 사용 방법(버튼기능, 용량, 간격)에 대해 설명한다.

① 주입펌프에 달린 버튼을 누르면 정해진 용량이 주입된다.

② 정해진 용량이 투여된 후 일정기간(보통 10~15분간) 버튼을 눌러도 진통제가 투여되지 않음을 설명한다.

9

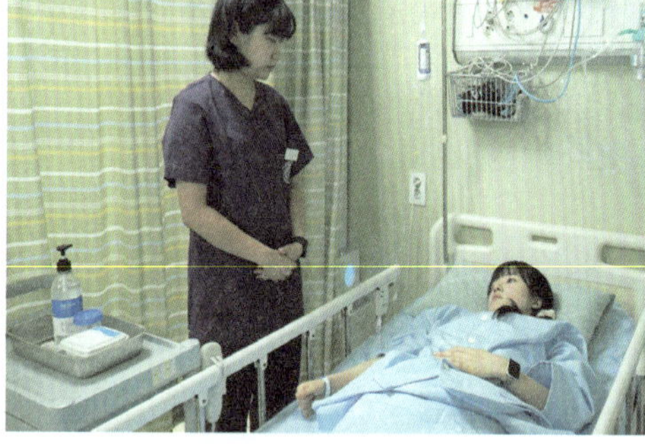

IV PCA의 부작용(구역, 구토, 어지러움 등)에 대해 설명하고, 부작용이 있으면 즉시 알려줄 것을 교육한다.

10

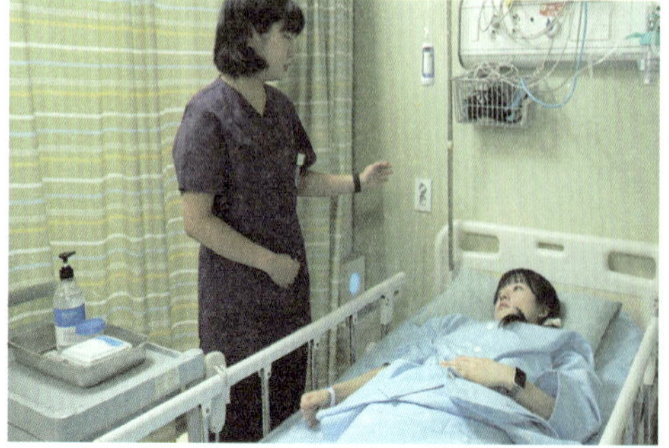

대상자에게 배액관 적용의 목적과 절차에 대해 설명한다.

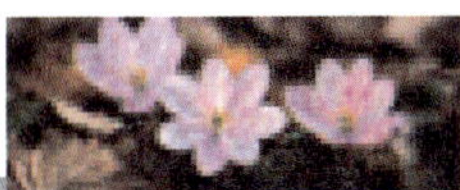

11

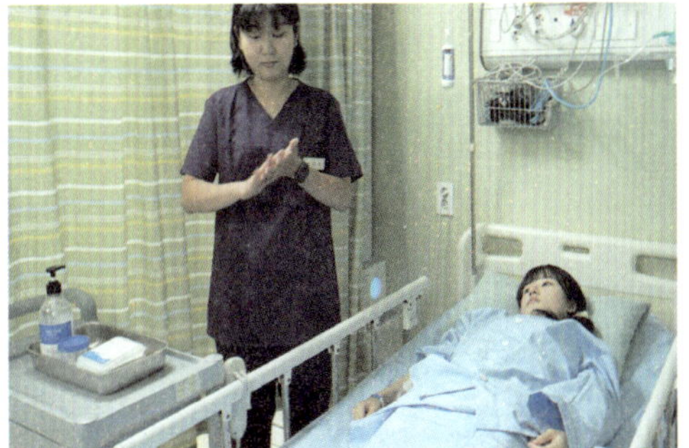

손소독제로 손위생을 실시한다.

12

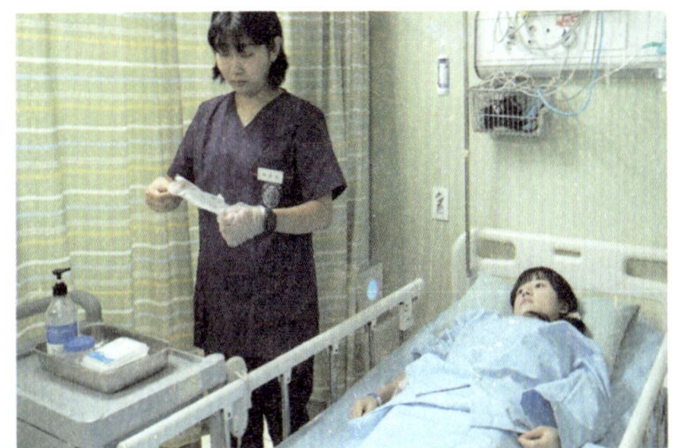

일회용 장갑을 착용한다.

13

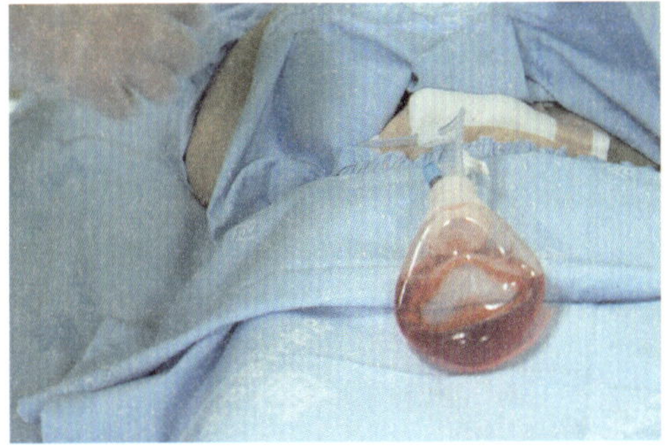

배액이 잘되고 있는지, 배액관이 꼬이거나 접혀있지 않은지, 막힌 부분이 없는지 배액관을 확인한다.

14

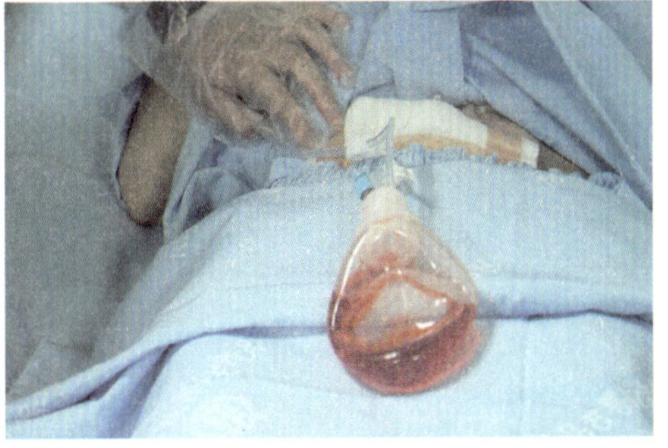

배액관 삽입 부위 dressing 상태(부종, 발적, 삼출물, 출혈 등)를 확인한다.

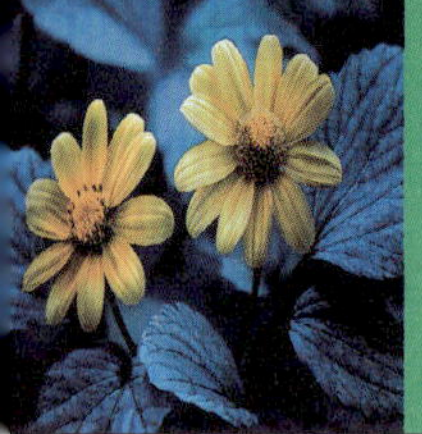

15

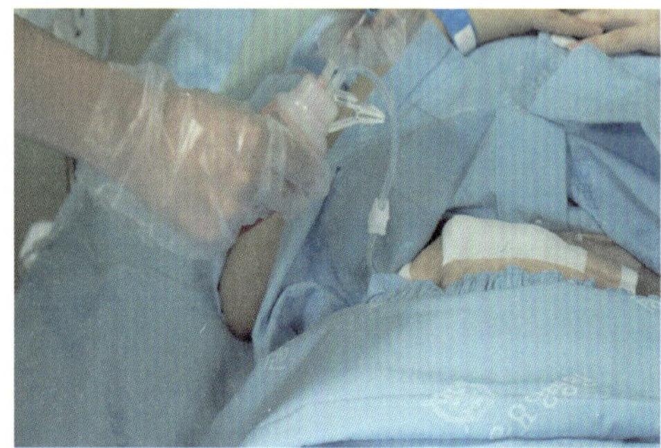

배액관 위쪽을 잠근 후 흡인백을 안전하게 잡고 주의 깊게 마개를 연다.

16

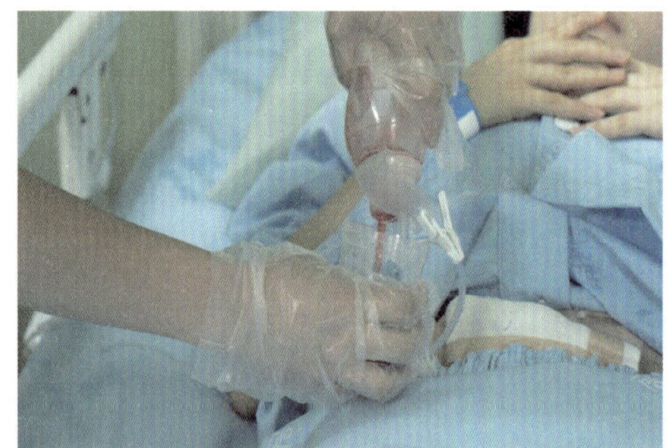

흡인백의 내용물을 눈금이 있는 측정컵에 옮겨 담는다.

17

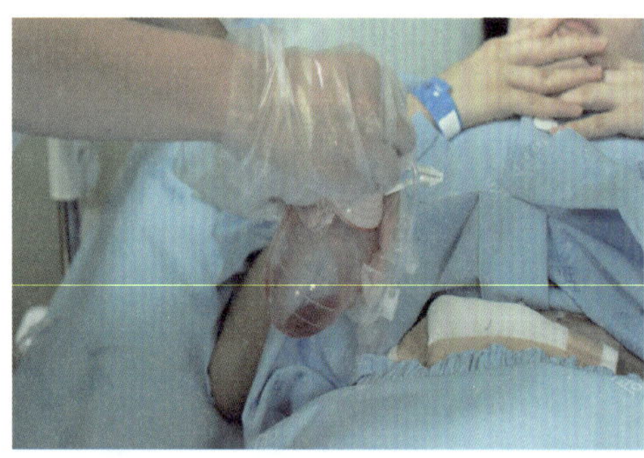

소독솜으로 배출구와 흡인백 마개를 닦고 사용한 소독솜을 곡반에 버린 후 흡인백을 눌러 음압이 유지된 상태에서 배출구를 닫는다.

18

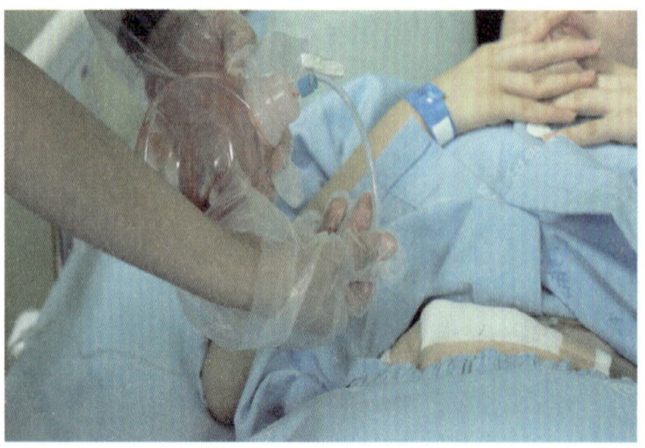

배액관 위쪽의 잠금 장치(clamping)를 열어서 배액 여부를 확인한다.

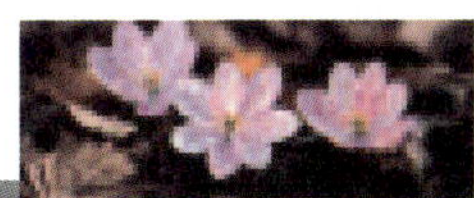

19

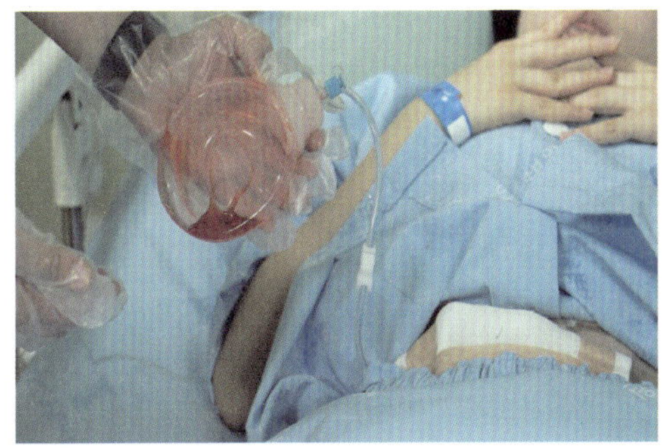

배액용 측정컵에 담긴 배액 양상(배액의 양, 색깔, 투명도)을 확인한다.

20

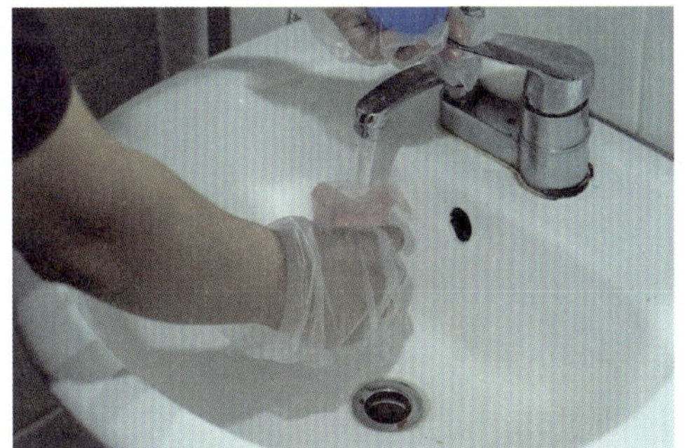

배액물을 오물배출구(clinical sink)에 버리고 측정컵을 물로 헹군다.

21

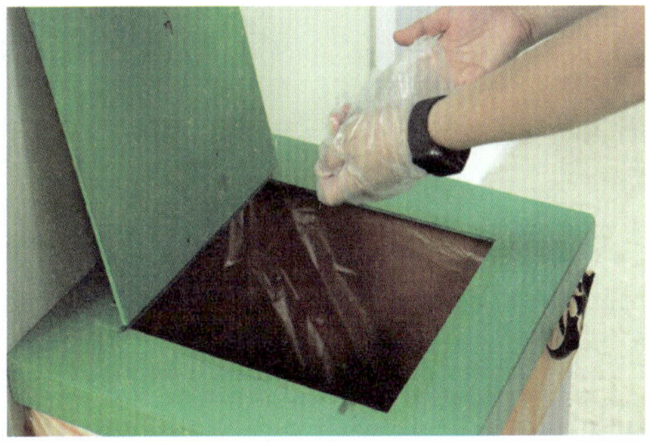

장갑을 벗어 의료폐기물 용기에 버린다.

22

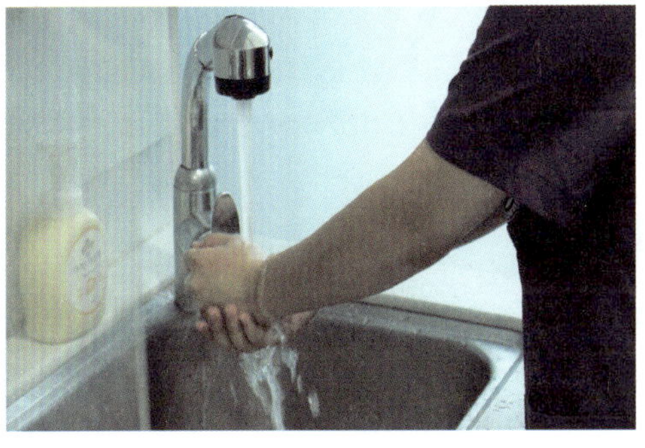

사용한 물품을 정리한 후 물과 비누로 손위생을 실시한다.

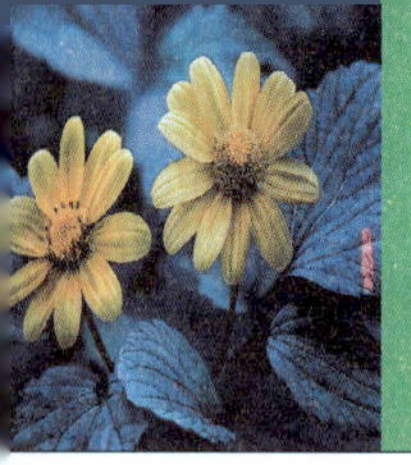

23

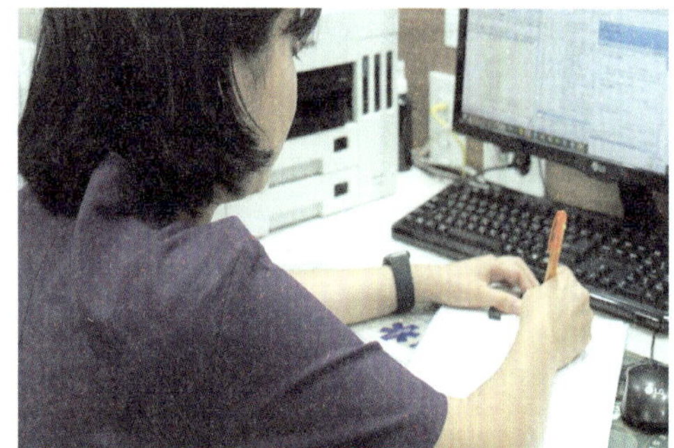

대상자의 상태와 수행 결과를 간호기록지에 기록한다.

32 산소포화도 측정 · 심전도 모니터링

■ 목 표

① 산소포화도 측정기와 심전도 모니터링을 위한 물품 준비 · 목적 · 절차를 설명할 수 있다.
② 환자에게 산소포화도와 심전도를 정확하게 측정할 수 있다.
③ 산소포화도와 심전도 결과를 간호기록지에 기록할 수 있다.

■ 물 품

Pulse oximeter, EKG monitor, electrode, 간호기록지, 손소독제, 소독솜

■ 수행 항목

수행 방법 및 절차

1

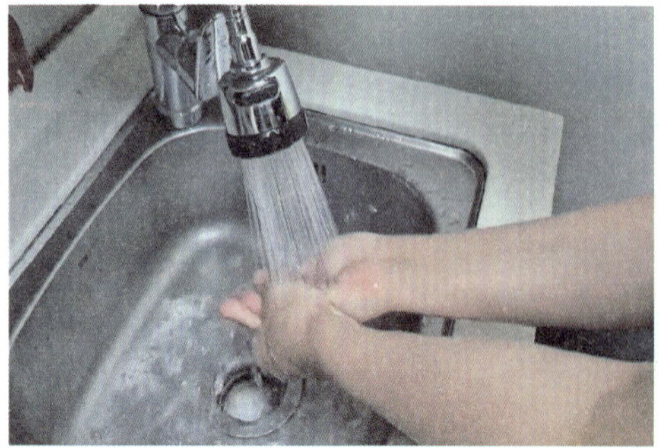

세균의 전파를 막아 감염의 기회를 줄이기 위해 물과 비누로 손위생을 실시한다.

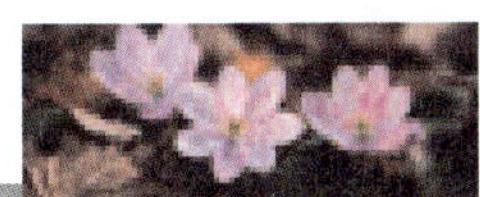

2

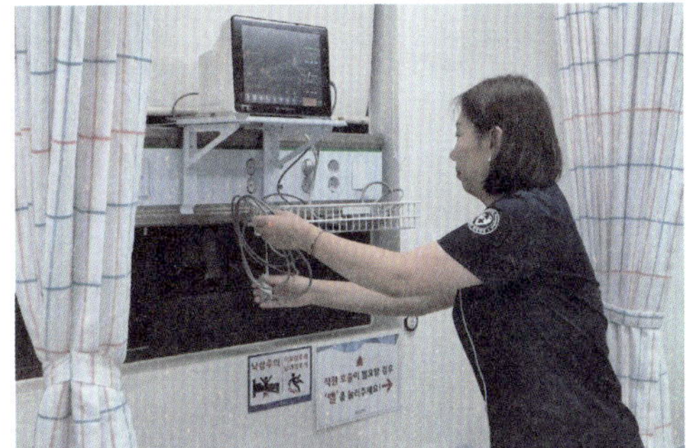

산소포화도 측정과 심전도 측정에 필요한 물품을 준비한다.

3

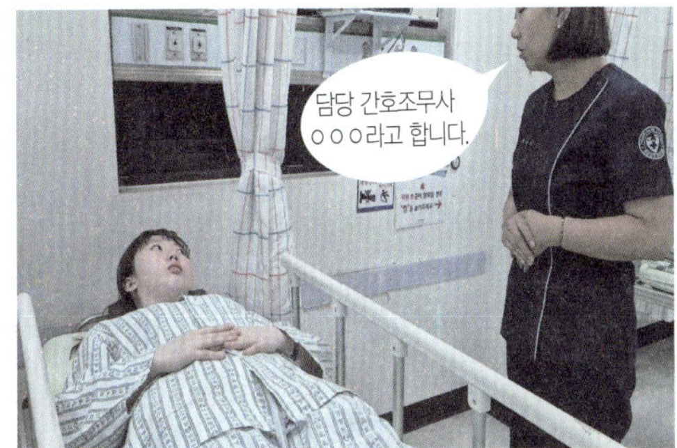

준비한 물품을 가지고 환자에게 가서 처치에 대한 불안 감소와 협조를 구하기 위해 간호조무사 자신을 소개한다.

4

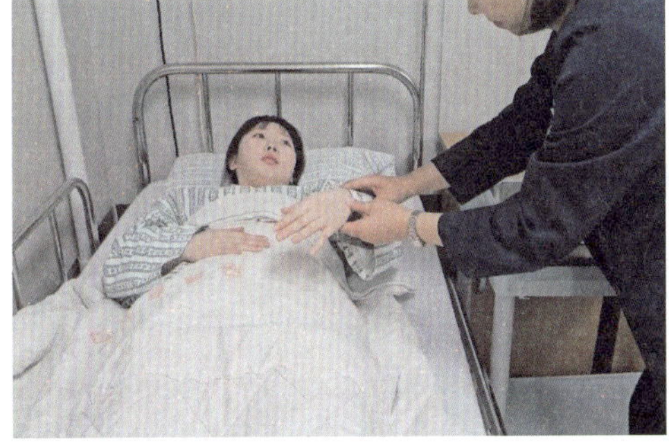

이름을 부르거나 개방형 질문("환자분 성함이 어떻게 되시죠")을 하여 환자를 확인하고, 입원 팔찌로 등록 번호를 확인하거나 생년월일을 물어서 환자를 재확인한다. 이때, 환자가 자신의 이름을 말하게 한다.

-산소포화도 측정하기-

5

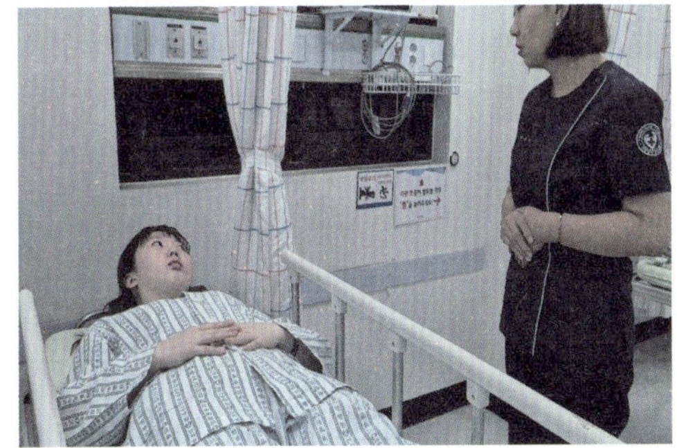

환자에게 산소포화도 측정의 목적과 절차에 대해 설명한다.

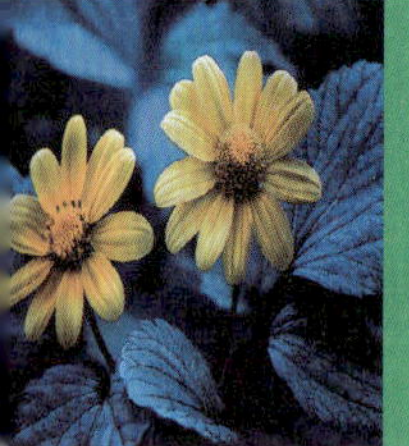

6

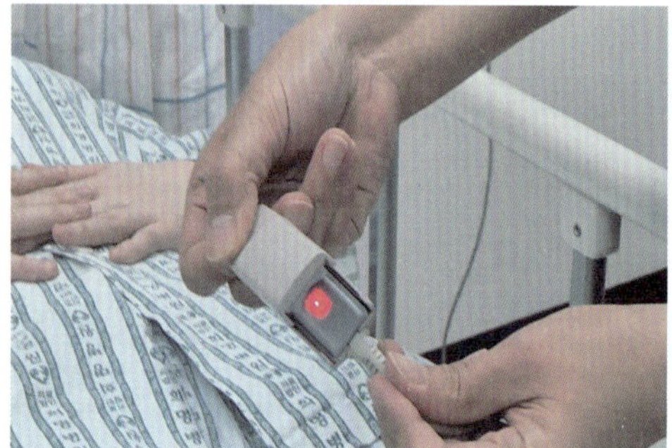

산소포화도 측정기를 켜고 센서에 불이 들어오는지 확인한다.

7

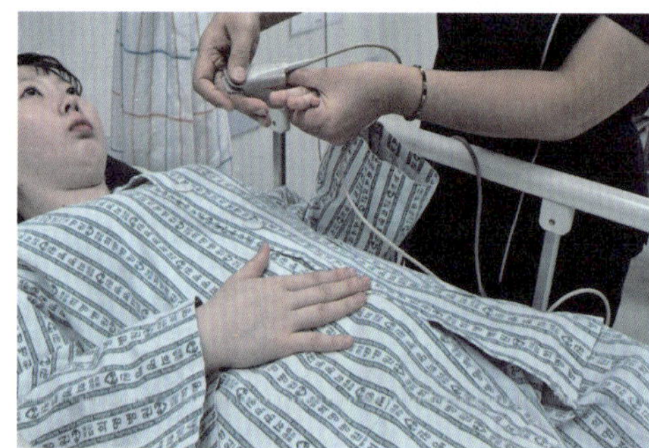

손톱 상태를 확인(인조 손톱이나 매니큐어 등은 제거)한 후, 센서를 손가락에 부착하여 고정한다.

8

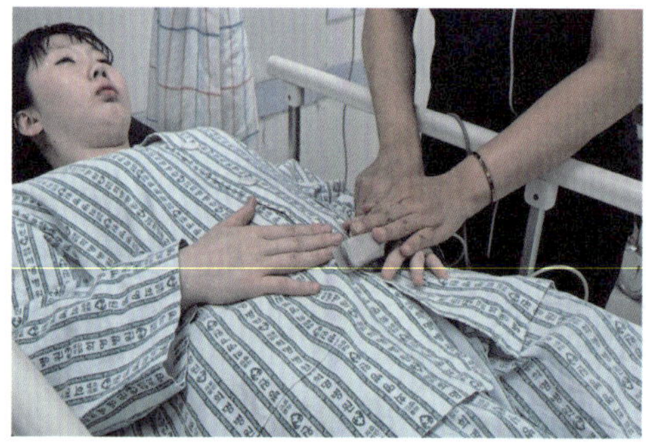

환자에게 팔을 많이 움직이지 말고, 빛이 센서에 비치지 않도록 하며 손가락이 아프거나 습기 차면 보고하게 한다.

9

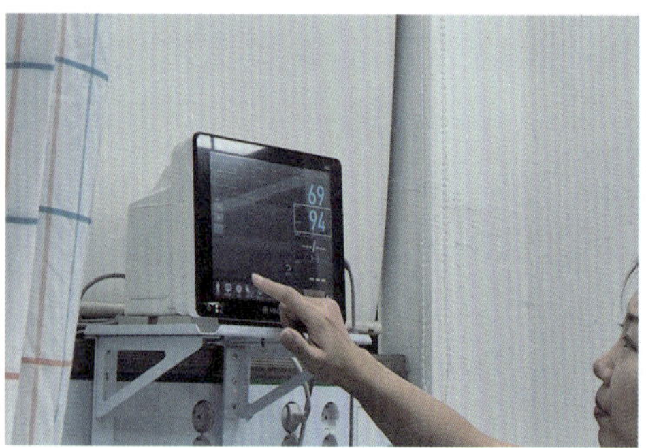

산소포화도를 확인한 후 경고음을 설정하고, 환자에게 경고음이 울리면 알리도록 한다.

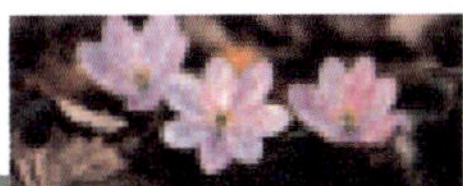

10

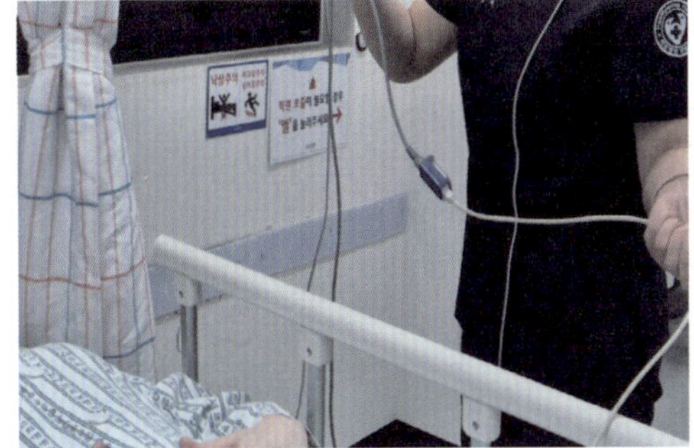

측정기의 줄이 당겨지지 않도록 한다.

-심전도 측정하기-

11

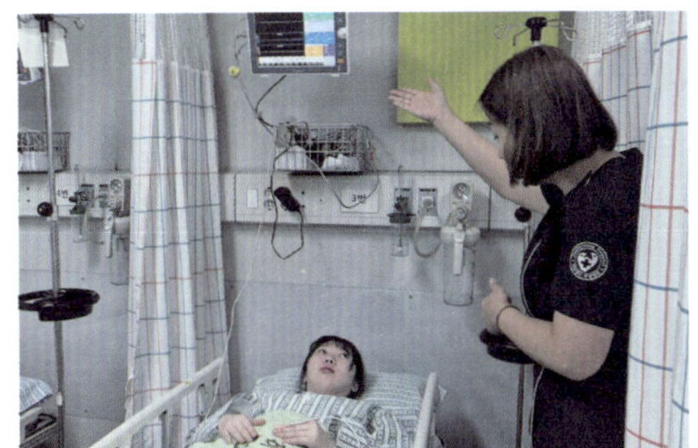

환자에게 심전도 모니터링의 목적 및 절차에 대해 설명한다.

12

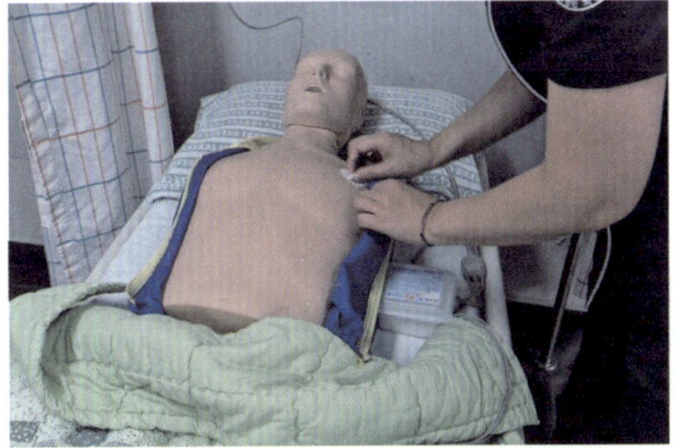

환자의 가슴을 노출시켜 전극 부착 위치의 피부 상태를 확인한 후 땀이나 이물질이 있으면 닦아 내거나 제거시킨다.

13

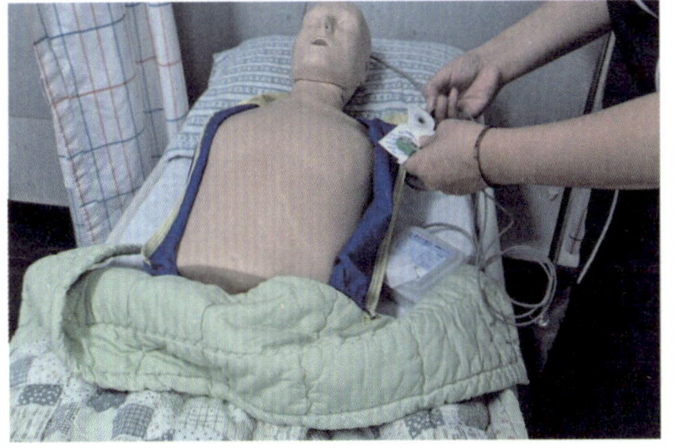

환자에게 붙일 전극과 전선을 연결한 뒤 전극 뒷부분의 비닐을 제거한다.

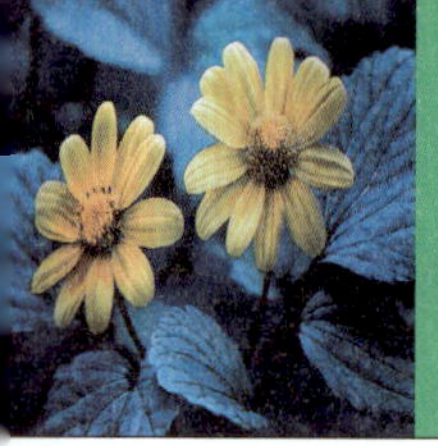

14

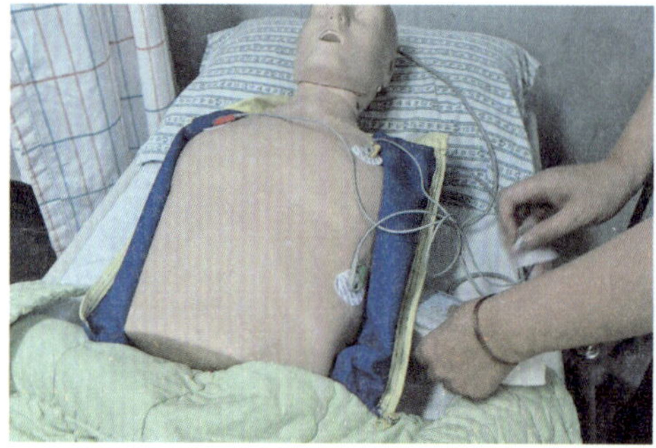

오른쪽 팔(RA) 전극은 오른쪽 쇄골 아래, 왼쪽 팔(LA) 전극은 왼쪽 쇄골 아래, 왼쪽 다리(LL) 전극은 왼쪽 5번째 늑간 중심 액와선에 잘 부착하고 고정이 정확하게 되었는가를 확인한다.

15

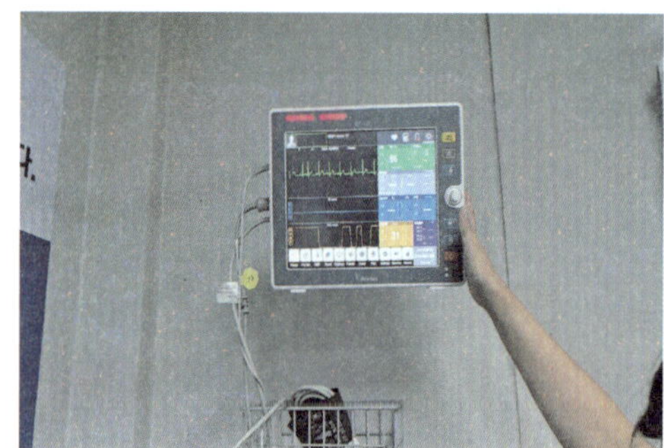

심전도 시 경고음이 울리면 간호사가 확인할 것이라고 환자에게 이야기한다.

16

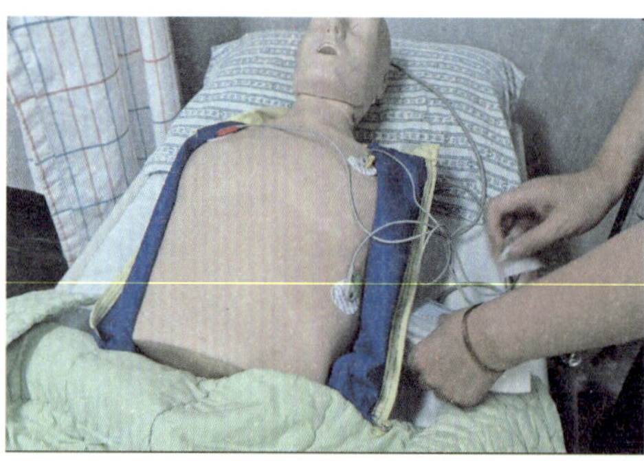

환자에게 사용한 물품을 깨끗하게 정리한다.

17

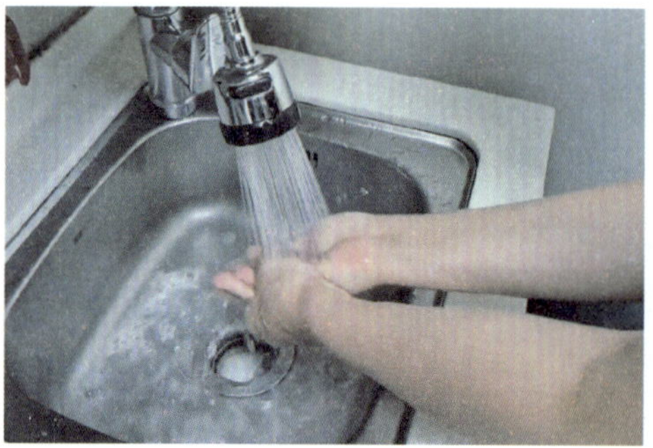

세균 감염 차단을 위해 물과 비누로 손위생을 수행한다.

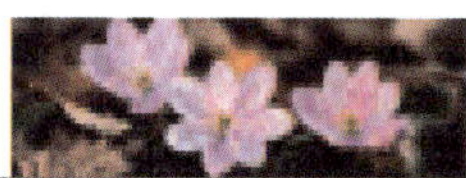

18

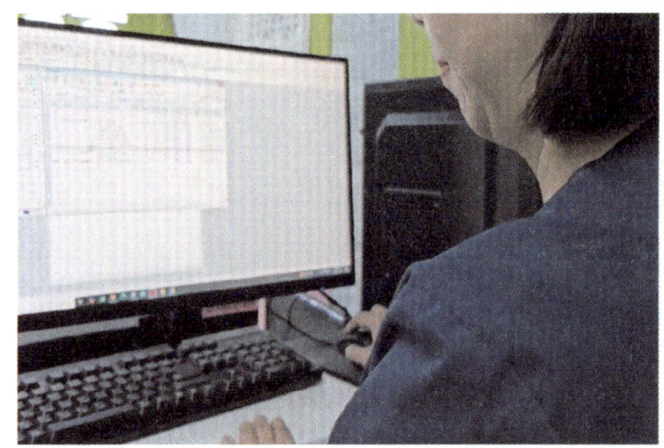

수행한 결과(산소포화도, 심박동수, EKG 결과)를 간호기록지에 정확하게 기록한다.

33 산소요법 – 코삽입관(비강 캐뉼라)의 이용

■ 목 표

① 코삽입관(비강 캐뉼라)을 이용한 산소요법 수행에 필요한 물품 준비 · 목적 · 절차를 설명할 수 있다.
② 정확한 절차에 따라 산소요법을 환자에게 잘 수행할 수 있다.
③ 산소 요법 수행 후 간호기록지에 수행 사항을 기록할 수 있다.

■ 물 품

코삽입관(비강 캐뉼라), Wall O_2, 산소유량계 / 습윤병, 멸균증류수, 간호기록지, 손소독제

■ 수행 항목

수행 방법 및 절차

1

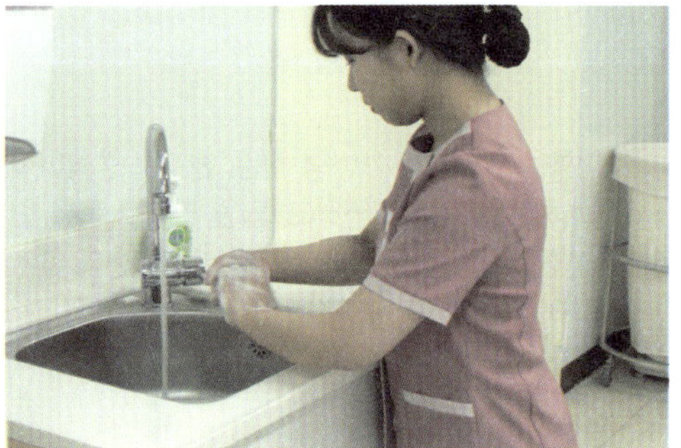

세균의 전파를 막아 감염의 기회를 줄이기 위하여 물과 비누로 손위생을 수행한다.

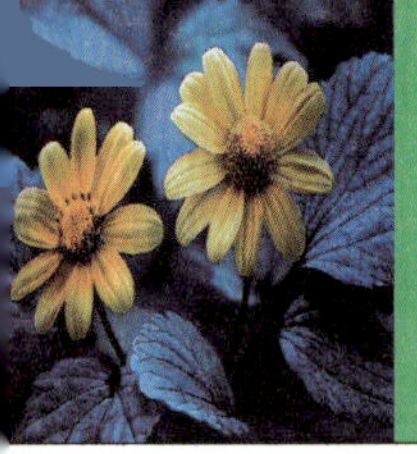

2

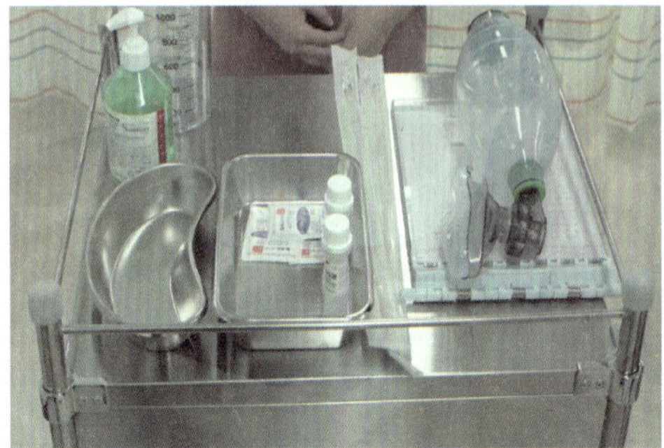

코삽입관(비강 캐뉼라)을 이용한 산소요법에 필요한 물품을 준비한다.

3

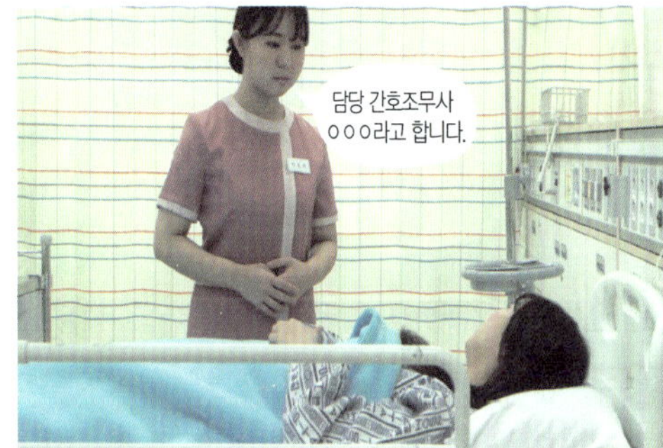

준비한 물품을 가지고 환자에게 가서 처치에 대한 불안 감소와 협조를 구하기 위해 간호조무사 자신을 소개한다.

4

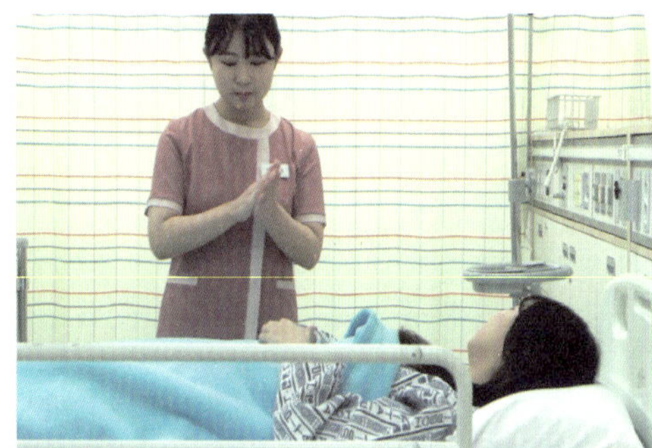

세균의 전파를 막아 감염의 기회를 줄이기 위하여 손소독제로 손위생을 수행한다.

5

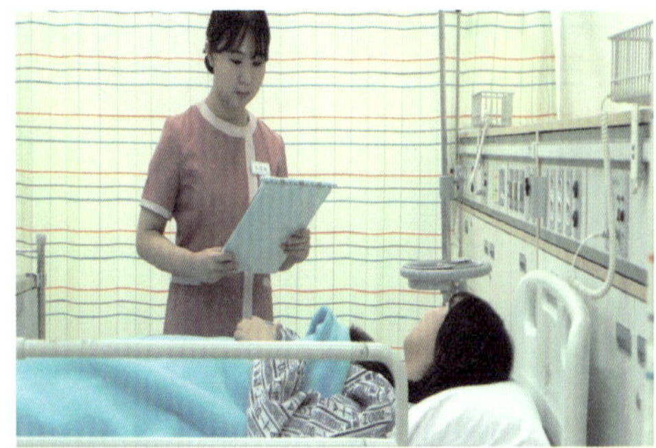

이름을 부르거나 개방형 질문("환자분 성함이 어떻게 되시죠")을 하여 환자를 확인하고, 입원 팔찌로 등록 번호를 확인하거나 생년월일을 물어서 환자를 재확인한다. 이때, 환자가 자신의 이름을 말하게 한다.

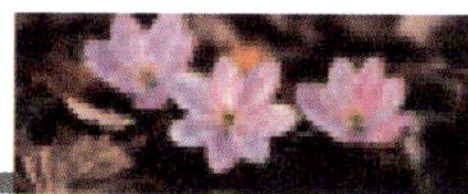

6

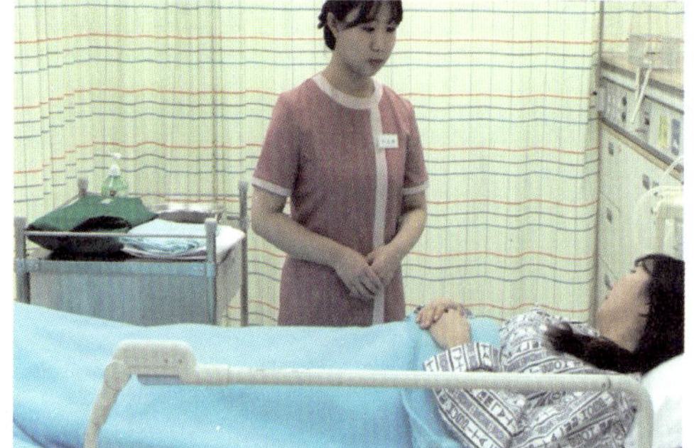

환자에게 산소를 투여하는 목적과 절차에 대하여 설명한다.

7

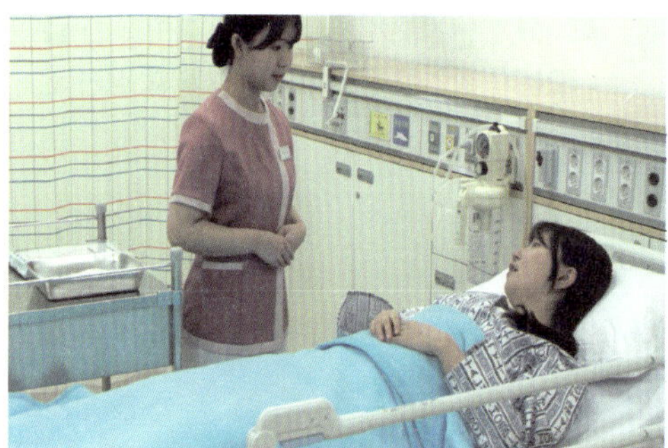

환자에게 가슴의 확장을 도와주어 호흡을 편안하게 해주는 반좌위를 취하게 한다.

8

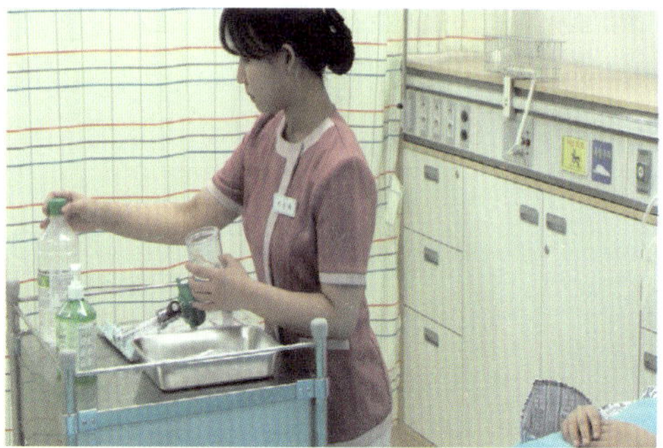

증류수를 습윤병에 정해진 눈금까지 채운 후 증류수 마개를 닫는다.

9

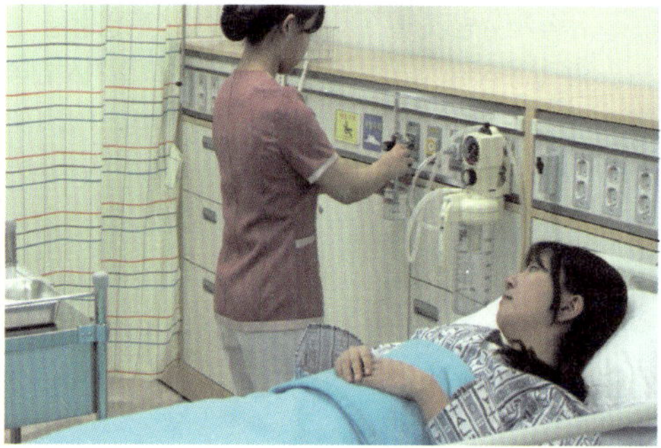

유속기(유량계)와 습윤병을 연결한 후 Wall O_2 벽에 산소유속기(유량계)를 꽂는다.

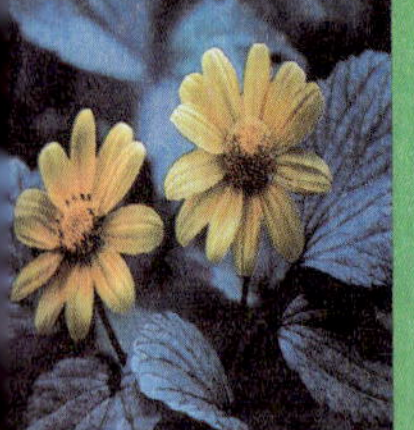

10

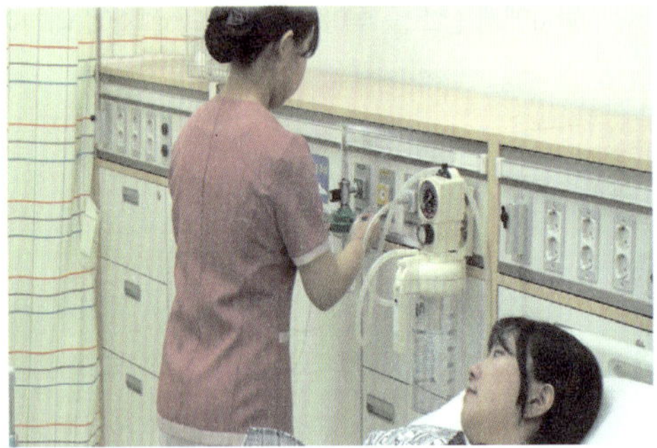

습윤병에 있는 산소장치 출구와 코삽입관(비강 캐뉼라)을 연결한다.

11

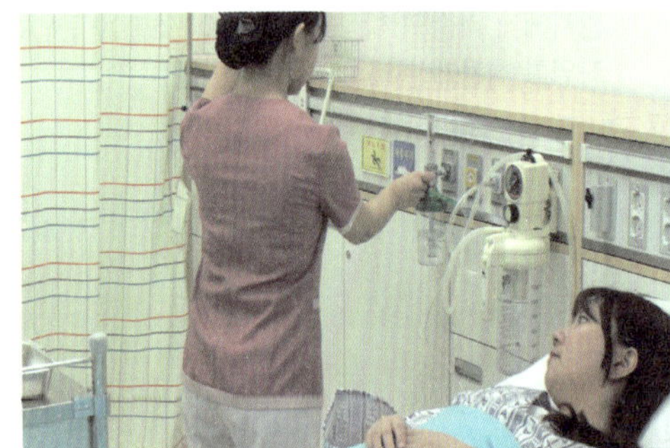

환자에게 연결하기 전에 코삽입관(비강 캐뉼라)을 통해 산소가 나오는지 확인한 후 유속기(유량계)를 잠근다.

12

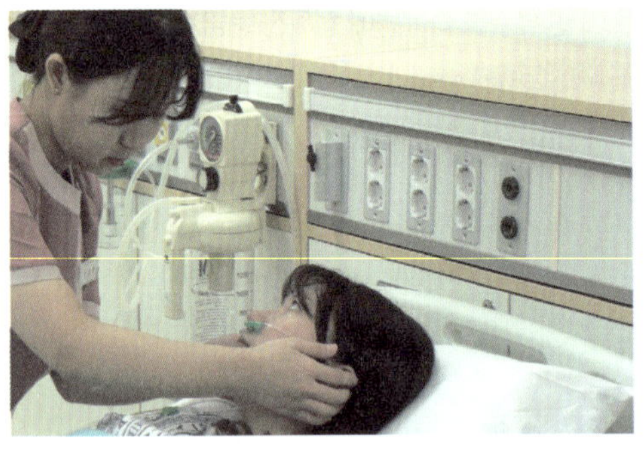

환자 비공의 폐색 여부를 확인한 후 삽입관(캐뉼라) 끝부분을 환자의 양쪽 코(비강)에 삽입하고 귀 뒤에 걸친 후 턱 밑에서 길이를 조절한다.

13

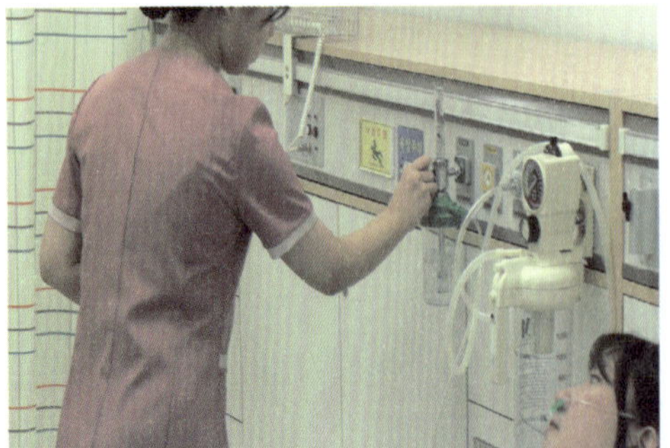

유속기(유량계)를 열어 처방된 산소 흡입량을 눈높이에서 조절한다(유속기 내 Ball의 중심을 눈금에 일치시킨다).

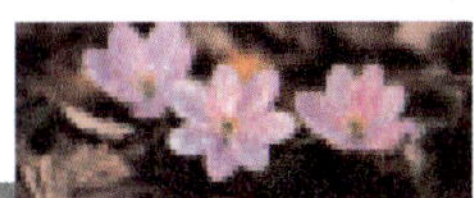

14

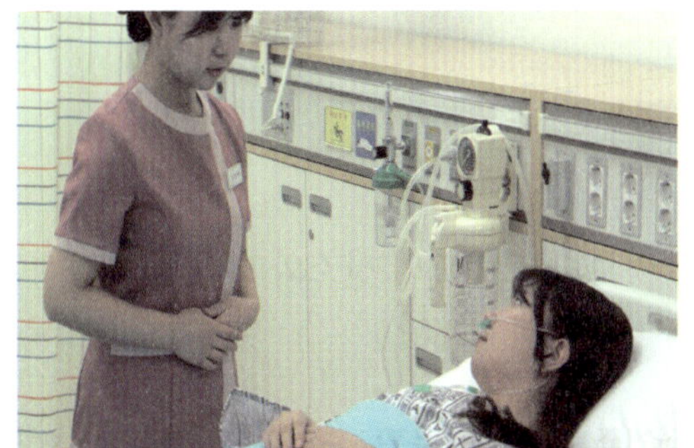

환자에게 가능한 한 입을 다물고 코로 호흡하게 한다.

15

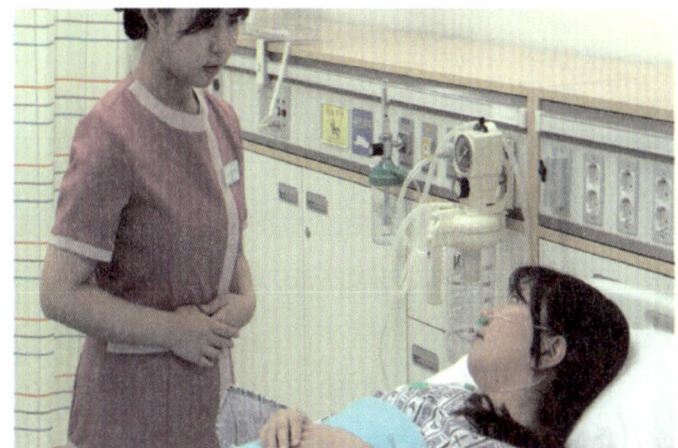

환자를 편안하게 해준 후 산소 사용으로 인한 화재 위험성과 코, 귀 등 접촉 부위의 피부 손상 등을 설명한다.

16

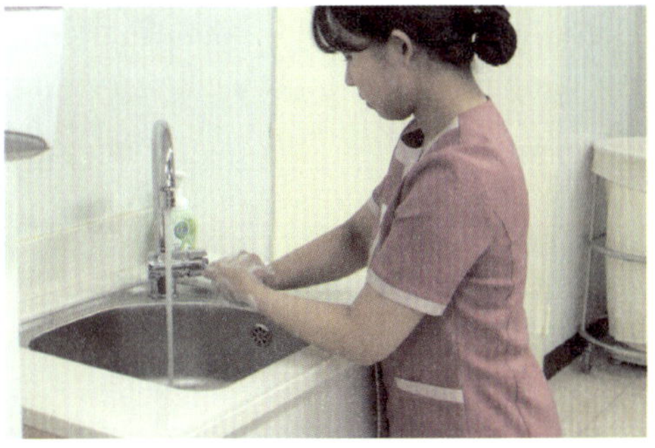

세균의 전파를 막아 감염의 기회를 줄이기 위하여 물과 비누로 손위생을 수행한다.

17

등록번호: 20180201
성명: 김 다나
주민등록번호: 9503** – 2*****

날짜	시간	간호 기록	서명
2/1	13 : 00	산소포화도 88% 측정되어 산소 3L nasal 처방됨.	
		비강 폐쇄 관찰되지 않아 산소 주입 시작함. 화재	
		위험성에 대해서 교육함. 현재 호흡양상 천명음	
		관찰되며 산소 주입 중 불편감 호소 없음. 그 외	
		특이 이상반응 관찰되지 않음.	RN.이은하

산소주입 시작시간, 산소주입량, 호흡양상, 환자 반응 등의 수행 결과를 간호기록지에 기록하도록 한다.

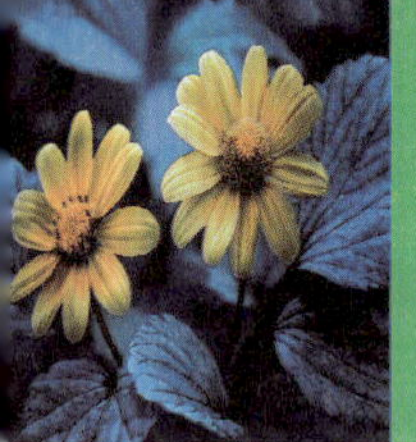

34 단순 안면 마스크

■ 목 표

① 산소를 안전하고 효과적인 방법으로 투여하기 위함이다.
② 코삽입관(비강 캐뉼라)과 비강 카테터로 공급되는 것보다 고농도의 산소와 습도를 제공하기 위함이다.

■ 물 품

산소 공급기와 습윤기, 산소 유량계, 단순 안면 마스크, 수용성 윤활제와 거즈, 비자극성 반창고, 설압자, 전등, 멸균 증류수, 손 소독제, 간호기록지

■ 수행 항목

수행 방법 및 절차

1

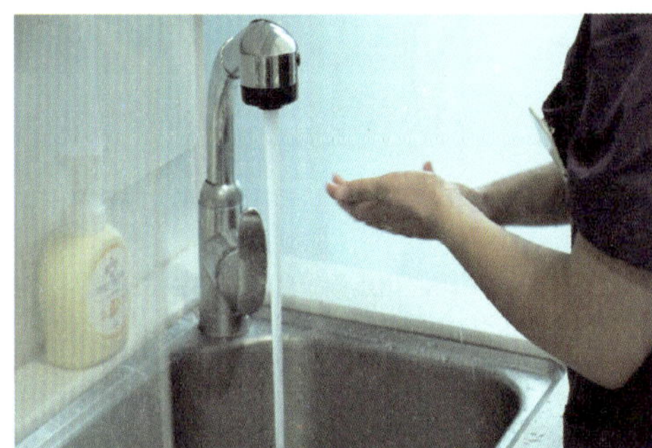

물과 비누를 사용하여 손을 깨끗이 씻는다.

2

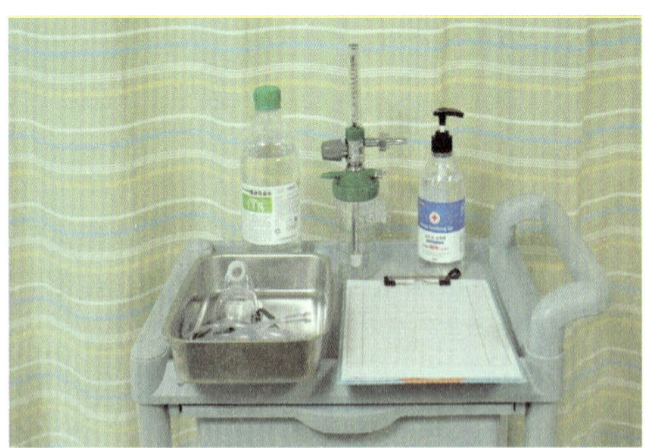

산소요법 시 필요한 준비 물품을 확인한다.

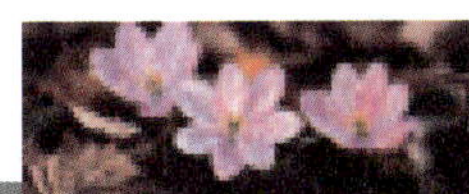

3

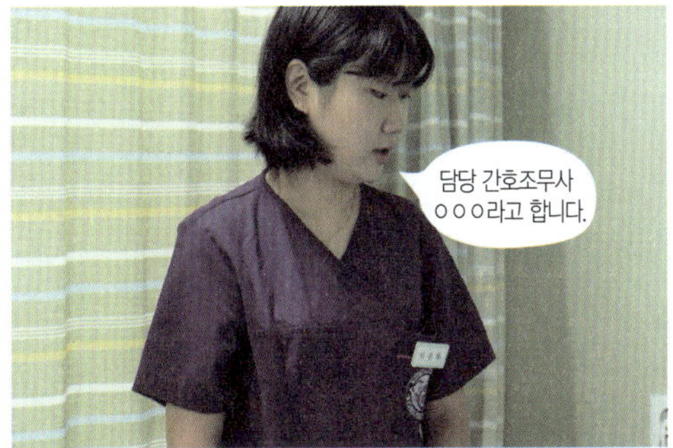

대상자에게 간호조무사 자신을 소개한다.

4

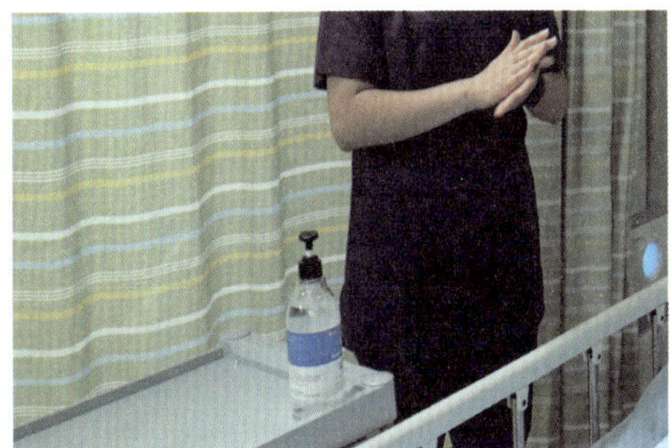

손 소독제를 사용하여 손을 깨끗이 씻는다.

5

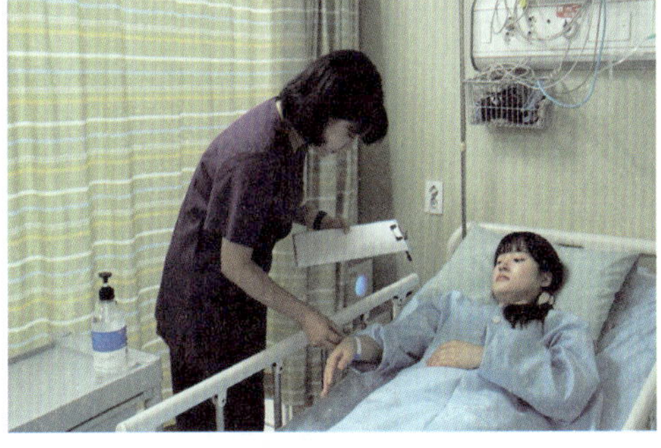

이름을 부르거나 개방형 질문을 하여 대상자를 확인(개방형 질문: "환자분 성함이 어떻게 되시죠?")하고, 입원 팔찌로 등록번호를 확인하거나 주민등록번호를 물어서 대상자를 재확인한다. 이때, 대상자가 자신의 이름을 말하게 한다.

6

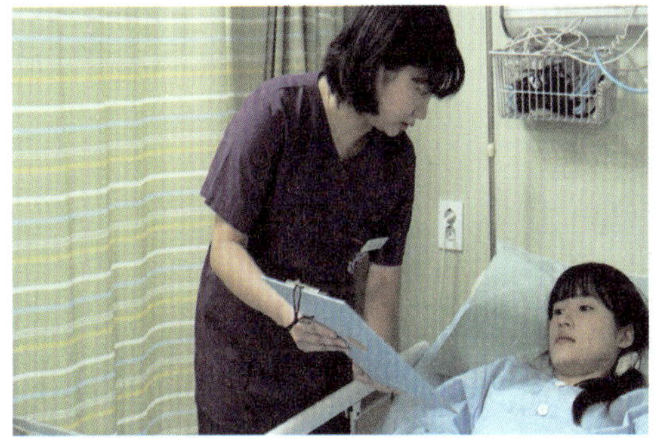

대상자에게 산소요법의 목적과 방법을 설명하고 반좌위를 취해준다.

7

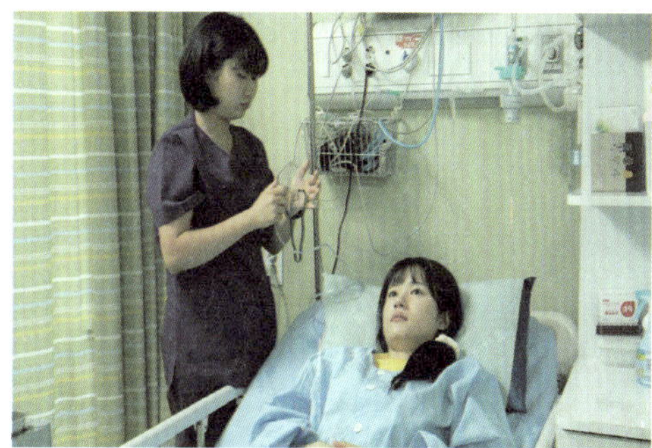

마스크에 산소를 연결하여 산소가 나오는지 확인한다.

8

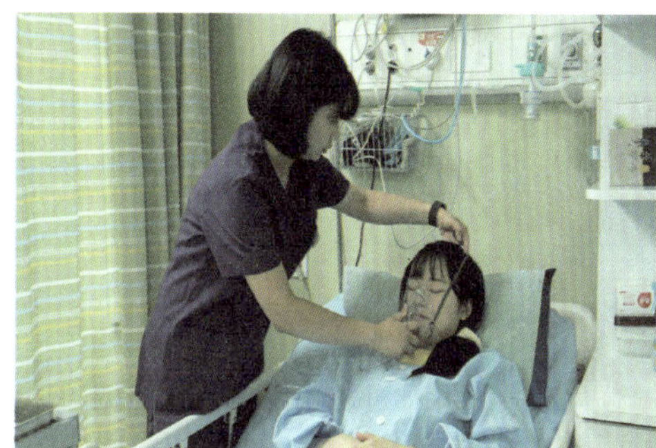

단순 안면 마스크를 환자 얼굴로 가져가 코에서부터 아래로 씌운다.

☞ 단순 안면 마스크는 저농도의 산소를 투여하는 방법으로 마스크의 옆에 공기 구멍이 있다. 40~60%의 산소가 투입될 수 있으며 1분에 6~8L를 주입할 수 있다.

9

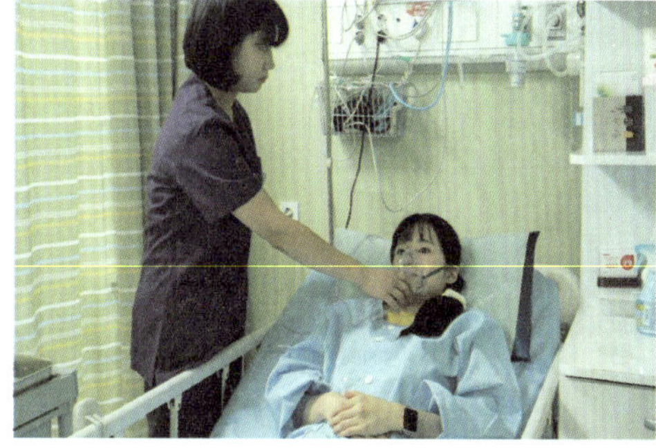

필요한 만큼 산소를 틀어주고 환자의 얼굴 모양대로 마스크를 맞춘다. 귀 뒤나 뼈 돌출 부위의 피부 자극 방지를 위해 거즈나 패드를 대어 준다.

10

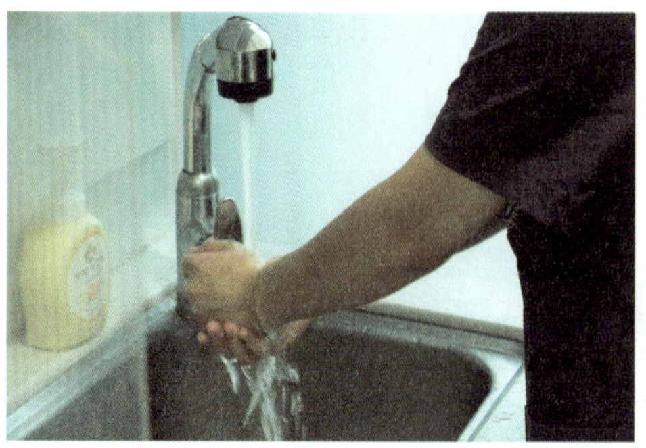

사용한 물품을 정리하고 물과 비누를 이용하여 손을 씻는다.

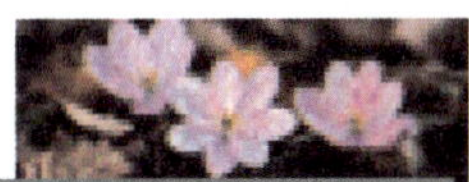

11

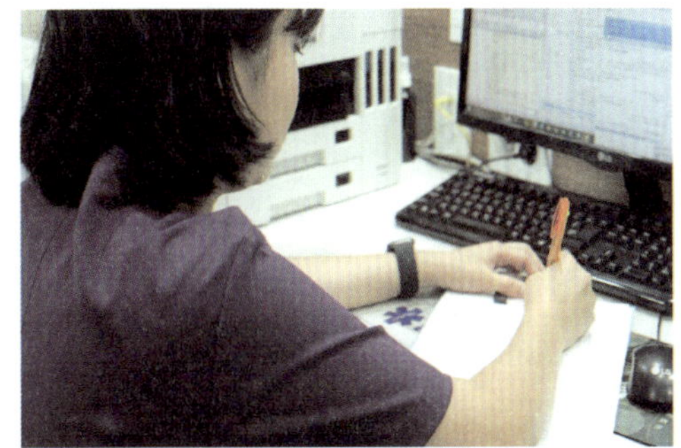

간호기록지에 산소요법의 시작 시간, 환자의 반응, 산소 투여 방법 및 양을 기록한다.

35 벤추리 마스크

■ 목 표

① 산소를 안전하고 효과적인 방법으로 투여하기 위함이다.
② 코삽입관(비강 캐뉼라)과 비강 카테터로 공급되는 것보다 고농도의 산소와 습도를 제공하기 위함이다.

■ 물 품

벤추리 마스크, 산소 공급기와 습윤기, 산소 유량계, 수용성 윤활제와 거즈, 비자극성 반창고, 설압자, 전등, 멸균 증류수, 손 소독제, 간호기록지

■ 수행 항목

수행 방법 및 절차

1

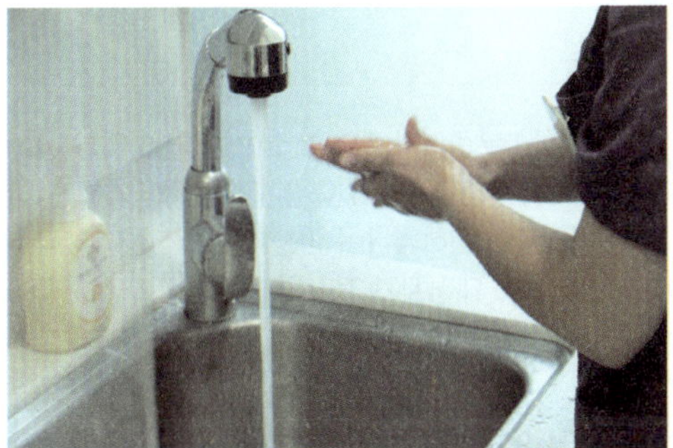

물과 비누를 사용하여 손을 깨끗이 씻는다.

2

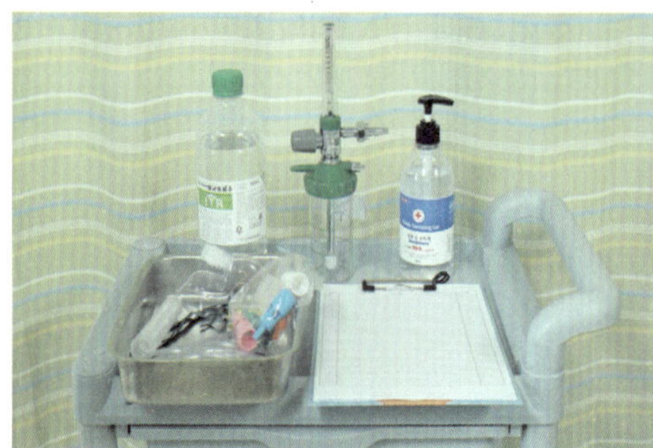

산소요법 시 필요한 준비 물품을 확인한다.

3

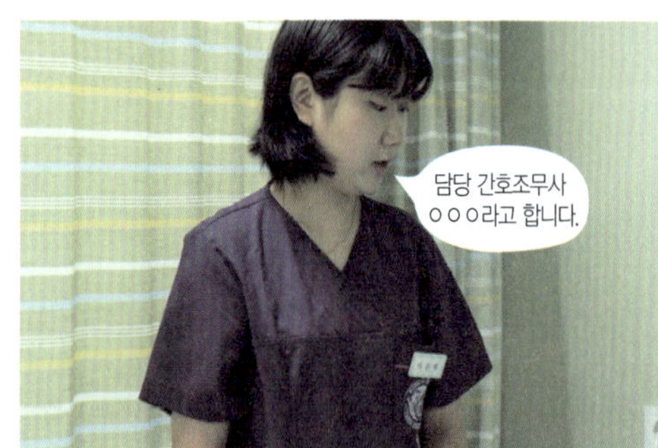

대상자에게 간호조무사 자신을 소개한다.

4

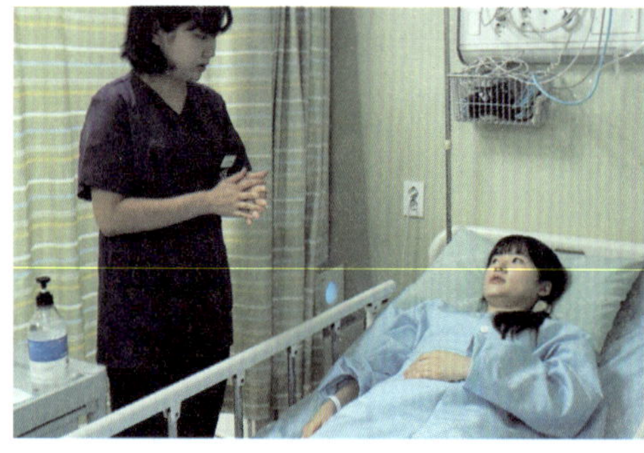

손 소독제를 사용하여 손을 깨끗이 씻는다.

5

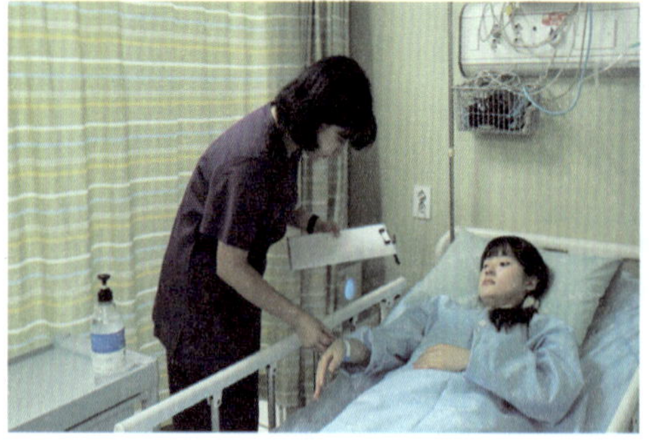

이름을 부르거나 개방형 질문을 하여 대상자를 확인(개방형 질문: "환자분 성함이 어떻게 되시죠?")하고, 입원 팔찌로 등록번호를 확인하거나 주민등록번호를 물어서 대상자를 재확인한다. 이때, 대상자가 자신의 이름을 말하게 한다.

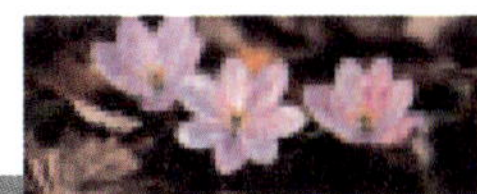

6

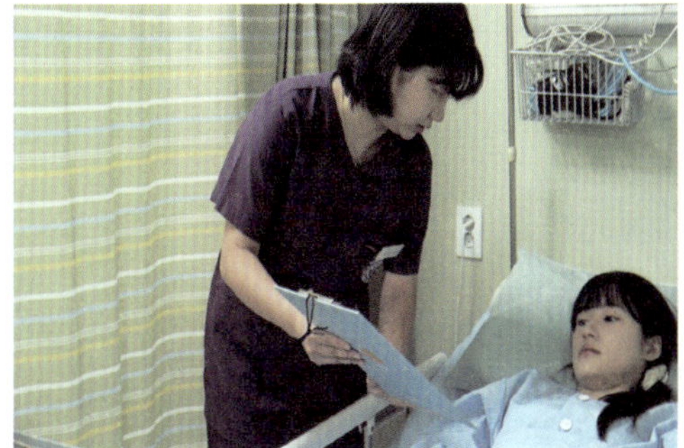

대상자에게 산소요법의 목적과 방법을 설명하고 반좌위를 취해준다.

7

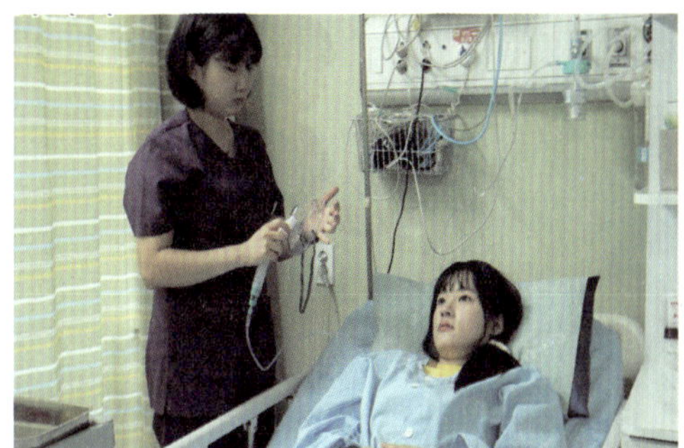

마스크에 산소를 연결하여 산소가 나오는지 확인한다.

8

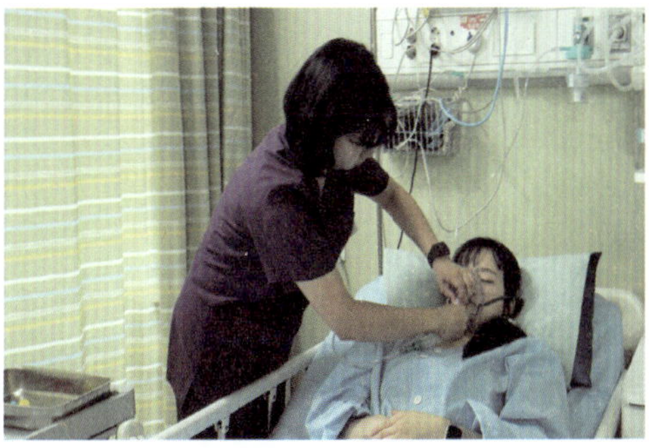

벤추리 마스크를 환자 얼굴로 가져가 코에서부터 아래로 씌운다.

☞ 벤추리 마스크는 만성 폐쇄성 폐질환(COPD) 환자에게 주로 사용되며 24~40% 농도의 산소를 투입할 수 있고 1분에 4~15L를 주입할 수 있다. 저농도의 산소 24%, 26%, 28%, 30%를 정확하게 공급할 수 있다.

9

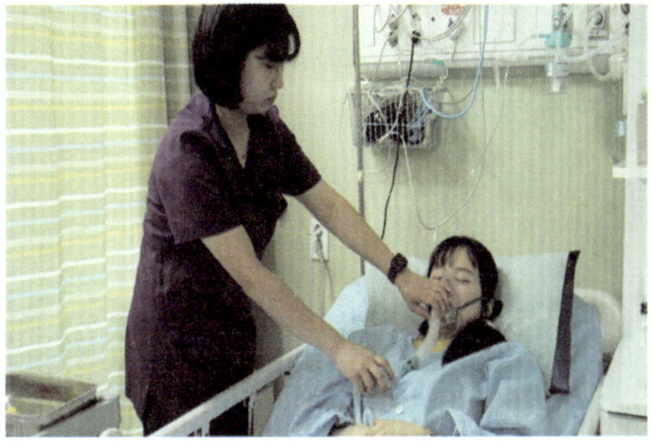

필요한 만큼 산소를 틀어주고 환자의 얼굴 모양대로 마스크를 맞춘다. 귀 뒤나 뼈 돌출 부위의 피부 자극 방지를 위해 거즈나 패드를 대어 준다.

10 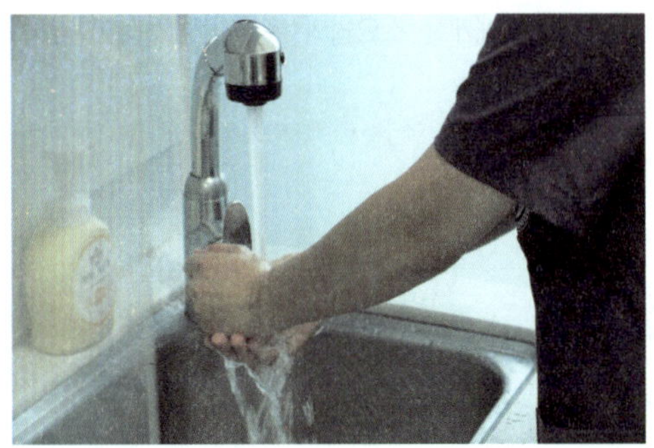
사용한 물품을 정리하고 물과 비누를 사용하여 손을 씻는다.

11 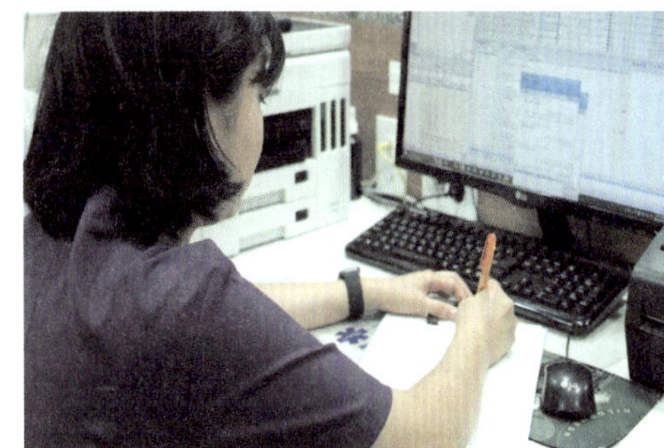
간호기록지에 산소요법의 시작 시간, 환자의 반응, 산소 투여 방법 및 양을 기록한다.

36 부분 재호흡 마스크

■ 목 표

① 산소를 안전하고 효과적인 방법으로 투여하기 위함이다.
② 코삽입관(비강 캐뉼라)과 비강 카테터로 공급되는 것보다 고농도의 산소와 습도를 제공하기 위함이다.

■ 물 품

부분 재호흡 마스크, 산소 공급기와 습윤기, 산소 유량계, 수용성 윤활제와 거즈, 비자극성 반창고, 설압자, 전등, 멸균 증류수, 손 소독제, 간호기록지

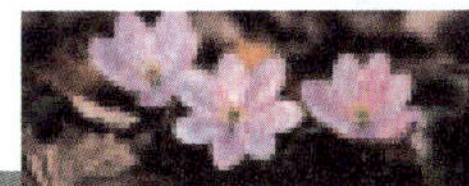

■ 수행 항목

수행 방법 및 절차

1

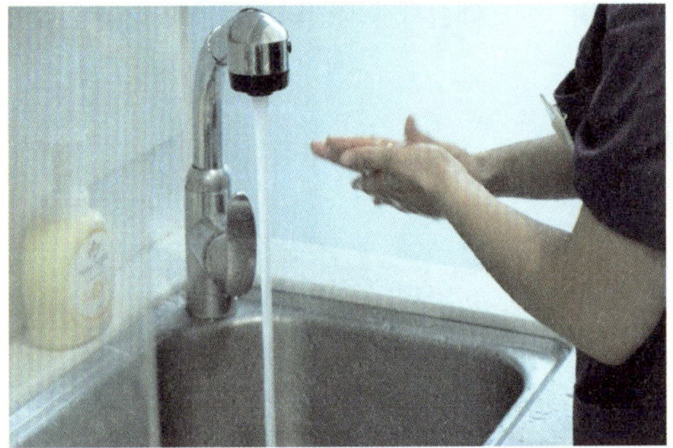

물과 비누를 사용하여 손을 깨끗이 씻는다.

2

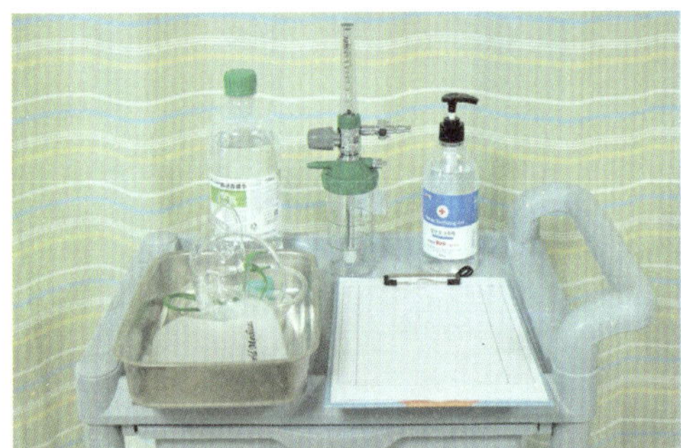

산소요법 시 필요한 준비 물품을 확인한다.

3

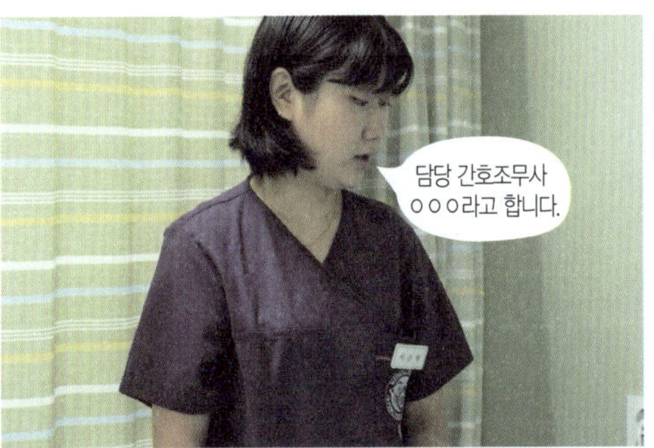

대상자에게 간호조무사 자신을 소개한다.

4

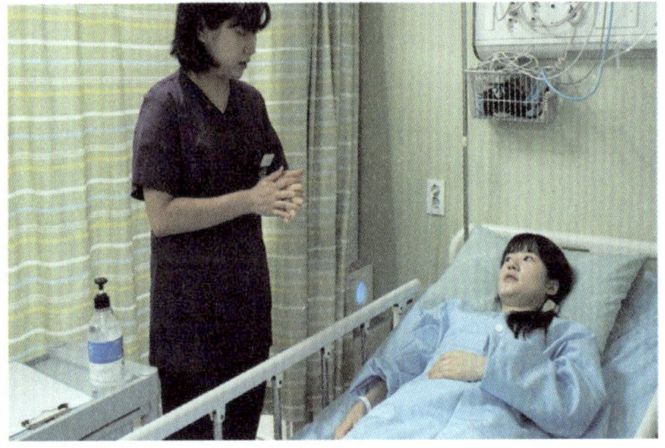

손 소독제를 사용하여 손을 깨끗이 씻는다.

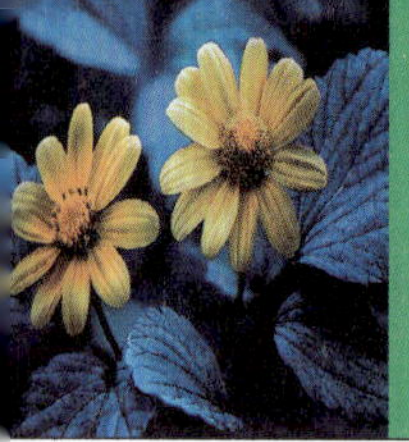

5

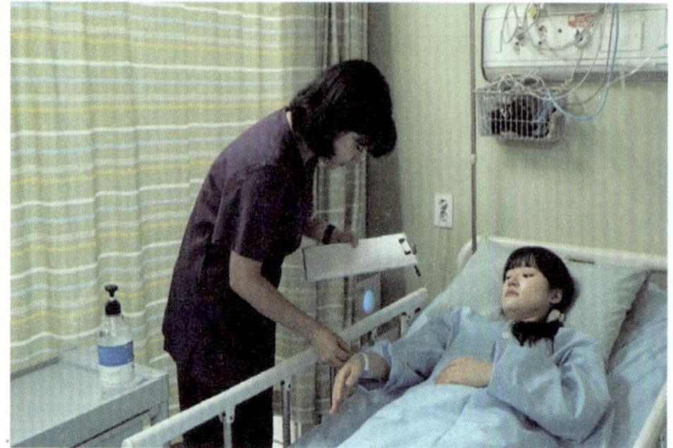

이름을 부르거나 개방형 질문을 하여 대상자를 확인(개방형 질문: "환자분 성함이 어떻게 되시죠?")하고, 입원 팔찌로 등록번호를 확인하거나 주민등록번호를 물어서 대상자를 재확인한다. 이때, 대상자가 자신의 이름을 말하게 한다.

6

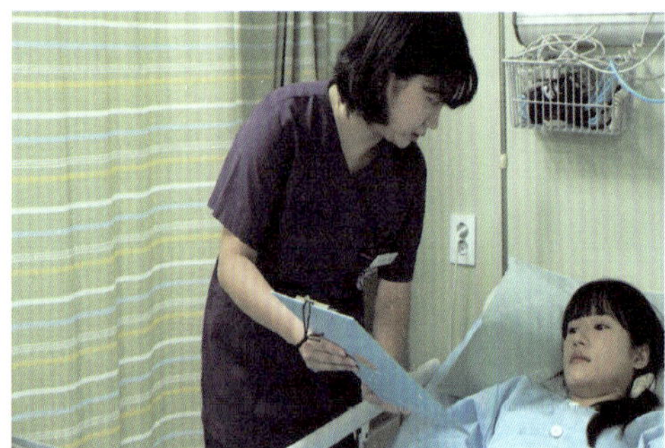

대상자에게 산소요법의 목적과 방법을 설명하고 반좌위를 취해준다.

7

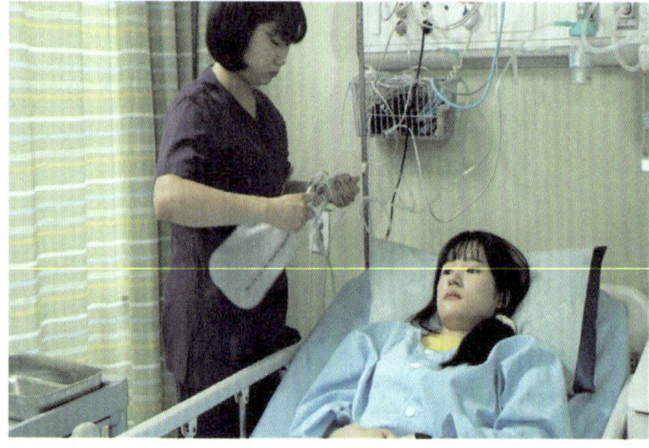

마스크에 산소를 연결하여 산소가 나오는지 확인한다.

8

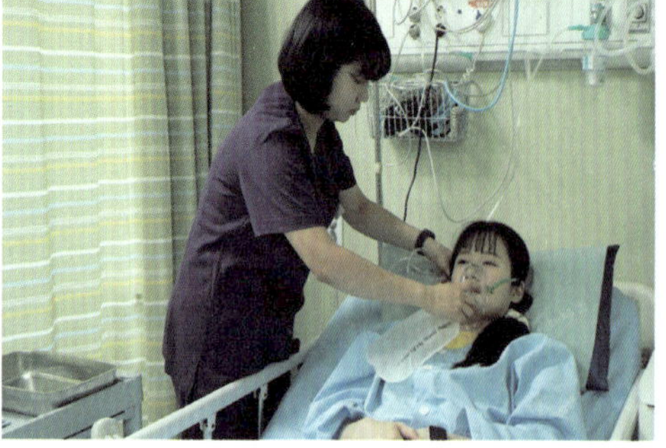

부분 재호흡 마스크를 환자 얼굴로 가져가 코에서부터 아래로 씌운다.

☞ 부분 재호흡 마스크는 내 쉰 공기의 1/3 가량을 100% 산소와 주머니 속에서 섞여진 후 재호흡하게 되며 흡기 때 보유주머니에서 공기가 완전히 빠지면 안 된다. 40~70% 농도의 산소를 투입할 수 있으며, 산소 주입 속도는 1분에 4~15L이다.

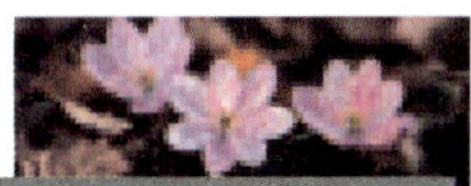

9

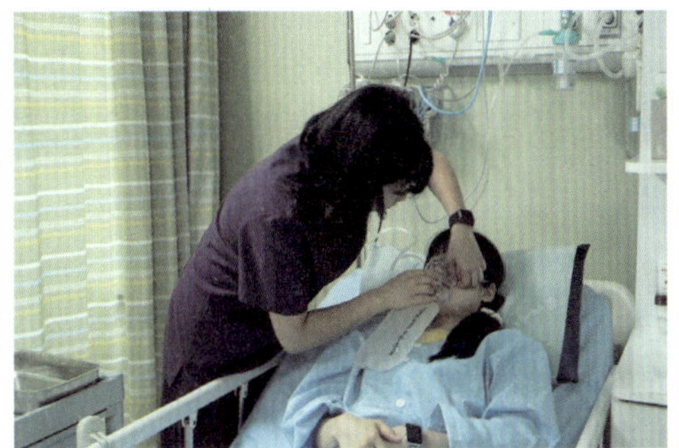

필요한 만큼 산소를 틀어주고 환자의 얼굴 모양대로 마스크를 맞춘다. 귀 뒤나 뼈 돌출 부위의 피부 자극 방지를 위해 거즈나 패드를 대어 준다.

10

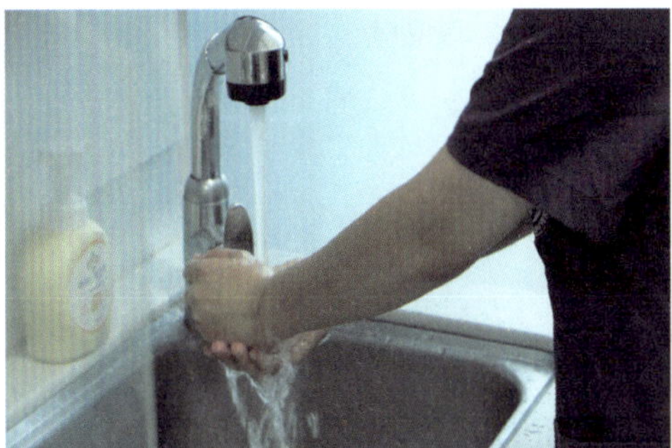

사용한 물품을 정리하고 물과 비누를 사용하여 손을 씻는다.

11

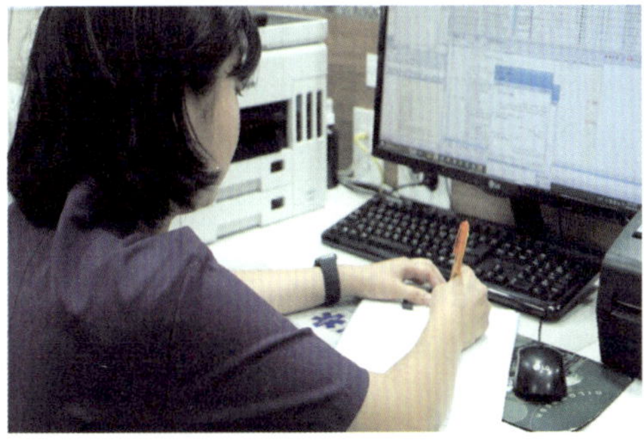

간호기록지에 산소요법의 시작 시간, 환자의 반응, 산소 투여 방법 및 양을 기록한다.

37 기관 내 흡인(endotracheal suction)

■ 목 표

① 기관 내 흡인 시 필요한 물품 준비 및 목적과 절차를 설명할 수 있다.
② 정확한 절차에 따라 기관 내 흡인을 수행할 수 있다.
③ 환자에게 기관 내 흡인 수행 후 간호기록지에 기록할 수 있다.

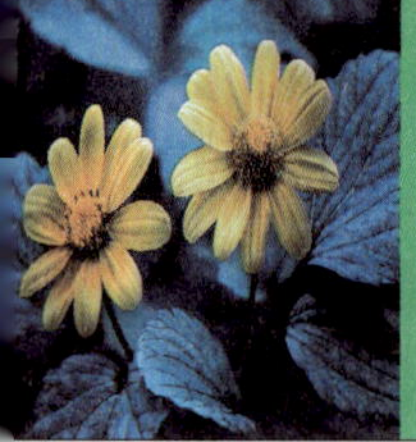

■ 물 품

흡인 카테터, (일회용) 멸균장갑, 무균용기가 들어 있는 (일회용) 흡인 세트 또는 무균용기, wall suction, 일회용 멸균 생리식염수(흡인용), 산소유량계/습윤병, Ambu bag(필요시), 기관삽관 모형, 간호기록지, 손소독제

■ 수행 항목

수행 방법 및 절차

1

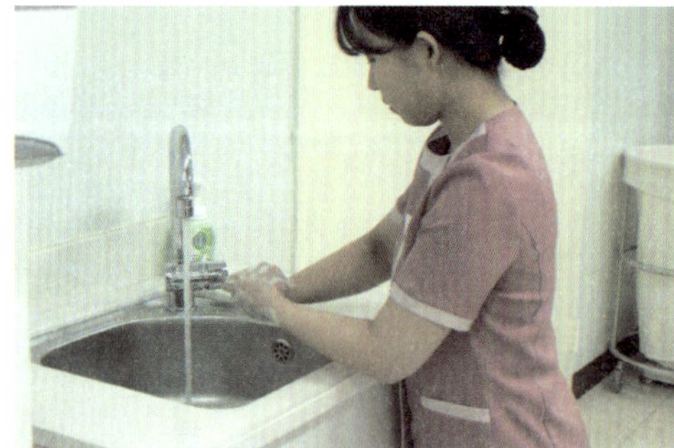

세균의 전파를 막아 감염의 기회를 줄이기 위하여 물과 비누로 손위생을 수행한다.

2

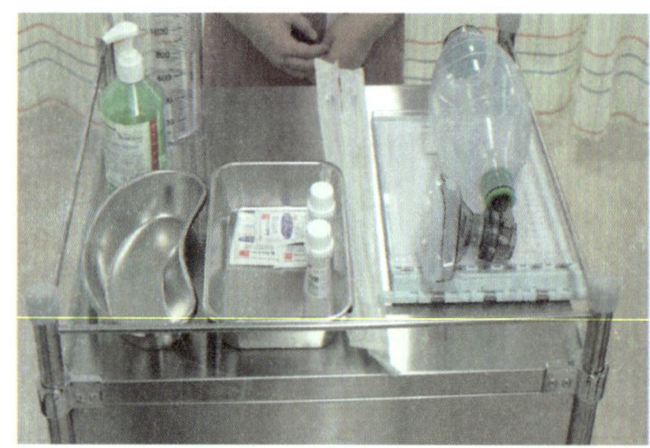

기관 내 흡인에 필요한 물품을 준비한 후 준비한 물품을 가지고 환자에게 가서 처치에 대한 불안 감소와 협조를 구하기 위해 간호조무사 자신을 소개한다.("안녕하십니까. 담당 간호조무사 ○○○라고 합니다.")

3

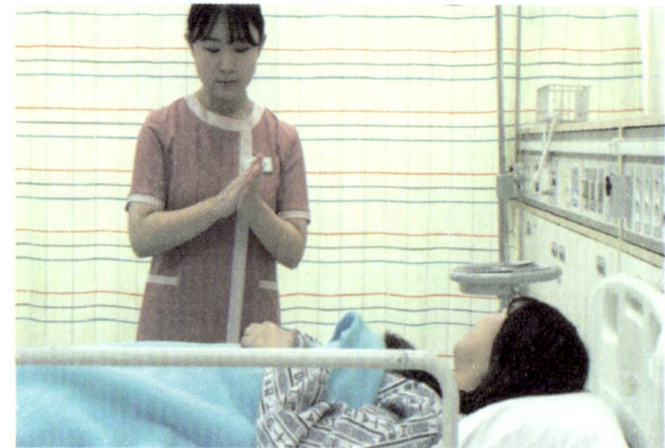

세균의 전파를 막아 감염의 기회를 줄이기 위하여 손소독제로 손위생을 실시한다.

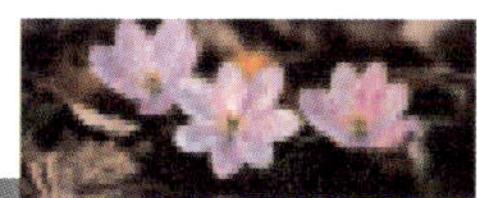

4

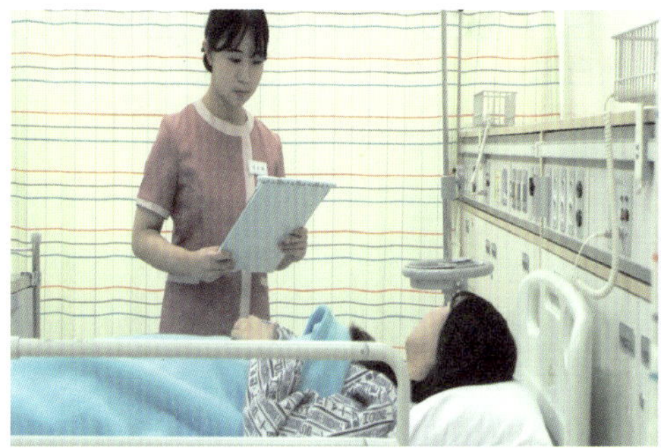

이름을 부르거나 개방형 질문("환자분 성함이 어떻게 되시죠")을 하여 환자를 확인하고, 입원 팔찌로 등록 번호를 확인하거나 생년월일을 물어서 환자를 재확인한다. 이때, 환자가 자신의 이름을 말하게 한다.

5

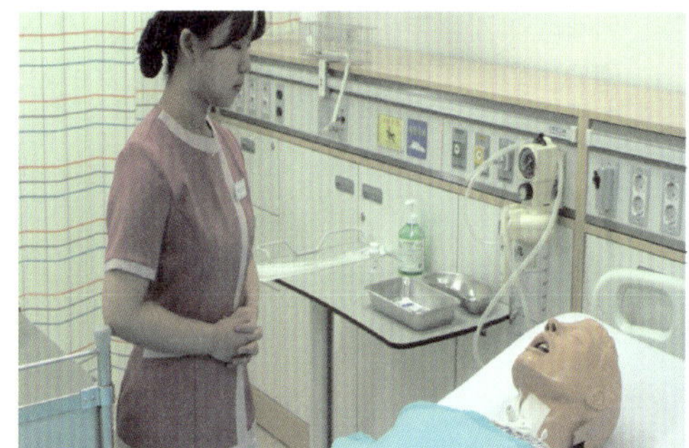

환자에게 기관 내 흡인의 목적과 절차에 대하여 설명한다.

6

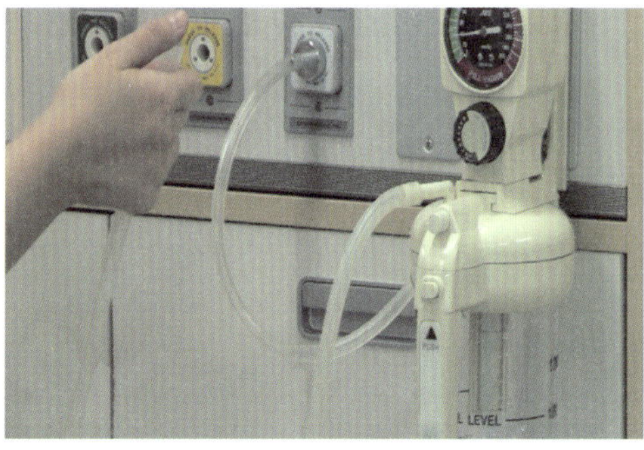

흡인기를 켜고 적절한 흡인압(성인: 110~150mmHg, 아동: 95~100mmHg)을 점검한다.

7

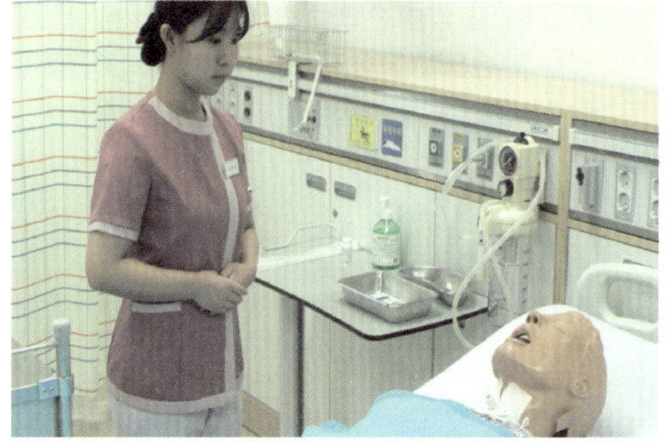

흡인 시 체위는 의식 있는 환자의 경우 심호흡과 폐확장을 용이하게 하는 반좌위로 하고, 무의식 환자는 측위에서 간호조무사와 얼굴을 마주보도록 한다.

8

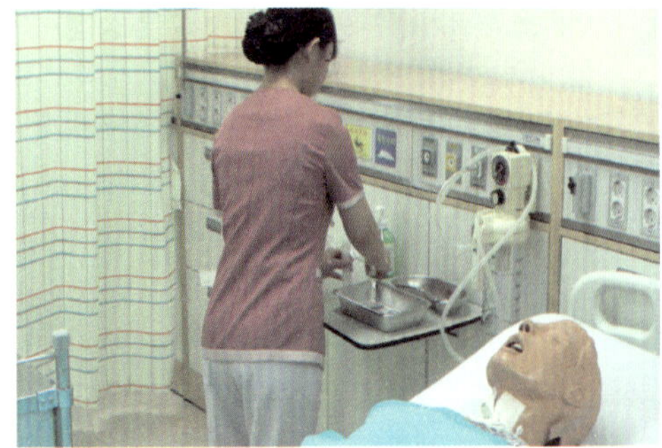

멸균된 흡인용 세트 포장을 열어 멸균 용기에 생리식염수를 따른다.

9

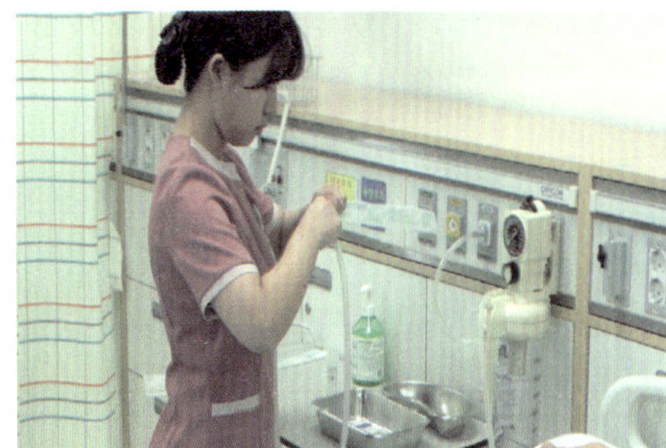

카테터의 개봉 부위를 약간 개봉한 후, 카테터와 흡인병이 연결되는 압력 조절구 쪽을 노출하여 흡인 line과 연결한다.

10

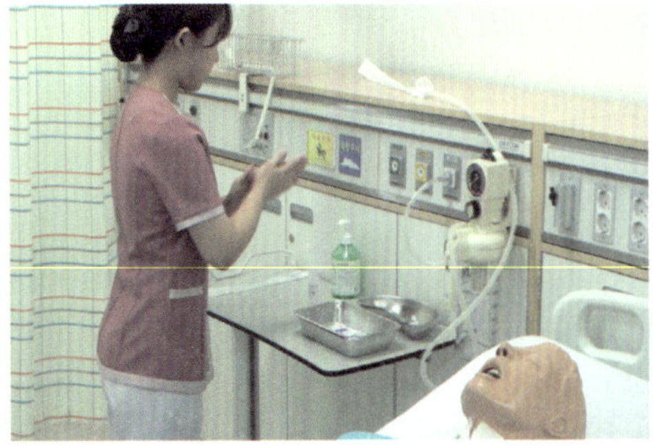

손소독제로 손위생을 실시한 후 멸균장갑을 착용한다.

11

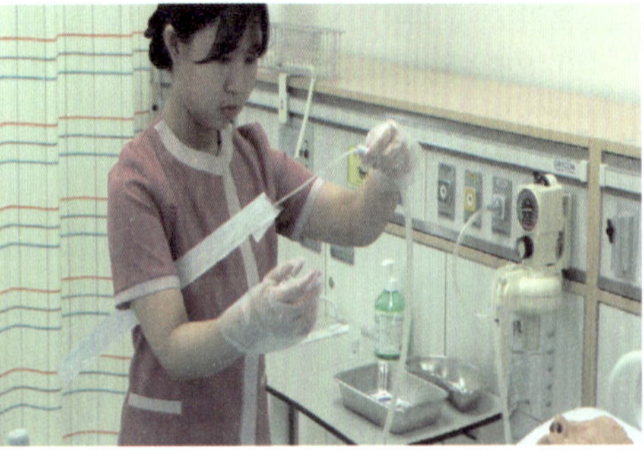

흡인 line을 잡을 손으로 흡인기를 켠 다음 흡인 line을 들고, 흡인을 할 손으로 포장지 바깥쪽이 닿지 않도록 주의하며 카테터를 꺼낸다.

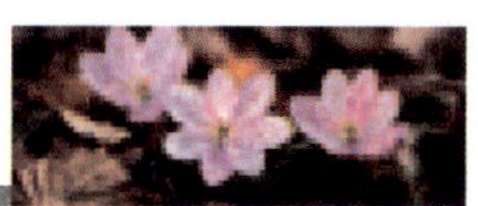

12

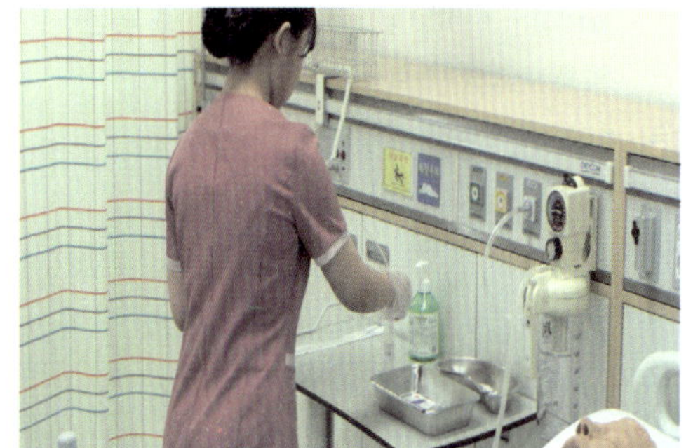

코에서 귓불까지의 거리를 측정하여 삽입할 카테터의 길이를 정한 후 끝을 생리식염수로 윤활시키고, 흡인 line을 잡은 손의 엄지손가락으로 연결관을 눌러보아 식염수가 잘 통과하는지 확인한다.

13

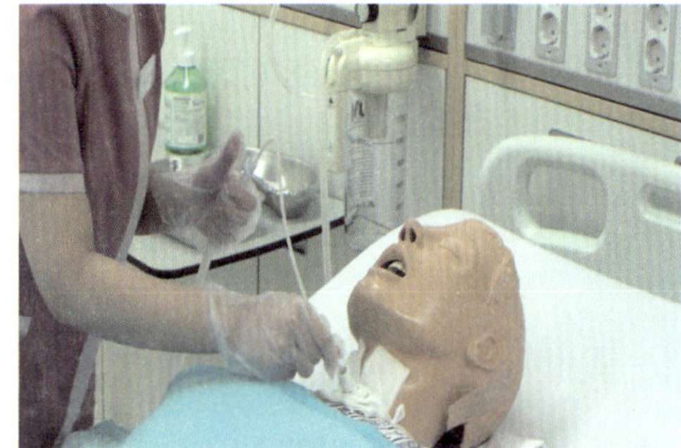

연결관을 누르고 있던 엄지손가락을 떼고 나서 인공 기도를 통해 카테터를 부드럽게 삽입한다.

14

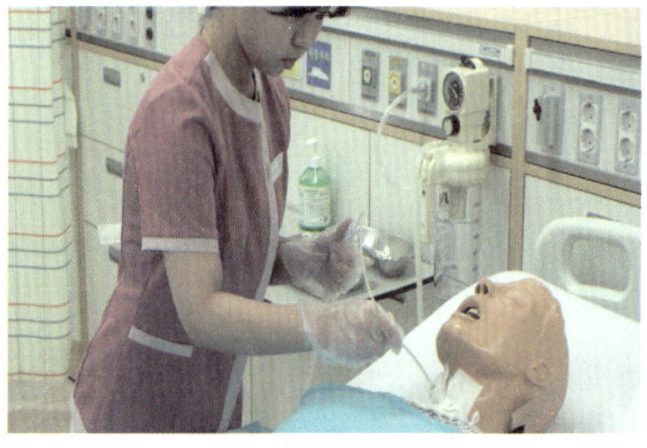

연결관을 막고 카테터를 잡은 손 엄지와 검지로 기도의 분비물 제거와 기관 내 점막의 손상을 방지하기 위하여 카테터를 부드럽게 회전시키면서 위로 뺀다.

15

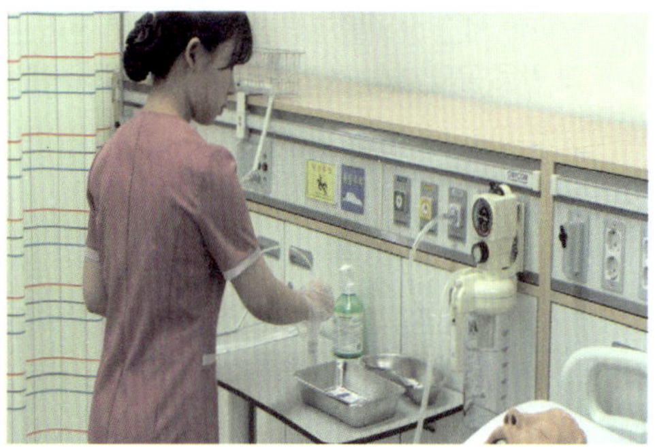

흡인을 한 카테터는 무균용기에 있는 생리식염수를 분비물의 양상을 관찰하면서 다시 통과시킨다.

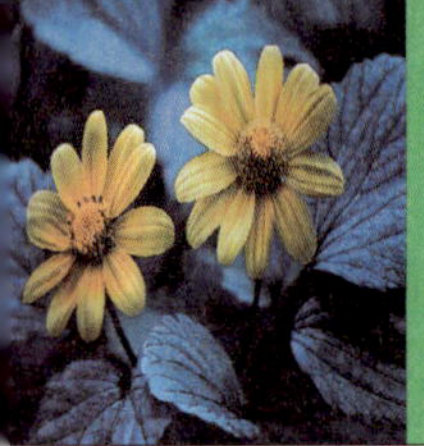

16

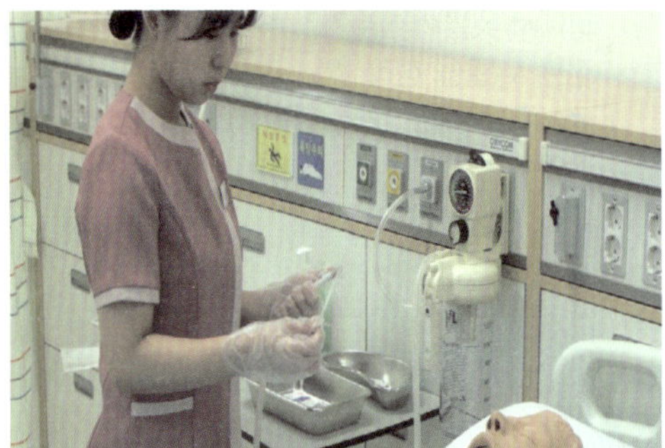

분비물이 제거될 때까지 3~4회 같은 방법으로 흡인을 시행하되 20~30초 간격을 유지한다.

17

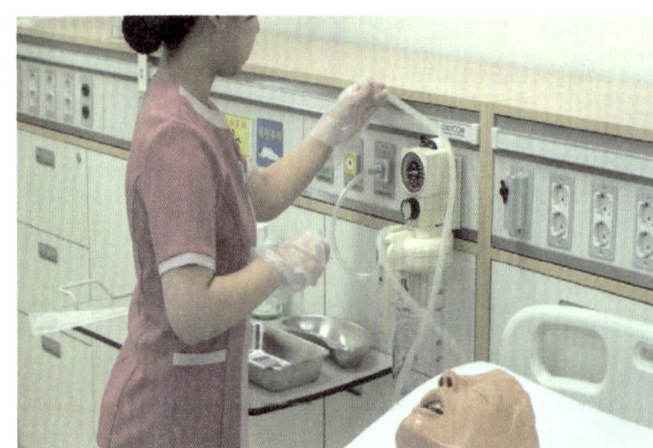

흡인이 끝나면 카테터로 남은 생리식염수를 흡인한 후 카테터를 분리시켜 카테터와 장갑은 버리고 흡인 장치를 잠근 다음 물품을 정리한다.

18

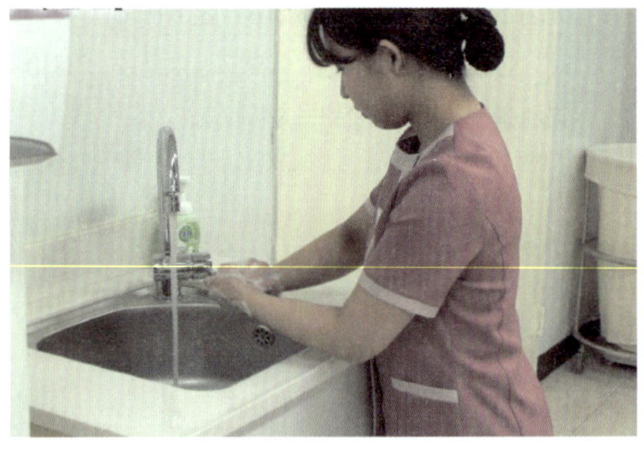

세균의 전파를 막아 감염의 기회를 줄이기 위하여 물과 비누로 손위생을 실시한다.

19

등록번호: 20180201
성명: 김 다나
주민등록번호: 9503** – 2*****

날짜	시간	간호 기록	서명
2/1	15 : 00	기관 분비물이 많아 제거를 위해 기관절개관 흡인 준비함.	
		흡인 전 호흡 양상 천명음 관찰됨. 파울러 자세 후 130mmHg	
		로 3분간 흡인 진행함. 산소 100% 주입 후 흰색의 점액성	
		높은 sputum 20cc 관찰되었으며 그 외 특이사항 관찰되지	
		않음. 산소 100% 주입함.	
		흡인 후 호흡 20회 산소포화도 100% 측정됨.	
		청색증 관찰되지 않음.	RN. 이은하

날짜와 시간, 분비물의 특성 및 양, 흡인 전후 환자의 호흡양상과 반응 등의 수행 결과를 간호기록지에 기록한다.

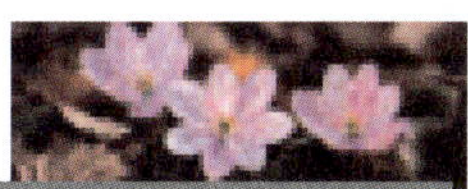

38 기관절개관 관리(tracheostomy care)

■ 목 표

① 기관절개관 관리에 필요한 물품 준비 및 목적과 절차를 설명할 수 있다.
② 정확한 절차에 따라 기관절개관 관리를 수행할 수 있다.
④ 기관절개관 관리 후 간호기록지에 기록할 수 있다.

■ 물 품

기관절개 드레싱세트(kelly, 종지 3개 : 소독솜, 과산화수소+생리식염수, 생리식염수), 기관절개관용 흡인 튜브 또는 5~6#, 흡인카테터, 소독된 내관 1개, 기관절개관 모형(내관과 분리되는 관을 가진 것), 멸균 생리식염수, 과산화수소수, 멸균장갑, 곡반, Y-거즈, 멸균 4×4 거즈, 소독솜, 겸자, 쟁반(tray), 흡인기/흡인 카테터, 산소주입기, 소독된 긴 면봉 3~5개, 손소독제, 수건 혹은 방수포, Ambu bag, 가위, 고정끈, 간호기록지

■ 수행 항목

수행 방법 및 절차

1

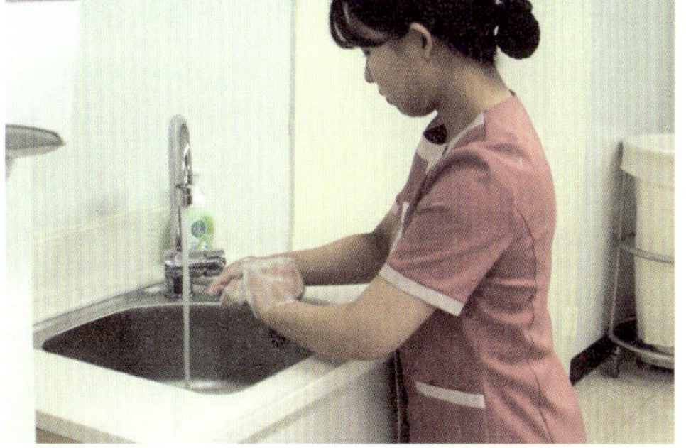

세균의 전파를 막아 감염의 기회를 줄이기 위하여 물과 비누로 손위생을 수행한다.

2

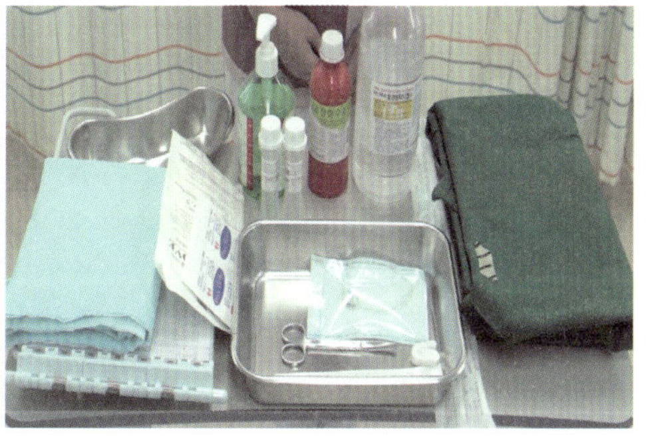

필요한 물품을 준비한다.(멸균된 드레싱세트에 소독된 내관을 넣고 소독솜과 Y-거즈 등 소독할 물품을 드레싱 세트 안에 넣는다.)

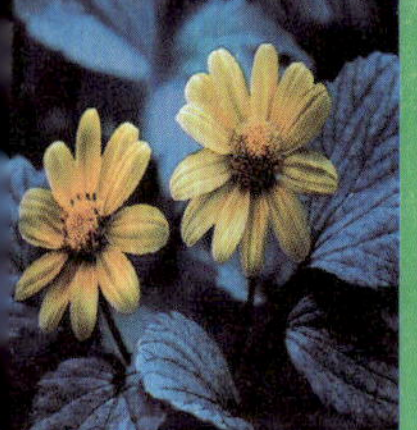

3

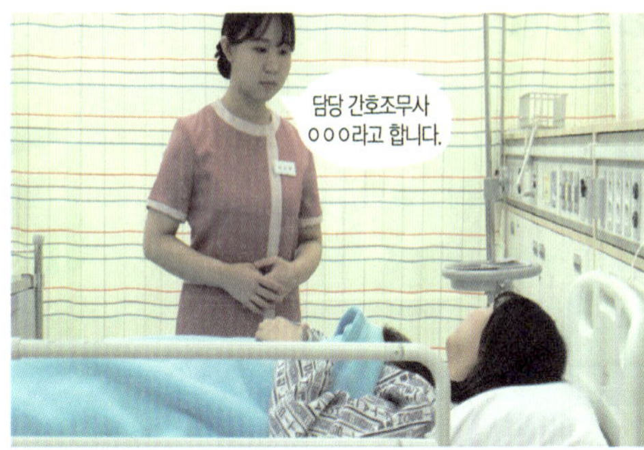

준비한 물품을 가지고 환자에게 가서 간호조무사 자신을 소개한다.

4

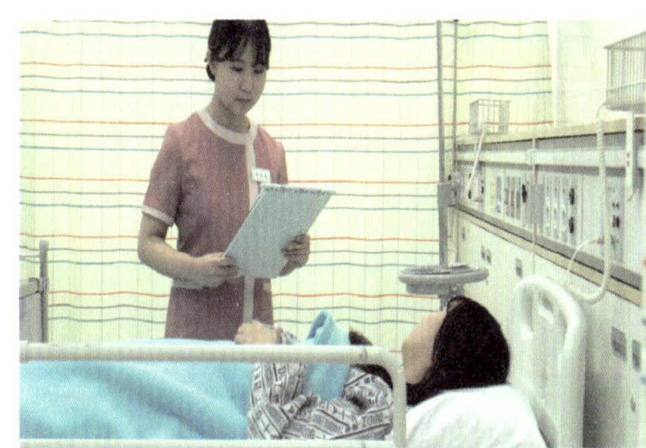

이름을 부르거나 개방형 질문("환자분 성함이 어떻게 되시죠")을 하여 환자를 확인하고, 입원 팔찌로 등록 번호를 확인하거나 생년월일을 물어서 환자를 재확인한다. 이때, 환자가 자신의 이름을 말하게 한다.

5

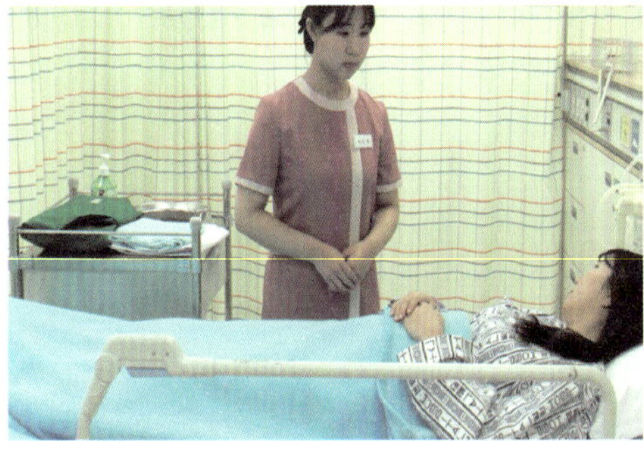

환자에게 기관절개관 관리의 목적과 절차를 설명한다.

6

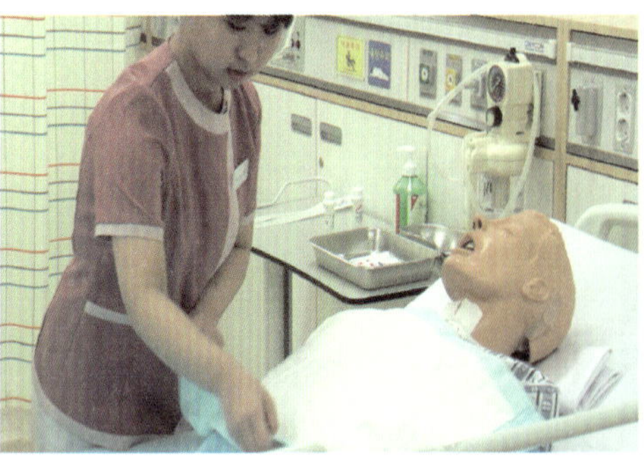

환자의 자세를 편하게 해주고 환자 가슴위에 방수포를 깐다.

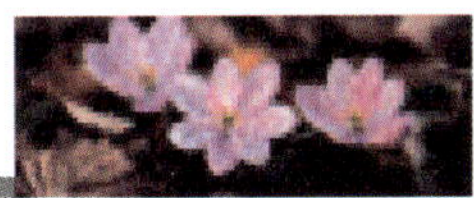

7

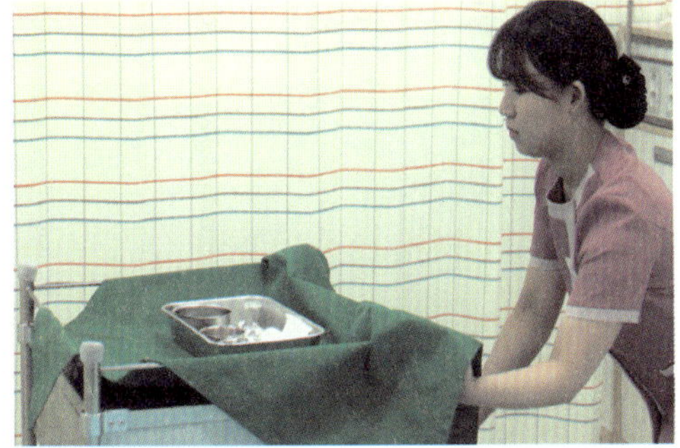

손소독제로 손위생을 실시한 후, 드레싱세트를 무균적으로 열고 과산화수소용액과 멸균 생리식염수를 각각 용기에 따른 후 멸균장갑을 착용한다.

8

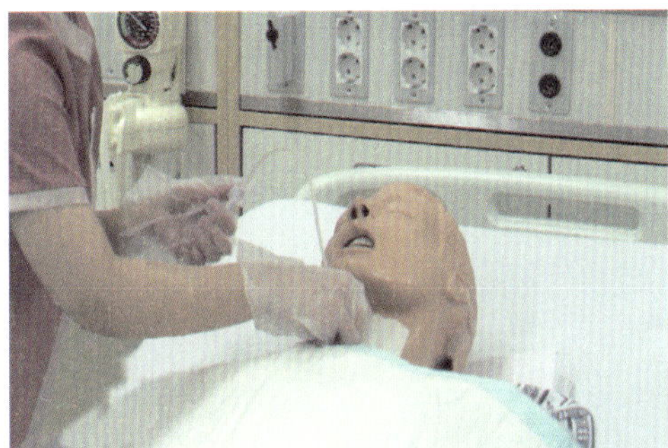

분비물을 제거하기 위해 기관내 흡인을 실시한다.

9

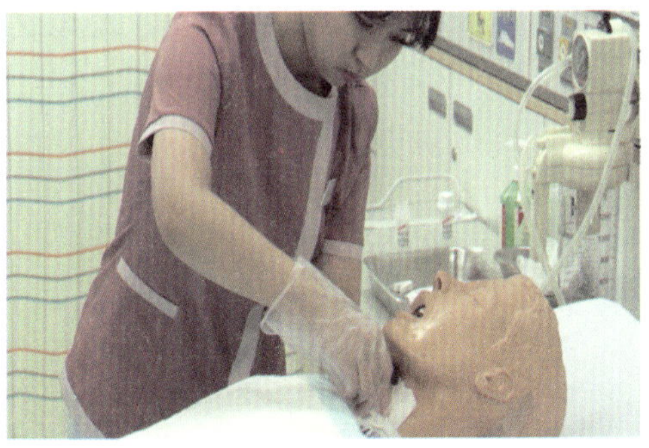

한 손으로 외관을 잡고 다른 손으로 잠금장치를 열어 내관을 조심스럽게 뺀 후 내관 안과 밖의 분비물을 닦아낸다.

10

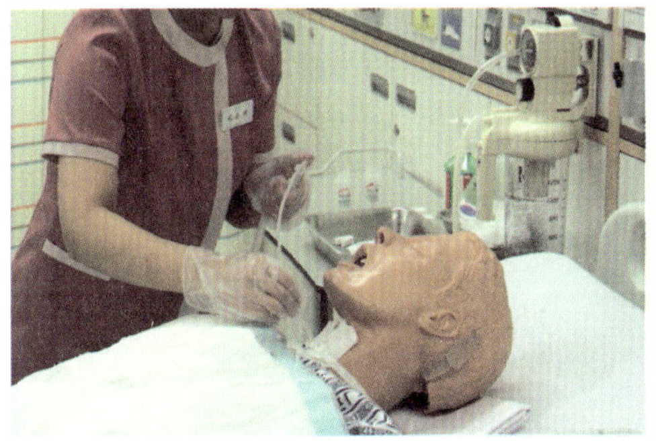

외관에 있는 분비물을 흡인하고 외관 밑에 있는 기관 절개 드레싱(Y-거즈)을 제거한다.

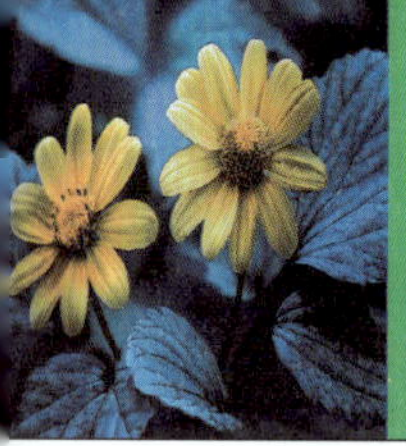

11

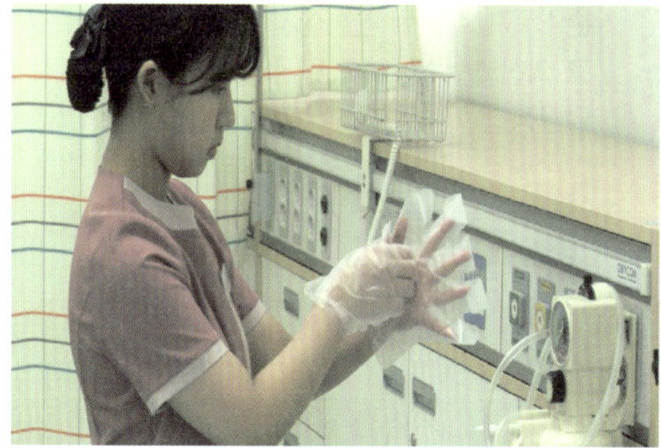

손소독제로 손위생을 실시한 후에 멸균장갑을 새로 바꿔 낀다.

12

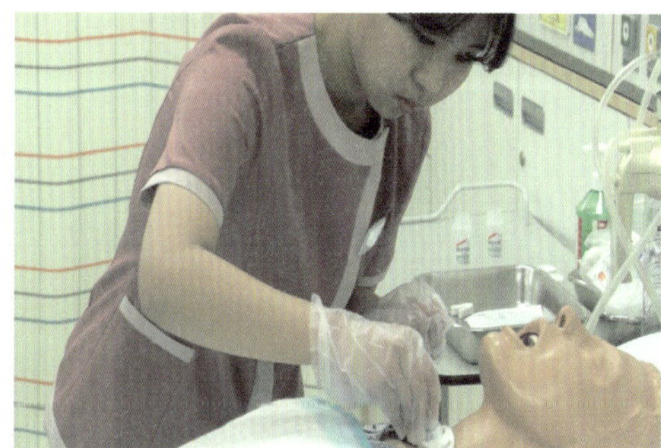

한 손으로 소독된 내관의 끝을 잡고 삽입한 후 빠지지 않게 고리를 잠근다.

13

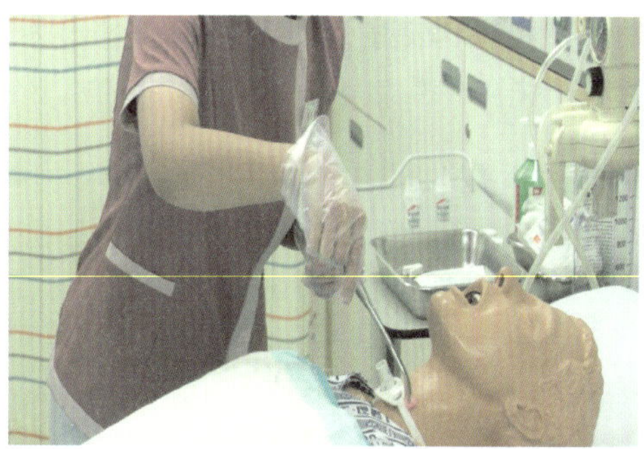

섭자를 이용하여 기관절개관 주위와 피부를 소독솜으로 절개 부위에서 바깥쪽으로 닦는다. 솜은 한 번에 한 개씩 사용한다.

14

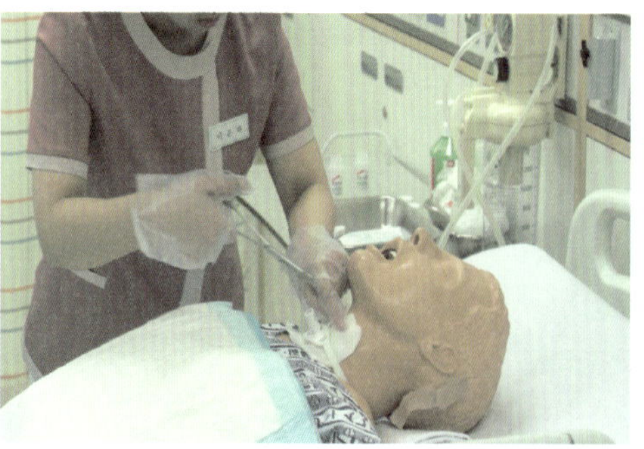

멸균된 마른 거즈로 기관절개 부위를 가볍게 두드리며 건조시키고, Y-거즈를 대어 준다.

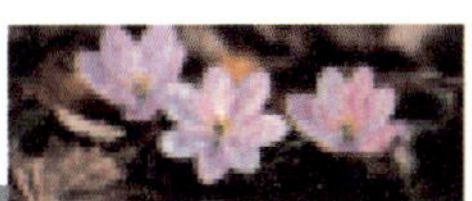

15

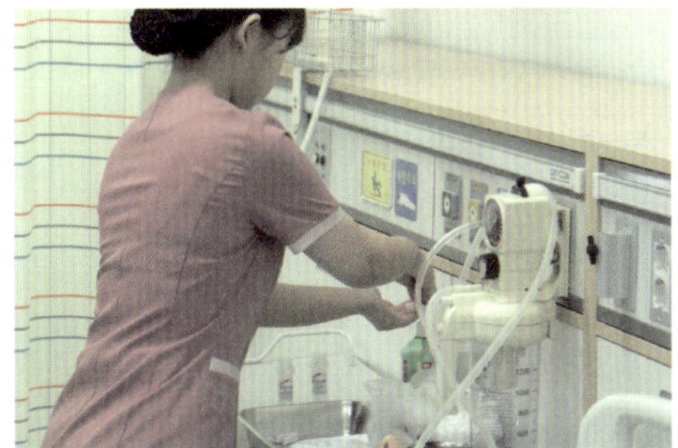

장갑을 벗고 손소독제로 손위생을 수행한다.

16

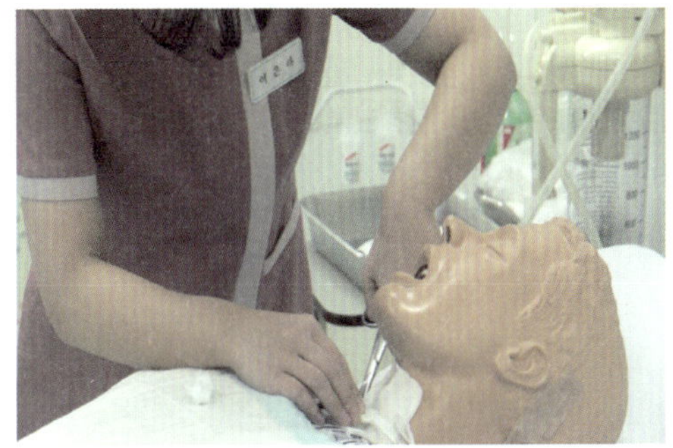

기관절개관이 빠지지 않도록 손으로 잡은 후 다른 손으로 기존의 끈을 가위의 끝이 환자 쪽으로 향하지 않도록 가위로 잘라 제거한다.

17

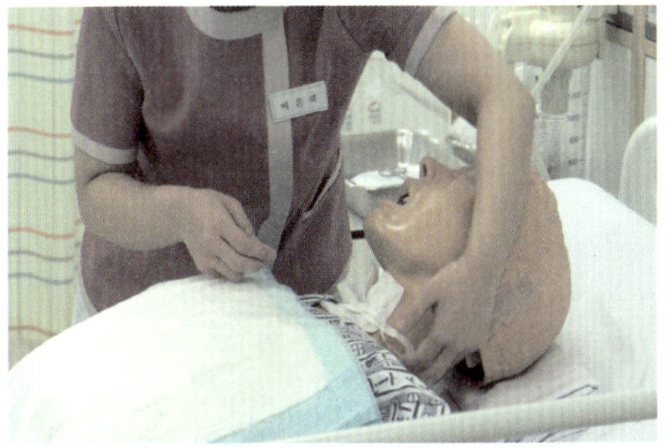

기관절개관이 빠지지 않도록 손으로 잡은 후 고정구에 새 끈을 넣어 목을 두른 후 고정한다.

18

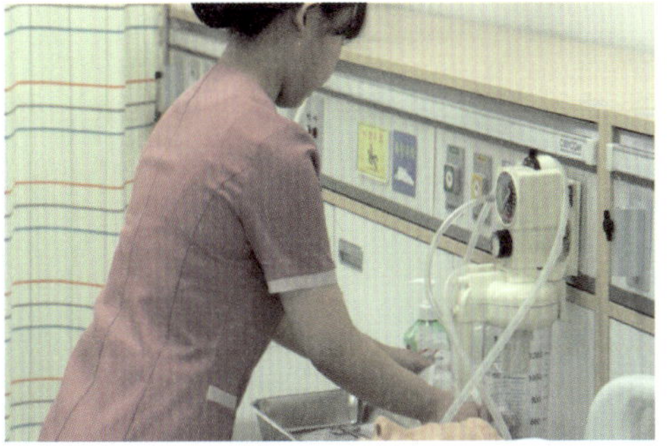

장갑을 벗고 사용한 물품을 정리한 후 내관을 과산화수소수 용액(과산화수소수 : 생리식염수 = 1 : 2)에 담가 놓는다.

19

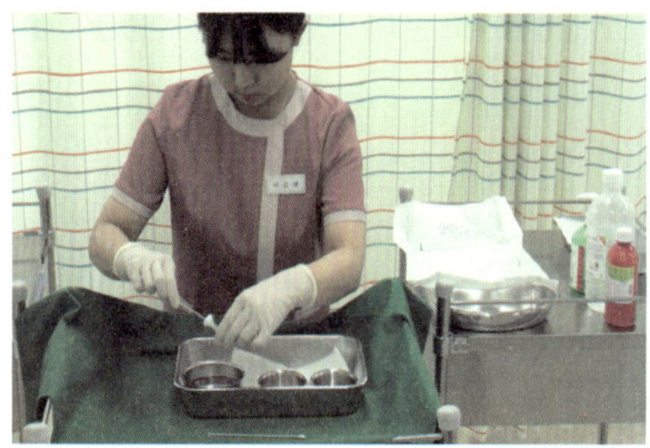

멸균 세척솔이나 긴 면봉으로 과산화수소수에 담겨 있는 내관을 깨끗이 닦은 후 생리식염수로 헹구고, 마른 거즈로 내관의 물기를 닦아 말려 놓는다.

20

등록번호: 20180201
성명: 김 다나
주민등록번호: 9503** – 2*****

날짜	시간	간호 기록	서명
2/2	13 : 00	기관절개관 내에 분비물이 많아 감염 예방을 위해 기관절	
		개관 관리 세트를 준비함. 기관절개 부위 사정 결과 이상 소	
		견이 발견되지 않음.	
		반좌위 후 산소 100% 주입함. 흡인 결과 흰색의 점액성 높은	
		sputum 20cc 관찰됨. 특이 사항 관찰되지 않음. 산소 100%	
		측정됨.	
		청색증 관찰되지 않음. 새 세트로 내관 교환 및 끈 교환 함.	
		불편감 호소 없었음.	RN. 이은하

물과 비누로 손위생을 수행하고, 수행 결과(날짜와 시간, 기관절개 부위 상태, 분비물의 양 · 색 · 냄새 · 점도, 환자의 호흡양상과 반응)를 간호기록지에 기록한다.

39 위관영양 기술(간헐적 위관영양)

■ 목 표

① 간헐적 위관영양액과 물품 준비 및 목적과 절차를 설명할 수 있다.
② 간헐적 위관영양을 정확하게 수행할 수 있다.
③ 간헐적 위관영양 수행을 정확하게 기록할 수 있다.

■ 물 품

처방된 위관영양액, 관장용 주사기(50mL), 영양액 주입 용기와 세트, 물, 쟁반(tray), 곡반(폐기물 용도), 위 모형이 있는 인형, 손소독제, 간호기록지

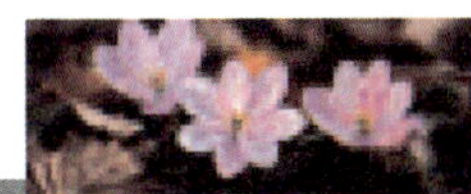

■ 수행 항목

수행 방법 및 절차

1

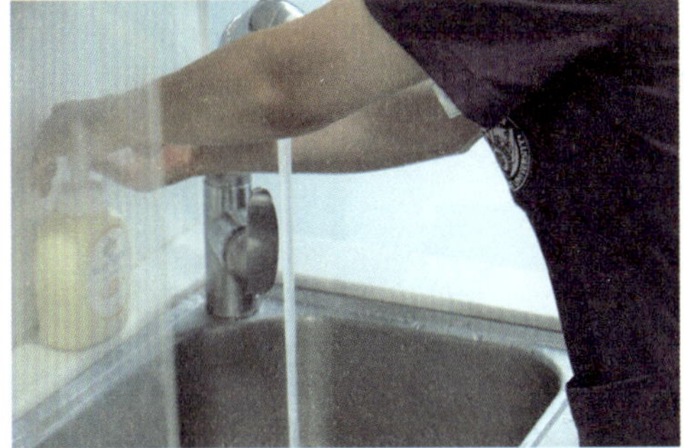

세균의 전파를 막아 감염의 기회를 줄이기 위해 물과 비누로 손위생을 수행한다.

2

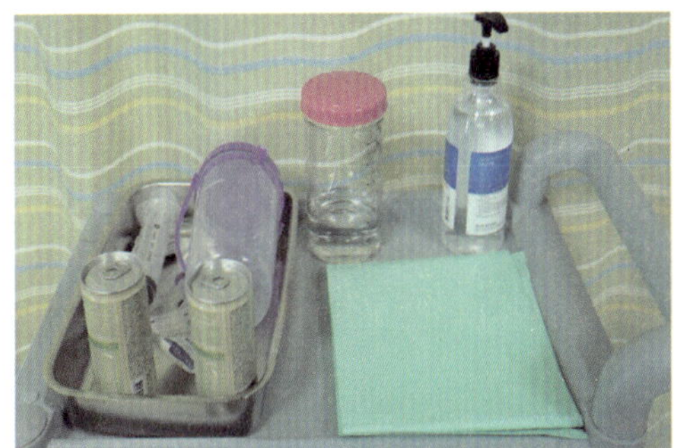

처방된 위관영양액을 포함하여 필요 물품을 준비한다. 위관영양액을 체온 정도의 온도로 데우는데, 이는 찬 영양액이 위장관에 자극을 주어 부작용을 유발할 수 있기 때문이다.

3

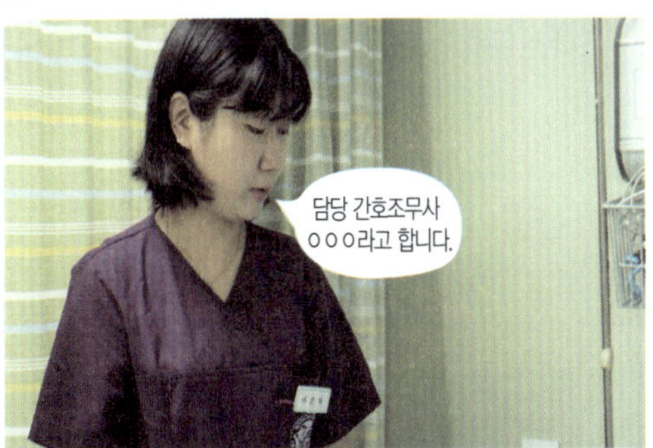

준비 물품을 가지고 환자에게 가서 자신을 소개한다.

4

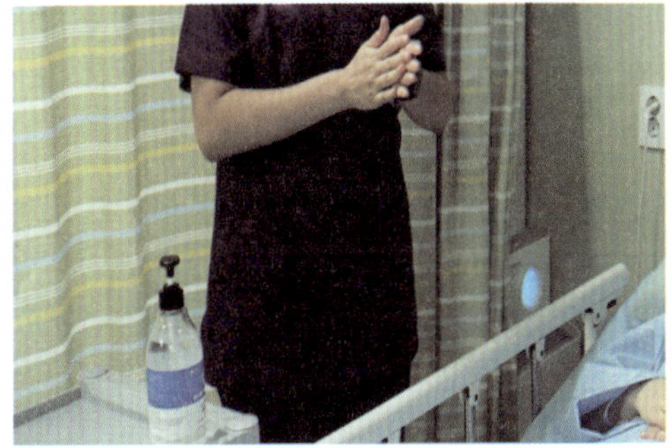

세균의 전파를 막아 감염의 기회를 줄이기 위해 손소독제로 손위생을 수행한다.

5

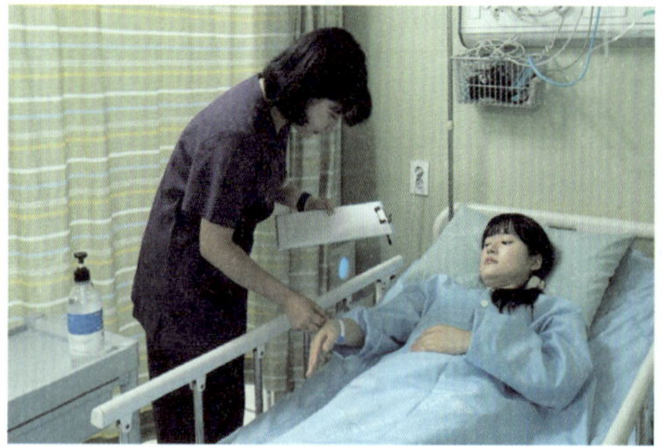

투약오류를 예방하기 위해 환자의 이름을 개방형으로 질문("환자분 성함이 어떻게 되시죠?")하여 환자를 확인하고, 입원팔찌와 환자리스트(또는 처방지)를 대조하여 환자(이름, 등록번호)를 확인한다.

6

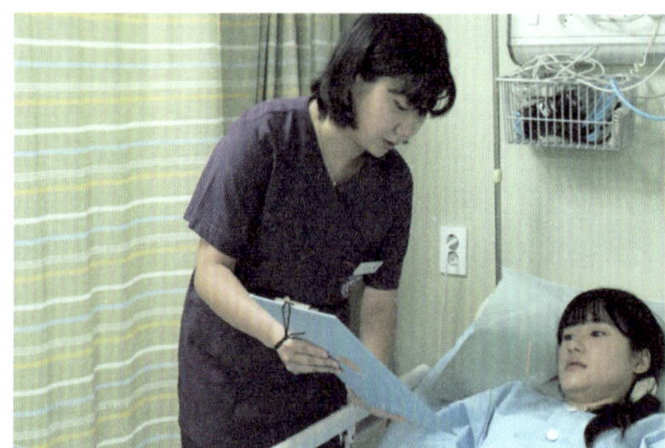

환자에게 위관영양을 하는 목적과 절차를 설명한다.

7

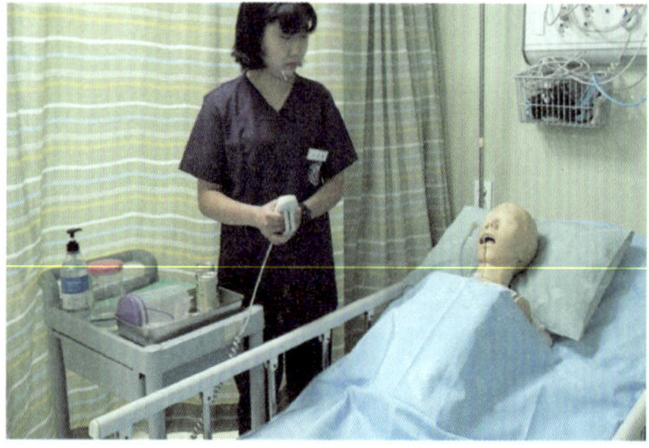

금기가 아닌 경우 영양액이 잘 들어가고 흡인 예방을 위해 환자를 45° 정도 앉은 자세(반좌위)를 취하도록 한다(일어나지 못하면 우측으로 눕힌다). 손소독제로 손위생을 수행한다.

8

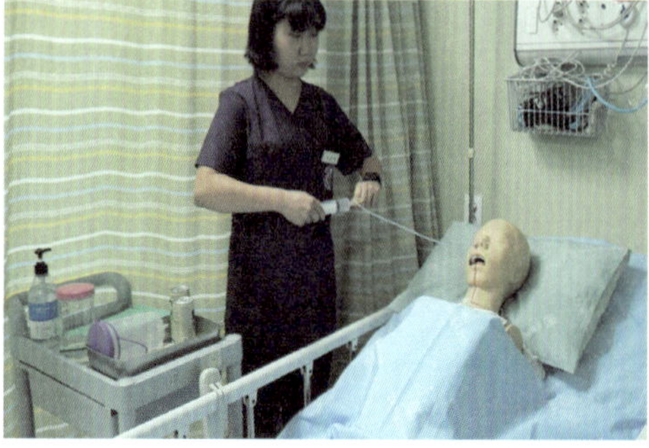

환자의 옷에 고정되어 있는 위관을 풀고, 꺾은 후 마개를 빼고 위관에 흡인을 용이하게 하기 위해 소량의 공기가 든 주사기를 연결한다.

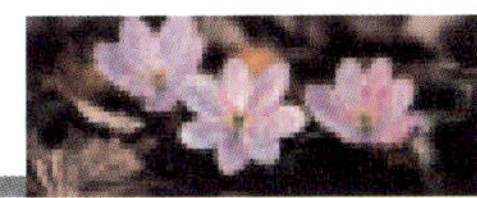

9

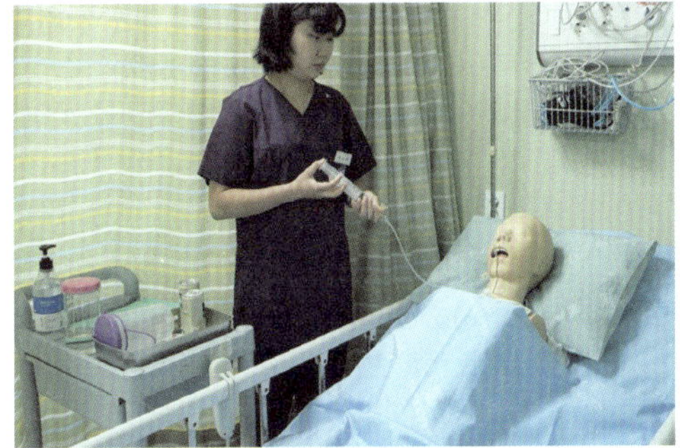

꺾어 쥔 위관을 풀고 위관을 위벽에서 분리하기 위해 공기를 주입한 후 주사기로 위 내용물을 흡인하고, 내용물이 소화액인 경우에는 위로 다시 주입한다. 여기서 공기를 주입하여 위관을 위벽에서 분리하면 위관을 통해 위 내용물을 보다 정확하고 원활하게 흡인할 수 있게 된다.

10

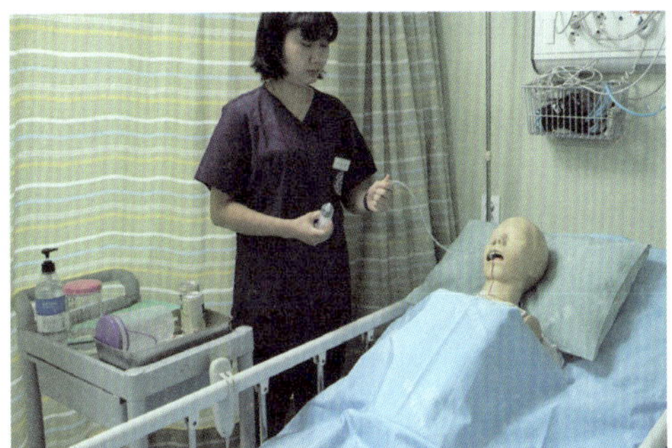

공기가 위 내로 유입되지 않도록 위관을 꺾어서 쥐고 주사기를 분리하고 위관 마개를 막는다.

11

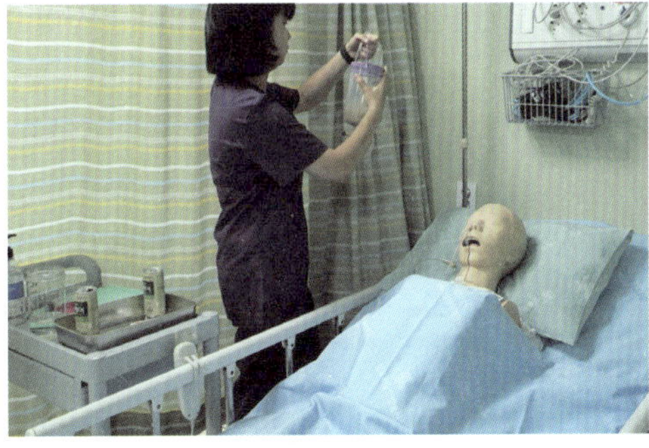

위관영양액을 담은 용기를 주입세트와 연결한다. 공기가 주입되지 않도록 공기를 끝부분까지 제거하고 걸대에 건다.

12

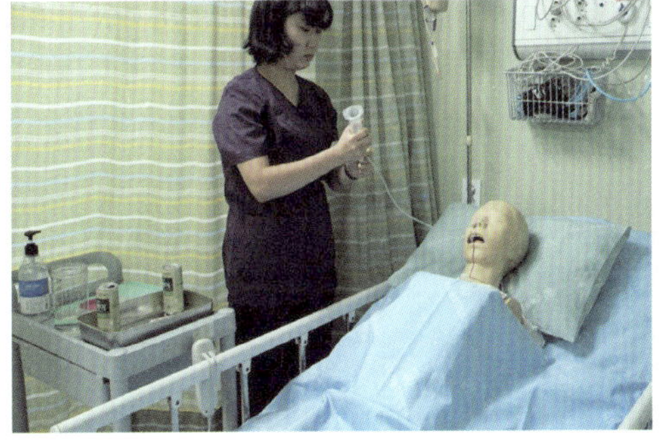

주사기 내관 제거 후 위관을 꺾어 쥔 후 위관 마개를 열고 위관에 주사기를 연결한다.

13

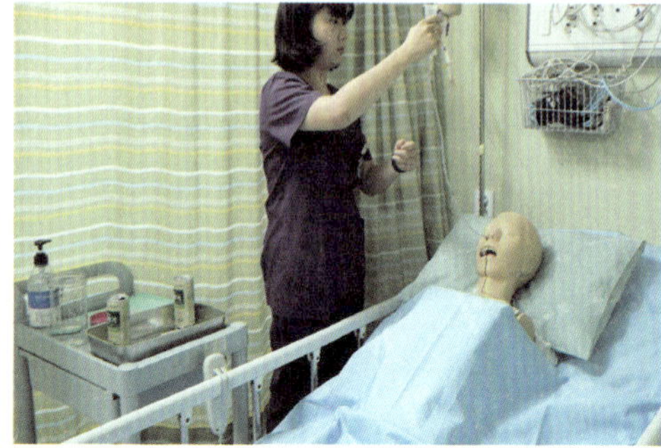

위관이 막히는 것을 방지하기 위해 실온의 물 15~30mL 정도를 주사기에 붓고 꺾어 쥔 위관을 풀어 천천히 주입하다가 주사기 끝에 물이 도달했을 때 다시 위관을 꺾어 쥐고 주사기를 제거한다.

14

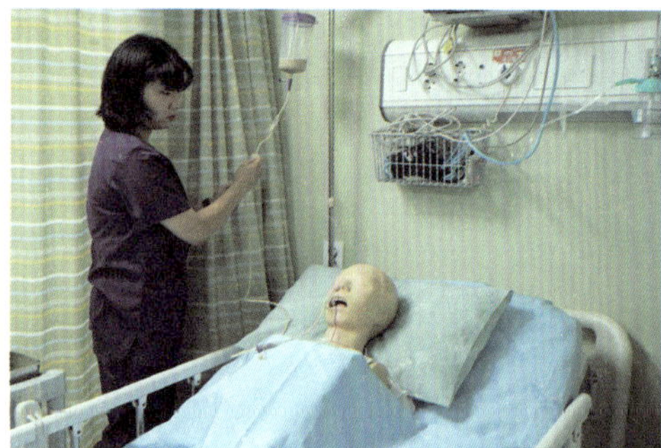

걸대에 걸어둔 처방된 위관영양액 용기를 위관에 연결한다. 꺾어 쥔 위관을 풀고 위 불편감을 줄일 수 있도록 1분에 50mL 이상 주입되지 않도록 용액을 천천히 주입한다.

15

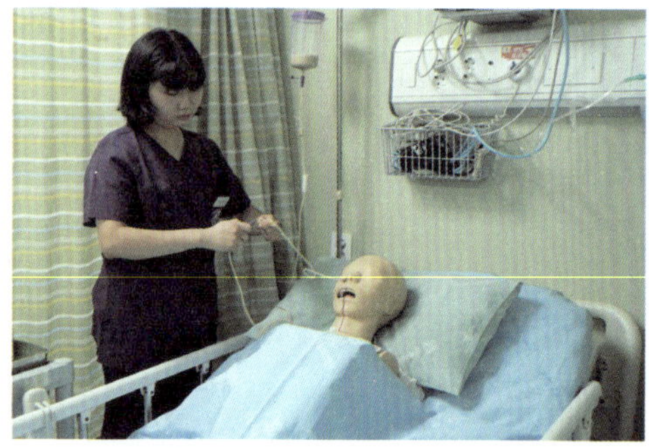

위관영양액을 모두 주입하여 용기 끝에 용액이 도달했을 때 위관을 꺾어 쥔 후 용기를 제거한다.

16

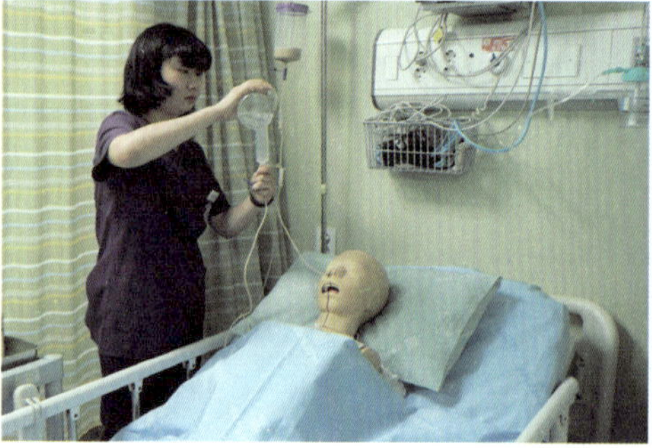

내관을 뺀 주사기를 위관에 연결하고 실온의 물 30~60mL를 주사기에 부어 위관을 씻어준다.

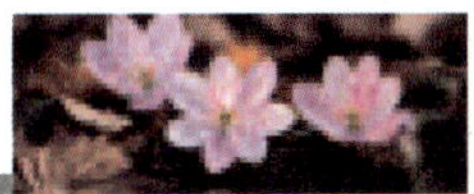

17

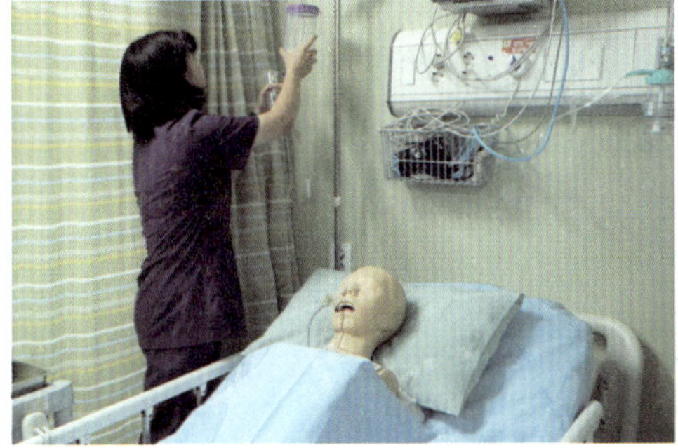

물이 위관으로 다 주입되기 직전에 위관을 꺾어 쥔 후 주사기를 빼고 위관 마개를 막은 후 위관을 다시 제자리에 고정한다.

18

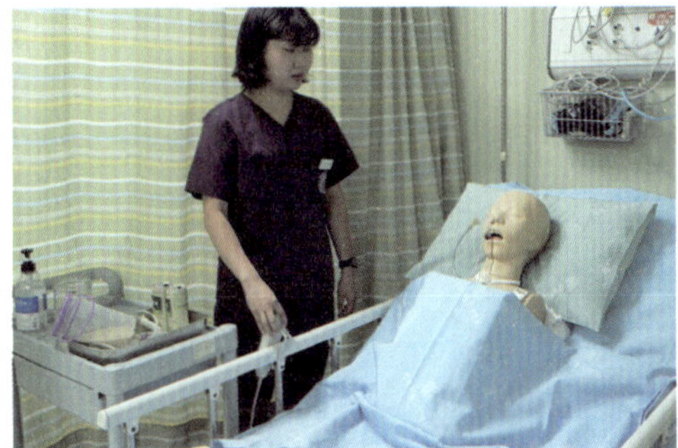

구토를 예방하기 위해 환자에게 앉아 있어야 함을 설명하고 반좌위 자세를 30분 이상 유지하게 한다.

19

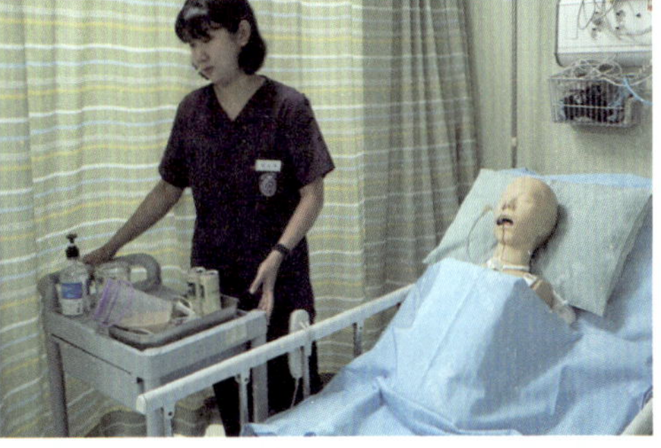

사용한 물품을 정리한다.

20

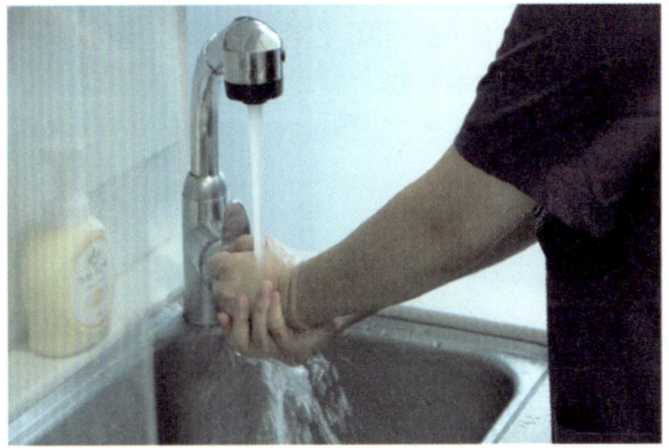

세균의 전파를 막아 감염의 기회를 줄이기 위해 물과 비누로 손위생을 수행한다.

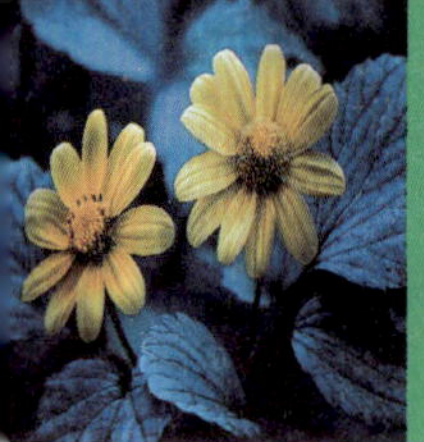

21

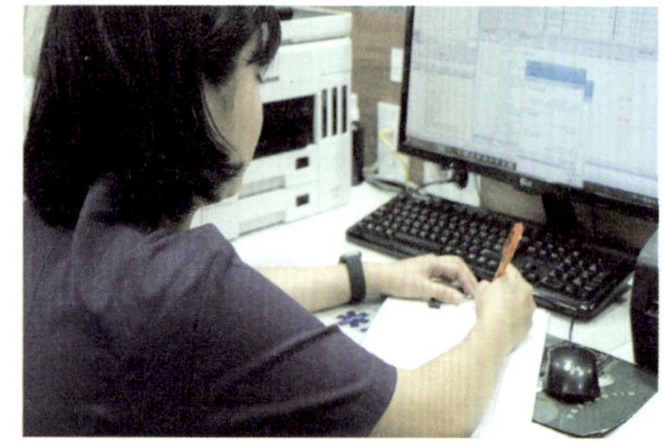

간호기록지에 수행 사항(날짜 및 시간, 용액의 양과 형태, 주입 시간, 환자의 반응, 환자의 팽만감이나 구토증, 환자의 자세)을 기록한다.

40 단순도뇨(straight catheterization)

■ 목 표

① 단순도뇨에 필요한 물품 준비 및 목적과 절차를 설명할 수 있다.
② 단순도뇨를 환자에게 정확하게 수행할 수 있다.
③ 단순도뇨 수행을 정확하게 간호기록지에 기록할 수 있다.

■ 물 품

도뇨세트(forcep, 마른거즈, 종지, 공포), 단순 도뇨관(5~10#, 각 2개), 멸균장갑, 1회용 장갑, 거즈, 소독솜, 이동감자, 윤활제(멸균), 쟁반(tray), 곡반, 방수포(1회용) 또는 고무포와 반홑이불, (필요시) 홑이불, 소변기, 도뇨 모형, 손소독제, 간호기록지

■ 수행 항목

수행 방법 및 절차

1

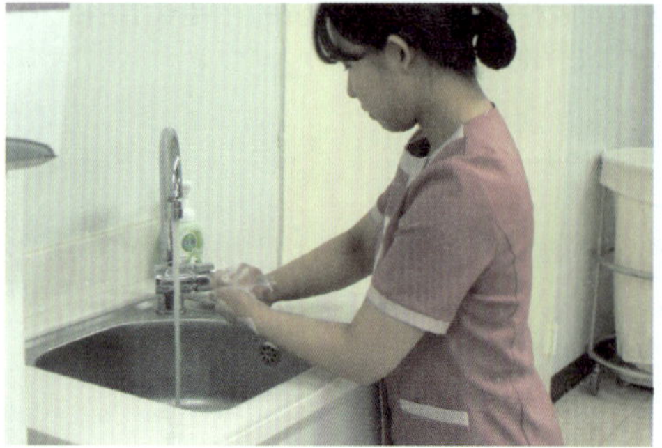

세균의 전파를 막아 감염의 기회를 줄이기 위해 물과 비누로 손위생을 수행한다.

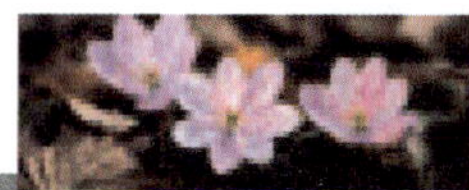

2

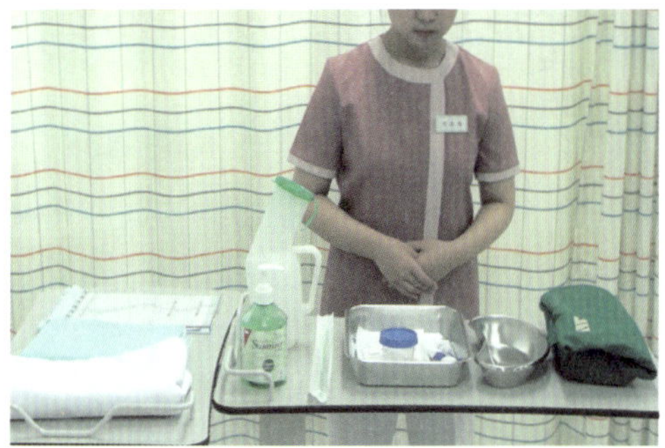

단순도뇨에 필요한 물품을 준비한다.

3

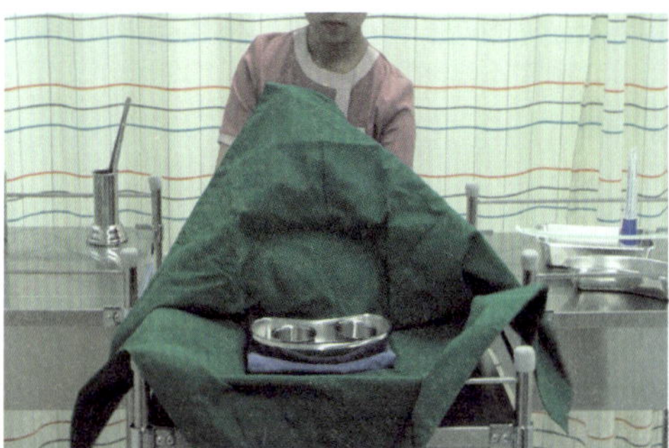

도뇨세트를 쟁반(tray)위에 놓고 무균적으로 편다.

4

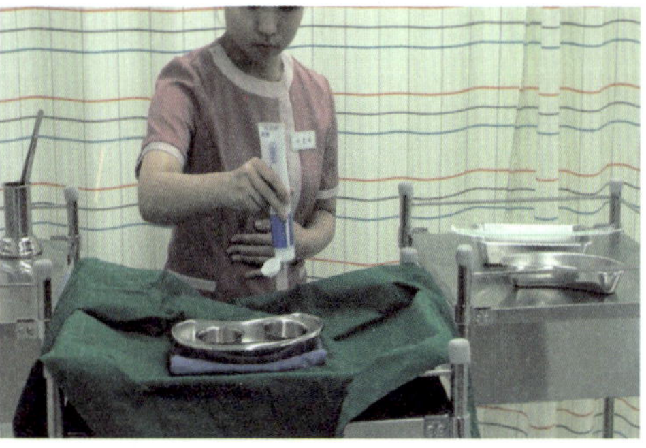

도뇨세트의 종지에 소독솜을 넣고, 멸균 윤활제를 세트 내에 짜 넣는다.

5

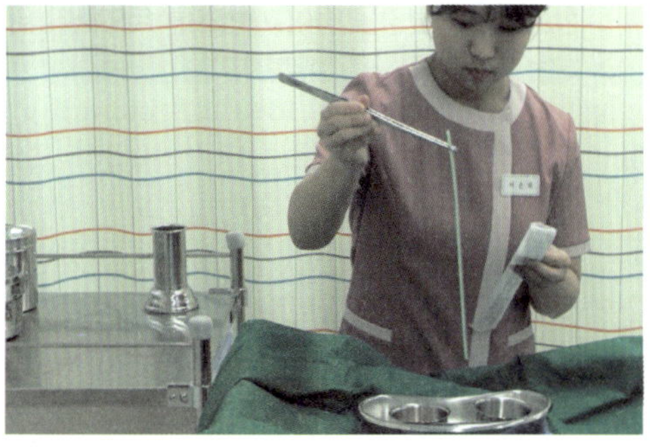

도뇨관 크기가 적절하지 않으면 상처를 입힐 수 있으므로, 적당한 크기의 도뇨관(여자: 6~7#/ 남자 : 7~8#)을 무균적으로 세트 속에 넣은 후 세트를 무균적으로 싼다.

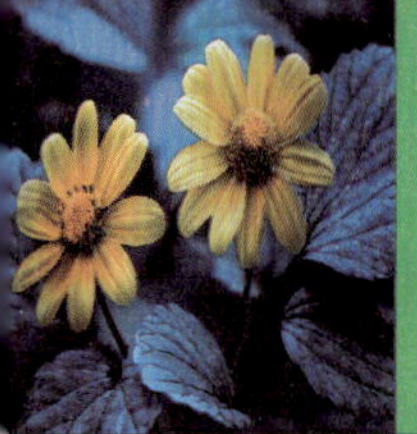
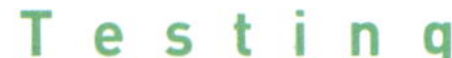

6 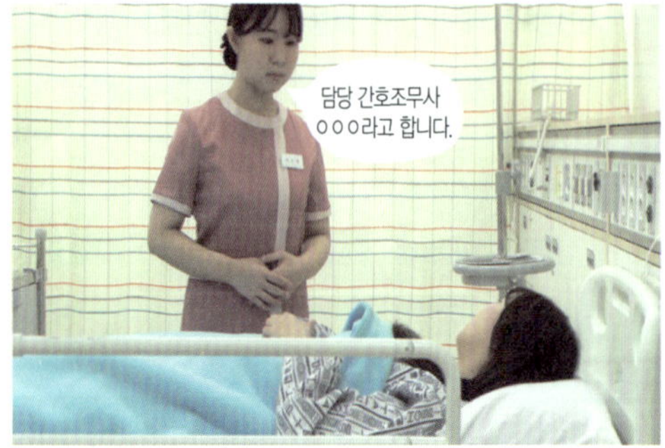

준비한 물품을 가지고 환자에게 가서 간호조무사 자신을 소개한다.

7 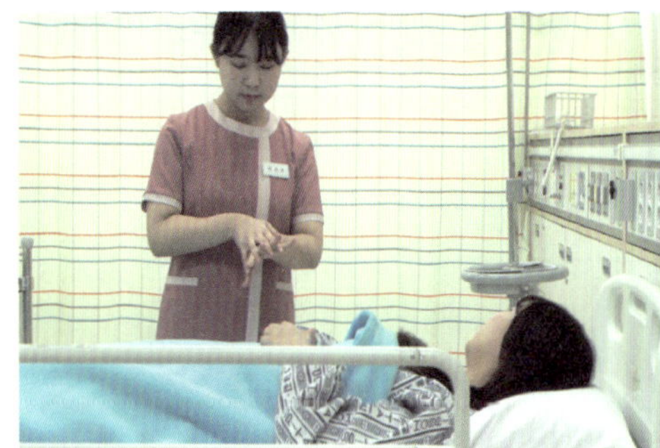

세균의 전파를 막아 감염의 기회를 줄이기 위해 손소독제로 손위생을 수행한다.

8 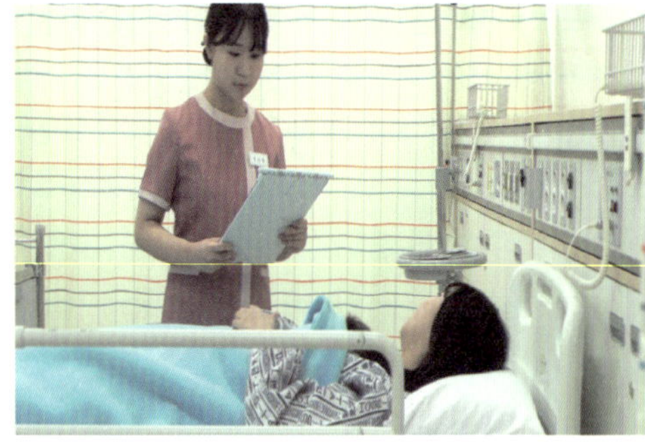

오류를 예방하기 위해 환자의 이름을 개방형으로 질문("환자분 성함이 어떻게 되시죠?")하여 환자를 확인하고, 입원팔찌와 환자리스트(또는 처방지)를 대조하여 환자(이름, 등록번호)를 확인한다.

9 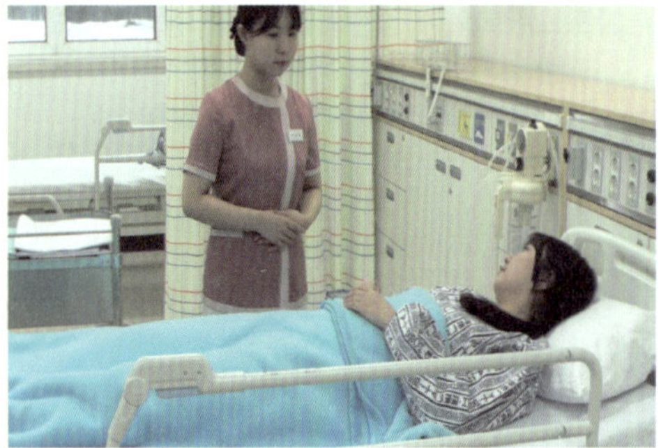

환자에게 불안감을 줄이고 협조를 유도하기 위해 단순도뇨를 하는 목적과 절차를 설명한다.

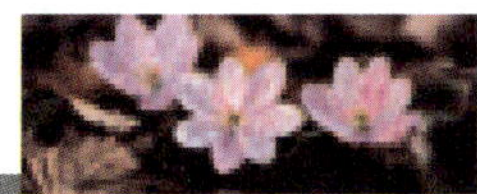

10

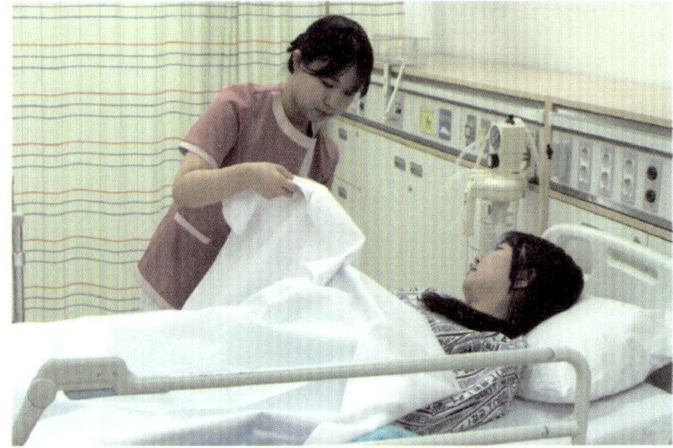

침상의 난간을 올린 후 커튼(스크린)으로 사생활을 보호해 주고, 똑바로 눕도록 한 후 침구(이불 또는 홑이불)를 덮어준다.

11

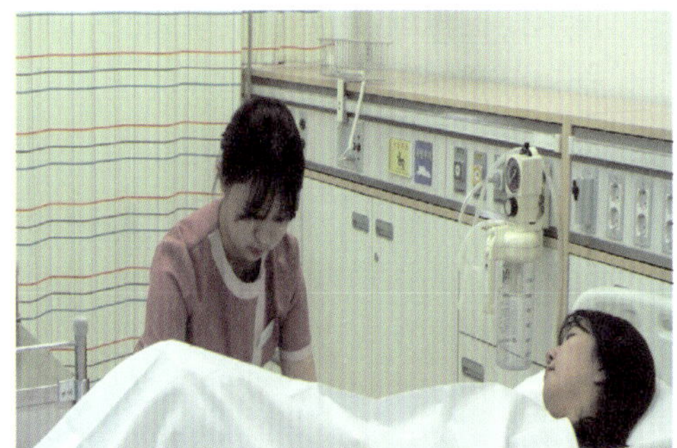

방수포(또는 고무포와 반홑이불)는 습기로부터 침대를 보호할 수 있으므로 환자 둔부 밑에 깐다.

12

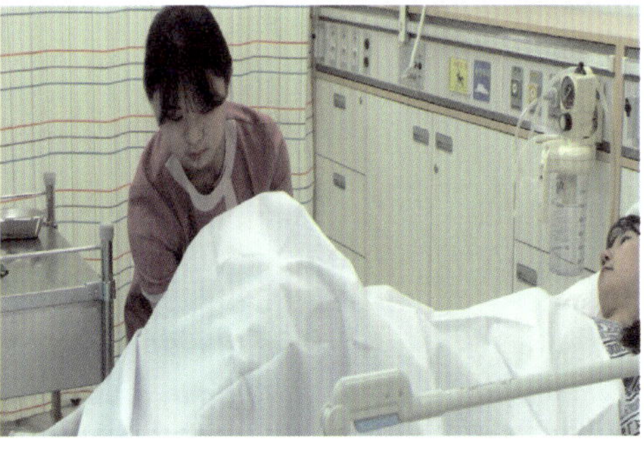

환자의 하의를 벗기고 무릎을 세우고 60cm 가량 다리를 벌려 배횡와위를 취하도록 돕는다. 이 자세는 오염 위험성을 최소화할 수 있고, 요도구를 잘 볼 수 있다. 남자는 똑바로 눕게 하고 회음부만 노출시킨다.

13

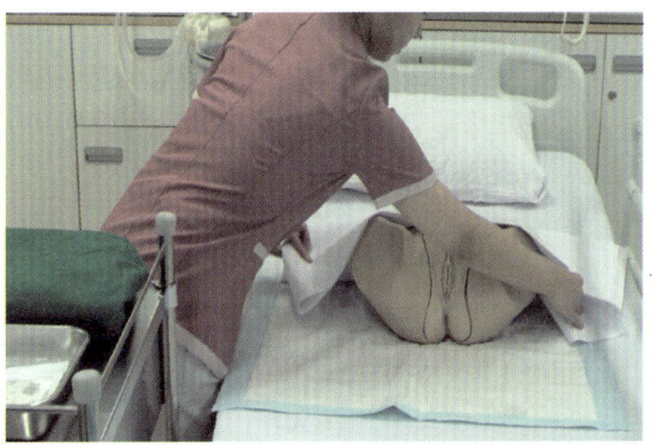

복부 위로 침구(또는 홑이불) 끝을 접어 올려서 회음부를 노출시키고 환자가 다리를 움직이지 않도록 한다.

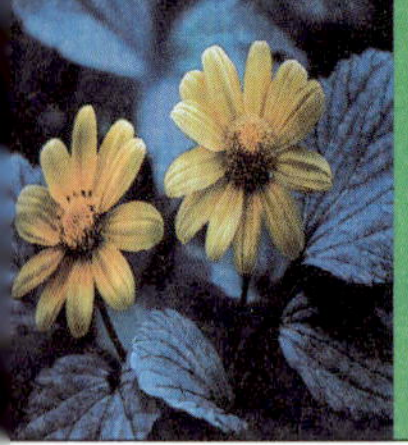

14 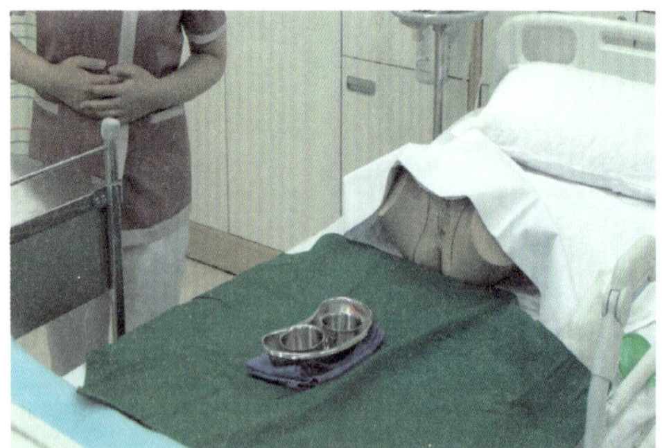

세트가 있는 쟁반(tray)과 곡반을 환자 다리 사이에 놓고 준비한 세트를 연다. 세트를 가까이 두면 사용이 편리하고 오염 기회를 줄일 수 있다.

15 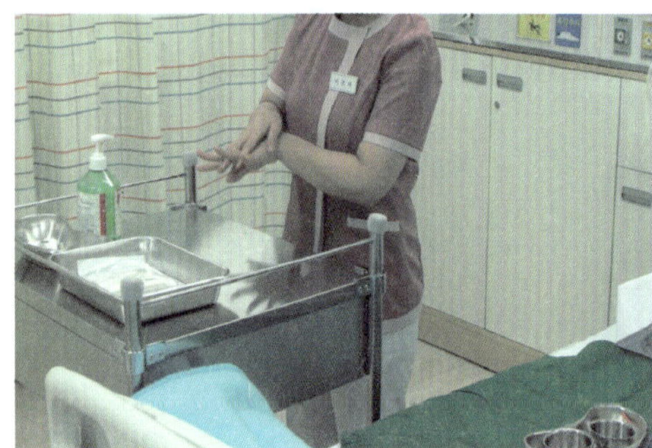

세균의 전파를 막아 감염의 기회를 줄이기 위해 손소독제로 손 위생을 수행한다.

16 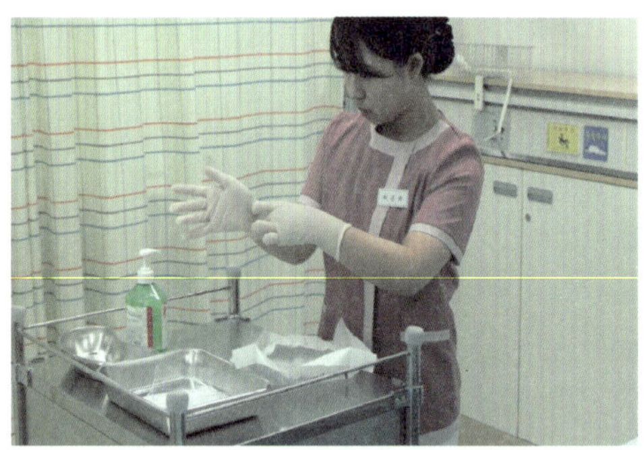

멸균장갑을 무균적으로 착용한다.

17 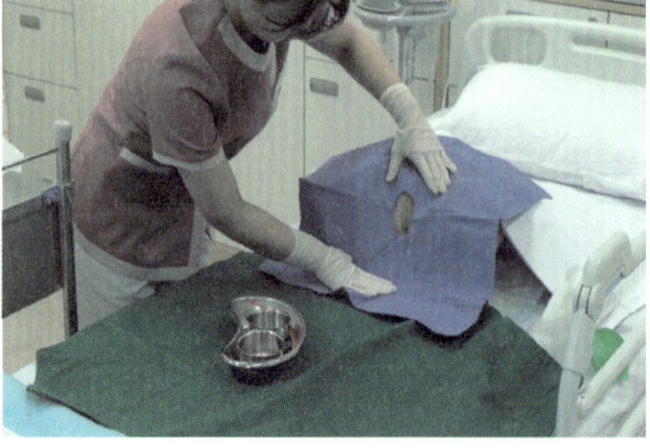

멸균장갑 낀 손이 오염되지 않게 외음부의 노출된 부위를 멸균 구멍포로 덮어 준다. 멸균 구멍포를 쓰면 오염되는 것을 막아 주며 노출을 감소시킬 수 있다.

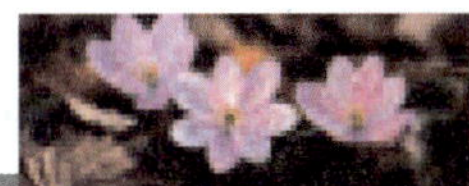

18

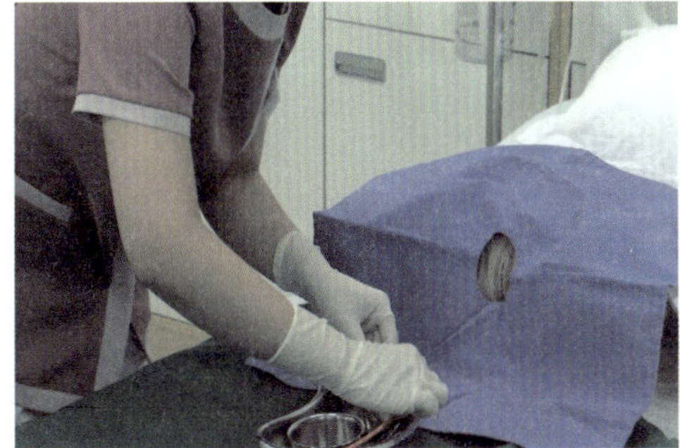

도뇨관을 잡고 끝 5cm 정도까지 윤활제를 바르고, 소독솜으로 외음부 주위를 닦을 때 차가울 수 있음을 말한다.

19

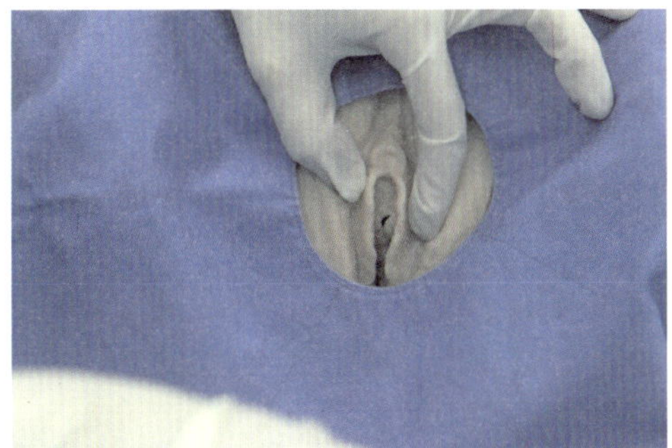

한 손의 엄지와 검지로 음순을 벌려서 요도를 노출시킨다.

20

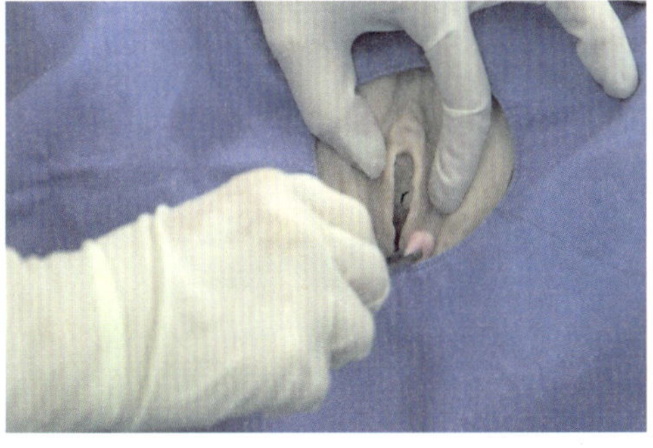

소독솜으로 외음부 주위를 닦는다. 감염 예방을 위해 한 번 닦을 때마다 새 솜을 사용하고 닦은 솜은 세트바깥 포에 놓는다.

21

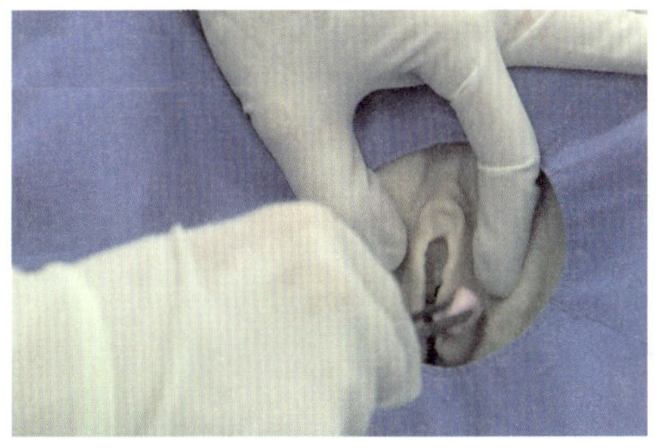

다른 손으로 양편 대음순을 위에서 아래로 닦는다.

22

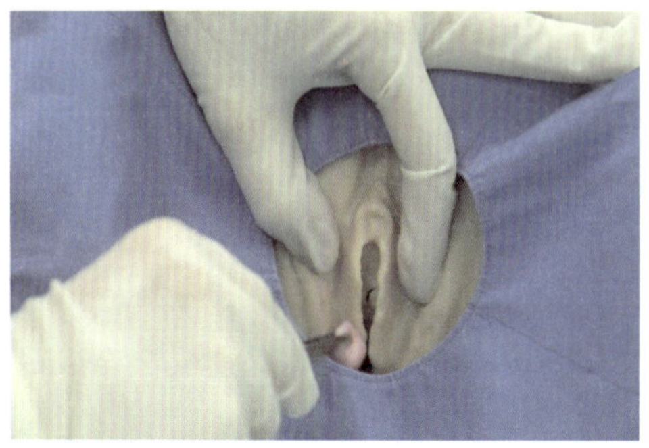

양편 소음순을 위에서 아래로 닦는다.

23

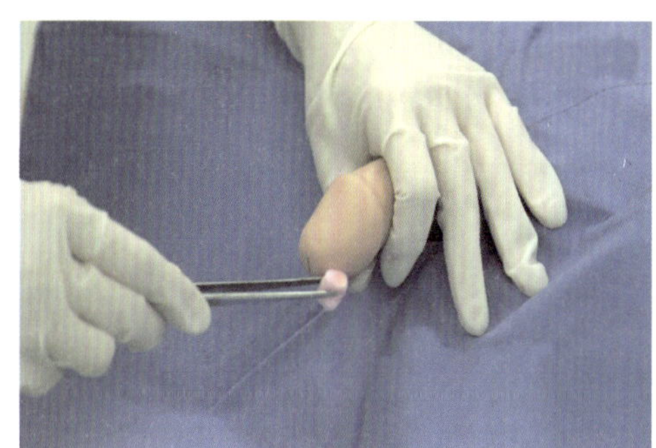

요도를 위에서 아래로 닦는다. 남자의 경우에는 한 손의 엄지와 검지로 음경을 잡고 포피(Preputium)를 잡아당기고, 요도를 소독솜으로 닦고 버린다. 요도구 바깥쪽으로 둥글게 닦고 버린다.

24

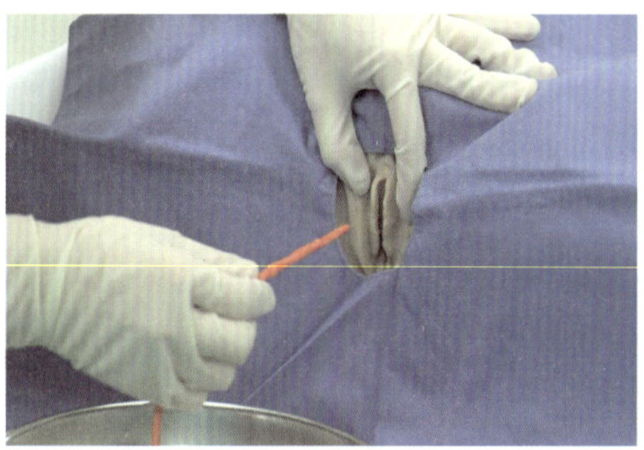

도뇨관을 삽입할 때까지 음순을 한 손으로 벌리고 있는다.

25

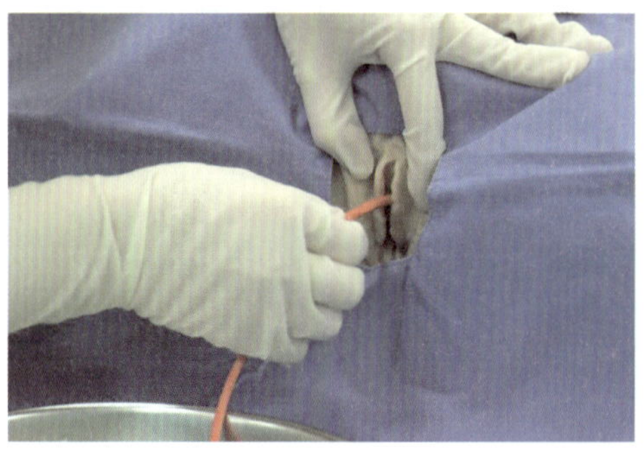

도뇨관을 삽입함을 환자에게 설명하고 도뇨관 삽입을 용이하게 하기 위해 긴장을 풀도록 유도한다.

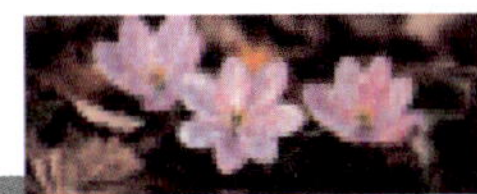

26

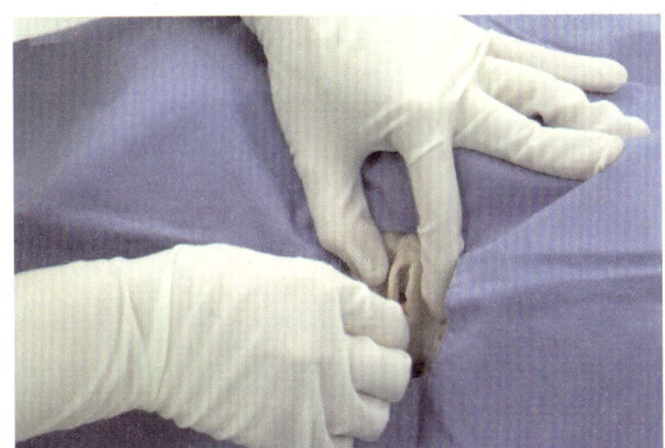

다른 손으로 도뇨관이 오염되지 않게 감아쥐고 요도 후상방으로 여자는 5~8cm, 남자는 12~18cm 삽입한다.

27

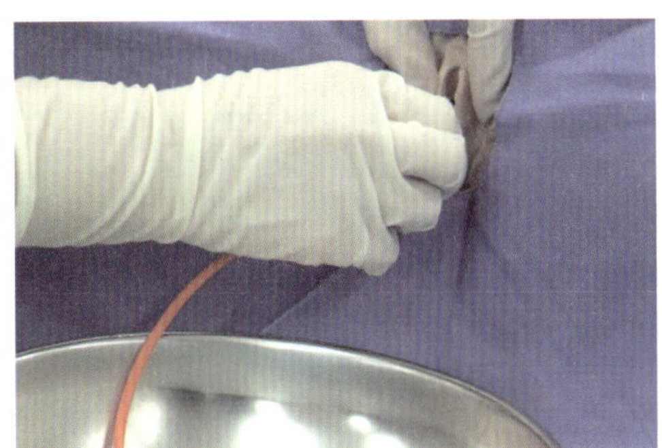

소변이 흘러나오기 시작하면 도뇨관을 2~4cm 가량 더 삽입하여 소변이 곡반 속으로 흘러나오게 한다.

28

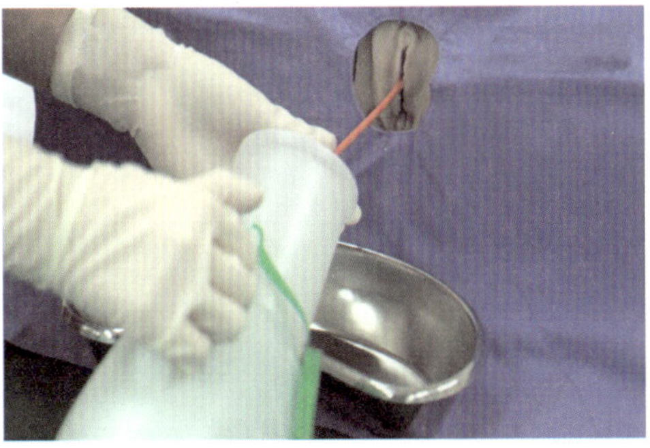

소변이 더 나오지 않으면 도뇨관을 천천히 돌리면서 빼어 세트에 넣고, 소독용액이나 윤활제가 남아 있으면 피부에 자극이 될 수 있으므로 마른 거즈로 요도구와 그 주위를 닦는다.

29

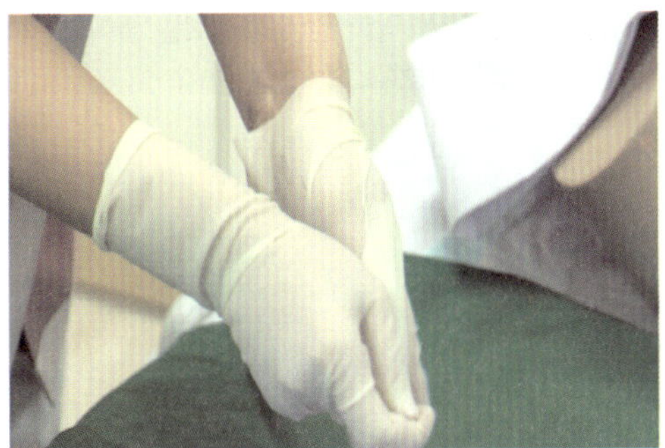

멸균구멍포를 치우고 장갑을 벗는다.

30

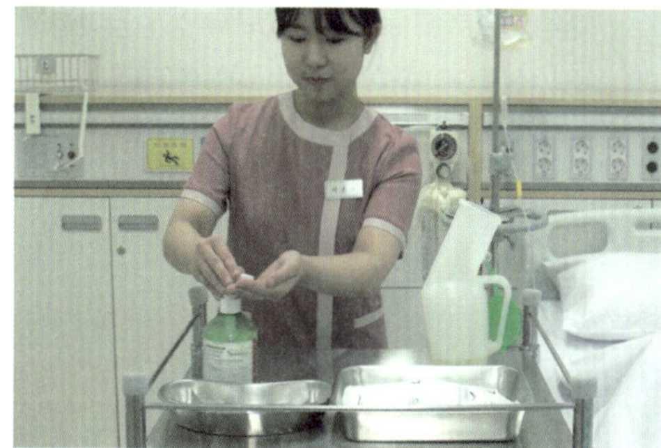

세균의 전파를 막아 감염의 기회를 줄이기 위해 손소독제로 손위생을 수행한다.

31

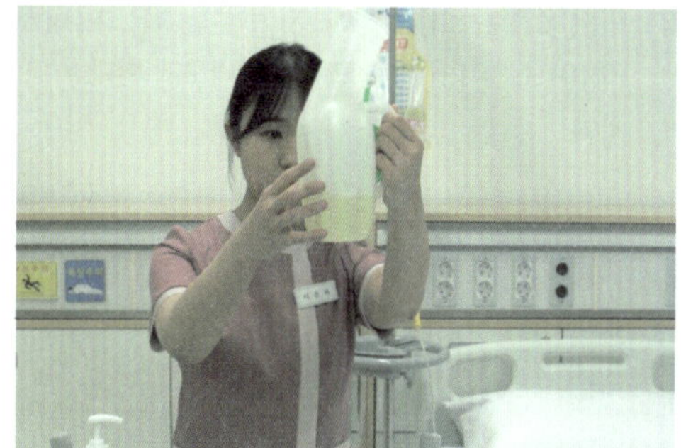

환자를 편안하게 해주고 1회용 장갑을 착용한 후 소변기에 곡반의 소변을 담아 양을 측정한다.

32

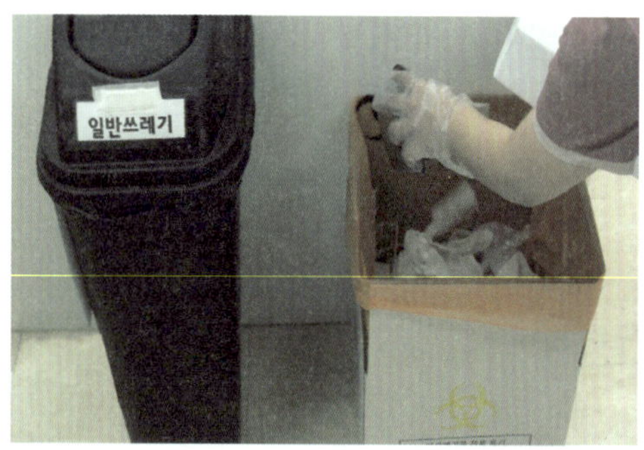

단순도뇨에 사용한 물품을 정리한다.

33

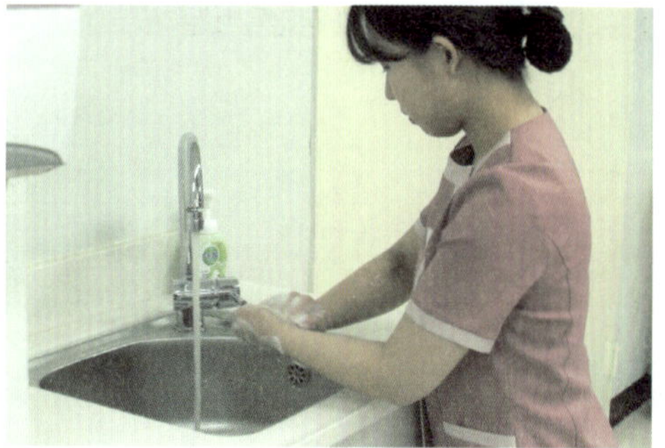

세균의 전파를 막아 감염의 기회를 줄이기 위해 물과 비누로 손위생을 수행한다.

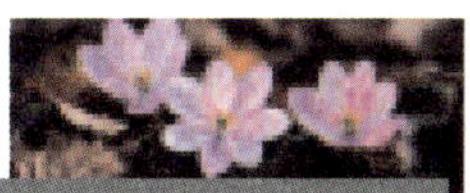

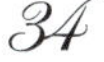

등록번호: 20180201
성명: 김 다나
주민등록번호: 9503**－2*****

날짜	시간	간호 기록	서명
2/1	14:00	자연 배뇨에 어려움을 느껴 단순도뇨세트 준비함.	
		배횡와위 자세로 6Fr 단순도뇨 시행함. 시행 결과	
		yellowish 양상으로 300cc 배뇨함.	
		특이사항 관찰되지 않았으며 불편감 호소하지	
		않음.	RN.이은하

수행 사항을 간호기록지에 기록한다.(시간과 날짜, 절차를 시행한 이유, 사용한 도뇨관의 크기, 소변의 양과 색깔)

41 유치도뇨(indwelling catheterization)

▪ 목 표

① 유치도뇨에 필요한 물품 준비 및 목적과 절차를 설명할 수 있다.
② 환자에게 유치도뇨를 정확하게 수행할 수 있다
③ 유치도뇨 수행을 간호기록지에 정확하게 기록할 수 있다.

▪ 물 품

유치도뇨세트[종지 3개, forcep, 겸자(kelly), 공포(hole towel)], 유치도뇨관(14~18Fr.), 멸균장갑, 10mL 멸균 주사기, 소독솜, 멸균증류수, 이동감자, 윤활제(멸균), 반창고, (필요시) 홑이불, 쟁반(tray), 곡반, 방수포(1회용) 또는 고무포와 반홑이불, 소변수집주머니(urine bag), 도뇨 모형, 손소독제, 간호기록지, 스크린 또는 커텐

▪ 수행 항목

수행 방법 및 절차

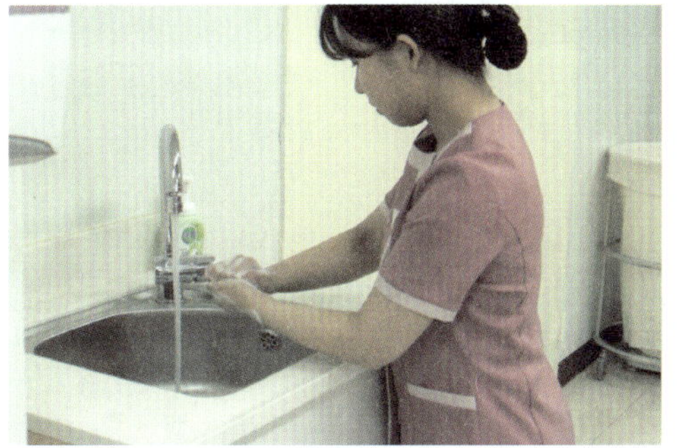

세균의 전파 방지를 막아 감염의 기회를 줄이기 위해 물과 비누로 손위생을 수행한다.

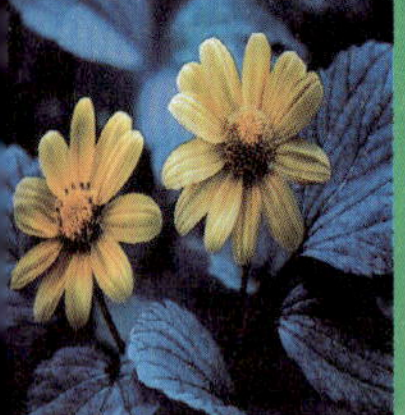

2

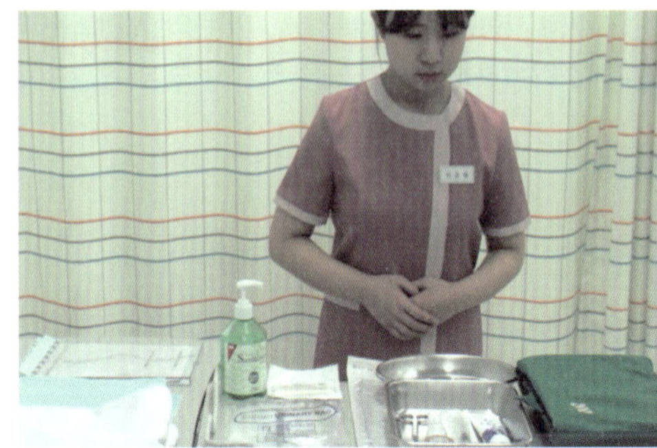

유치도뇨에 필요한 물품을 준비한다.

3

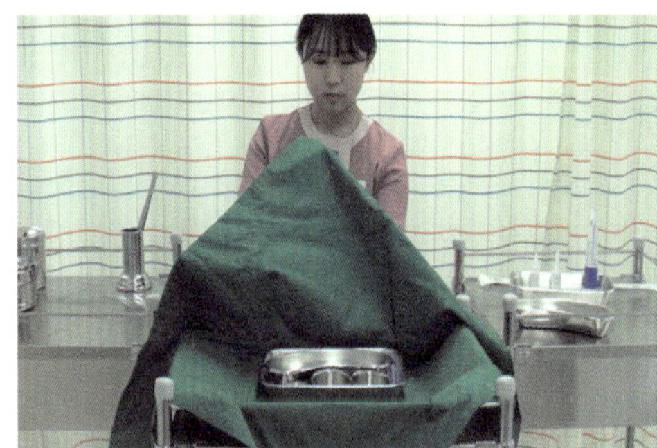

유치도뇨세트를 쟁반 위에서 무균적으로 편다.

4

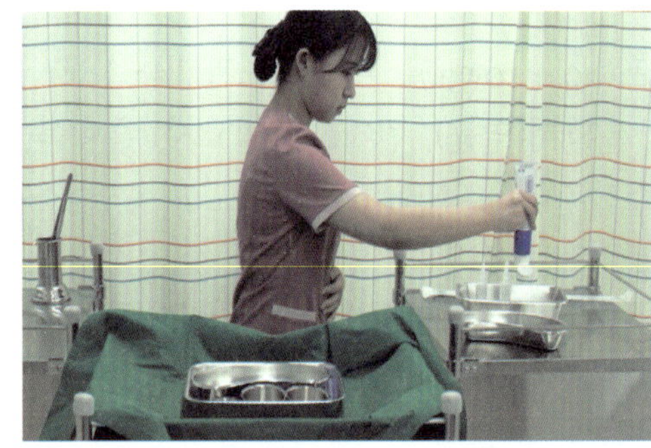

도뇨세트의 종지에 소독솜을 넣고, 멸균윤활제를 세트 내에 짜 넣는다.

5

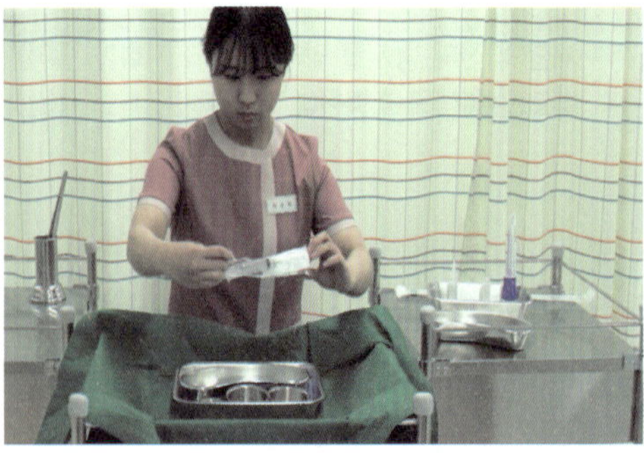

나머지 종지 속에 멸균 증류수와 멸균 주사기를 무균적으로 넣는다.

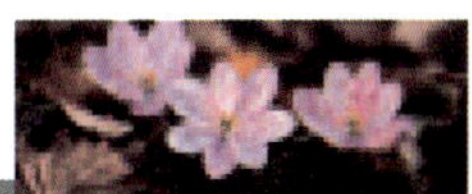

6

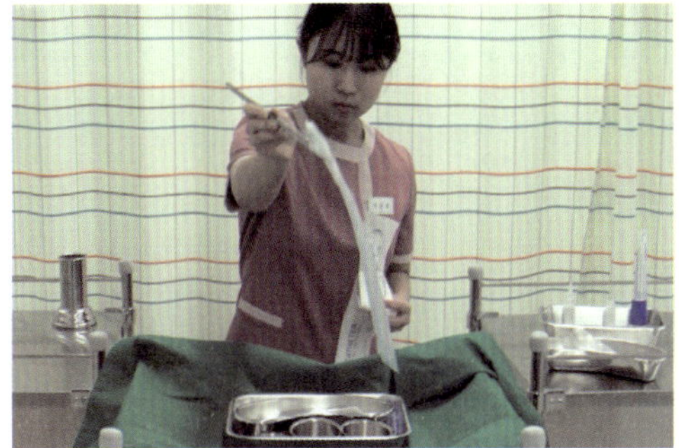

도뇨관의 크기가 적절해야 하므로 적당한 크기(여자 : 14~16Fr. 남자 : 16~20Fr.)의 도뇨관을 무균적으로 세트 속에 넣은 후 세트를 무균적으로 싼다.

7

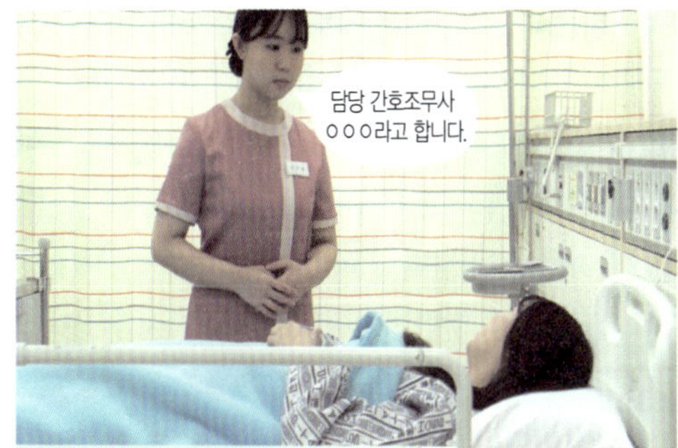

준비한 물품을 가지고 가서 자신을 소개한다.

8

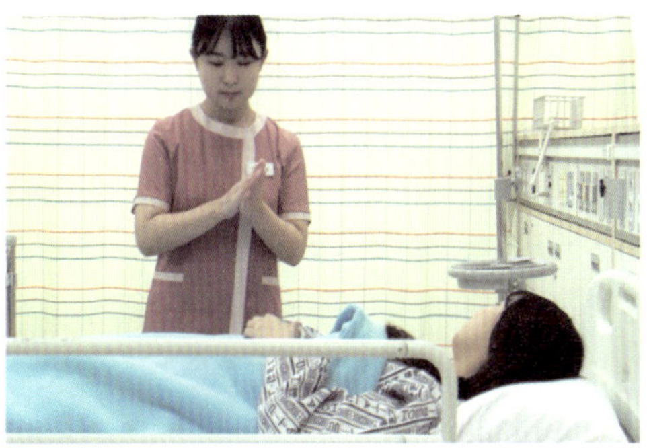

세균의 전파 방지를 막아 감염의 기회를 줄이기 위해 손소독제로 손위생을 수행한다.

9

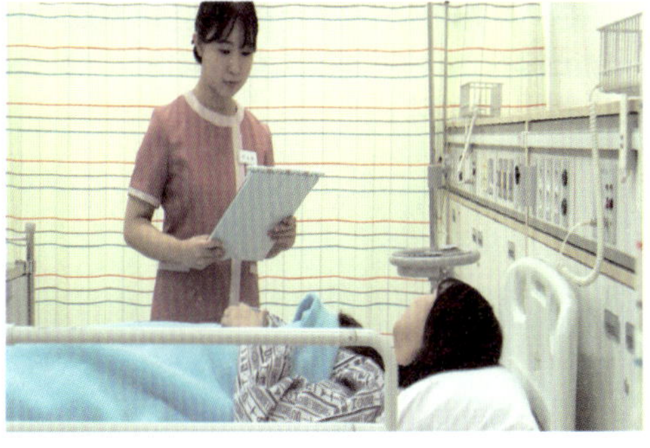

환자의 이름을 개방형으로 질문("환자분 성함이 어떻게 되시죠?")하여 확인하고, 입원팔찌와 환자리스트(또는 처방지)를 대조하여 환자(이름, 등록번호)를 확인한다.

10

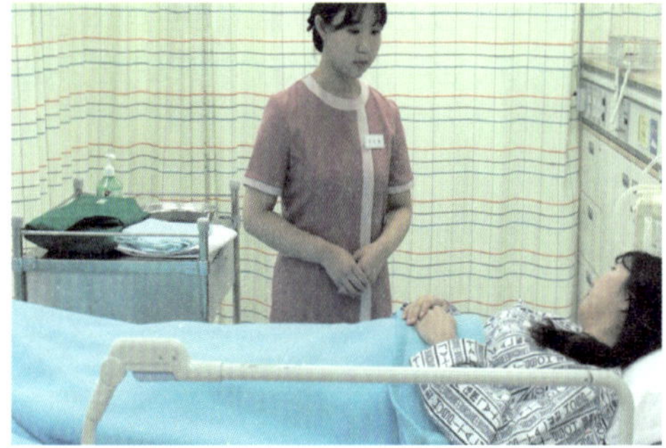

환자의 불안감을 줄이고 협조를 유도하기 위해 유치도뇨를 하는 목적과 절차를 설명한다.

11

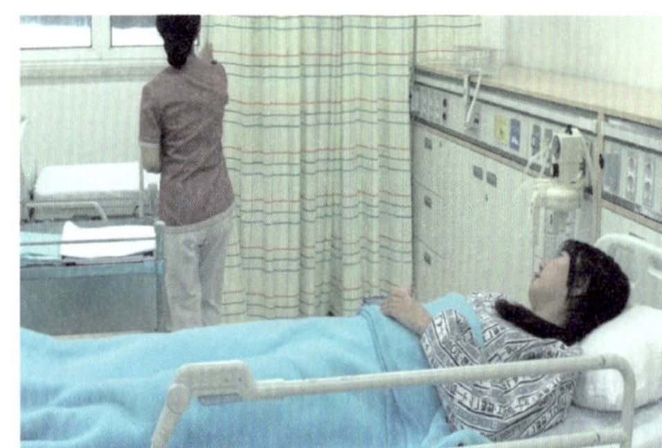

침상의 난간을 올린 후 커튼(스크린)으로 환자의 사생활을 보호해 주고, 똑바로 눕도록 한 후 침구(이불 또는 홑이불)를 덮어준다.

12

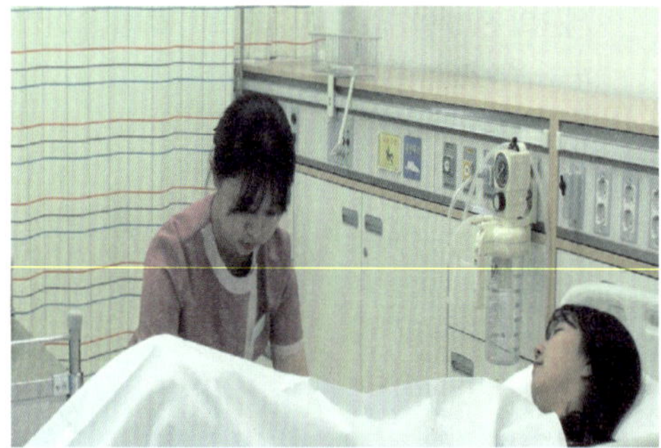

방수포(또는 고무포와 반홑이불)를 환자 둔부 밑에 깐다.

13

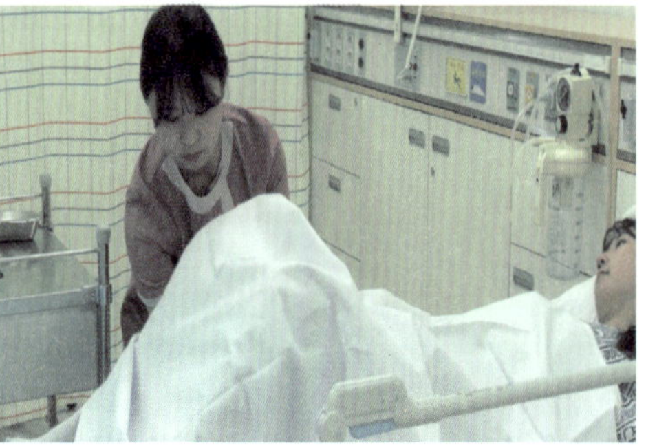

환자의 하의를 벗기고 무릎을 세우고 60cm 가량 다리를 벌려 배횡와위를 취하도록 돕는다. 남자는 똑바로 눕게 하고 회음부만 노출시킨다.

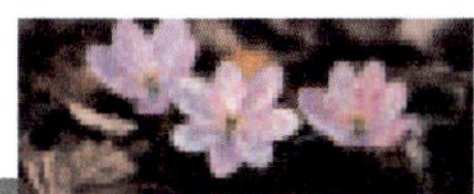

14

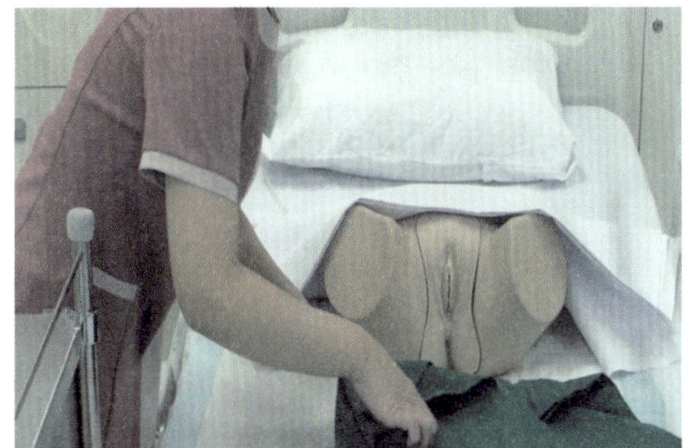

복부 위로 침구(또는 홑이불) 끝을 접어 올려서 회음부를 노출시키고 환자에게 다리를 움직이지 말라고 설명한다.

15

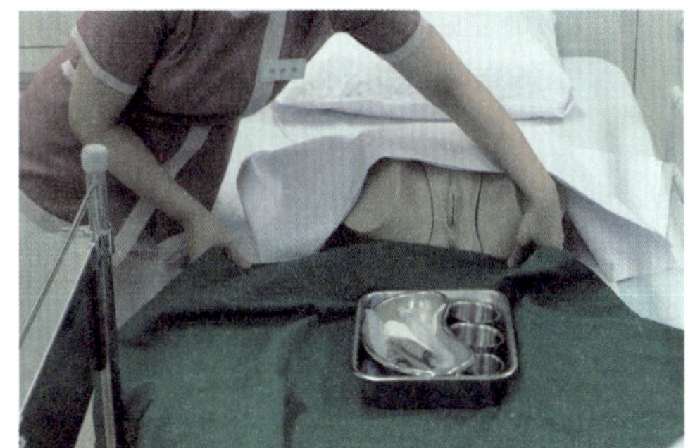

세트가 있는 쟁반과 곡반을 환자 다리 사이에 놓고 준비한 세트를 연다. 세트를 가까이 두면 사용이 편리하고 오염 기회를 줄일 수 있다.

16

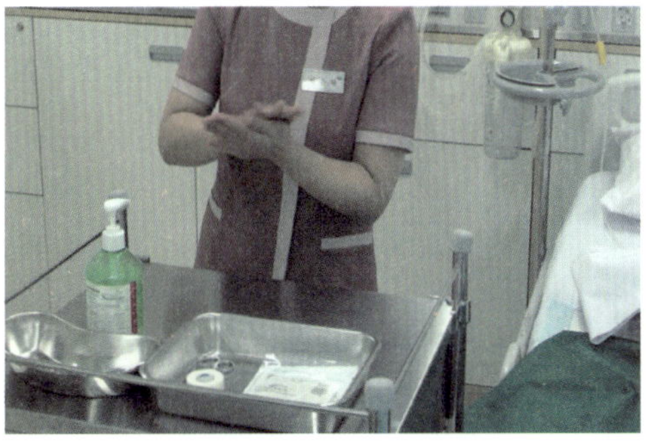

세균의 전파 방지를 막아 감염의 기회를 줄이기 위해 손소독제로 손위생을 수행한다.

17

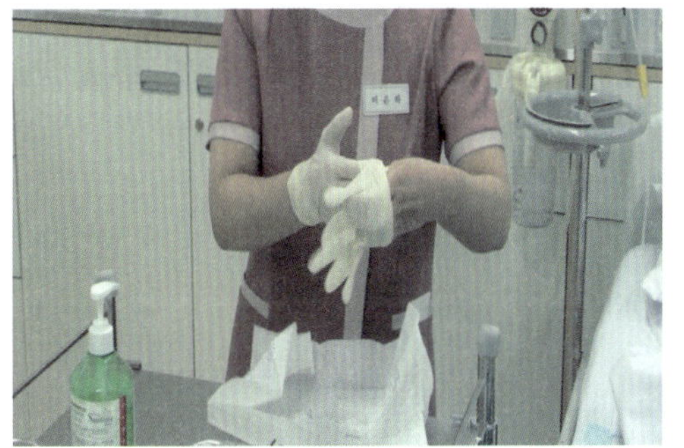

미생물 전파 방지를 위해 멸균장갑을 무균적으로 착용한다.

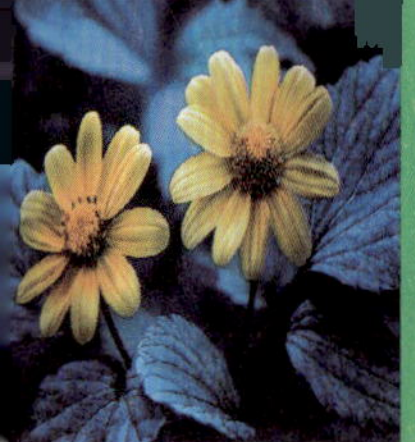

18

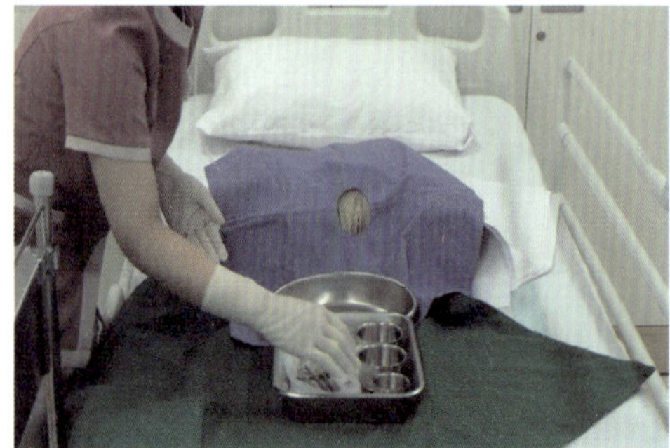

멸균장갑 낀 손이 오염되지 않게 외음부의 노출된 부위를 멸균 구멍포로 덮어 준다. 이는 멸균영역이 넓어져 오염되는 것을 막아주며 노출을 감소시킨다.

19

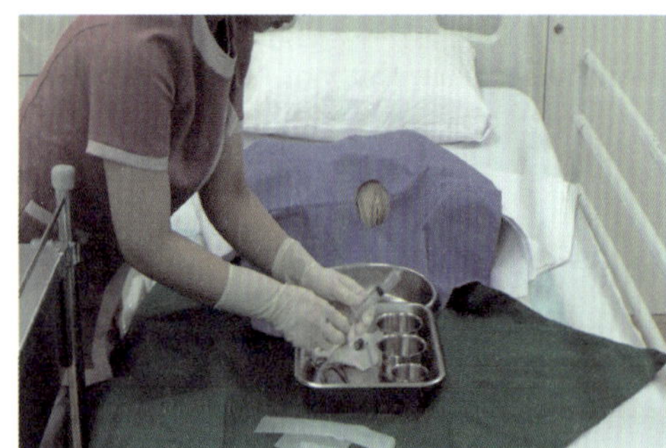

주사기에 도뇨관에 표시된 정확한 양의 증류수를 준비한다. 생리식염수는 풍선 내에서 결정체를 형성할 수 있고 풍선을 부식시킬 수 있어 사용하지 않는다.

20

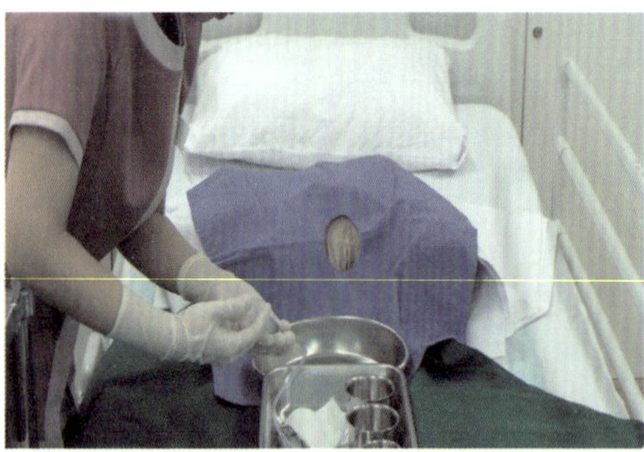

삽입 전에 풍선 상태를 확인하기 위해 도뇨관의 풍선주입구에 주사기에 있는 증류수를 주입하여 도뇨관 풍선의 팽창 여부를 확인하고, 다시 주사기 속으로 빼낸다.

21

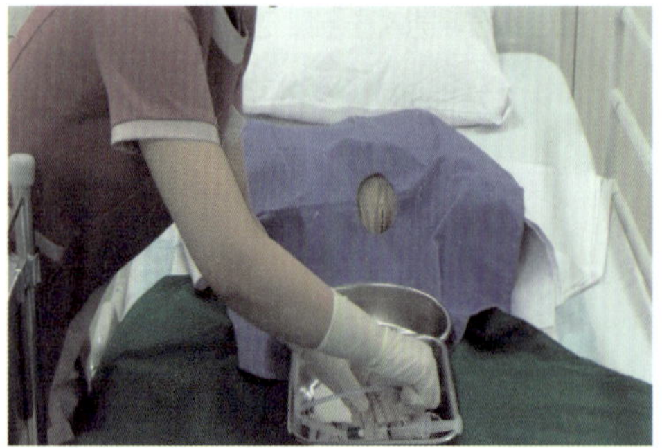

도뇨관 끝(5cm)에 마찰을 줄여 점막 손상을 방지하기 위해 윤활제를 바르고, 소독솜으로 외음부 주위를 닦을 때 찬 느낌이 있을 수 있음을 설명한다.

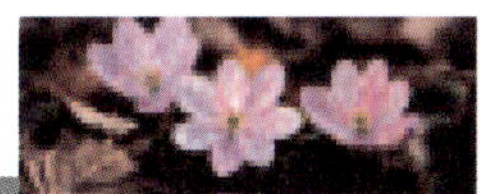

22

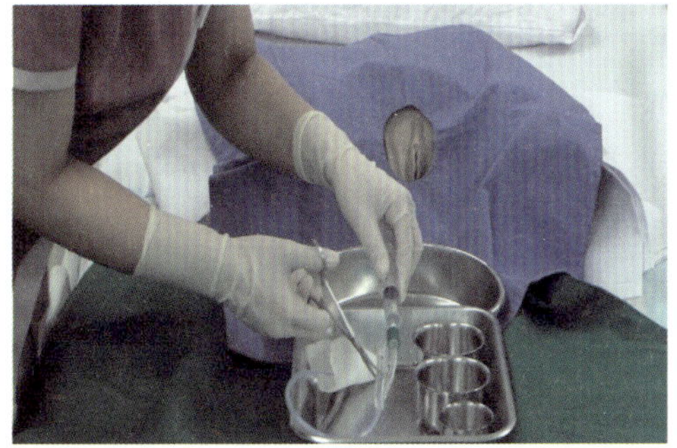

소변이 흘러나와 세트를 오염시키는 것을 방지하기 위해 도뇨관의 소변이 흘러나오는 출구를 겸자로 잠근다.

23

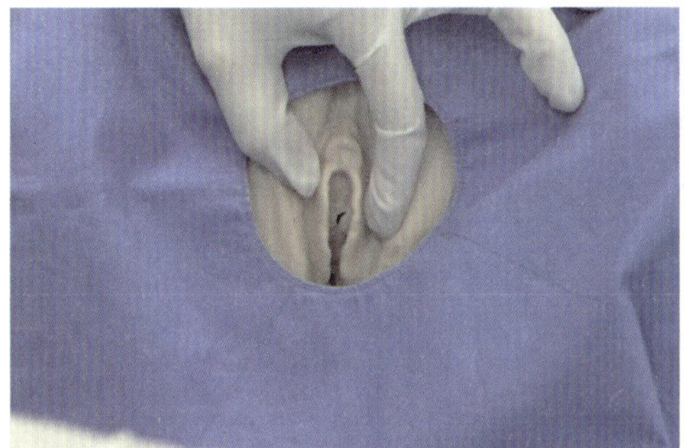

한 손의 엄지와 검지로 음순을 벌려서 요도를 노출시킨다.

24

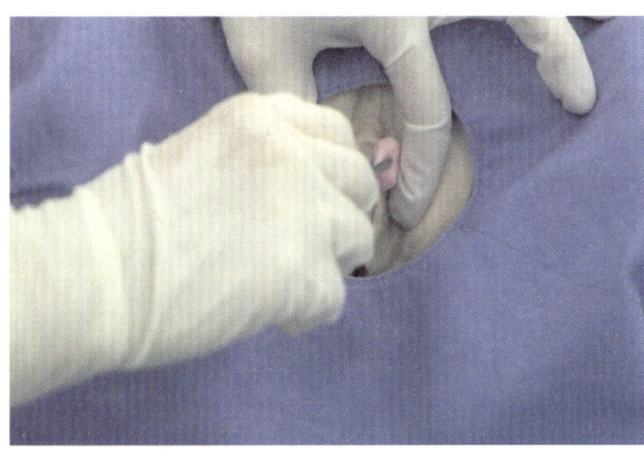

소독솜으로 외음부 주위를 닦는데, 한 번 닦을 때마다 새 솜을 사용하고 닦은 솜은 세트바깥 포에 놓는다.

25

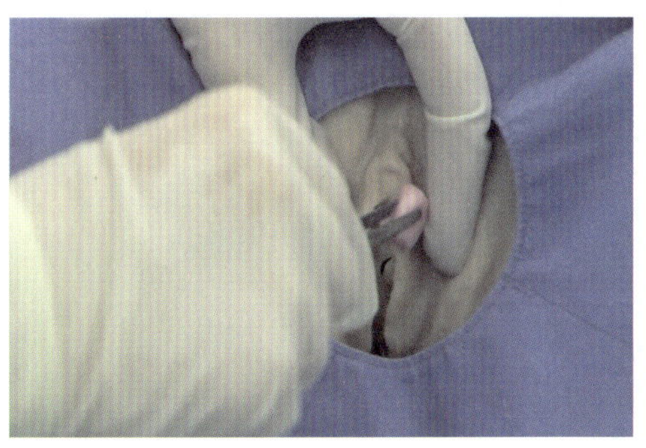

다른 손으로 양편 대음순을 위에서 아래로 닦는다.

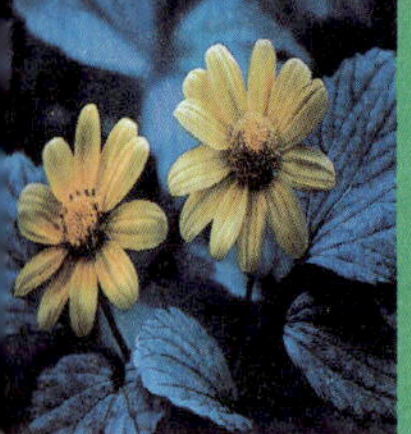

26

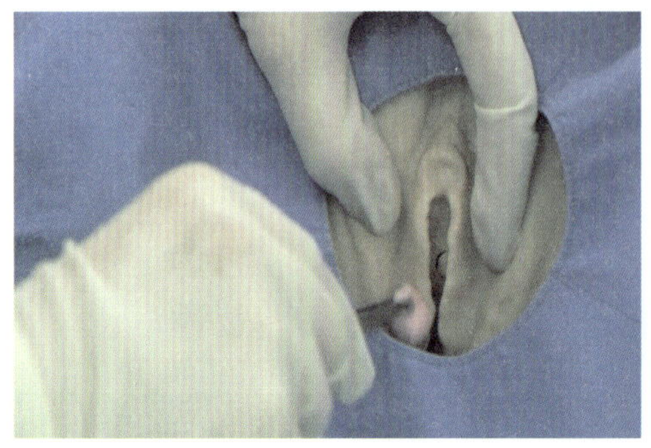

양편 소음순을 위에서 아래로 닦는다.

27

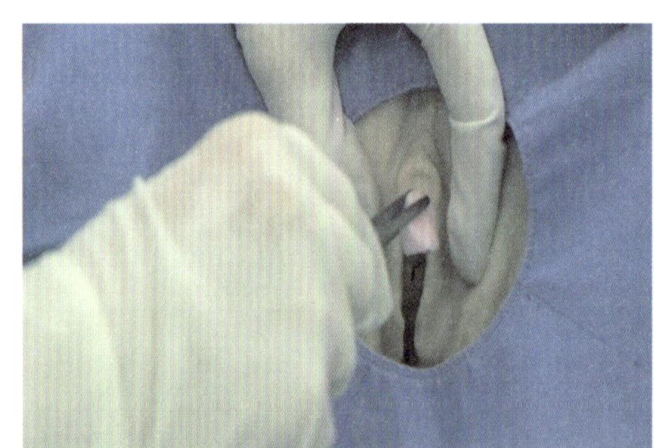

요도를 위에서 아래로 닦는다. 위에서 아래로 닦는 것은 오염이 덜 된 요도구 쪽에서 오염이 많이 된 항문쪽으로 닦아 요도구 감염을 예방하기 위해서이다.

28

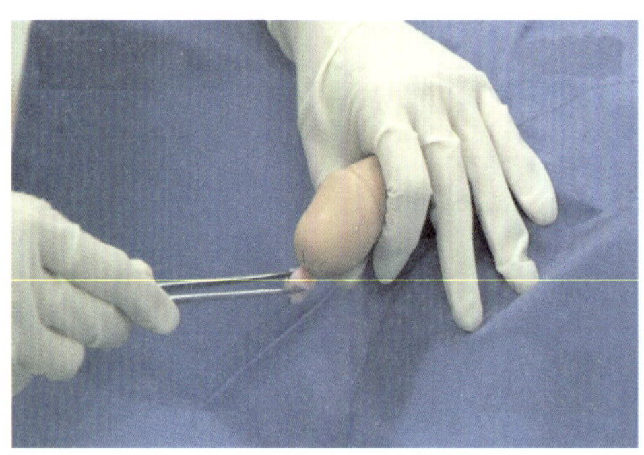

도뇨관을 삽입할 때까지 음순을 한 손으로 벌리고 있는다. 남자의 경우 왼손의 엄지와 검지로 음경을 잡고 포피를 잡아당겨 요도를 소독솜으로 닦고 버린다. 요도구 바깥쪽으로 둥글게 닦고 버린다.

29

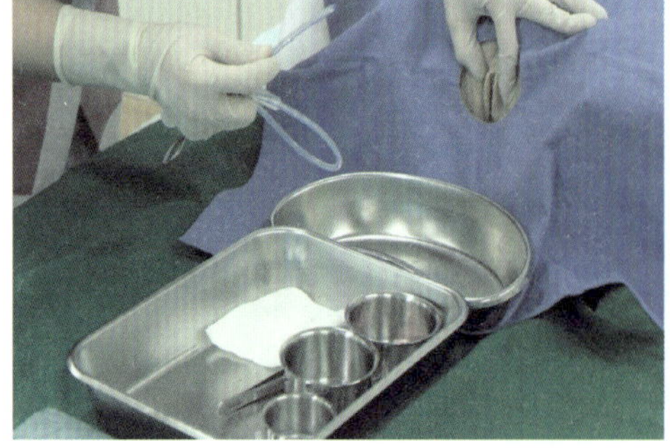

도뇨관을 삽입함을 환자에게 설명하고, 심호흡을 하도록 하여 긴장을 풀도록 한다.

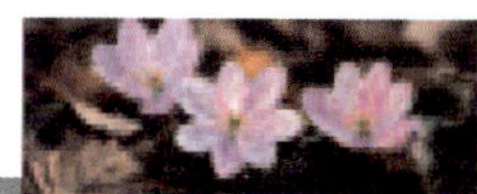

30

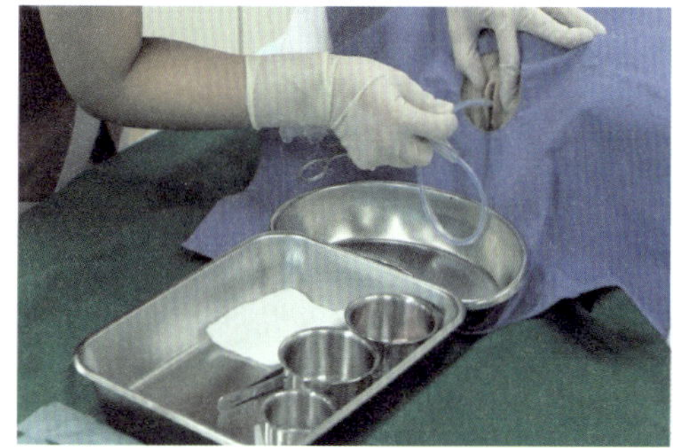

다른 손으로 도뇨관이 오염되지 않게 겸자와 함께 삽입부위로부터 8cm가량 되는 곳을 잘 감아쥐고 요도 후상방으로 5~8cm 삽입(남자 : 12~18cm 삽입)한다. 억지로 힘을 주어 삽입하지 않는다.

31

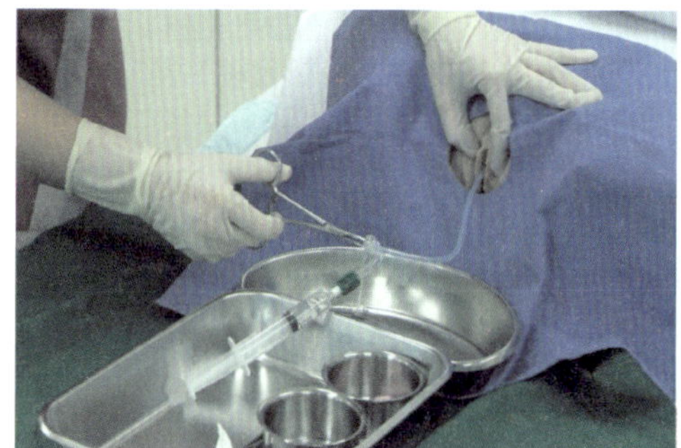

카테터 끝을 곡반에 대고 겸자를 풀어 소변이 나오는지 확인한다.

32

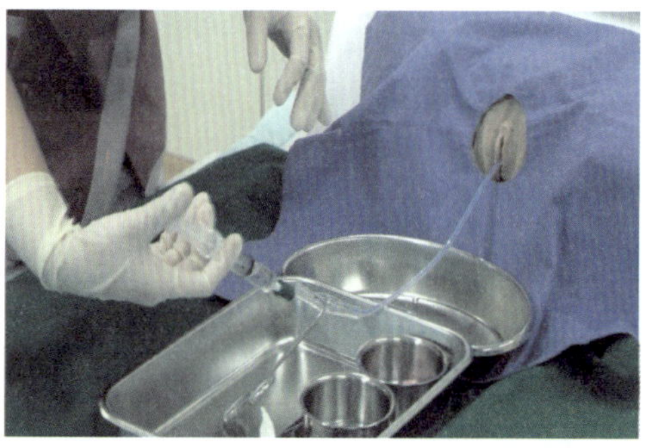

소변이 나오면 다시 겸자를 잠그고 도뇨관을 2~4cm 가량 더 삽입한 후 음순을 벌리고 있던 손을 뗀다.

33

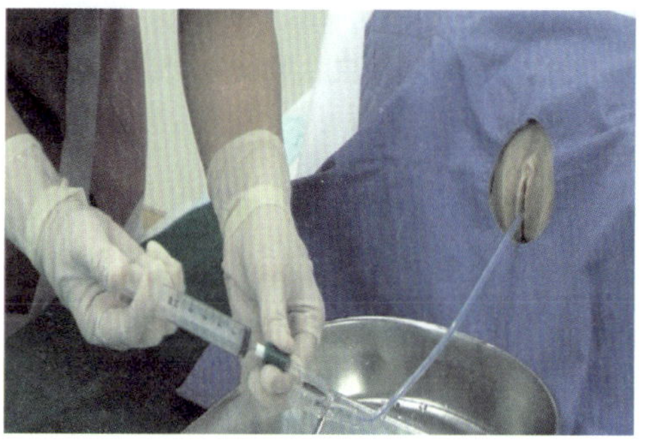

도뇨관의 풍선 주입구에 연결된 주사기에 들어 있는 증류수를 주입한 후 주사기를 제거한다.

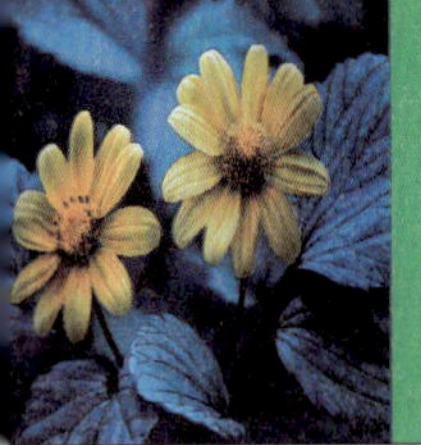
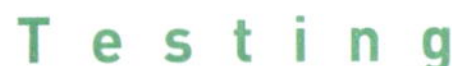

34

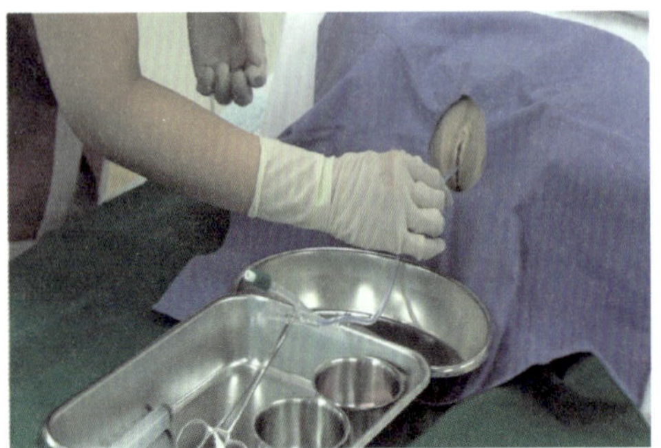

도뇨관을 부드럽게 잡아당겨 카테터가 안전하게 방광 안에 있는지 확인한다. 풍선을 팽창시킨 후 당겨볼 때 저항이 느껴지면 방광 속에 고정된 것이다.

35

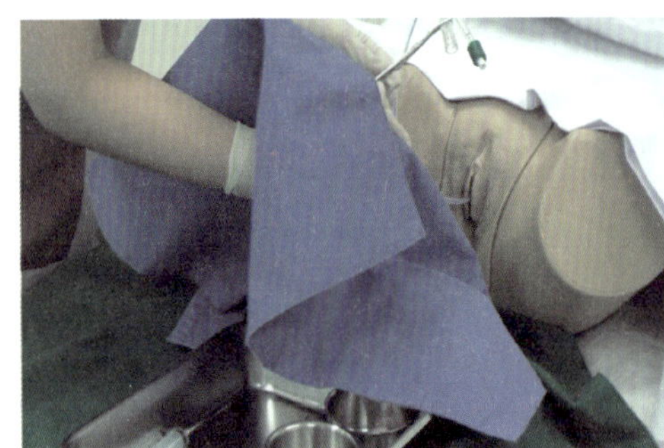

멸균 구멍포를 치우고 장갑을 벗는다. 구멍포를 치울 때 도뇨관 소변 출구가 오염되지 않게 구멍포를 가장 먼저 통과하게 한다.

36

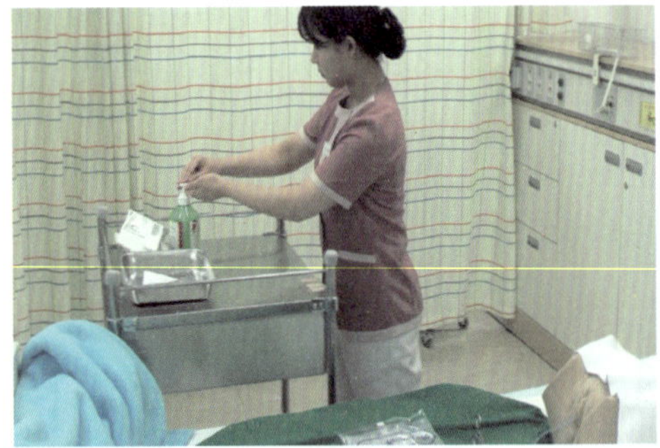

세균의 전파를 막아 감염의 기회를 줄이기 위해 손소독제로 손위생을 수행한다.

37

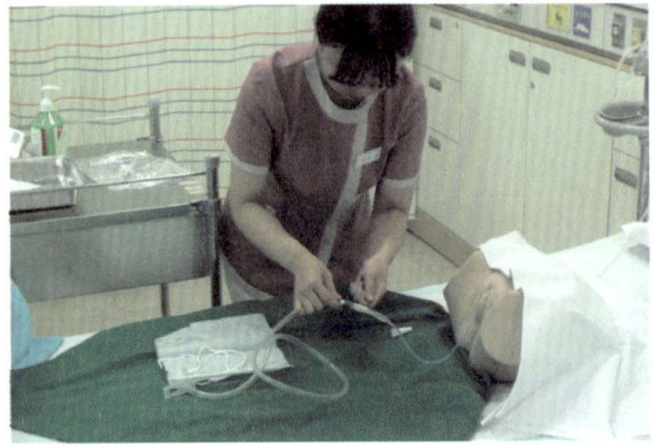

소변주머니 하단의 조절기(clamp)가 잠겨 있는지 확인한 후 소변 수집 주머니를 도뇨관과 연결한다.

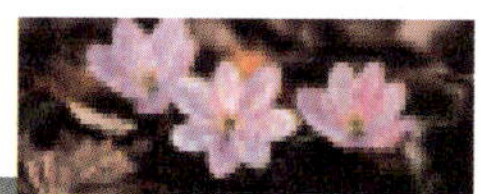

38

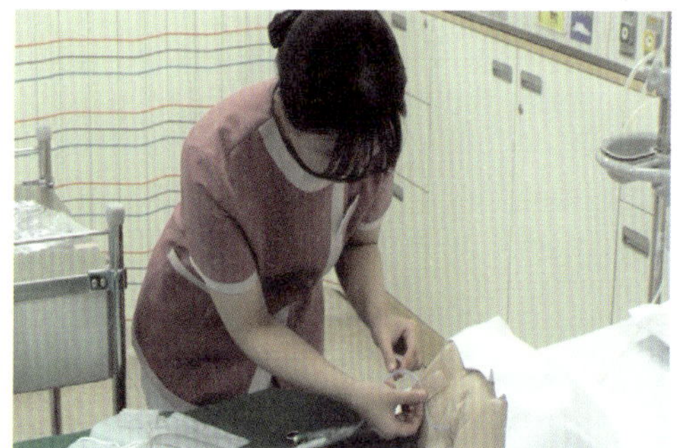

도뇨관의 소변 나오는 출구를 잠가 두었던 겸자를 제거한 후 도뇨관을 반창고로 대퇴에 고정(남자는 하복부에 고정)시킨다.

39

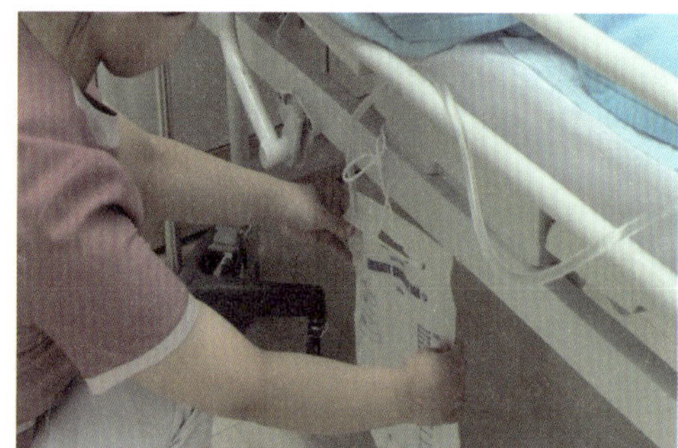

소변 수집 주머니 상단의 조절기(clamp)가 열려 있어 소변이 잘 나오는지 확인하고, 역류되지 않고 소변이 흘러 내리도록 소변수집주머니를 침대 아래 부분에 고정하되 바닥에 닿지 않도록 한다.

40

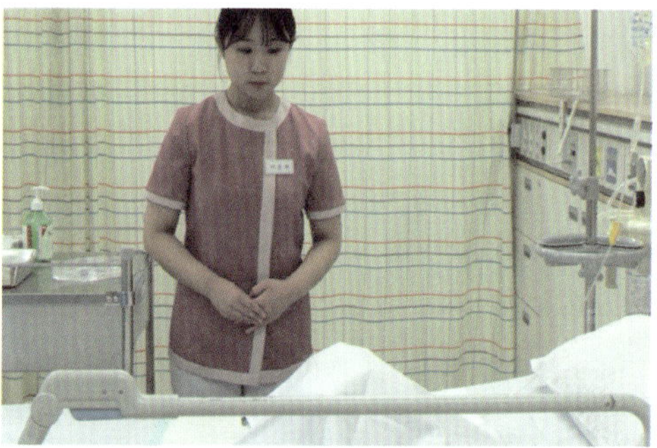

환자에게 현재의 체위와 삽입한 도뇨관이 편안한지를 묻고 소변 수집 주머니 관리 방법에 대해 설명한다.

41

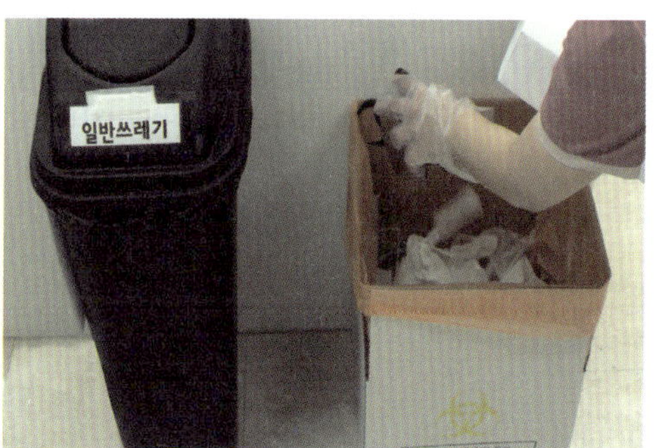

유치도뇨에 사용한 물품을 정리한다.

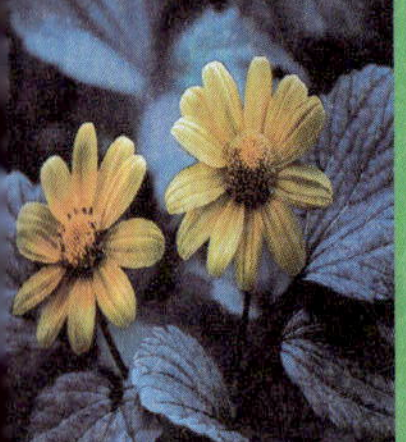

42

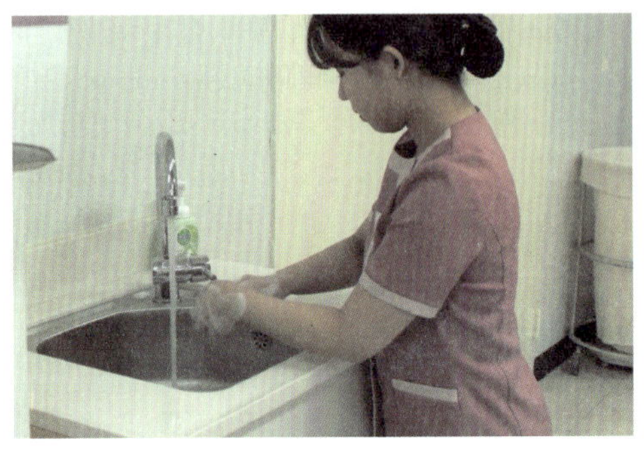

물과 비누로 손위생을 실시한다.

43

등록번호: 20180201
성명: 김 다나
주민등록번호: 9503** - 2*****

날짜	시간	간호 기록	서명
2/1	16:00	2/2 수술 전 방광 준비를 위해 유치도뇨세트	
		준비함. 배횡와위 자세로 14Fr 5cc ballooning	
		하여 유치도뇨관 연결함. 소변 배출되며 yellowish	
		양상으로 200cc 소변 관찰됨. 그 외 특이사항	
		관찰되지 않았으며 불편감 호소하지 않음.	RN.이은히

수행 사항[시간과 날짜, 유치도뇨를 시행한 이유, 사용한 도뇨관의 크기 및 종류(유형), 소변의 배출 여부와 양, 색깔 등]을 간호기록지에 기록한다.

42 배출관장

■ 목 표

① 배출관장에 필요한 물품 및 목적과 절차를 설명할 수 있다.
② 환자에게 배출관장을 정확하게 수행할 수 있다.
③ 배출관장 수행을 간호기록지에 정확하게 기록할 수 있다.

■ 물 품

관장액(글리세린), 온수 (37.7~40.5℃), 50mL 주사기나 관장용 주사기, 카테터(10Fr.)나 직장튜브(14~20Fr.), 방수포(일회용) 또는 고무포와 반홑이불, 윤활제, 홑이불, 쟁반(tray), 곡반, 검온계, 관장 모형, 휴지, 일회용 장갑, 손소독제, 간호기록지, 대변기(필요시)

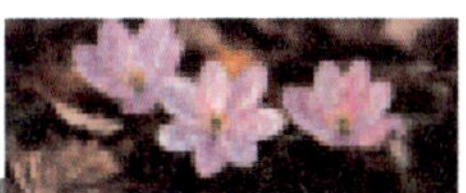

▪ 수행 항목

수행 방법 및 절차

1

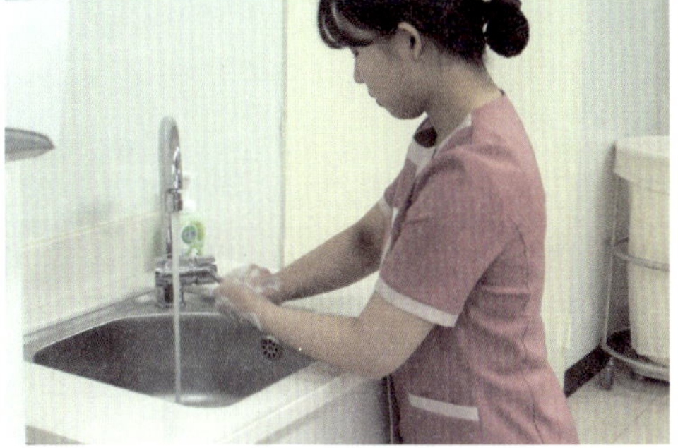

세균의 전파를 막아 감염의 기회를 줄이기 위해 물과 비누로 손위생을 수행한다.

2

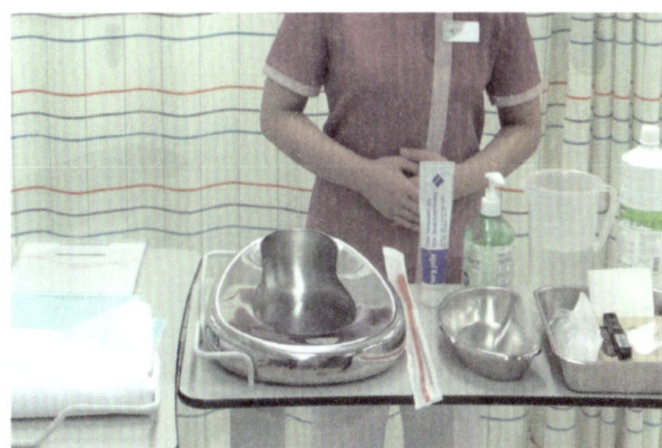

배출관장에 필요한 물품을 준비한다.

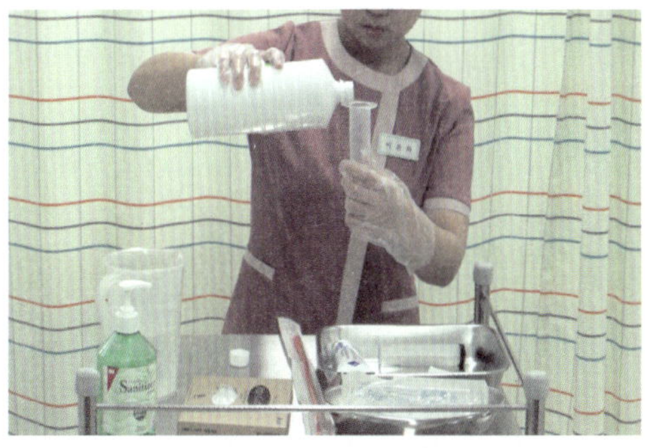

일회용 장갑을 착용한 후, 주사기 내관을 빼고 주사기 앞부분을 손으로 막은 상태에서 글리세린과 온수를 1:1로 부어 관장액을 준비한다. 용액의 온도가 너무 높으면 대장 점막에 손상을 주고, 너무 찬 경우 조임근의 경련을 일으킬 수 있다.

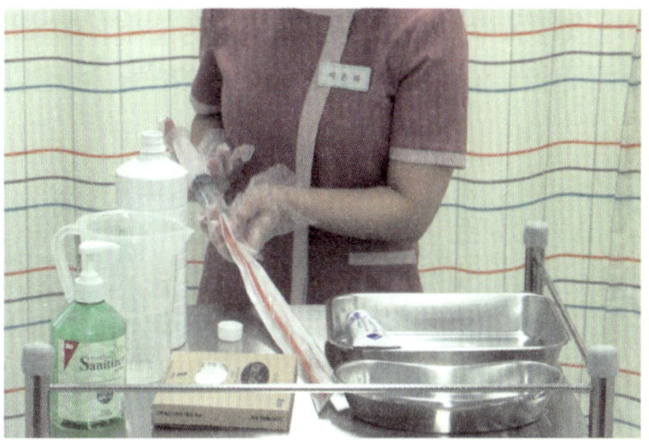

주사기 내관을 꽂고 공기를 뺀 다음 카테터나 직장튜브의 끝부분을 개봉하여 주사기를 연결하고 공기를 빼준다.

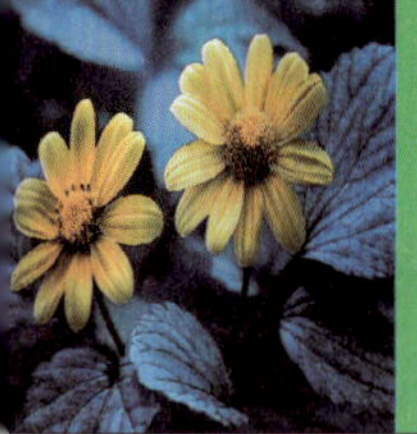
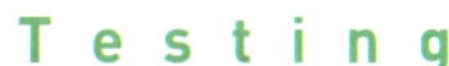

5

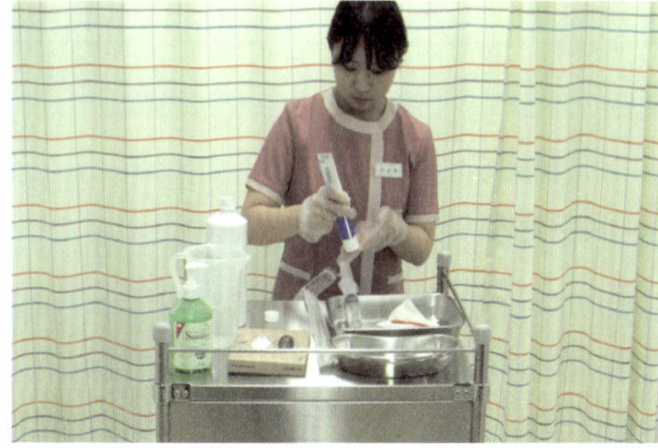

카테터나 직장튜브 끝 10~15cm 부위에 윤활제를 바른 후 장갑을 벗는다.

6

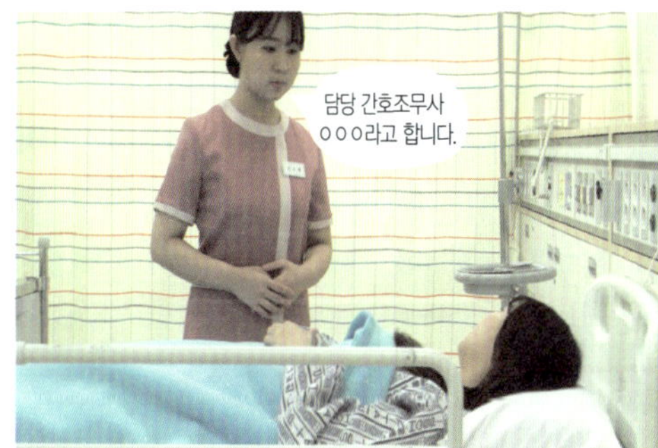

준비 물품을 가지고 환자에게 가서 자신을 소개한다.

7

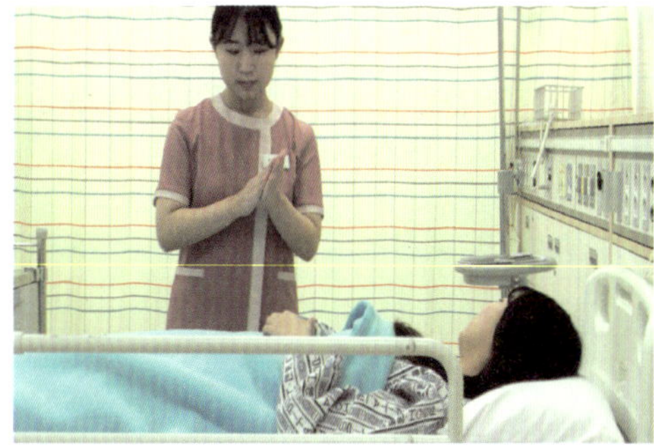

세균의 전파를 막아 감염의 기회를 줄이기 위해 손소독제로 손위생을 수행한다.

8

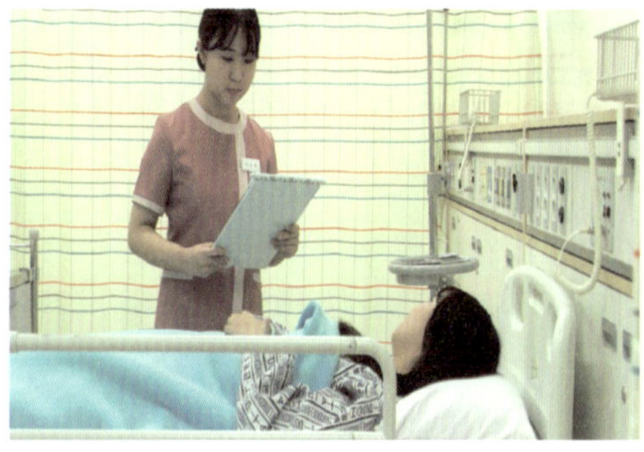

환자의 이름을 개방형으로 질문("환자분 성함이 어떻게 되시죠?")하여 환자를 확인하고, 입원팔찌와 환자리스트(또는 처방지)를 대조하여 환자(이름, 등록번호)를 확인한다.

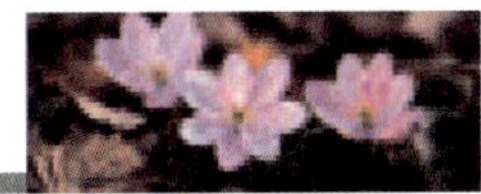

9

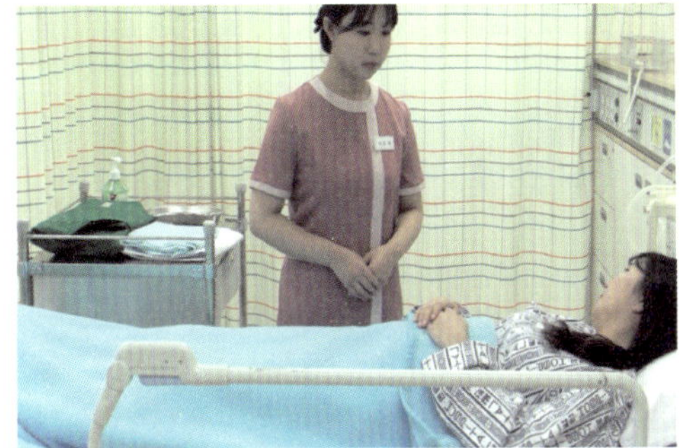

불안을 감소시키고 협조를 구하기 위해 환자에게 관장의 목적과 절차를 설명한다.

10

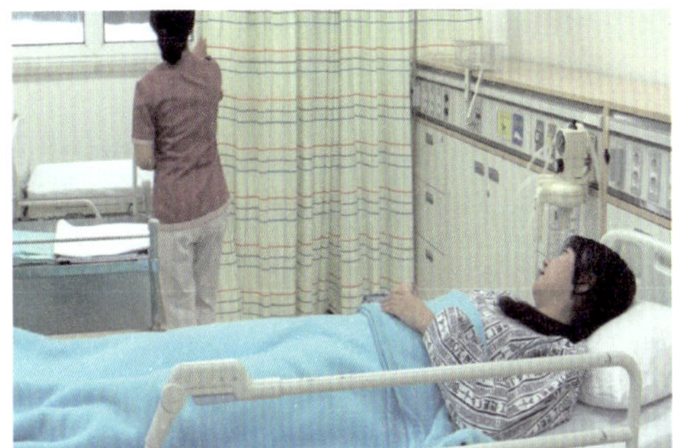

커튼(스크린)으로 환자의 사생활을 보호해 주고 홑이불을 덮어준다.

11

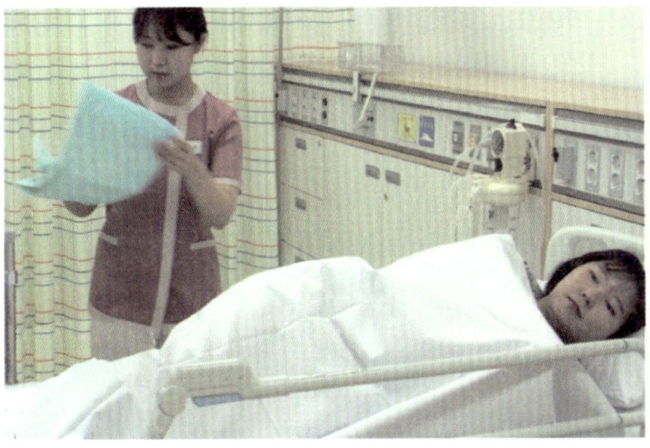

환자의 둔부가 간호조무사 쪽을 향하도록 하여 심즈 자세 또는 좌측위를 취하게 하고, 홑이불이 젖지 않도록 둔부 밑에 방수포(또는 고무포와 반홑이불)를 깐다.

12

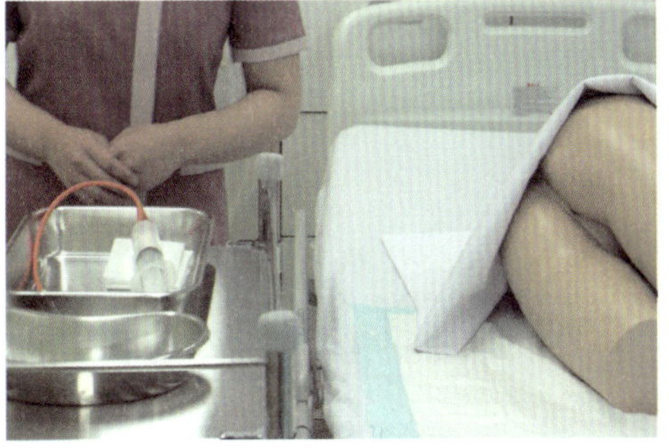

환자의 둔부를 노출시키고 항문이 보이도록 사이를 벌리고 천천히 숨을 내쉬면서 긴장을 풀도록 유도한다.

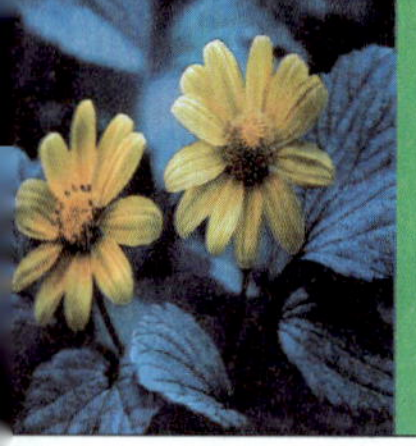

13

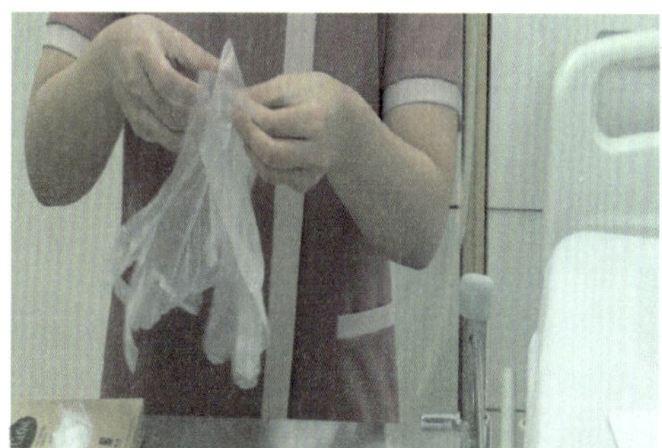

일회용 장갑을 착용한다.

14

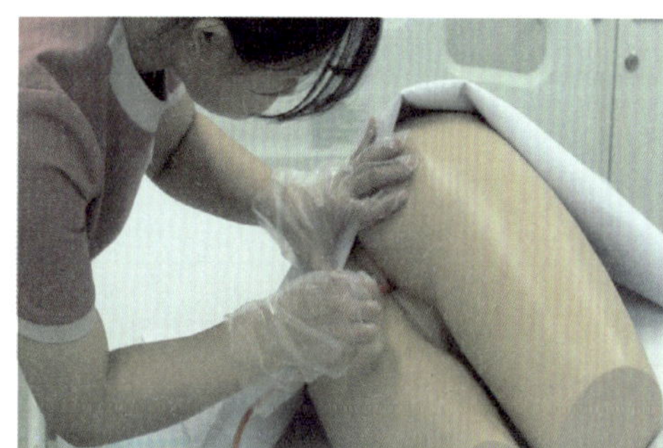

카테터나 직장튜브 끝을 환자의 배꼽을 향하도록 해서 5~10cm 정도 삽입한다.

15

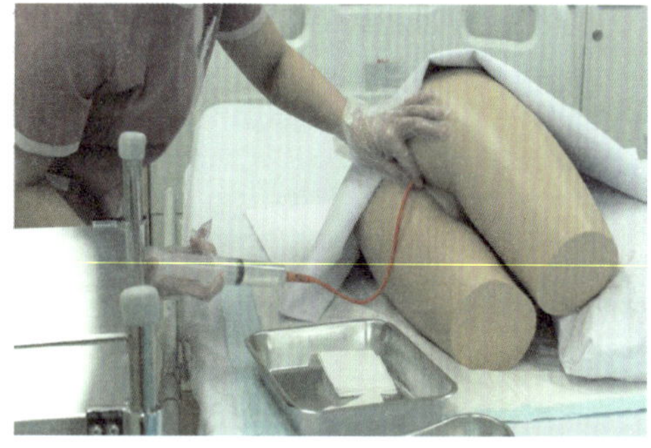

카테터나 직장튜브 위치를 고정하고 관장액을 천천히 주입하며, 주입하는 동안 배에 힘을 주지 않고 입을 벌리고 쉬어 긴장을 예방하고 신체가 이완되도록 한다.

16

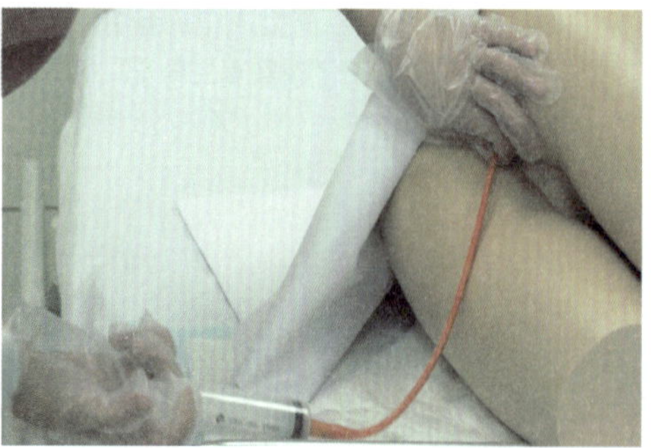

관장액이 주입되는 동안 불편함이 있을 수 있으며, 주입 후 팽만감을 느끼는 것은 정상임을 설명한다.

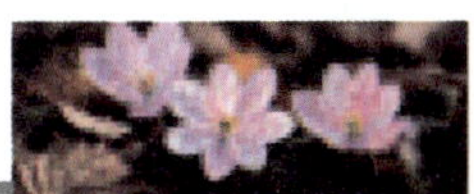

17

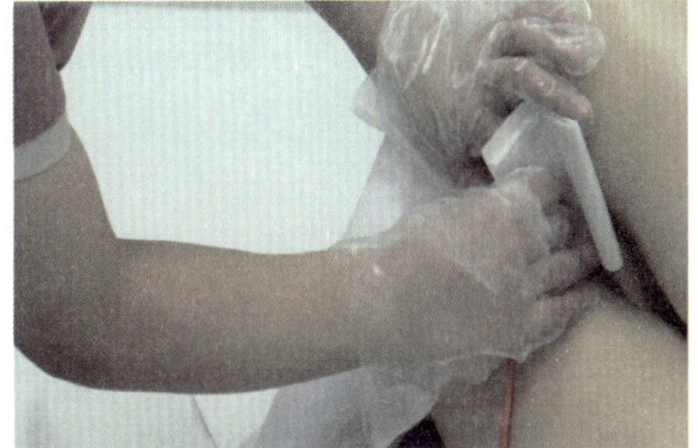

관장액을 전부 주입한 후 휴지로 항문을 막으면서 카테터나 직장튜브를 항문에서 빼낸다.

18

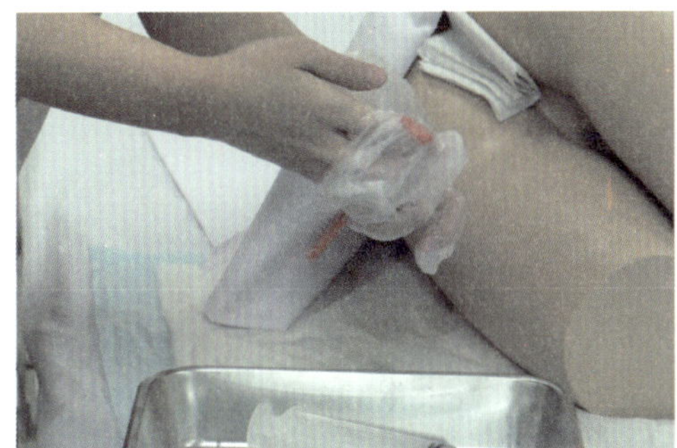

직장튜브를 말아 쥐고, 오염 방지를 위해 쥔 손의 장갑을 벗어 직장튜브를 감싼 후 곡반에 놓는다.

19

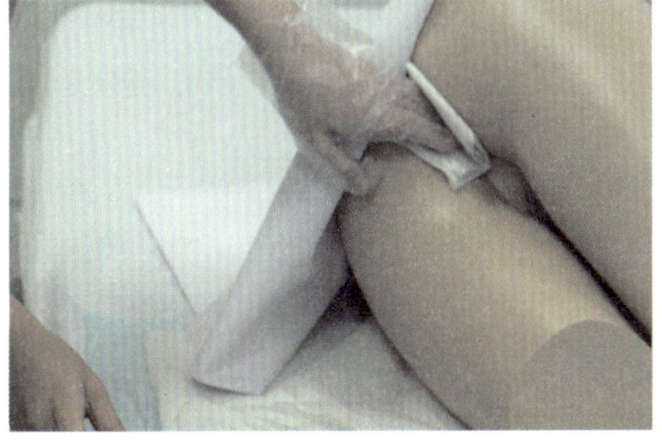

휴지로 항문을 막아주고 나머지 장갑을 벗는다.

20

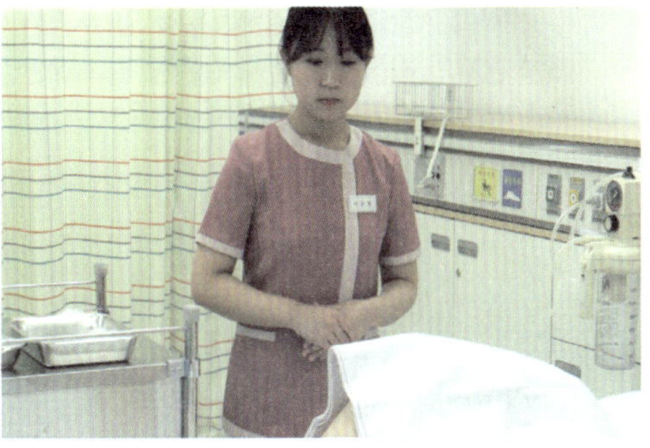

환자에게 용액이 장 내에 머물수록 치료 효과가 있으므로 참을 수 있을 만큼 대변을 참은 후(10~15분 정도) 화장실에 가야 하고, 대변을 본 후 그 결과를 알려야 함을 설명한다.

21

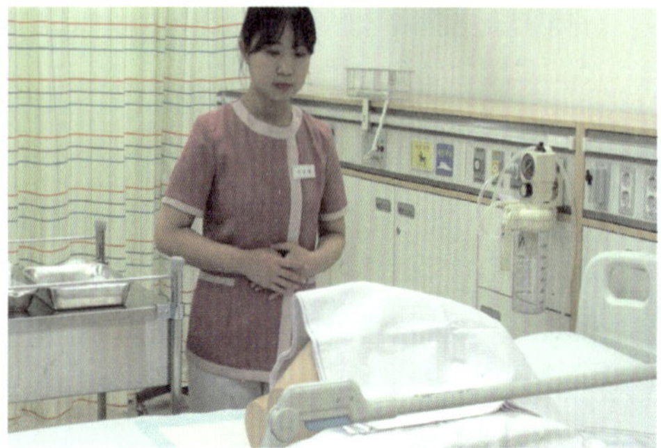

대변을 본 후 변이 배출될 수 있으므로 적어도 한 시간 동안 둔부 밑에 방수포(또는 고무포와 반홑이불)를 그대로 둔다.

22

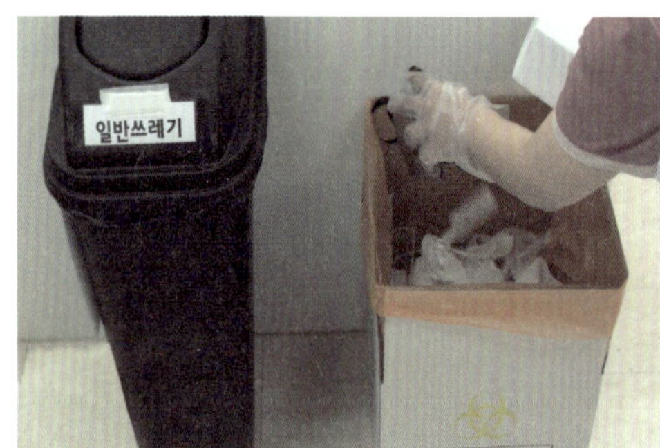

환자를 편안하게 해주고 사용한 물품을 정리한다.

23

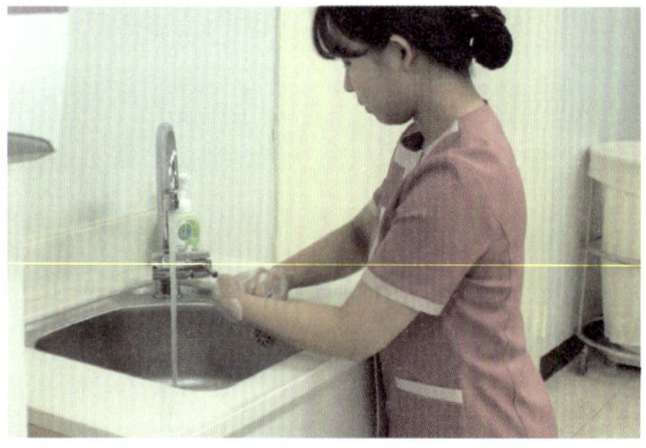

세균의 전파를 막아 감염의 기회를 줄이기 위해 물과 비누로 손위생을 수행한다.

24

등록번호: 20180201
성명: 김 다나
주민등록번호: 9503** – 2*****

날짜	시간	간호 기록	서명
2/1	20:00	변비 호소하여 처방된 글리세린 관장 50cc 준비함.	
		좌측 sim's position 후 관장 진행함. 불편감 호소 없	
		었음. 10~15분간 참고 화장실 가야 하며 그 결과를	
		알릴 것을 교육함.	RN.이은하
	20:15	덩어리진 진한 갈색의 변이 200g 배출되었음을	
		관찰함. 복부 불편감 호소하지 않으며 특이 이상	
		반응 관찰되지 않음.	RN.이은하

수행 사항[관장의 종류, 관장 용액 및 주입한 양, 관장절차에 대한 환자의 이상반응, 환자의 관장 결과(대변양, 대변양상)]을 간호기록지에 기록한다.

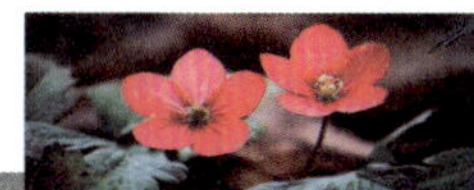

43 특수 구강 간호

■ 목 표

① 구강을 청결히 하여 악취를 제거하고 상쾌감을 느끼게 하기 위함이다.

② 무의식 환자는 점액 분비의 감소로 점막이 두꺼워지고 건조되기 쉬우므로 입, 치아, 잇몸, 입술의 염증을 예방하고 위생 상태를 유지하기 위함이다.

■ 물 품

칫솔, 치실, 치약, 물컵, 곡반, 설압자(필요시), 면봉, 글리세린 또는 바셀린크림, 휴지 또는 수건, 멸균 생리식염수, 0.02% 클로르헥시딘 용액, 3% 붕산수(필요시) 등

■ 수행 항목

수행 방법 및 절차

1

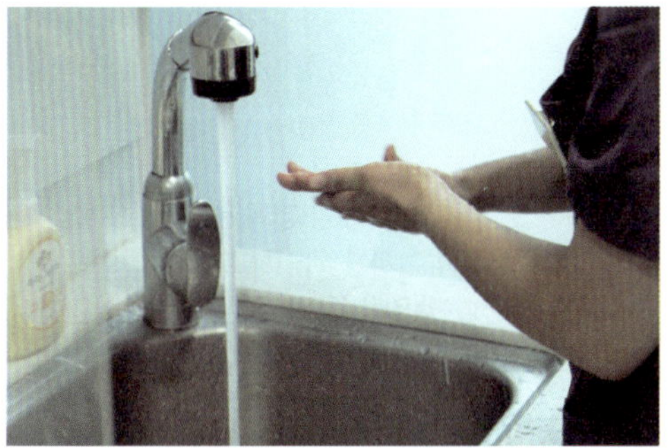

물과 비누를 사용하여 손을 씻는다.

2

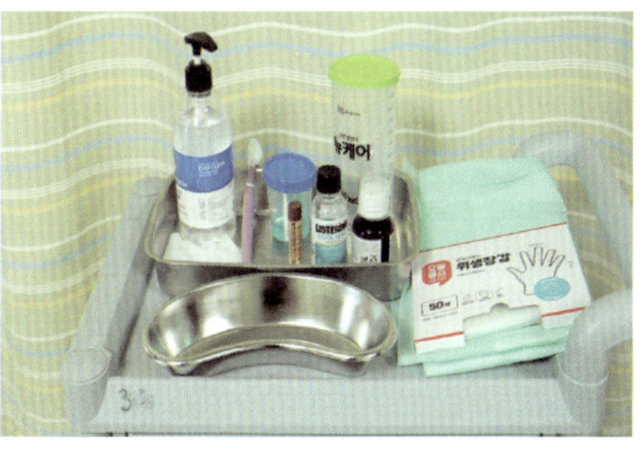

필요한 물품을 준비한다.

3

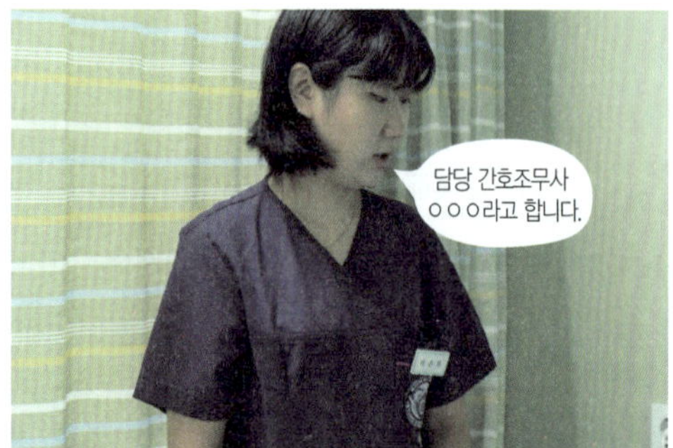

대상자에게 가서 간호조무사 자신을 소개한다.

4

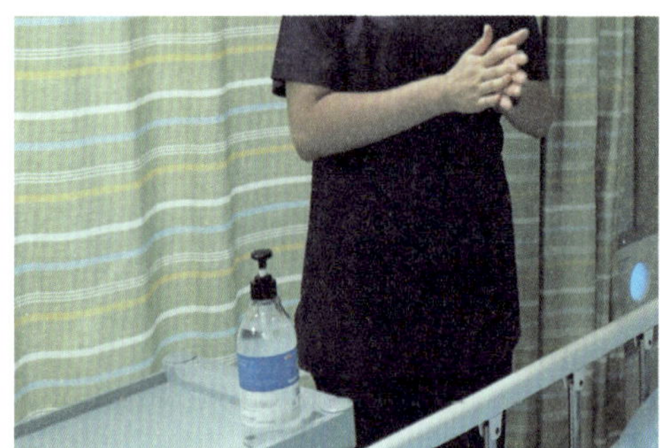

손소독제를 사용하여 손을 깨끗이 씻는다.

5

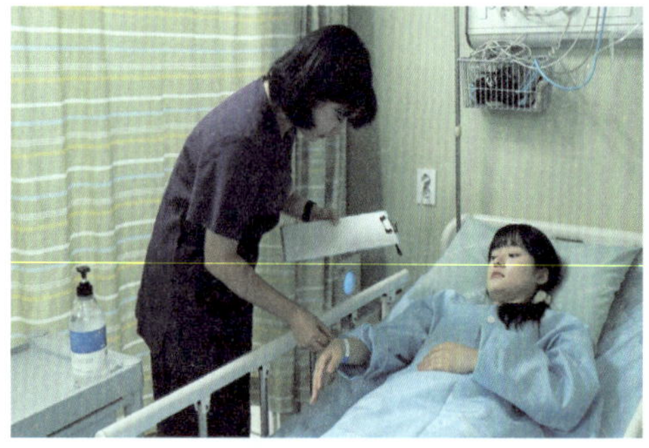

이름을 부르거나 개방형 질문("환자분 성함이 어떻게 되시죠?")을 하여 환자를 확인하고, 입원 팔찌로 등록 번호를 확인하거나 생년월일을 물어서 환자를 재확인한다. 이때, 환자가 자신의 이름을 말하게 한다.

6

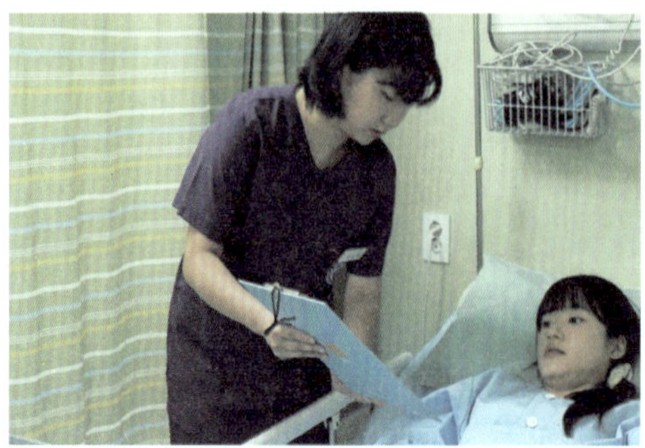

환자에게 목적과 절차를 설명한다.

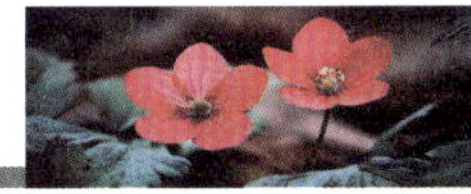

7

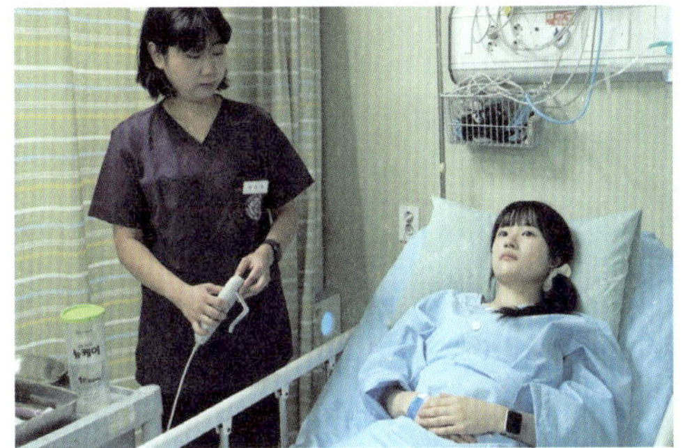

측위를 취해 주거나 고개를 옆으로 하거나 상반신을 약간 올려 주도록 한다. 이는 액체가 폐로 흡입되지 않도록 흡인을 방지하기 위해서이다. 또한 의식 없는 환자에게는 질식 예방을 위해 구강으로 음료수나 약물을 주지 않도록 한다.

8

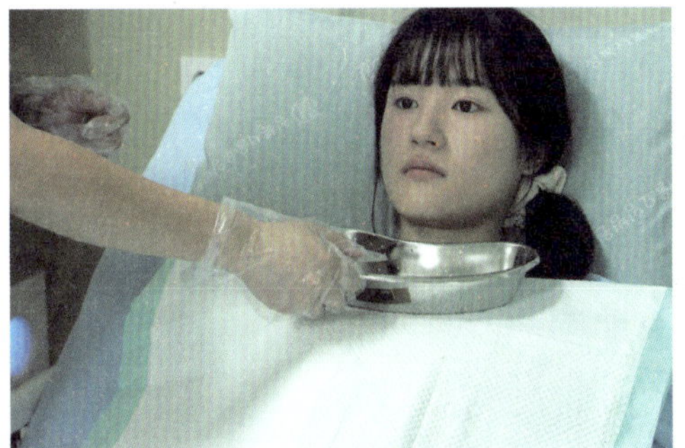

가슴 위 턱밑에 수건을 대고 곡반의 오목한 부분을 환자의 턱밑으로 가도록 놓는다.

9

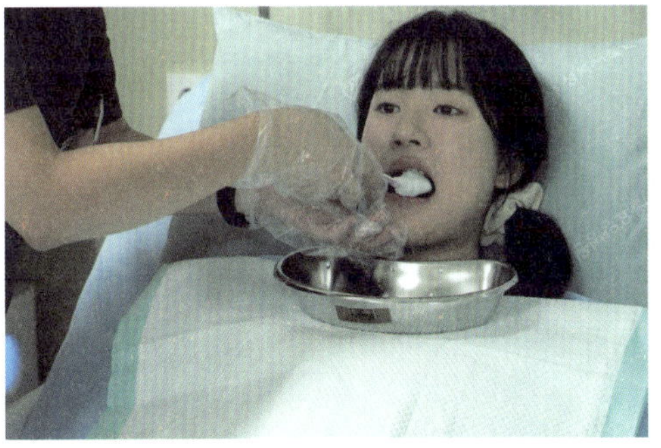

치아의 안팎을 닦고 혀와 볼 안쪽도 깨끗이 닦는다.

10

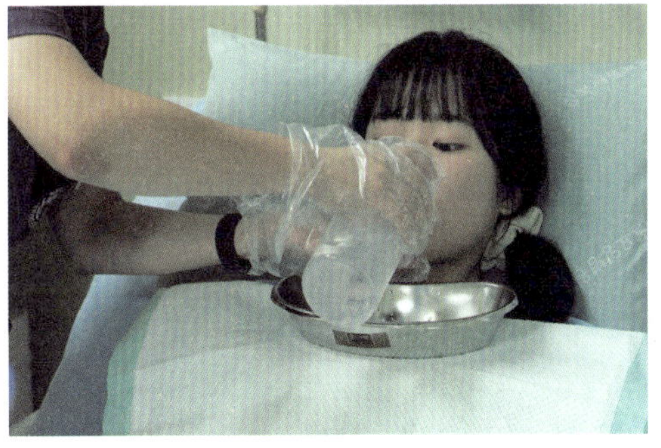

물로 입을 헹구고 물기를 닦아 낸다. 의식 있는 환자에게는 빨대를 이용하여 구강을 가셔 낸다.

☞ 잇몸이 상했을 때는 칫솔 대신 면봉이나 거즈 및 설압자로 준비한 구강 간호 약에 적셔 치아의 안팎, 혀와 잇몸, 볼 안쪽을 닦아 준다.

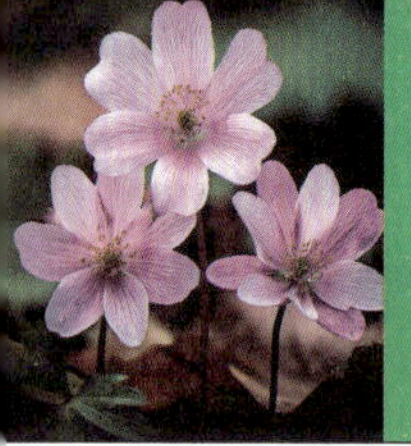

11

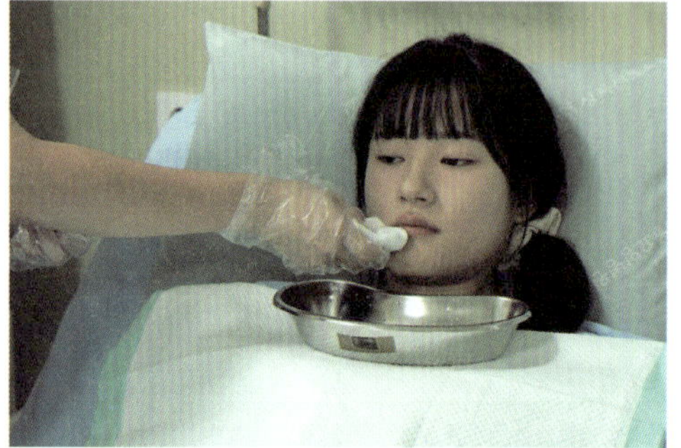

입가의 물기를 닦고 구강 점막이 마르지 않도록 입술에 글리세린이나 바셀린 크림, 미네랄 오일을 발라 주거나 거즈에 물을 적셔 입술에 대어 준다.

12

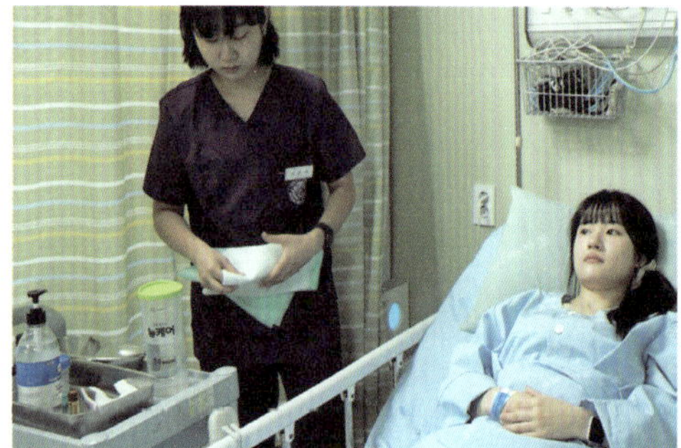

환자를 편히 해주고 사용한 물품을 정리한다.

13

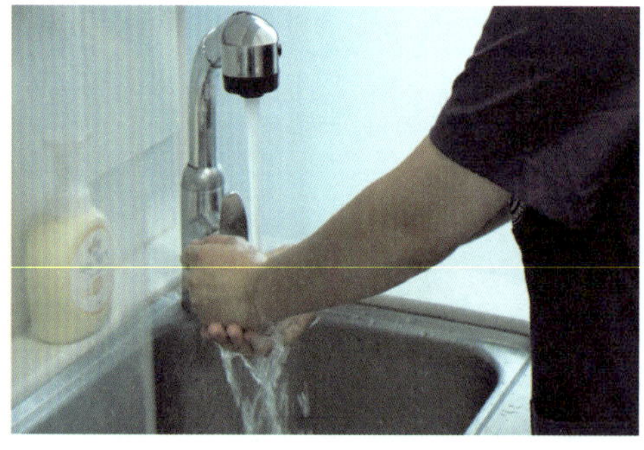

물과 비누를 사용하여 손을 씻는다.

14

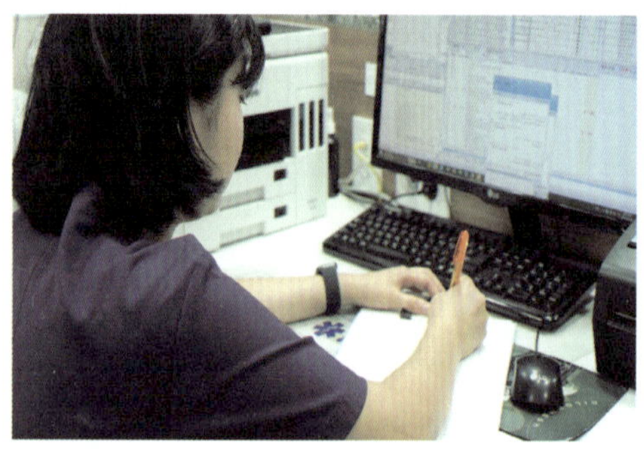

관찰한 사항을 간호 기록지에 기록한다.

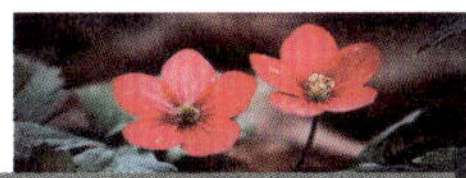

44 섭취량과 배설량 측정

■ 목 표

① 체액 균형을 사정하고, 수분을 적절히 섭취하였는지 확인하기 위함이다.
② 배뇨량을 증가시키는 약물의 효과를 확인하기 위함이다.

■ 물 품

눈금이 있는 컵, 눈금이 있는 계량 용기, 저울, 일회용 장갑, 펜, 섭취량과 배설량 기록지

■ 수행 항목

수행 방법 및 절차

1

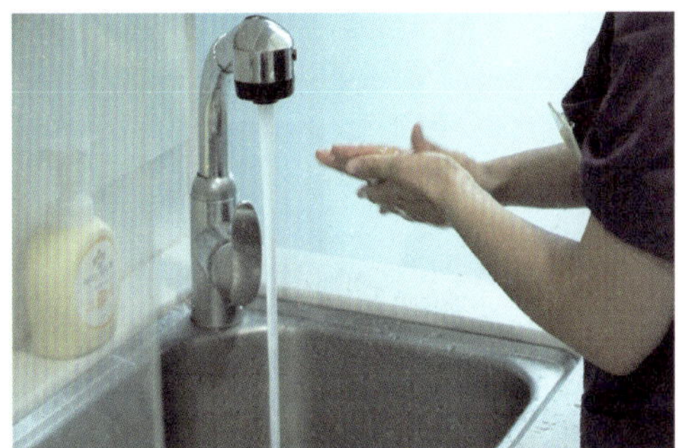

물과 비누를 사용해 손을 씻는다.

2

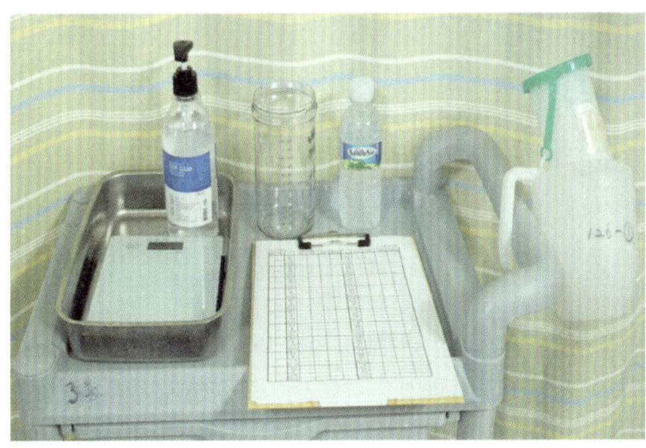

필요한 물품을 준비한다.

3

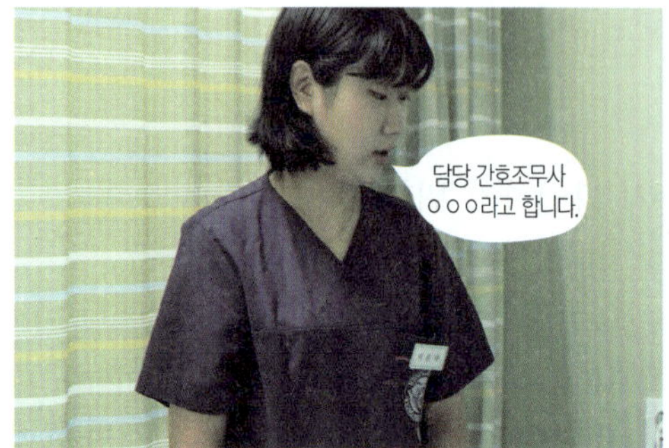

대상자에게 가서 간호조무사 자신을 소개한다.

4

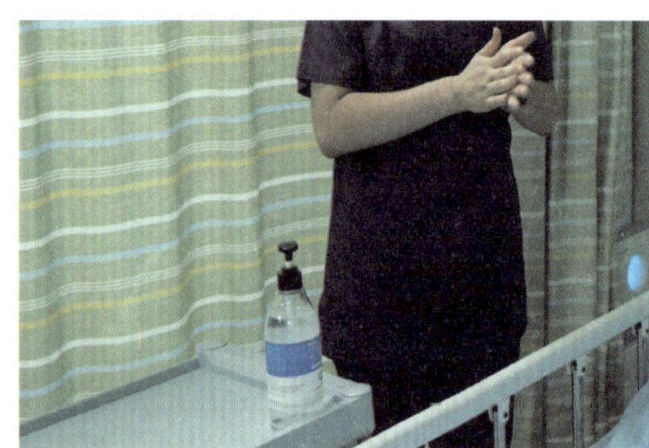

손소독제를 사용하여 손위생을 실시한다.

5

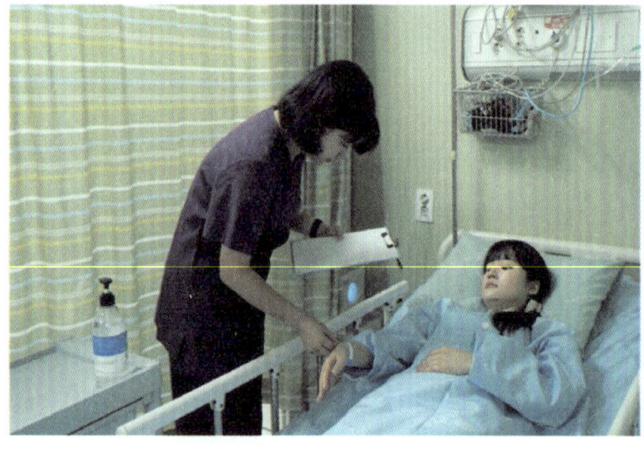

이름을 개방형으로 질문하여 대상자를 확인하고, 환자 팔찌와 환자 리스트(처방지 또는 컴퓨터 출력물)을 대조하여 대상자(이름, 등록번호)를 확인한다.

☞ 대상자의 가족들에게 섭취량이나 배설량의 기록에 대해 협조를 구한다. 이때 섭취량과 배설량 측정에 기준이 되는 내용을 대상자나 가족에게 알려주고 기준에 따라 기록지 사용을 교육한 다음 반복 시범하도록 한다.

6

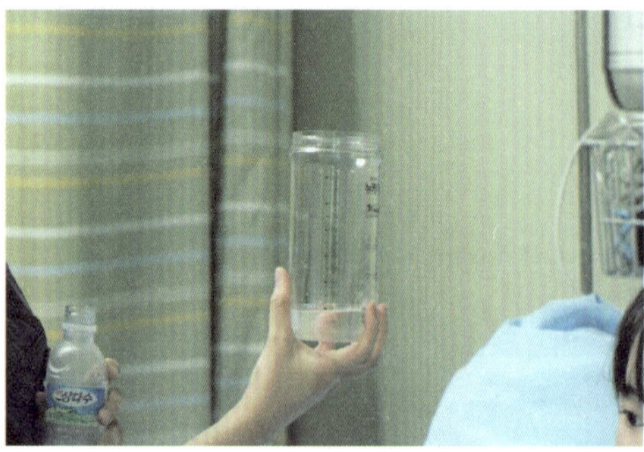

섭취량 측정 시에는 침상에 눈금이 있는 컵을 놓고 섭취하기 전에 모든 액체를 컵으로 측정하게 한다. 반고형 음식 섭취량은 퍼센트나 양의 비율로 기록한다. 대부분의 기관은 표준 비율을 사용한다. 구강으로 섭취되는 모든 것을 측정한다.

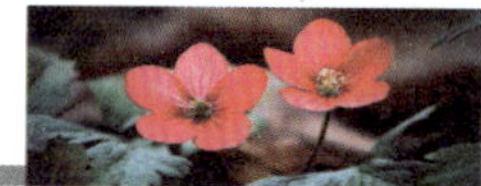

7

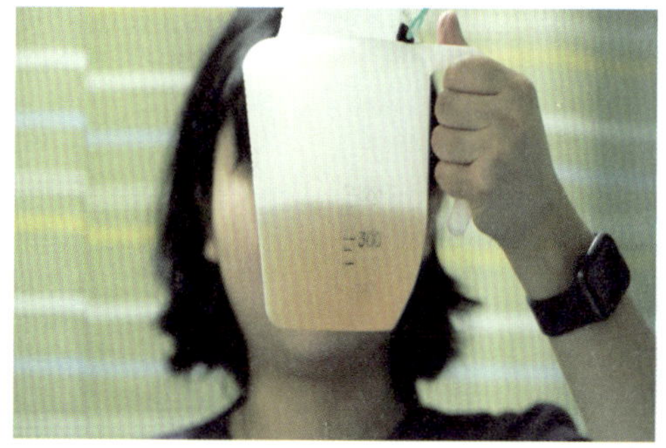

배설량 측정 시에는 배액량에 따라 눈금 있는 용기를 1개 이상 병실에 둔다. 적은 양의 배액(상처의 배액이나 적은 비위관 배액)일 때는 정확히 눈금 표시가 된 컵을 놓아둔다. 소변기에서 소변량을 측정하거나 소변을 눈금 있는 용기에 부어서 측정한다. 유치도뇨를 한 대상자는 각 근무시간 끝에 소변주머니를 비워서 소변의 양을 기록한다.

8

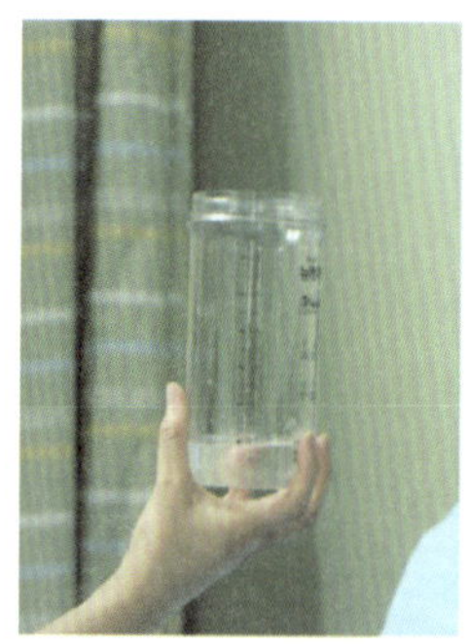

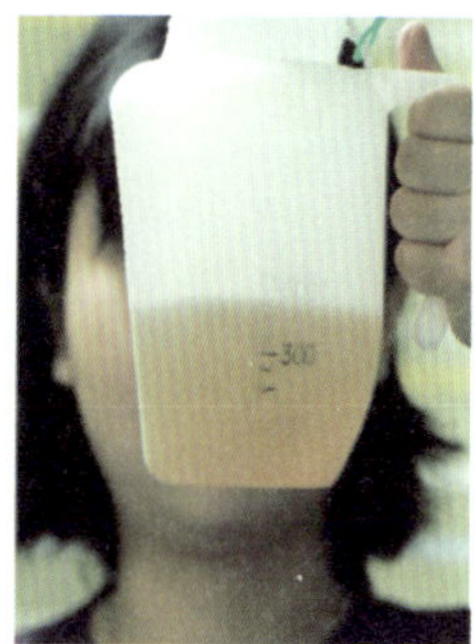

총 배설량을 섭취량과 비교하고 전날의 양과도 비교한다. 부적당한 섭취와 배설이 있으면 의사에게 보고한다.

9

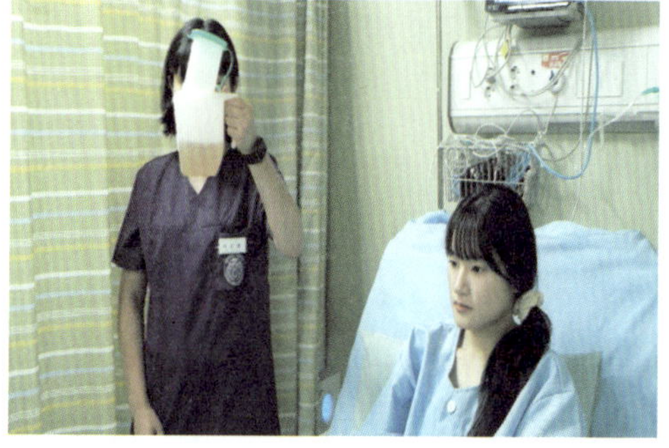

사정한 자료를 간호기록지에 기록한다. 성인의 소변 배출량은 1시간에 25mL 이하, 즉 24시간에 600mL 미만이면 의사에게 알린다.

10

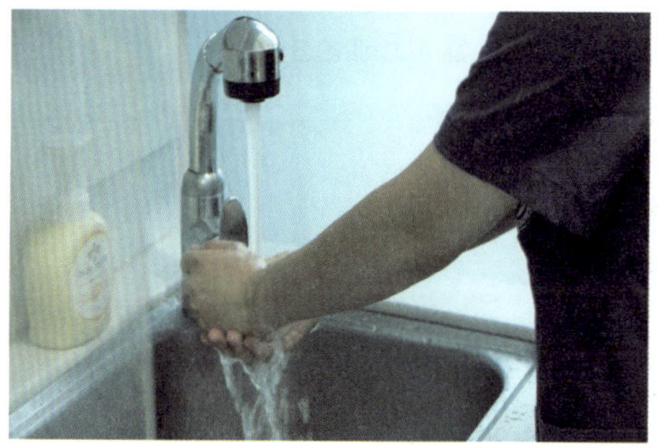

사용한 물품을 정리하고 물과 비누로 손위생을 실시한다.

11

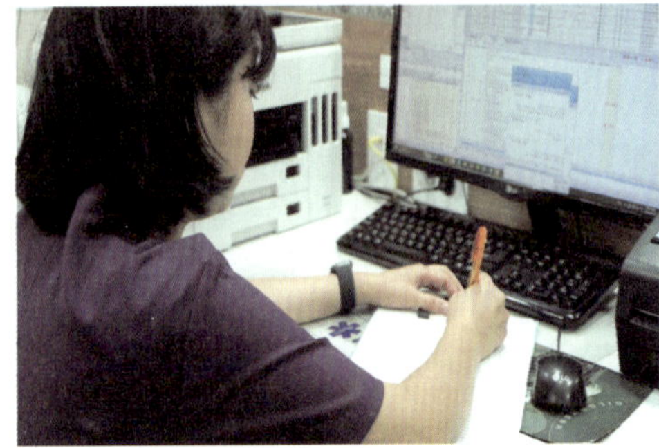

대상자의 상태와 수행 결과를 간호기록지에 기록한다.

45 등 마사지

■ 목 표

① 자세를 쉽게 바꾸지 못하는 환자의 피부 손상을 방지하고 환자와 간호 요원 사이에 대화의 폭을 증진시키
기 위함이다.
② 긴장을 이완시키고 환자를 가능한 한 안락하게 만들기 위함이다.
③ 조직과 근육의 혈액순환을 자극하기 위함이다.

■ 물 품

목욕담요, 윤활제(예 로션, 오일, 20~50% 알코올, 분말), 목욕수건, 베개 등

■ 수행 항목

수행 방법 및 절차

1

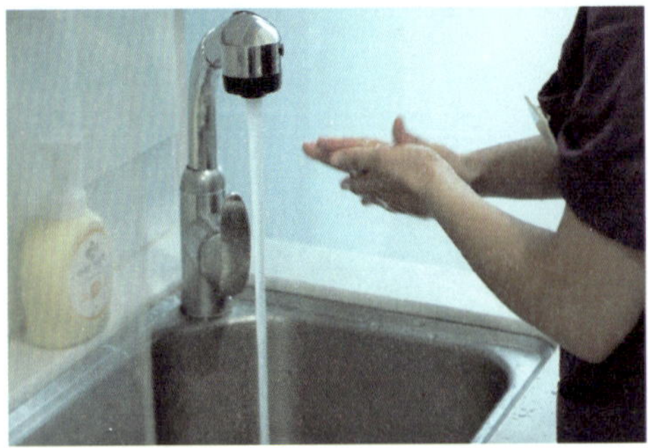

물과 비누를 사용해 손을 씻는다.

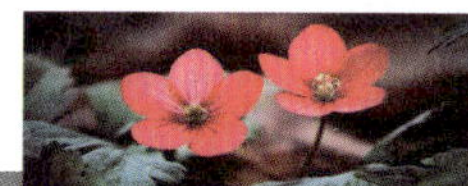

2

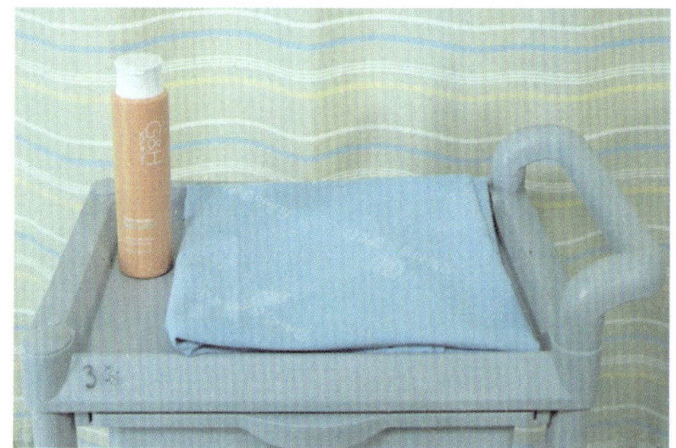

필요한 물품을 준비한다.

3

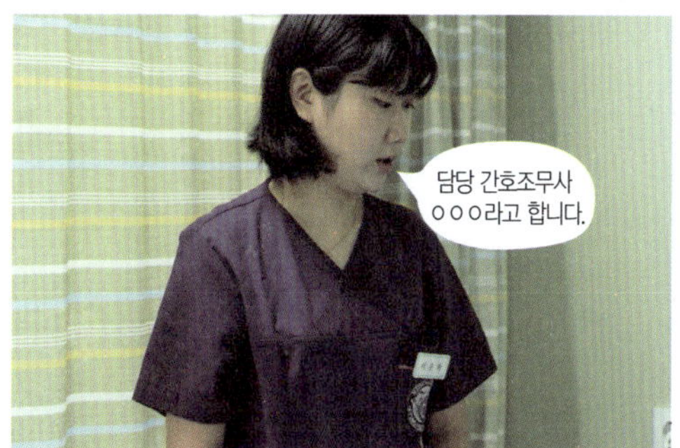

대상자에게 가서 간호조무사 자신을 소개한다.

4

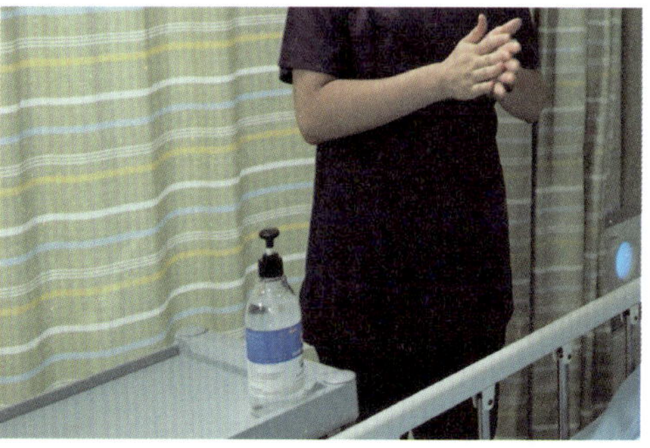

손소독제를 사용하여 손위생을 실시한다.

5

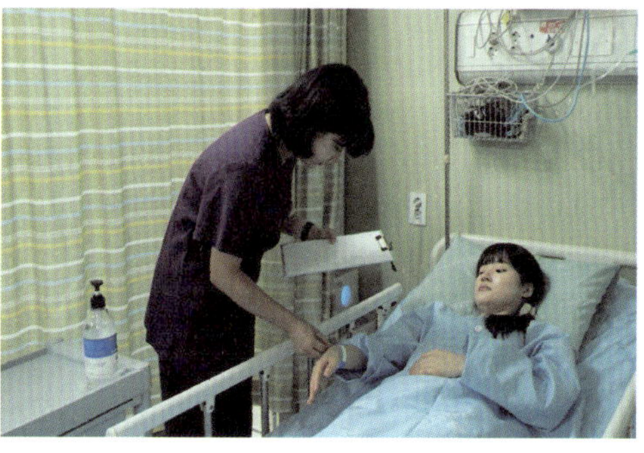

이름을 개방형으로 질문하여 대상자를 확인하고, 환자 팔찌와 환자 리스트(처방지 또는 컴퓨터 출력물)을 대조하여 대상자(이름, 등록번호)를 확인한다.

6

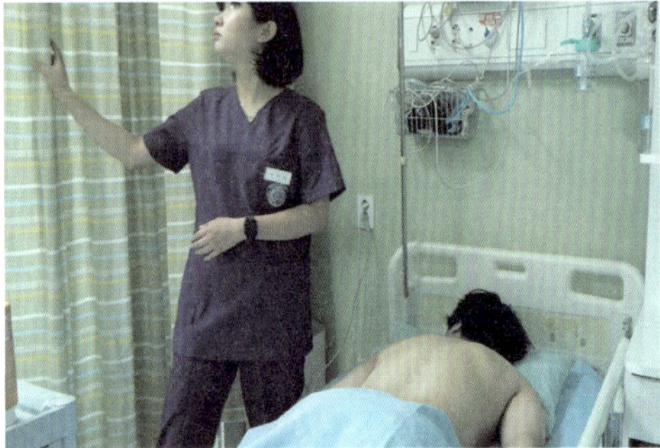

등 마사지에 대해 설명하고 사생활을 보호하기 위해 커튼(스크린)을 친다. 자세는 복와위(복위)가 가장 좋지만 이 체위가 어려우면 측위도 가능하다.

7

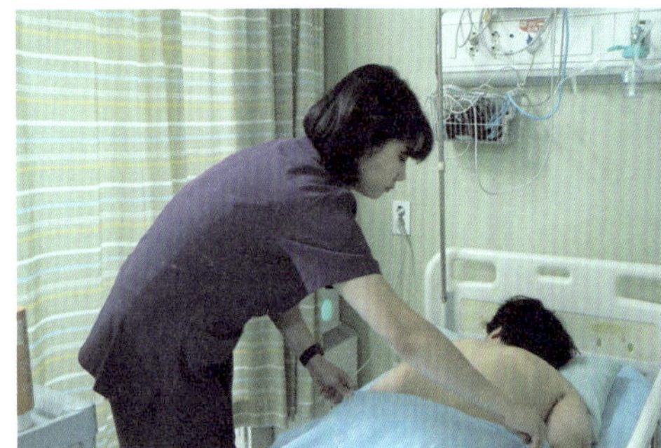

등, 어깨, 엉덩이를 노출시키고 목욕담요로 신체 나머지 부분을 가린다.

8

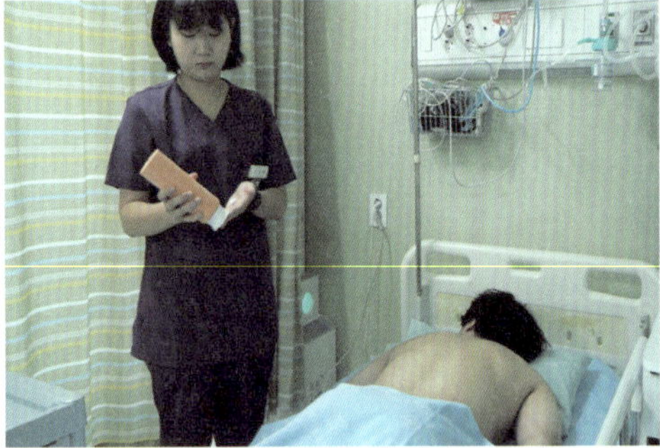

로션이나 알코올, 분말 등의 윤활제를 손에 묻힌다.

9

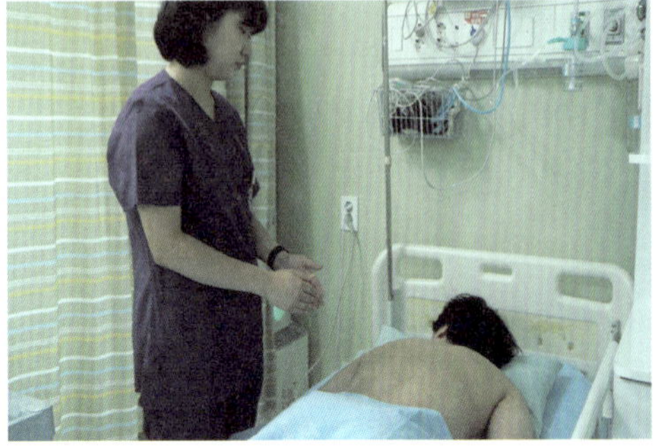

환자 가까이에 서서 발을 35cm 가량 벌리고 손이 움직이는 방향대로 몸 전체를 같이 움직이면서 경찰법, 유날법, 지압법, 경타법을 반복하여 마사지한다.

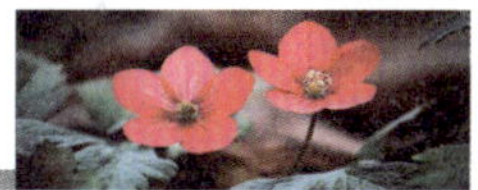

10

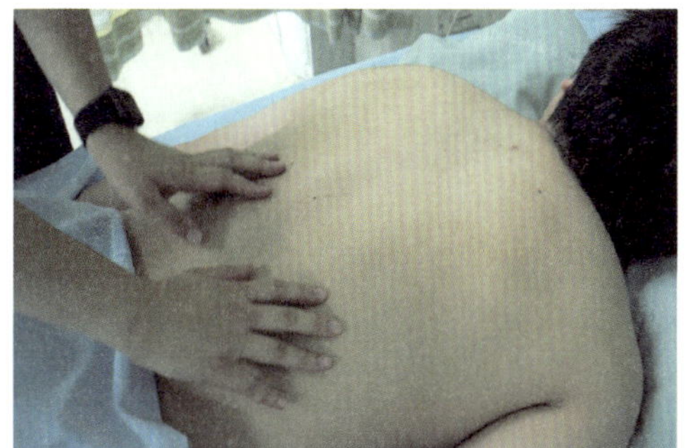

경찰법은 신체를 부드럽고 길게 문지르는 마사지 방법이다.

11

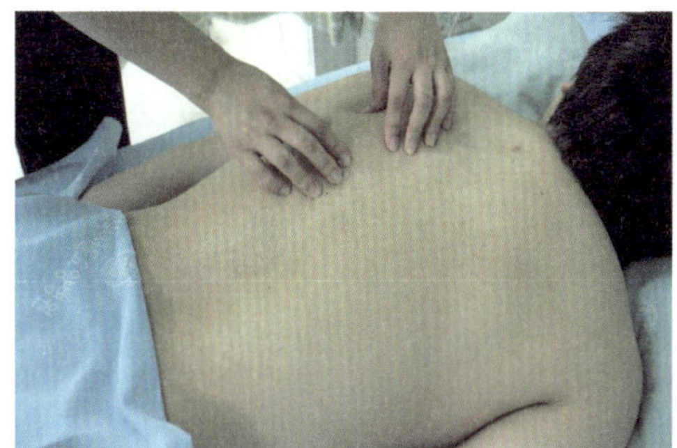

유날법은 척추를 사이에 두고 전체 등의 피부를 골고루 집는 마사지 방법이다.

12

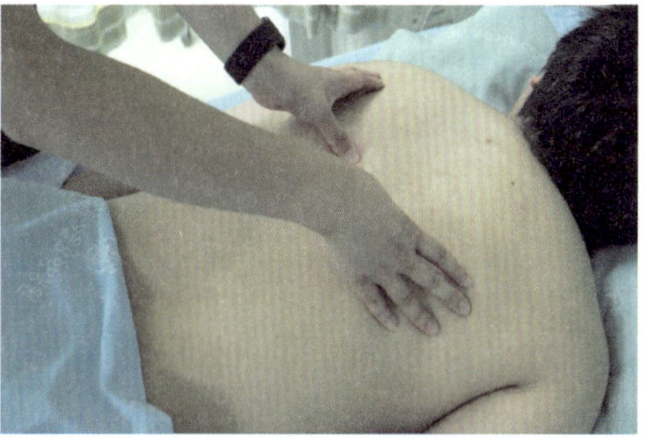

지압법은 양 엄지손가락으로 둥글게 원을 그리면서 누르는 마사지 방법이다.

13

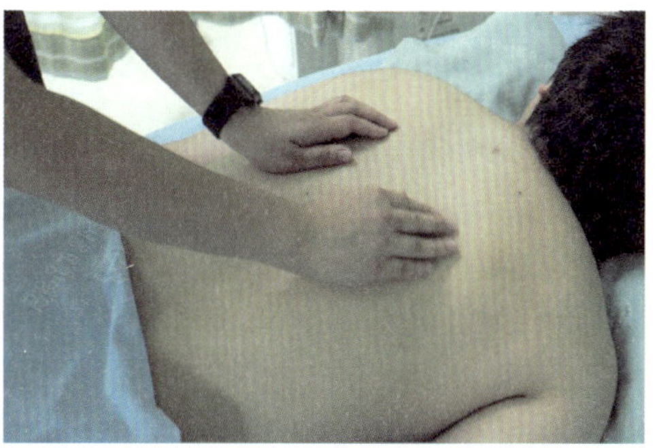

경타법은 손가락이나 손으로 등을 가볍게 때리는 마사지 방법이다.

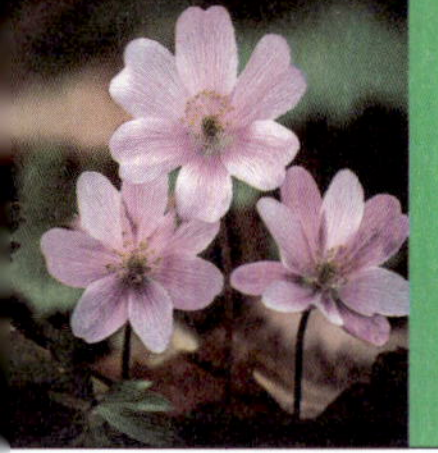

14

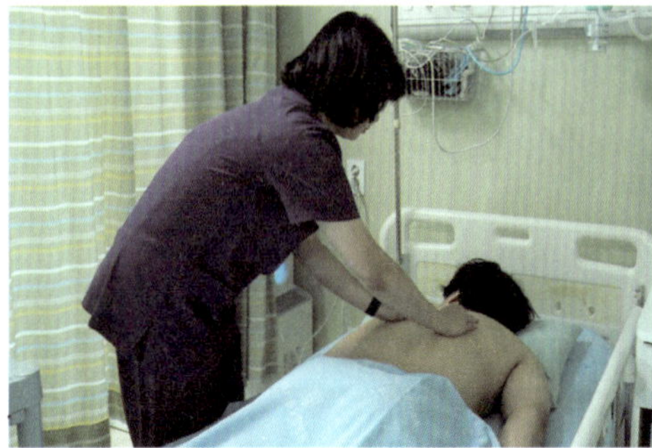

등 마사지는 15~20분 정도가 좋으며, 환자 피부에 묻은 과도한 윤활제는 수건으로 닦아 내고 가운 입는 것을 돕는다.

15

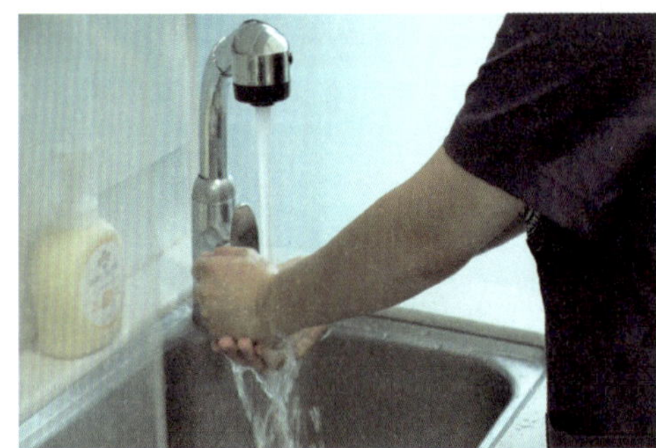

환자의 주위를 정돈하고, 손을 씻는다.

16

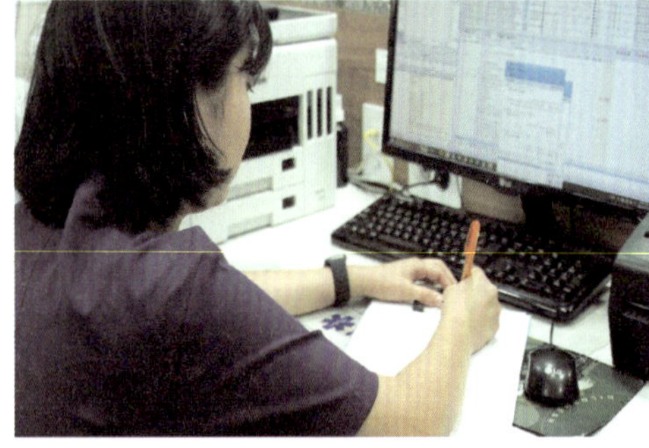

환자의 피부 상태(예 발적된 피부, 찰과상 등)와 수행 결과를 간호기록지에 기록한다.

46 침대용 변기 사용

■ 목 표

① 기동을 할 수 없거나 안정을 요하는 환자에게 변기를 주어 침대에서 용변을 해결하도록 돕기 위함이다.
② 검사를 위해 대소변의 검체를 얻기 위함이다.
③ 환자의 대소변을 정확하게 측정 · 사정하기 위함이다.

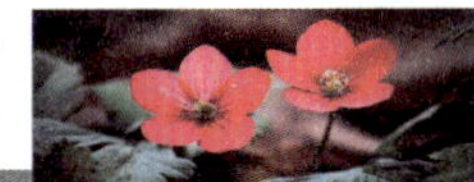

■ 물 품

변기와 변기덮개, 휴지, 비누, 물, 수건 등

■ 수행 항목

수행 방법 및 절차		
1	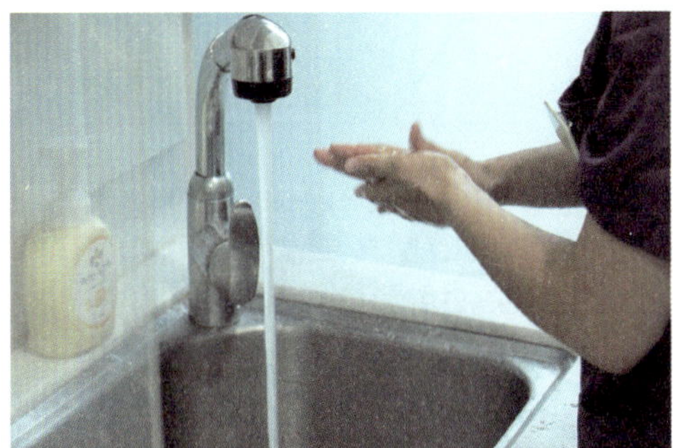	물과 비누를 사용해 손을 씻는다. 
2	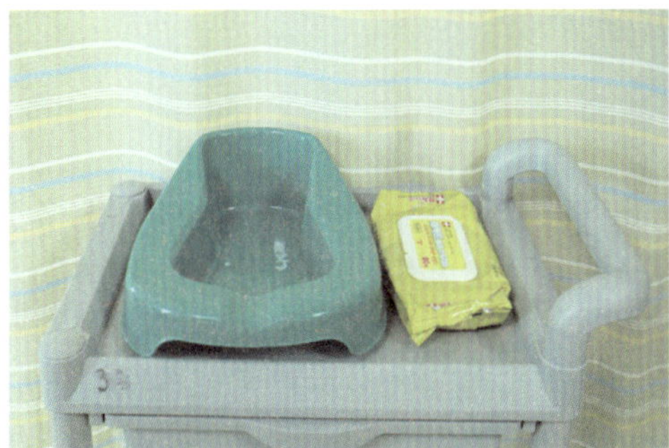	필요한 물품을 준비한다.
3	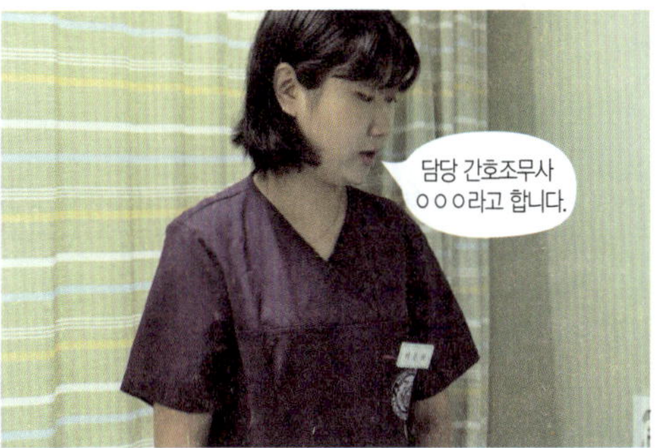	대상자에게 가서 간호조무사 자신을 소개한다.

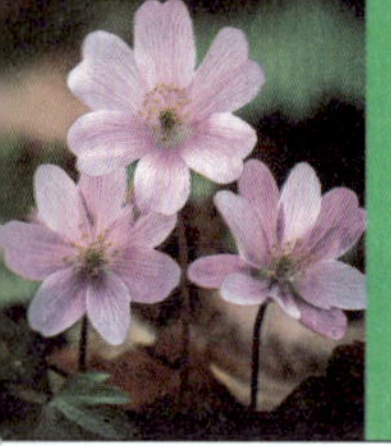
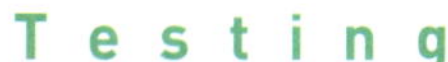

4

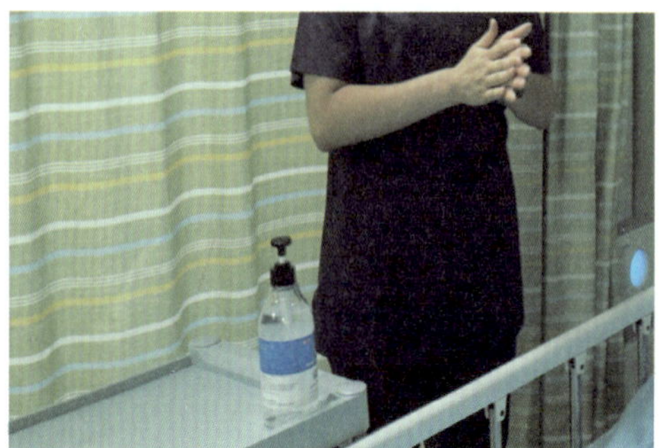

손소독제를 사용하여 손위생을 실시한다.

5

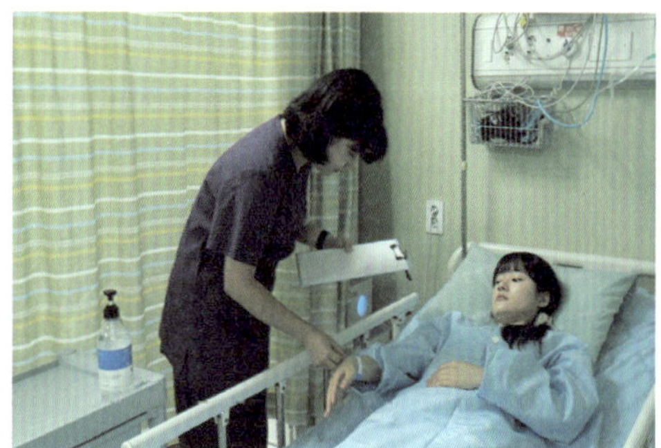

이름을 개방형으로 질문하여 대상자를 확인하고, 환자 팔찌와 환자 리스트(처방지 또는 컴퓨터 출력물)을 대조하여 대상자(이름, 등록번호)를 확인한다.

6

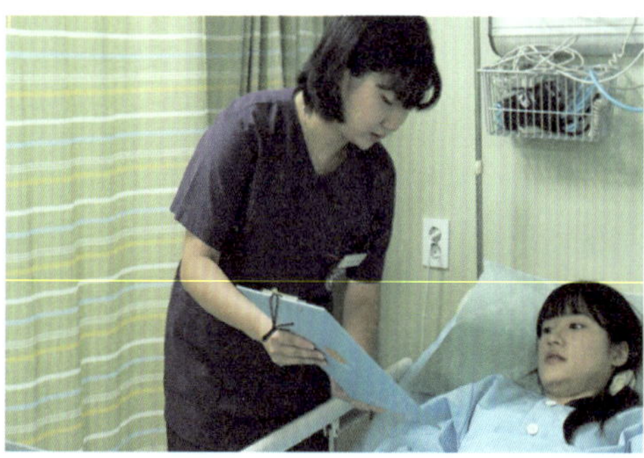

환자에게 목적과 절차를 설명한다.

7

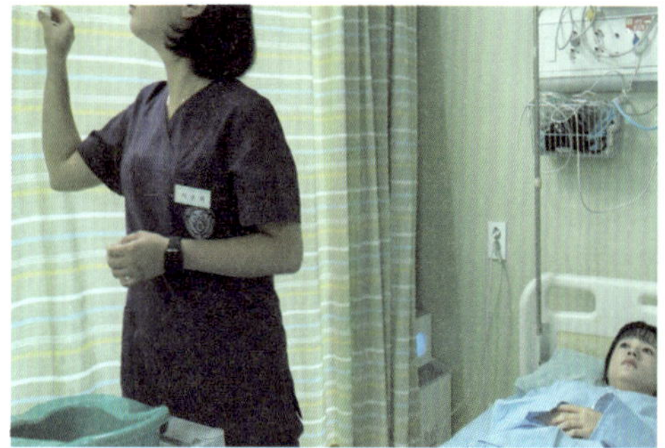

항문 조임근 이완을 위해 변기를 따뜻하게 하여 침대 곁으로 가져간다.(남자 환자는 소변기도 함께 가져간다.) 커튼을 치고 사생활을 보호해 준다.

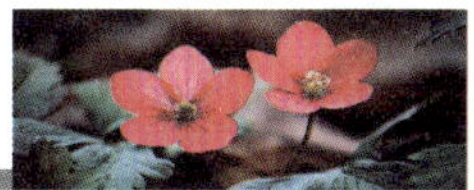

8

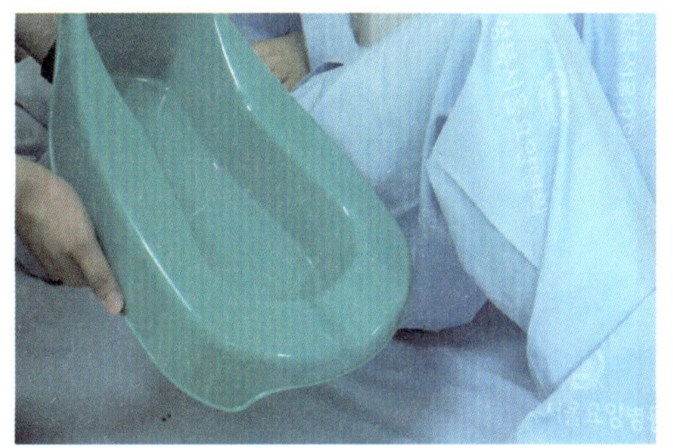

환자가 엉덩이를 스스로 들어 올릴 수 있는 경우 환자의 무릎을 구부리고 손을 엉덩이 밑에 받쳐 잠깐 들어 올리는 동안 변기를 그 아래에 넣는다

9

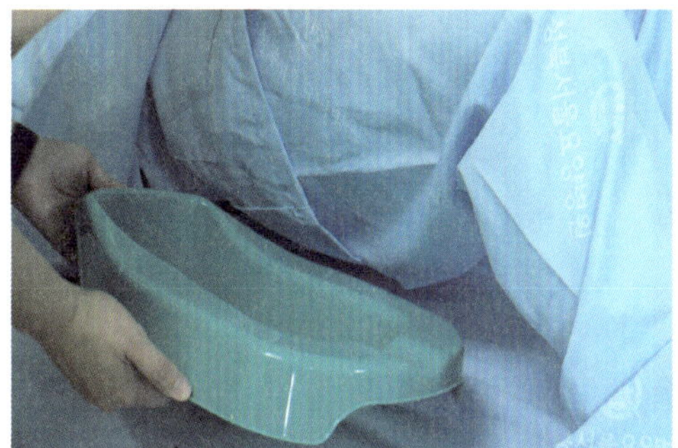

변기는 높은 부분이 침대의 발치로 향하게 하고 납작하고 둥근 부분에 환자의 엉덩이를 대도록 한다.

10

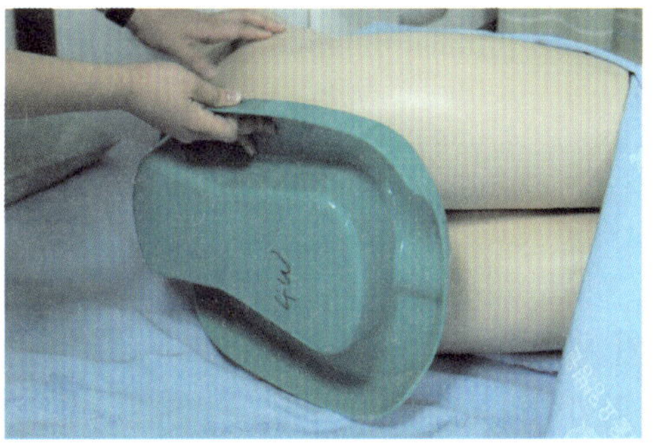

환자가 엉덩이를 스스로 들어 올릴 수 없는 경우(부동환자)에는 환자가 간호조무사 쪽으로 등을 대고 옆으로 눕는 자세를 취하게 한 후 엉덩이에 대변기를 대준다. 한 손은 변기에 대고 다른 손은 환자 엉덩이를 완전히 감싸듯이 환자 몸의 앞쪽으로 넣어 반대쪽 엉덩이에 밀어 넣은 후 반듯하게 눕힌다.

11

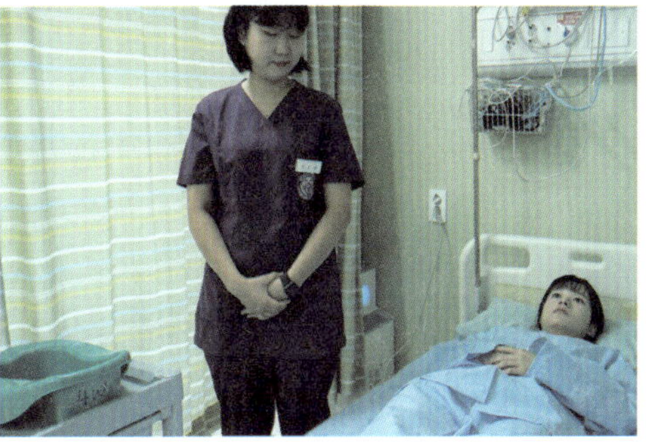

편안한 자세를 취하도록 돕고 초인종과 휴지를 가까운 곳에 두어 용변 후 곧 부를 수 있도록 준비해 둔다. 용변이 끝나면 변기를 덮개로 덮고 의자에 둔다. 준비된 물로 환자의 손을 씻게 하고 침대를 정돈해 준다. 변기는 찬물로 씻고 비눗물이나 소독수로 소독하여 건조시킨다.

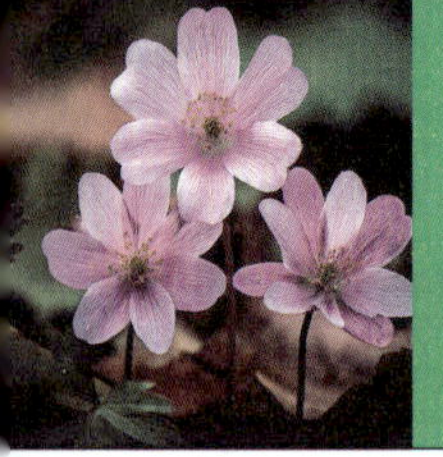

12 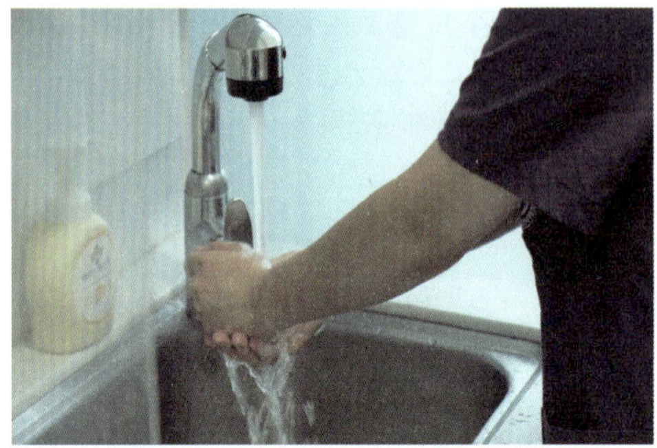

사용한 물품을 정리하고 물과 비누로 손을 씻는다.

13 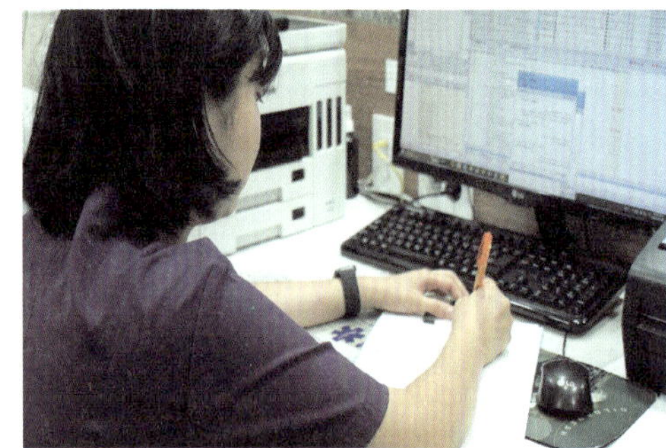

환자의 상태와 변의 양상을 관찰하여 기록한다.

47 더운물 주머니

■ 목 표

① 적용 부위의 혈관을 이완하여 혈액순환을 증진하기 위함이다.

② 통증과 부종을 감소시키고 염증 작용을 촉진하기 위함이다.

■ 물 품

고무주머니, 고무주머니 커버, 물(46~52℃), 검온계, 기록지, 손 소독제

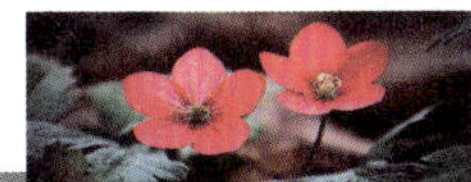

■ 수행 항목

수행 방법 및 절차

1

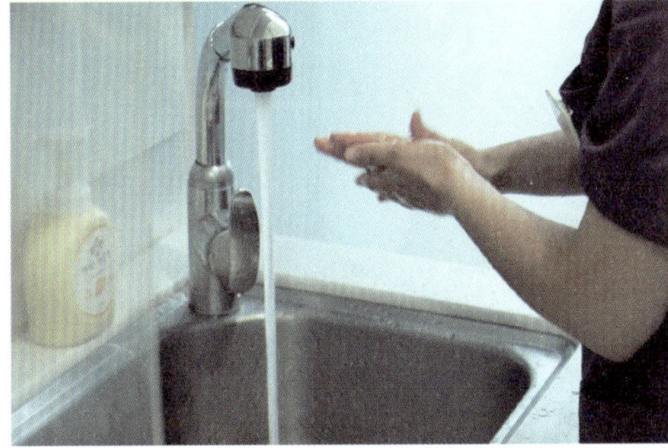

물과 비누를 사용하여 손위생을 시행한다.

2

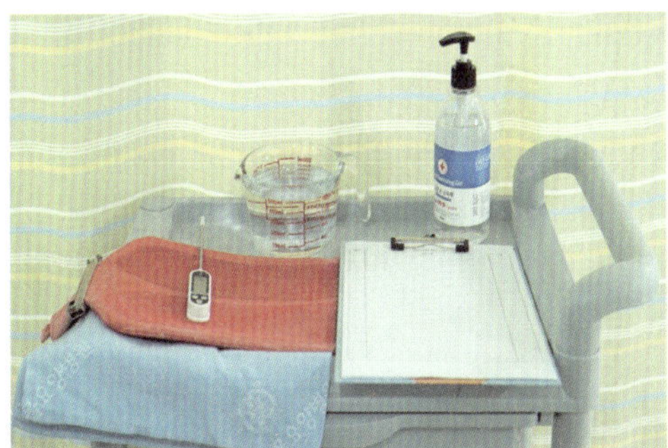

필요한 물품을 준비한다.

3

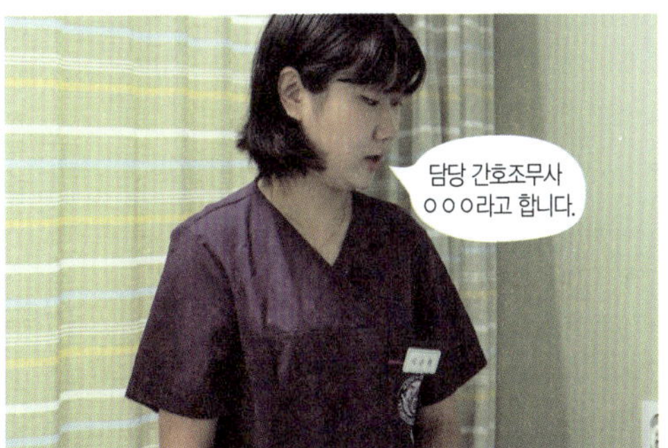

대상자에게 가서 간호조무사 자신을 소개한다.

4

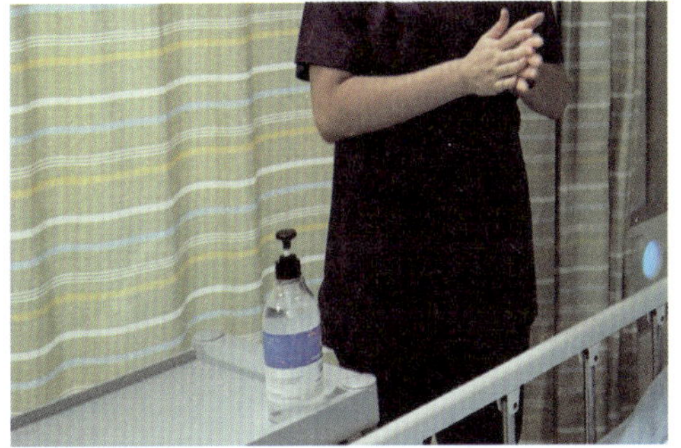

손소독제를 사용하여 손위생을 실시한다.

5

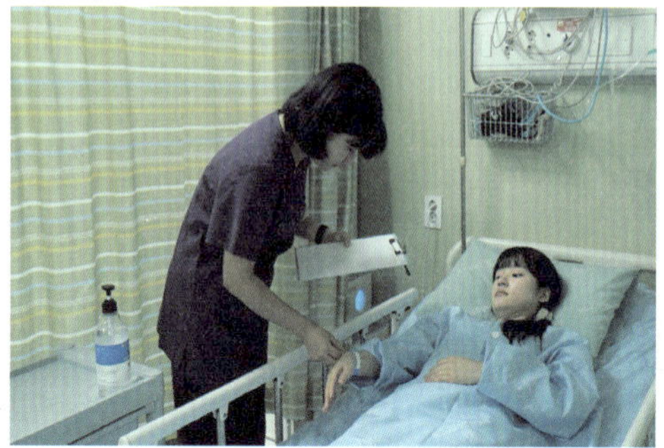

이름을 개방형으로 질문하여 대상자를 확인하고, 환자 팔찌와 환자 리스트(처방지 또는 컴퓨터 출력물)을 대조하여 대상자(이름, 등록번호)를 확인한다.

6

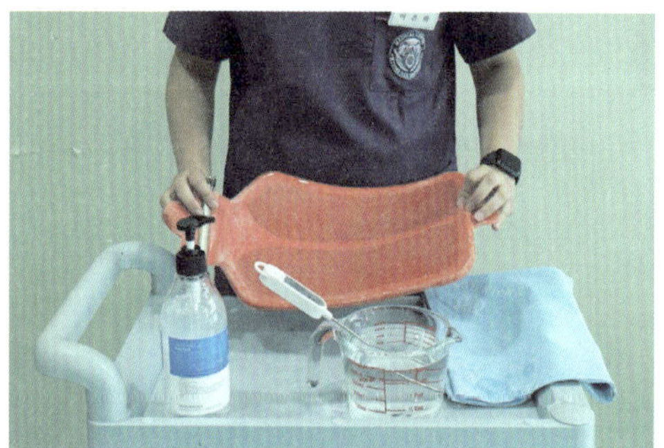

고무주머니에 손상된 곳이 있는지 확인한다.

7

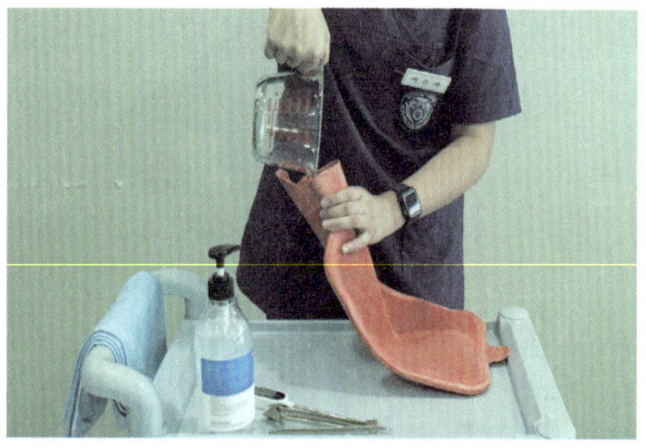

46~52℃의 더운물을 고무주머니에 1/2~2/3 정도 채우고, 평평한 곳에 놓고 주머니의 입구 쪽으로 밀며 공기를 제거하고 입구를 잠근다.

8

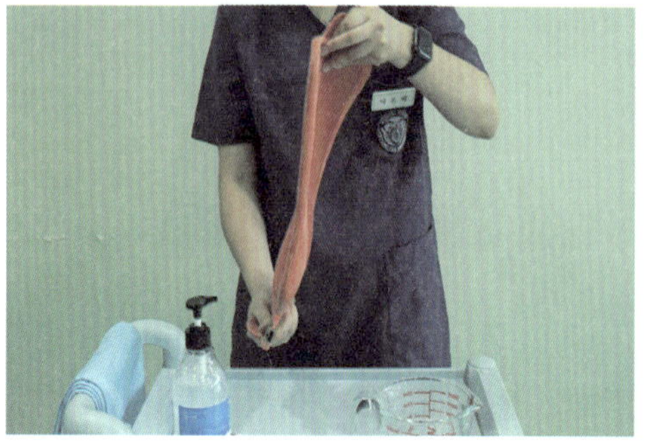

주머니를 거꾸로 들어보아 물이 새는지 확인한다. 고무주머니 커버를 씌워 고무주머니의 면이 피부에 직접 닿지 않도록 하여 자극을 줄인다.

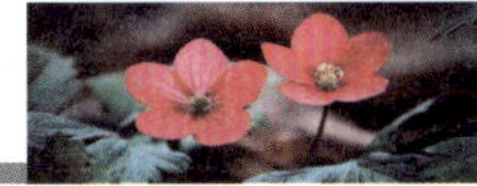

9

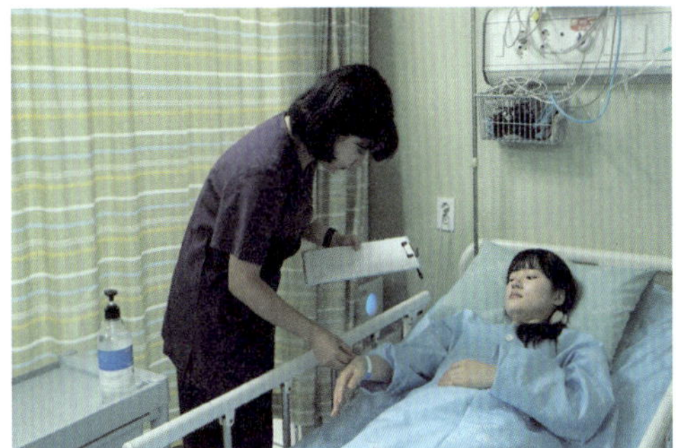

대상자의 이름과 등록번호를 개방형 질문을 통하여 확인하고, 차트 또는 처방지와 환자팔찌를 대조하여 기재된 환자이름 및 등록번호, 생년월일 등을 확인한다.

10

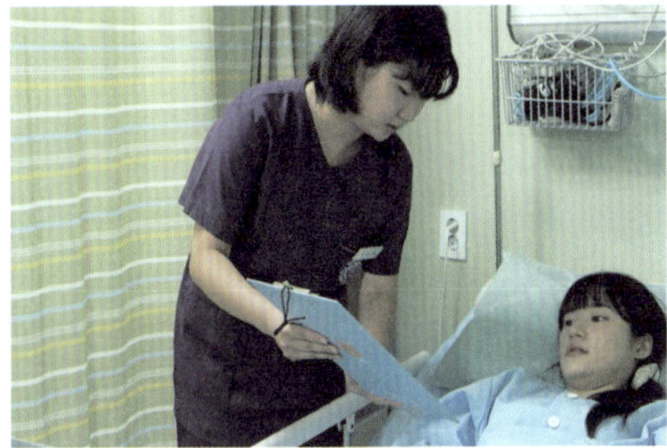

간호의 목적과 절차, 유의사항을 설명한 뒤 적용 부위를 노출한다.

11

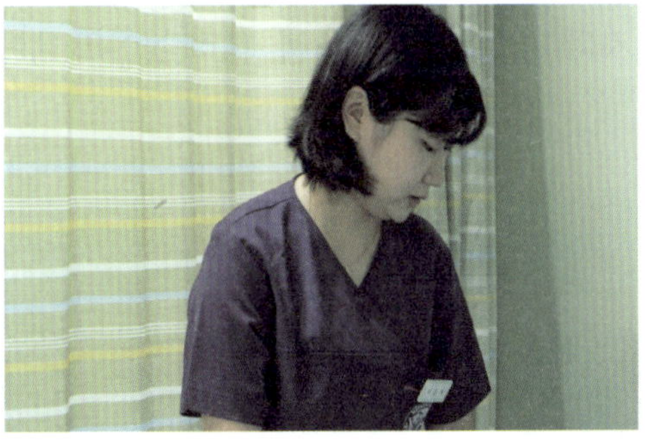

적용할 피부 상태를 사정하고 더운물 주머니를 대준다. 20~30분간 지속하고 처방된 시간이 지나면 물주머니를 제거한다. 계속할 경우 최소 2시간마다 물을 교환한다.

12

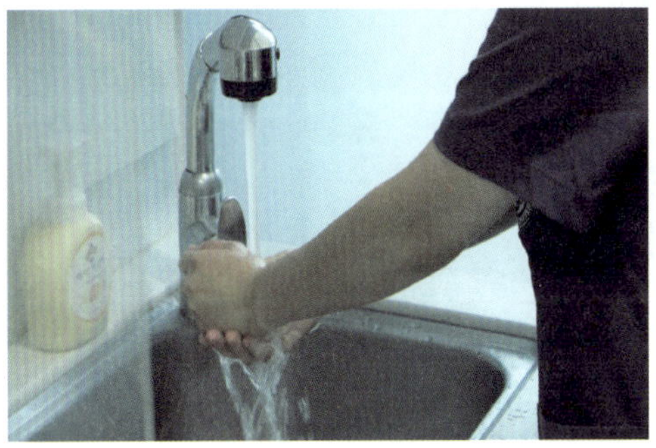

사용할 물품을 정리하고 물과 비누로 손위생을 시행한다.

☞ 적용한 부위의 피부 상태를 수시로 확인하여 화상의 징후나 손상을 사정해야 한다.

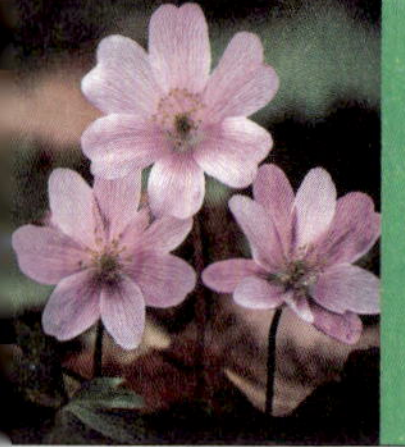

13

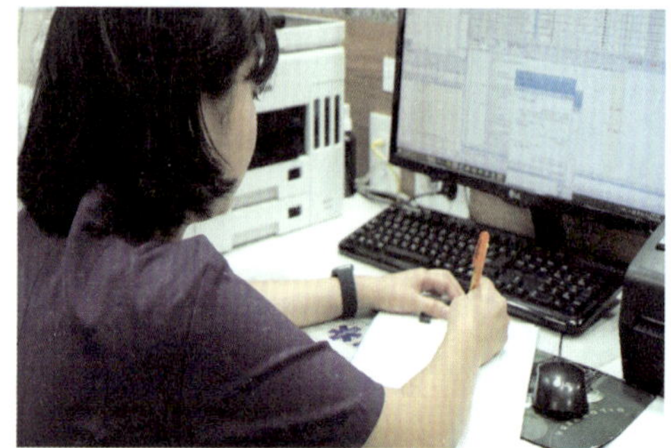

대상자의 상태와 수행 결과를 간호기록지에 기록한다.

48 멸균 물품 열기

■ 목 표

멸균 영역은 미생물이 존재하지 않는 작업 영역을 의미한다. 오염시키지 않고 멸균 영역을 유지하며 멸균 물품을 준비하기 위함이다.

■ 물 품

멸균 장갑, 멸균 방수포, 멸균 방수 가운, 일회용 모자와 마스크, 멸균 용액, 허리 높이의 테이블, 보안경

■ 수행 항목

수행 방법 및 절차

1

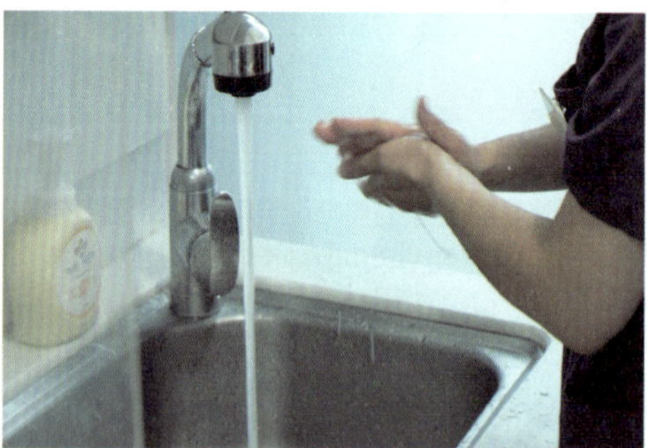

물과 비누로 손 위생을 실시한다.

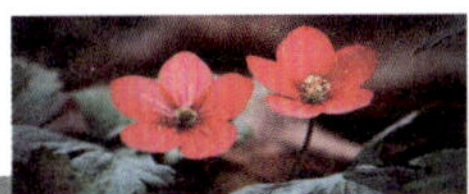

2

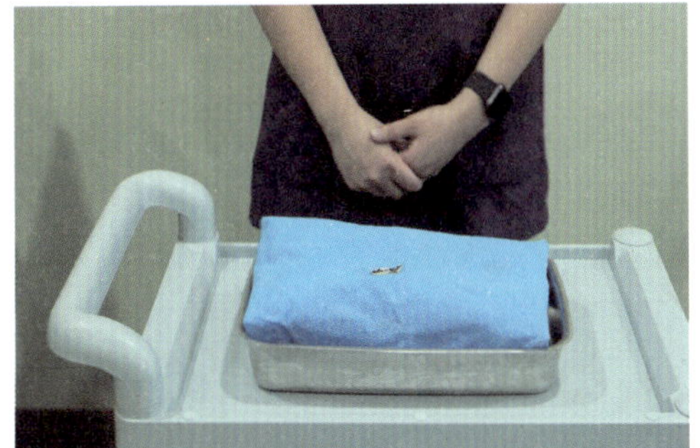

필요한 물품을 준비한 후 포장된 멸균 물품이 축축하거나 열려 있는지 살피고 멸균 유효 일자를 확인한다.

3

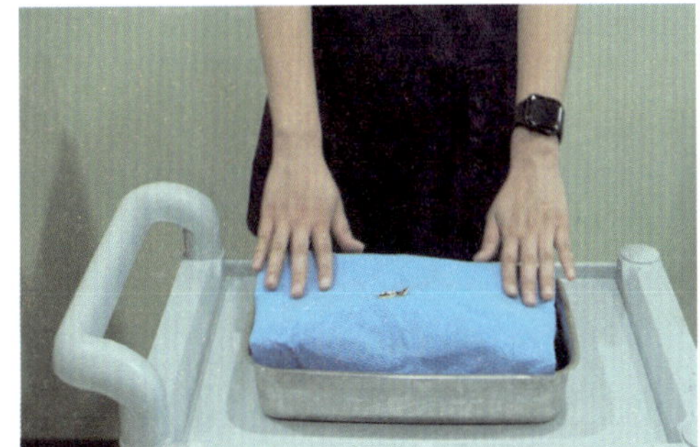

허리 높이 이상 위치에서 깨끗하고 건조한 작업 공간을 정한다.

4

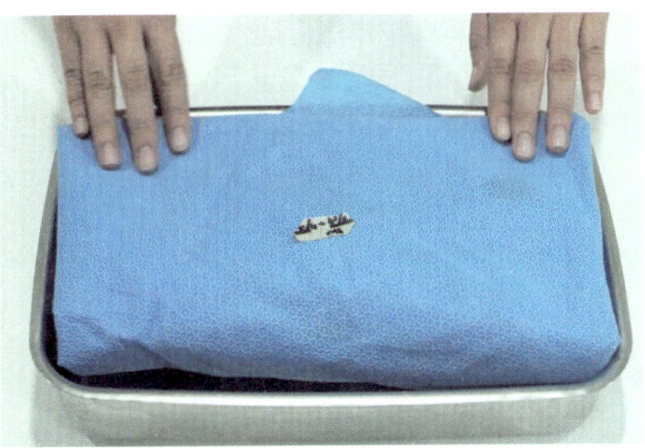

포장된 멸균 물품을 열기 시작한다.

5

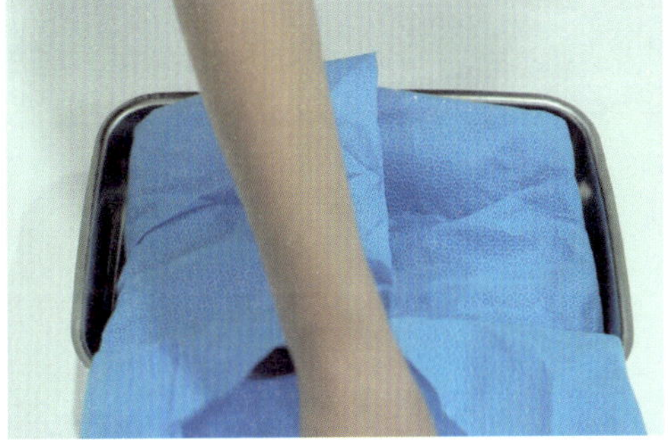

포장된 멸균 물품을 개봉할 장소의 중앙 부분에 소독포(멸균포)의 맨 윗자락이 간호조무사 반대쪽으로 가도록 놓는다. 맨 위쪽 소독포의 바깥 표면만을 만져 간호조무사의 반대쪽으로 펼친다.

6

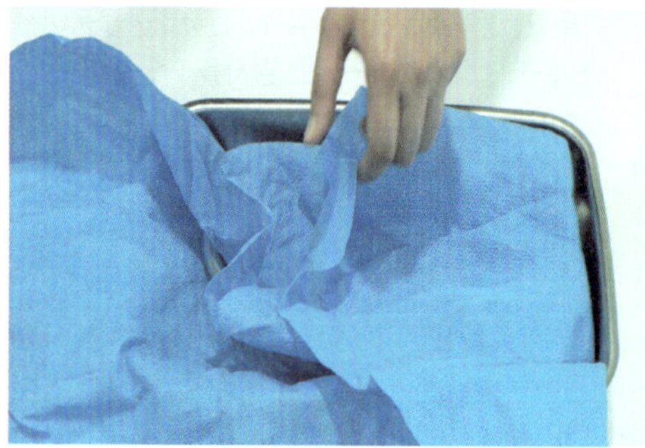

소독포의 양측 면을 접힌 순서대로 오른쪽은 오른손으로, 왼쪽은 왼손으로 편다.

7

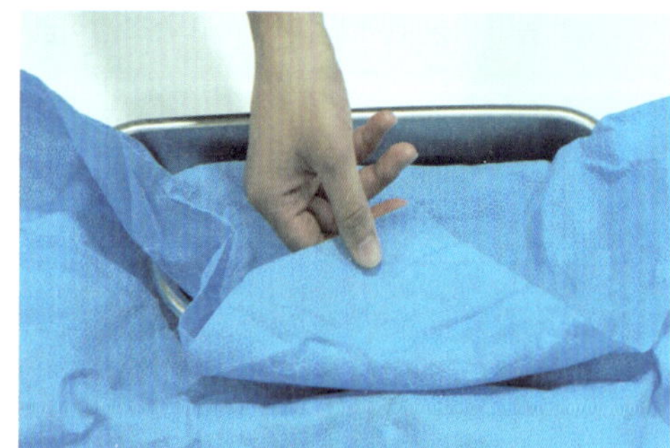

간호조무사 앞쪽에 접혀 있는 소독포 자락을 잡아 앞쪽으로 펼쳐 연다. 전체적으로 팔이 멸균 영역 위로 넘나들지 않도록 한다.

8

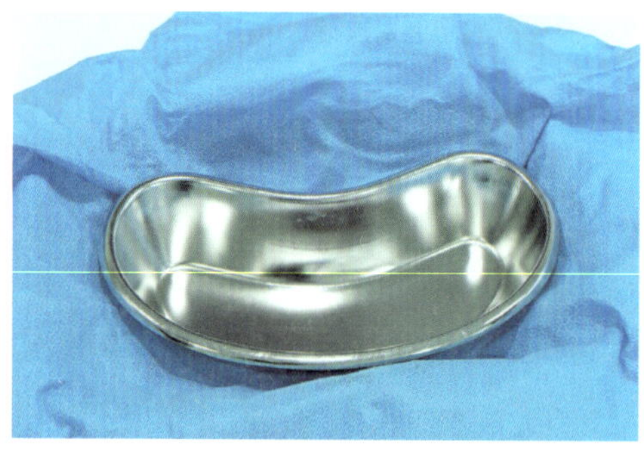

필요에 따라 추가되는 멸균 물품은 외부 포장지가 멸균 영역에 닿지 않게 조심하면서 멸균 영역 내로 물건을 가볍게 던진다.

☞ 멸균포의 가장 자리 2.5cm는 오염된 것으로 간주한다. 가장 자리 경계선 2.5cm 내에서부터 다른 멸균물품을 놓을 수 있는 멸균 영역으로 간주한다.

49 멸균 용액 따르기

■ 목 표

① 의료 장비와 물품의 멸균을 유지하기 위함이다.

② 대상자를 오염으로부터 보호하기 위함이다.

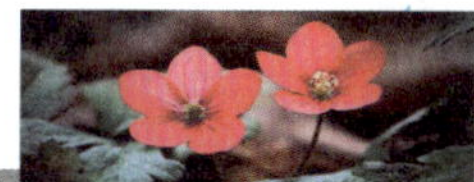

■ 물 품

멸균 장갑, 멸균 방수포, 멸균 방수 가운, 일회용 모자와 마스크, 멸균 용액, 허리 높이의 테이블, 보안경

■ 수행 항목

수행 방법 및 절차

1

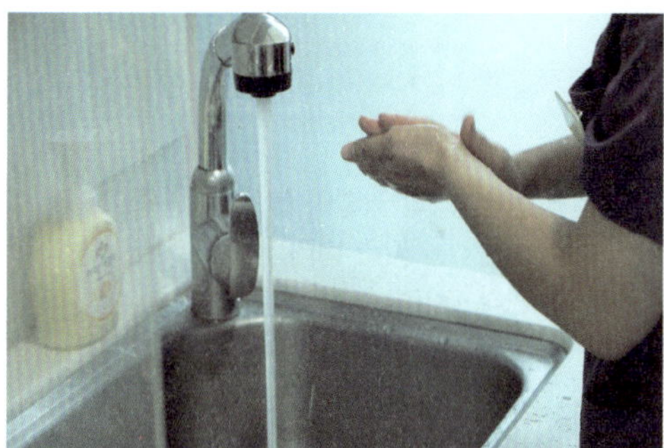

물과 비누로 손위생을 실시한다.

2

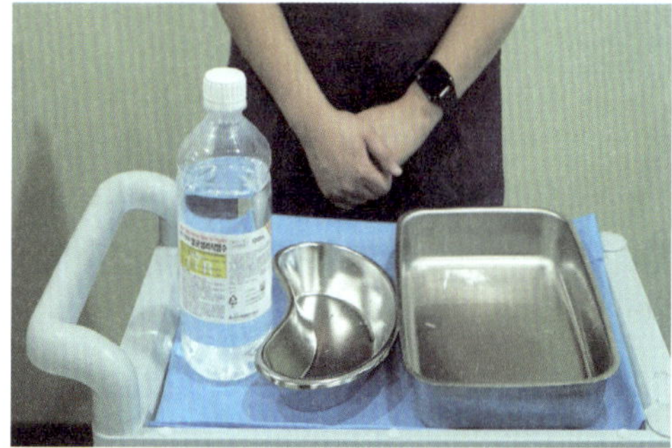

필요한 물품을 준비한다.

3

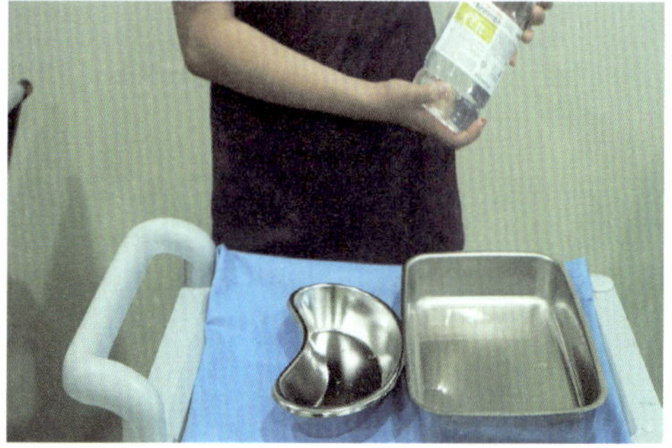

멸균 용액 병의 유효 일자를 확인한다. 필요할 때만 열고 가능한 한 빨리 닫는다.

4

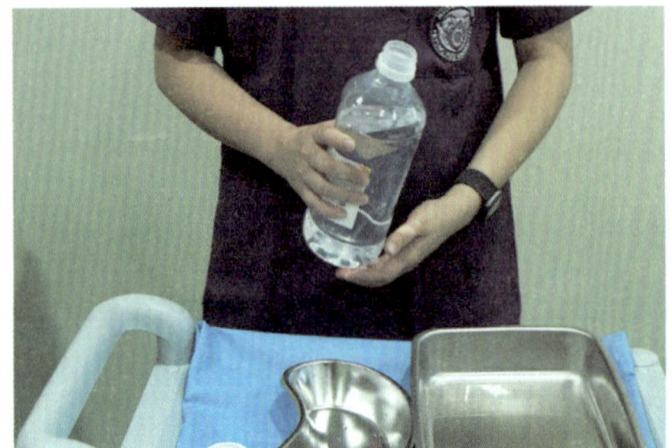

병 뚜껑을 연 후 뚜껑의 안쪽이 아래로 향하게 들고 있거나 뚜껑의 안쪽을 위로 향하게 하여 탁자 위에 놓는다.

5

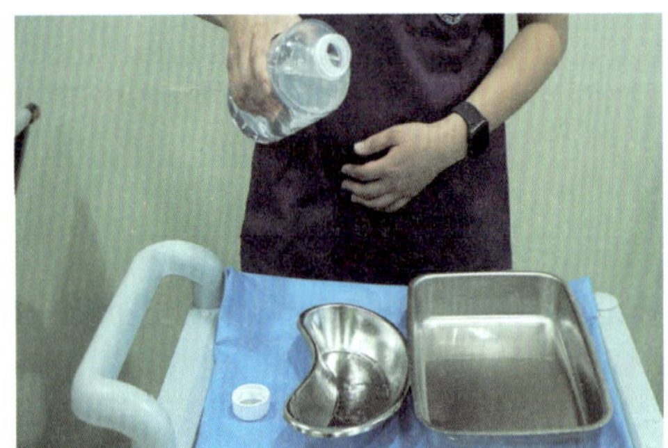

멸균 용액 병의 라벨이 붙은 쪽을 잡고 10~15cm 높이에서 소량의 용액을 따라 버려 입구를 깨끗이 한다. 용액이 튀지 않도록 한다.

6

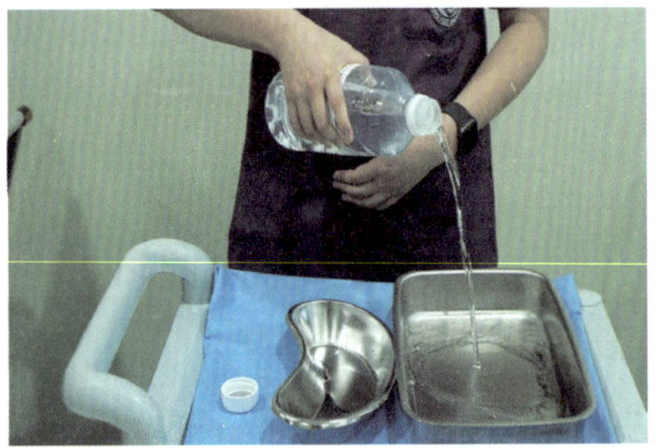

일단 따른 것은 오염된 것으로 간주하므로 멸균된 용액을 용기에 따랐다가 다시 부어 채우지 않는다. 뚜껑이 열린 소독 용기 위로 물건을 건네지 않는다.

7

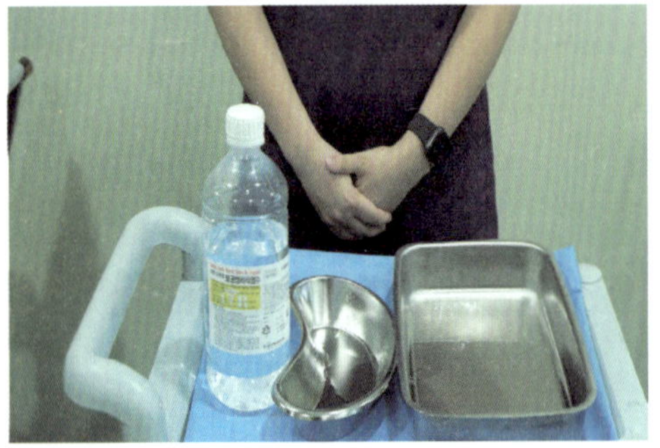

재사용할 경우라면 병 표면에 개봉 일자를 적어 놓는다.

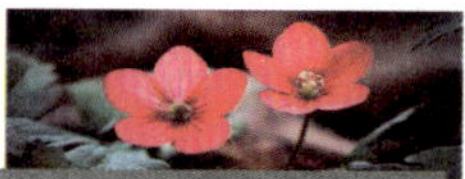

50 전달 집게(이동 겸자, transfer forceps) 사용법

■ 목 표

① 의료 장비와 물품의 멸균을 유지하기 위함이다.
② 대상자를 오염으로부터 보호하기 위함이다.

■ 물 품

전달 집게(이동 겸자), 겸자통, 소독솜

■ 수행 항목

수행 방법 및 절차

1

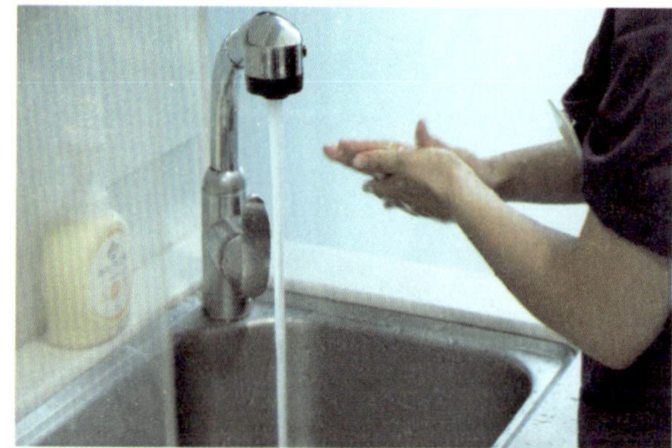

물과 비누로 손위생을 실시한 후 필요한 물품을 준비한다.

2

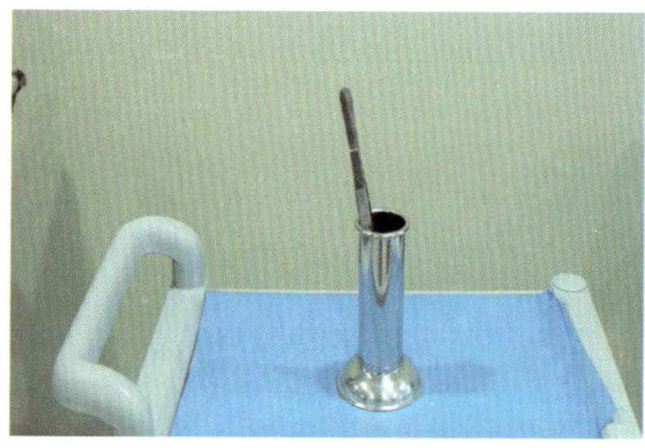

한 용기(jar)에 겸자(집게)는 오염 방지를 위하여 하나씩만 꽂아야 한다. 멸균 영역의 가장자리는 오염된 것으로 간주하므로 용기에서 겸자를 꺼낼 때는 용기의 옆이나 가장자리에 닿지 않게 주의한다.

3

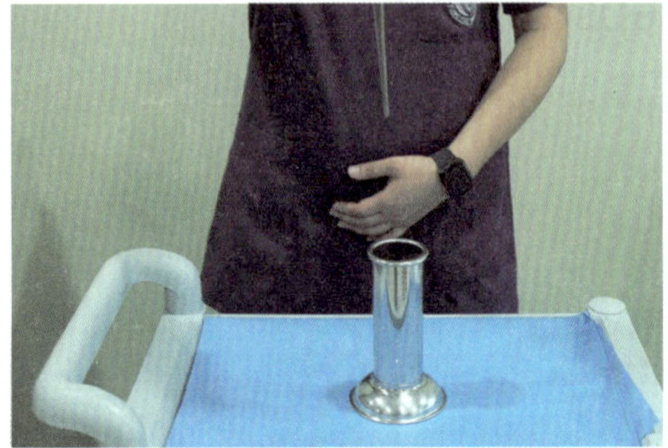

겸자를 손에 들 때는 겸자의 끝이 항상 손목보다 아래로 향하게 하며, 허리 높이나 그 이상의 보일 수 있는 위치에 둔다.

4

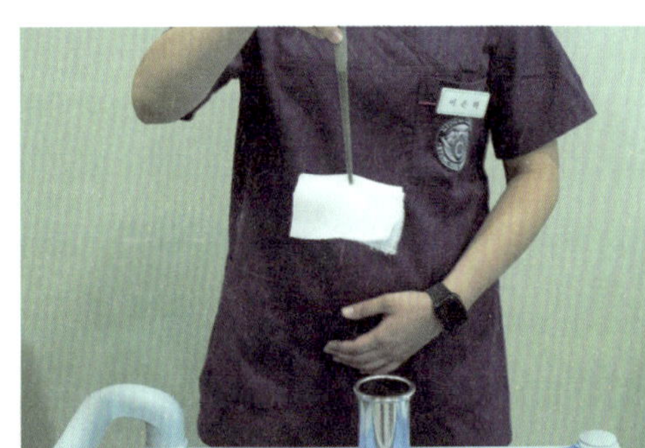

멸균된 물건을 소독된 부위에 놓을 때 겸자를 그 면에 대지 않고 살짝 떨어뜨린다.

☞ 소독솜을 주고 받을 때는 겸자끼리 서로 닿지 않아야 한다. 겸자 통에서 꺼낼 때 겸자 끝의 양쪽 면을 맞물린 상태로 꺼낸다.

5

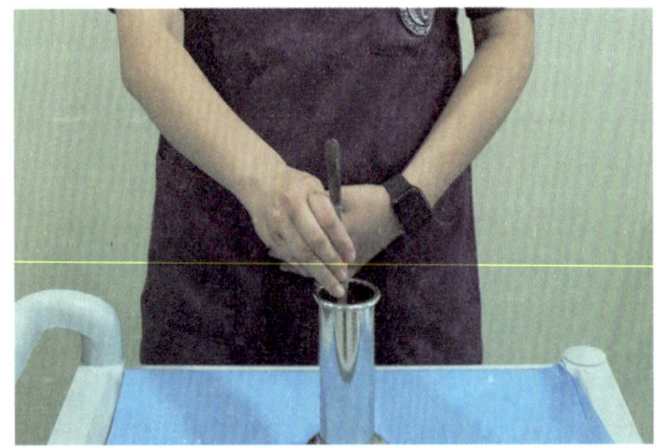

소독된 물품은 반드시 소독된 겸자로 꺼낸다. 즉, 멸균 겸자 통에서 거즈를 꺼낼 때는 멸균 전달 집게를 이용한다.

6

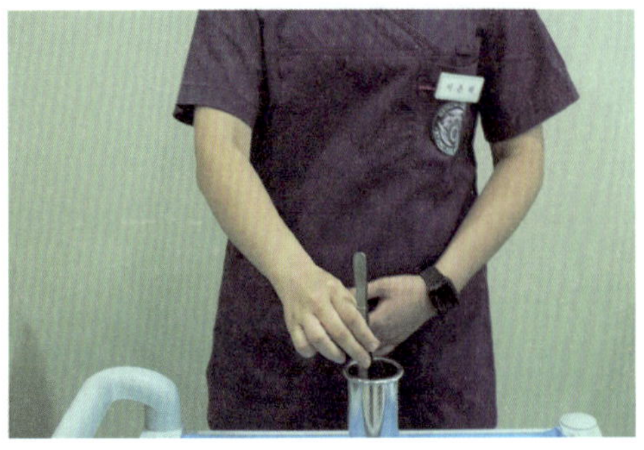

겸자를 다시 겸자 통에 꽂을 때 한 용기에 하나씩만 꽂는다.

☞ 전달 집게와 겸자 통은 매 24시간마다 멸균 소독 후 사용하고, 겸자를 소독하고자 할 때는 끝을 벌려서 멸균포로 싼 후 멸균시킨다.

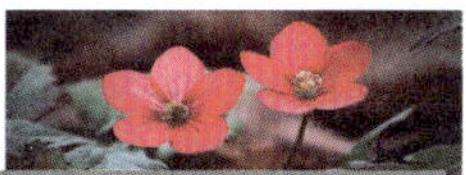

51 기본 심폐소생술과 자동심장충격기 적용

■ 목 표

① 환자에게 심폐소생술의 목적과 절차를 설명할 수 있다.
② 응급 환자를 위해 자동심장충격기(제세동기)를 준비할 수 있다.
③ 심폐소생술을 정확하게 수행하고 자동심장충격기(제세동기)를 올바로 작동할 수 있다.
④ 기본 심폐소생술과 제세동 후 간호기록지에 수행 결과를 기록할 수 있다.

■ 물 품

심폐소생술 모형(압박상태만 체크할 수 있는 모형), 자동 제세동기(Automatic External Defibrillator, AED), mouth shield, 소독제

■ 수행 항목

수행 방법 및 절차

기본 심폐소생술

1

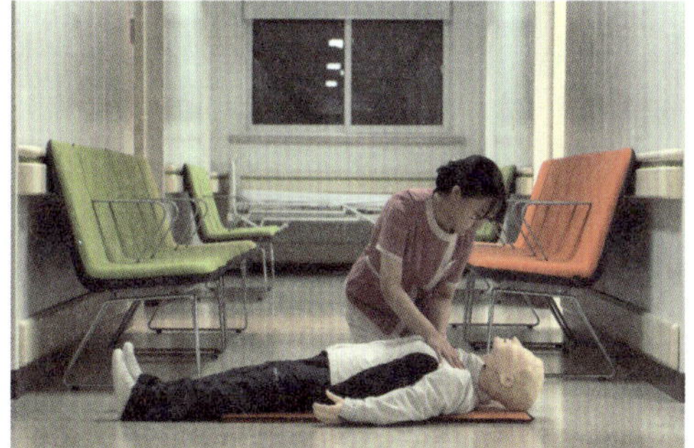

구조자는 환자를 발견하면 현장 상황이 안전한지 감염의 감염성은 없는지 확인한 후 환자의 양쪽 어깨를 가볍게 흔들면서 환자의 의식을 확인한다.

2

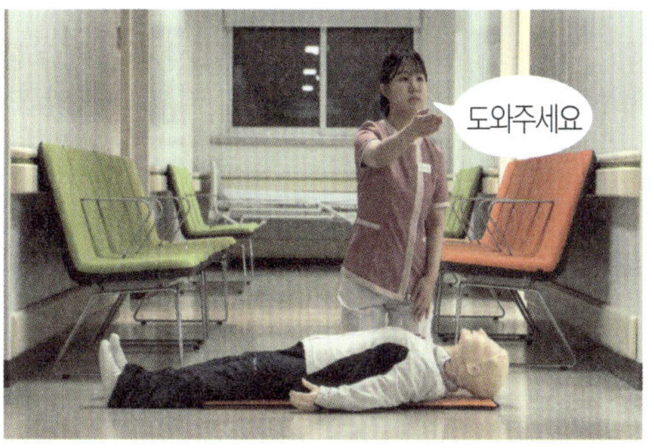

아무런 반응이 없으면, 즉시 한 사람에게 도움을 요청하여 즉시 119에 신고하고, 또 다른 사람에게 자동심장충격기(자동제세동기)를 요청한다.

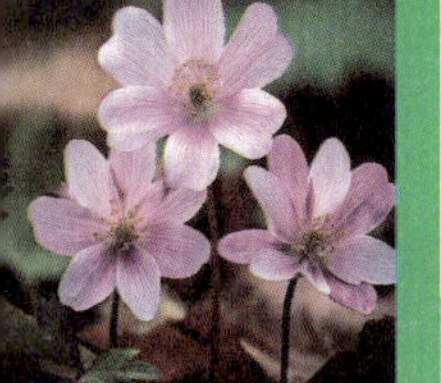

3

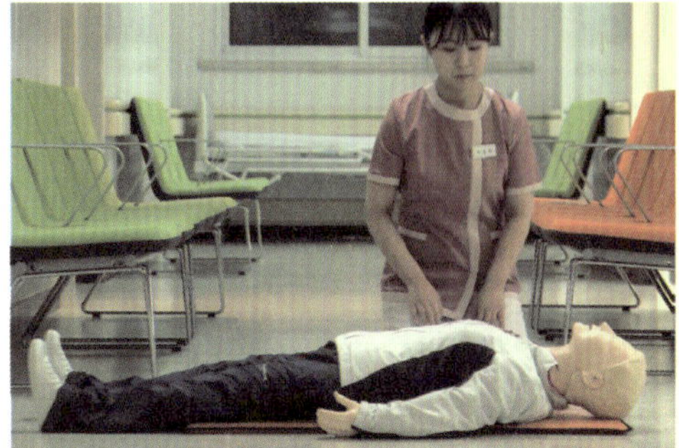

경동맥(목동맥)을 확인하는데 10초가 넘지 않도록 하고, 환자의 얼굴과 가슴을 10초 이내로 관찰하여 호흡이 있는지를 확인한다.

4

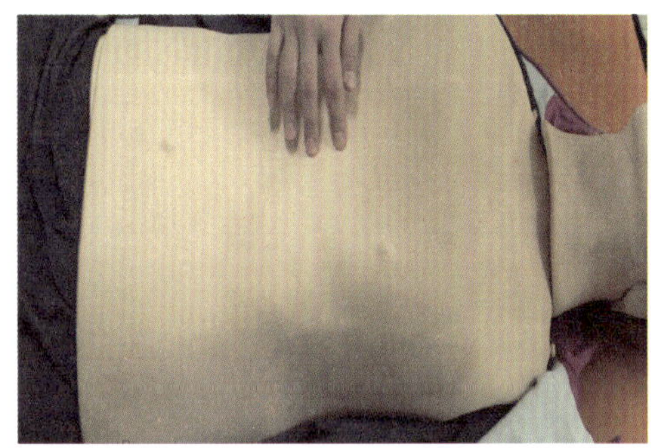

경동맥 맥박이 없으면 바로 흉부압박을 시작하며, 흉부 압박 위치는 성인과 소아의 경우 가슴 정중앙(흉골 하부 1/2지점)임을 확인한다.

5

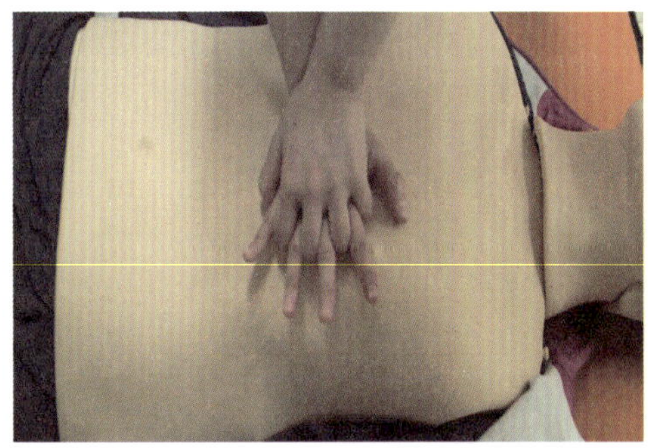

구조자는 한 손의 손바닥 뒤꿈치를 압박 위치에 올려놓고 그 위에 다른 손을 올려서 겹친 뒤 압박한다.

6

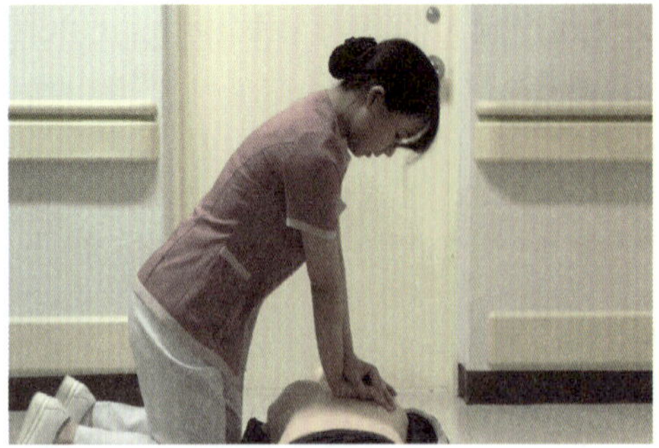

성인의 경우 팔꿈치를 곧게 펴고 환자의 가슴과 수직이 되도록 압박하고, 체중을 이용하여 5cm 깊이로 압박하고, 소아의 경우는 4~5cm 깊이로 압박한다.

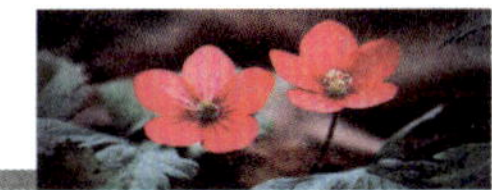

7

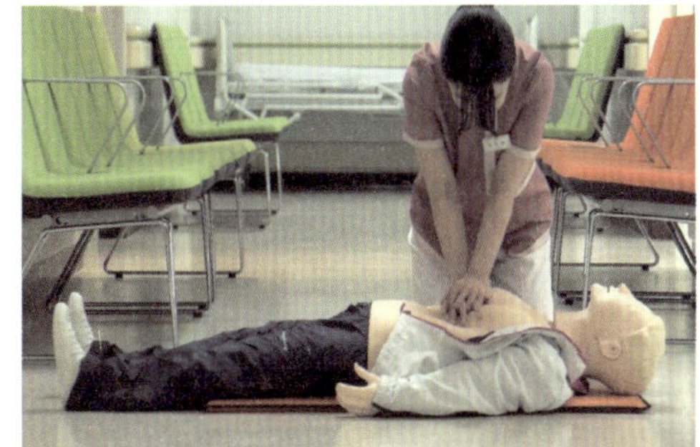

가슴 압박 비율은 성인 · 소아 · 영아의 경우 분당 100~120회의 속도로 30회를 압박하고 중단하는 시간은 10초가 넘지 않아야 한다. 압박한 후에는 가슴이 최대로 이완되어 혈류가 심장으로 충분히 채워지도록 하면서 속도를 유지한다.

8

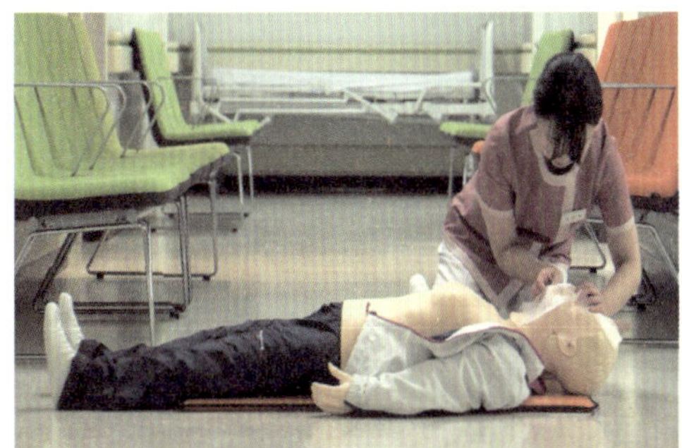

머리기울이고 턱 들어올리기(head-tilt chin-lift) 자세로 기도를 확보하고, 경추손상 시에는 턱 밀어올리기(jaw thrust) 자세를 하여 기도를 개방한다.

9

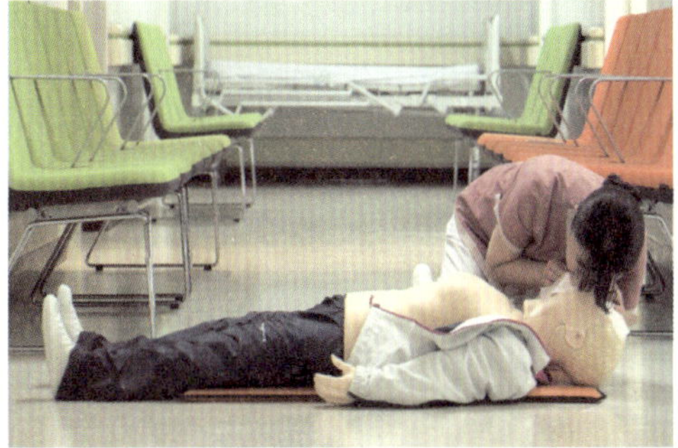

가슴 상승이 오르락 내리락 눈으로 확인될 3정도의 일회 호흡량으로 1초 동안 환자에게 불어넣어 인공호흡을 2회 실시한다.

자동심장충격기(자동제세동기)

10

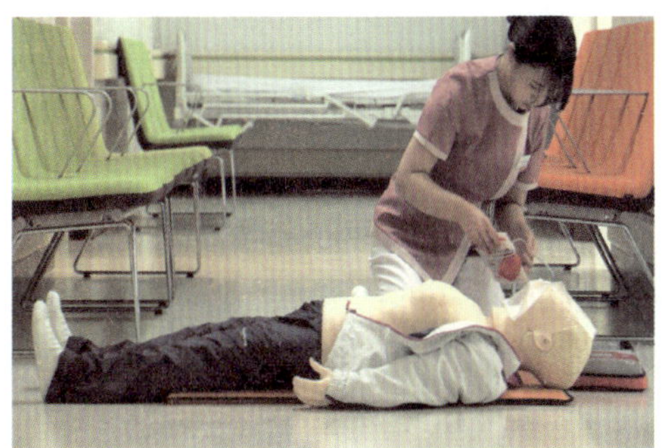

자동심장충격기(자동제세동기)가 도착하면 지체없이 전원을 켜서 적용한다.

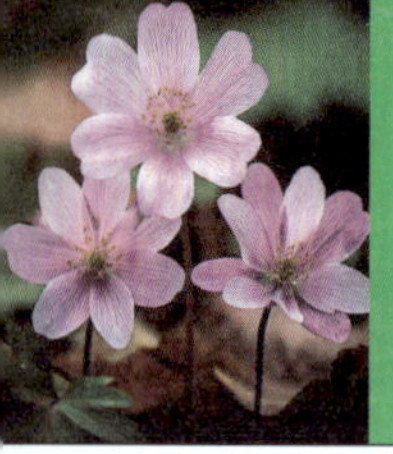

11

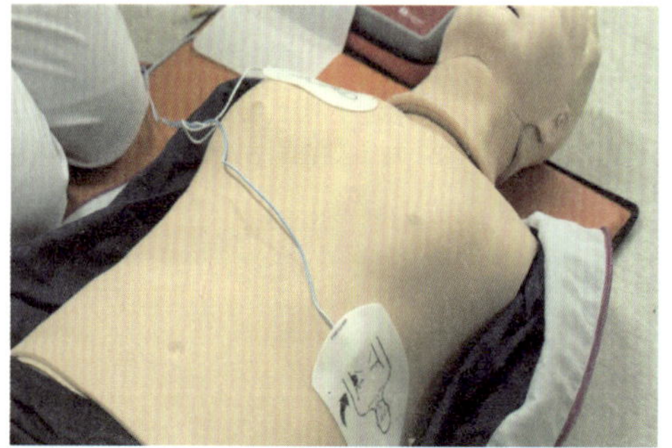

환자의 가슴을 노출시켜 패드를 부착할 부위에 땀이나 기타 이물질이 있으면 제거한 후 패드 1은 오른쪽 빗장뼈(쇄골) 바로 아래에 부착하고, 패드 2는 왼쪽 젖꼭지 아래 중간 겨드랑선에 부착하여 심전도를 분석한다.

12

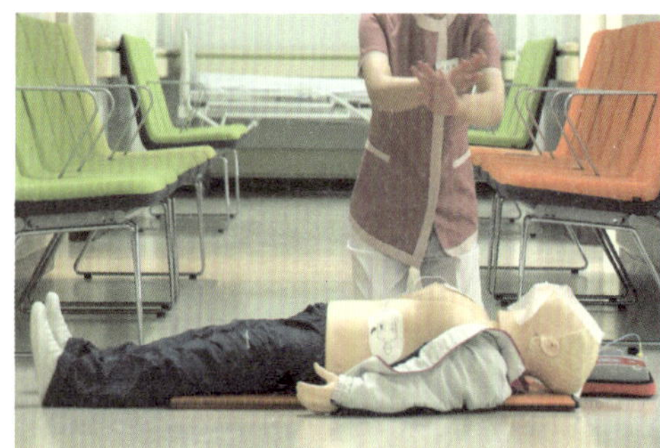

심장 충격이 필요하면, "심장 충격(세동제거, 제세동이 필요합니다."라는 음성 또는 화면 지시와 함께 자동심장충격기 스스로 설정된 에너지로 충전을 시작한다. 자동심장충격기의 충전은 수 초 이상 소요되므로 가능한 가슴 압박을 시행한다. 심장 충격이 필요 없는 경우에는 "심장 충격(세동제거, 제세동)이 필요하지 않습니다."라는 음성이 나온다. 이 경우에는 즉시 심폐소생술을 다시 시작한다.

13

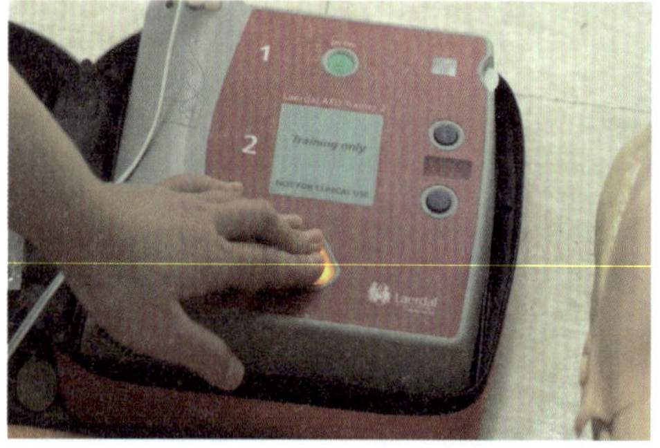

"심장 충격(세동제거, 제세동) 버튼을 누르세요"라는 음성 또는 화면지시가 나오면 물러나도록 하고 접촉한 사람이 없음을 확인한 뒤에 버튼을 누른다. 버튼을 누르기 전에는 반드시 다른 사람이 대상자에게서 떨어져 있는지 다시 한 번 확인한다.

14

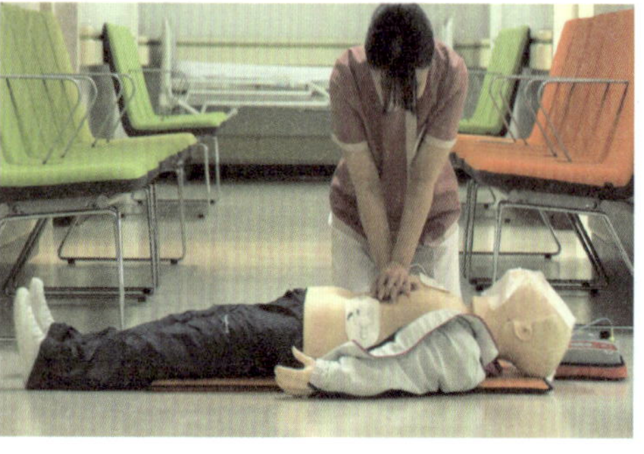

심장 충격(세동제거, 제세동) 실시 후 즉시 가슴 압박과 인공호흡 비율을 30 : 2로 심폐소생술을 다시 시작한다. 자동심장충격기는 2분마다 환자의 심전도를 자동으로 분석하여 심장 충격(심실세동)의 필요성을 판단한다. 구조자는 심폐소생술과 자동심장충격기를 119 구급대가 현장에 도착할 때까지 반복하여 시행한다.

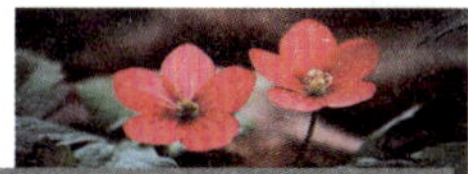

15

환자가 5분 전에 가슴을 움켜잡고 쓰러지셔서 의식과 호흡이 없음을 확인했고, CPR 5cycle 바로 실시했습니다.

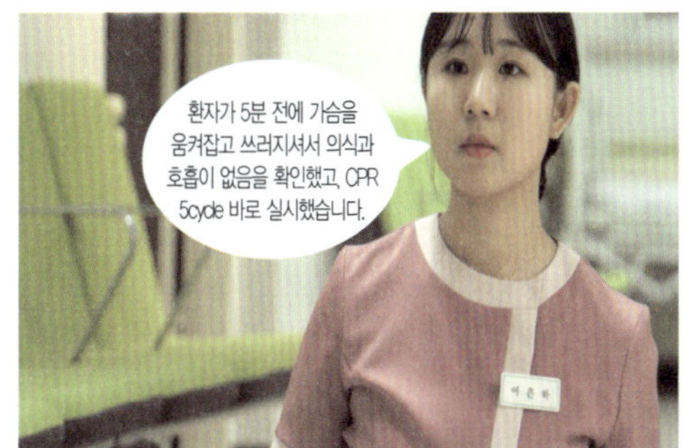

심폐소생술팀이 도착하면 정확한 상황을 인계한다.

16

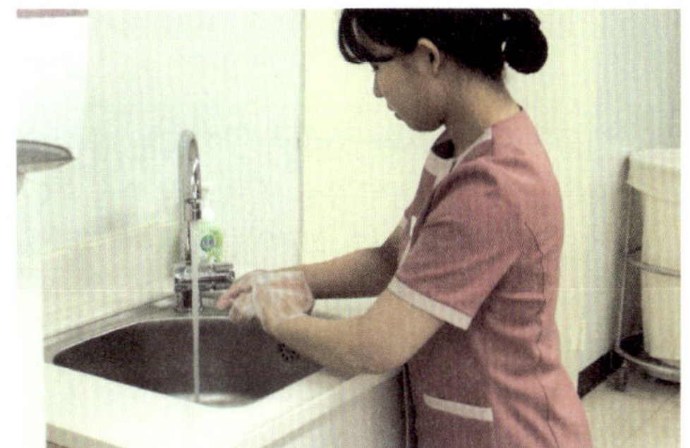

세균의 전파를 막아 감염의 기회를 줄이기 위하여 물과 비누로 손위생을 수행한다.

52 체위의 종류

■ 목 표

① 환자의 진찰, 치료 및 간호에 적합하며 환자에게 편한 체위를 만들어 준다.
② 정맥혈 복귀, 피부 통합성 유지, 폐와 순환기의 합병증을 예방하기 위함이다.
③ 바른 자세를 유지하고 배액을 촉진시키기 위함이다.
④ 근육의 수축 방지, 욕창 예방과 호흡을 용이하게 하기 위함이다.
⑤ 체위 저혈압 예방, 하부 폐의 분비물 정체를 예방하기 위함이다.

■ 물 품

베개, 타월, 손 두루마리, 대전자 두루마리, 발지지대

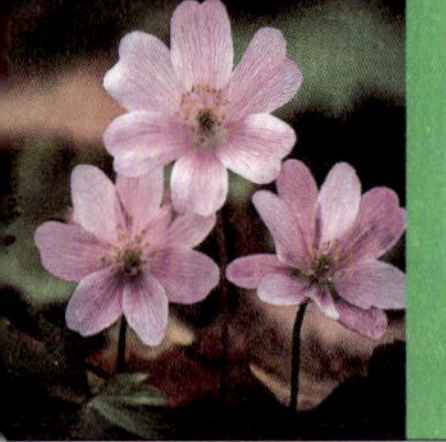

■ 수행 항목

수행 방법 및 절차

1

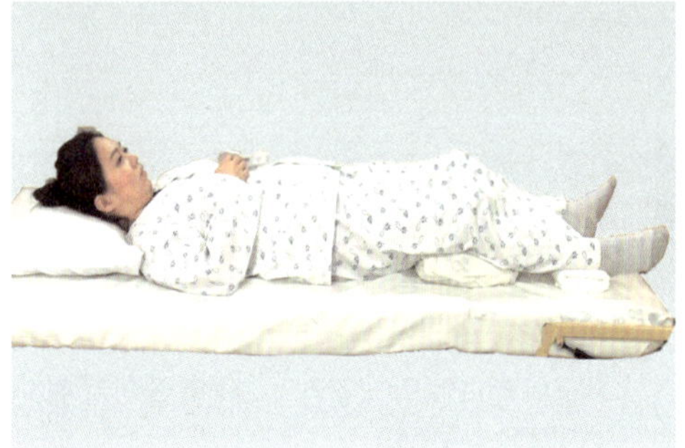

앙와위 또는 배위(supine position 또는 dorsal position)는 모든 체위의 기초이다. 앙와위(바로누운 자세)와 배위는 혼용되어 사용되며 엄격히 말하면 머리와 어깨를 지지하지 않을 때를 앙와위라고 한다.

2

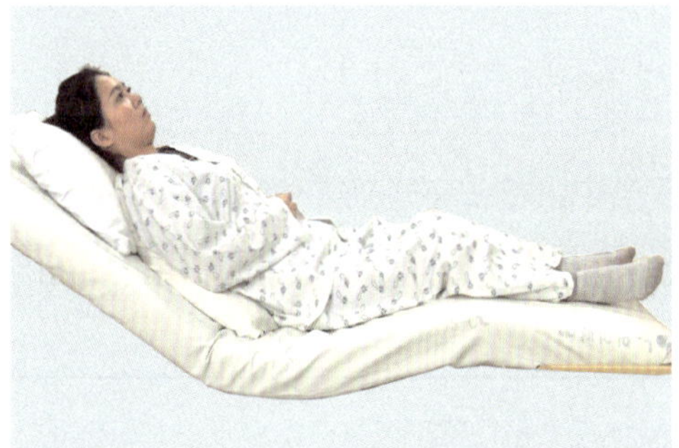

파울러 자세(Fowler position, 반좌위)는 폐 확장을 최대로 하여 호흡곤란 환자, 흉부 수술 또는 심장 수술 후에 환자를 편안하게 하고, 자궁의 산후 질분비물(오로)과 기타 질분비물 배출을 촉진하기 위해 취해 주는 자세이다.

3

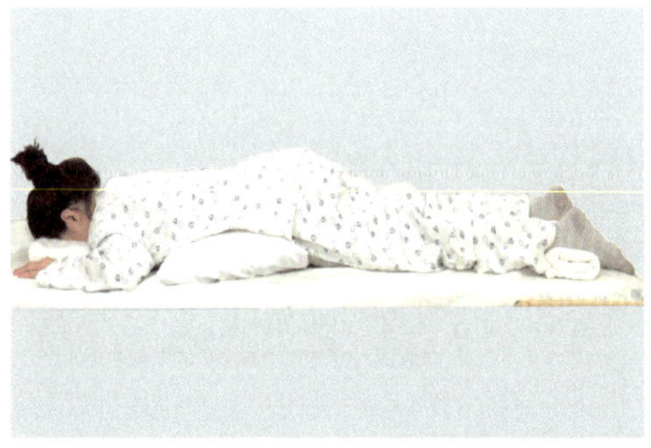

복와위(엎드린 자세, prone position)는 등 근육의 휴식과 구강으로부터 분비물의 배액을 촉진하고 구토물이 기도로 흡입되는 것을 방지하기 위해 취하는 체위로 등 마사지에도 적용한다.

4

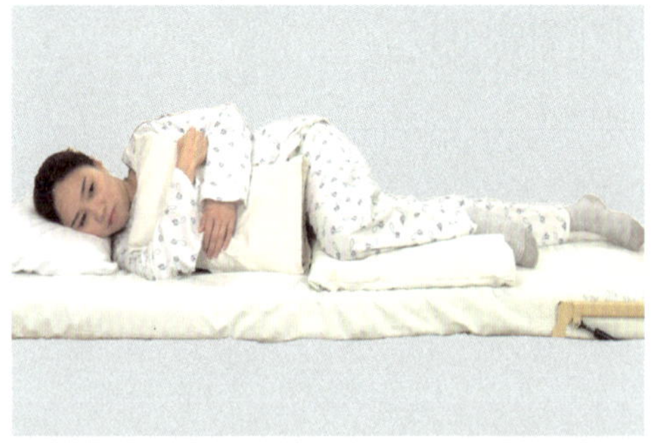

측위(lateral position)는 마비 환자나 부동 환자의 식사를 용이하게 하거나, 천골부의 욕창에 압력을 주지 않기 위해, 주로 체위 변경 시에나 안위 대책 시에 취해 주는 체위이다.

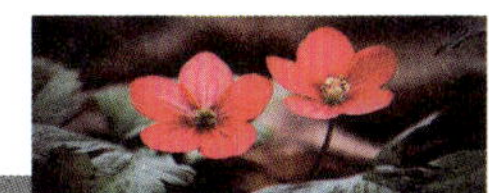

5

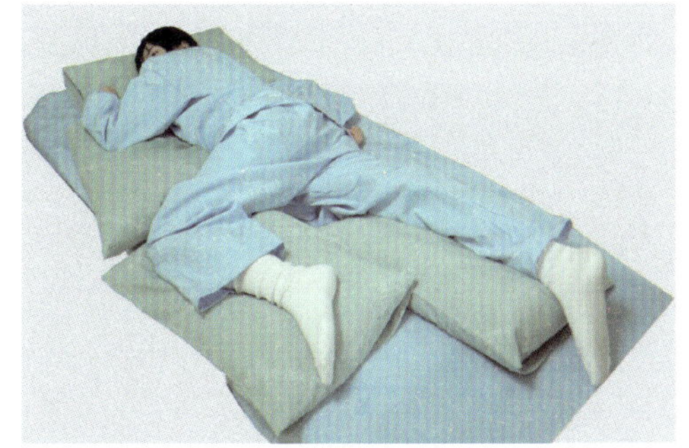

심즈 자세(Sims position, 반엎드린 자세, 측와위)는 무의식 환자의 구강 내 분비물의 배액 촉진과 흡인 방지, 마비 환자의 천골이나 대전자 부위의 압박 감소, 관장, 항문 검사 시에 적절한 자세를 유지하기 위해 취해 주는 체위이다.

6

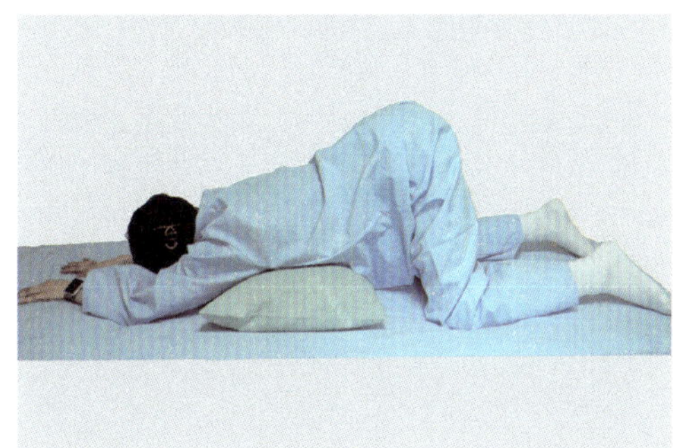

무릎가슴 자세(knee chest position, 슬흉위)는 관절 부위의 압력을 감소시키고, 골반 내 장기를 이완시키는 체위로 산후 자궁후굴을 예방하는 운동, 자궁 내 태아 위치 교정, 월경통 완화, 직장이나 대장 검사 시에 적절한 자세를 유지하기 위해 취해 주는 체위이다.

7

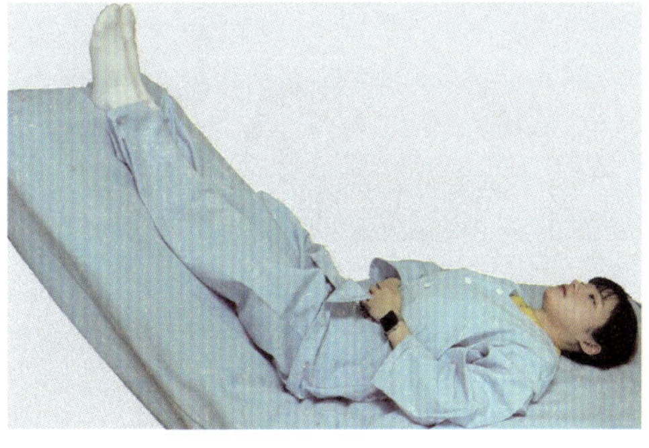

트렌델렌부르크 자세(Trendelenburg postion)는 하지출혈, 쇼크 시 신체 하부의 혈액을 심장으로 모으기 위해 취해 주는 체위이다.

8

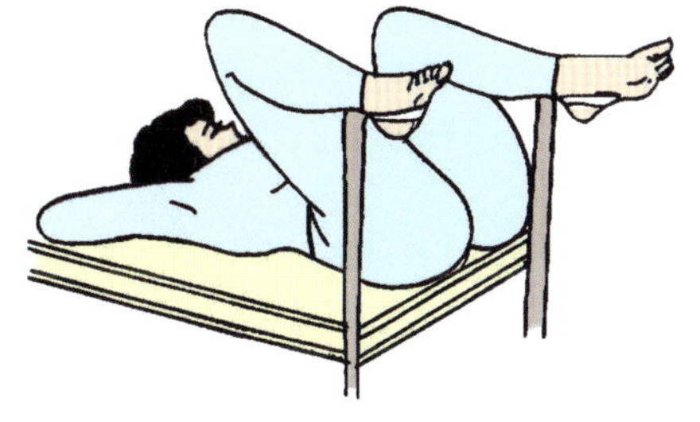

골반내진 자세(lithotomy position, 하늘자전거 자세, 쇄석위, 절석위)는 회음부, 질 등의 생식기와 방광 검사, 자궁경부 및 질 검사를 위해 적절한 체위를 유지하기 위해 취해 주는 체위이다.

|기본 간호 실습 평가 대비|

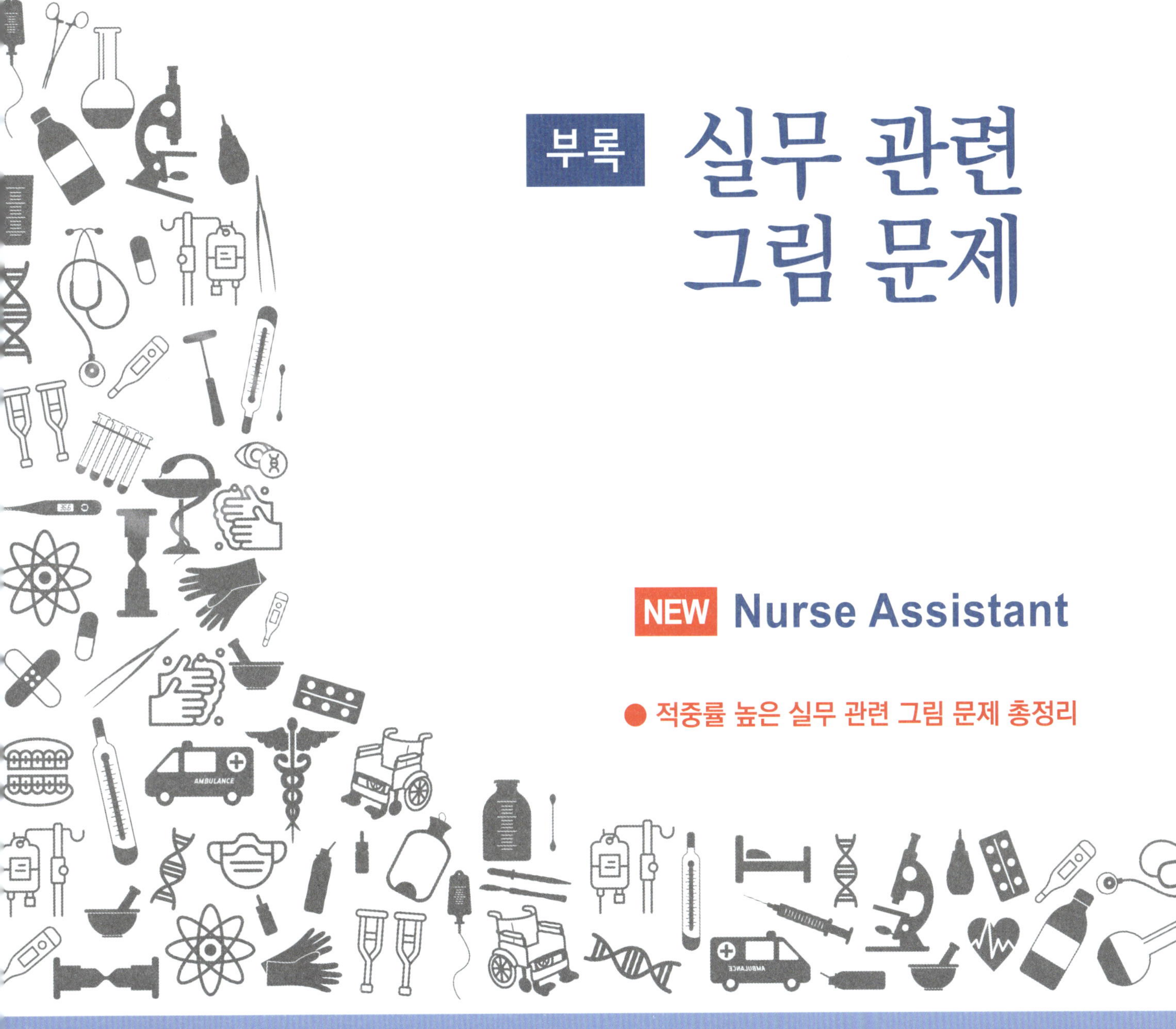

부록 실무 관련 그림 문제

NEW Nurse Assistant

● 적중률 높은 실무 관련 그림 문제 총정리

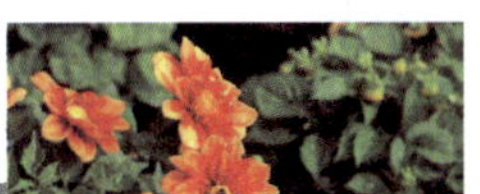

001 요골동맥에서의 맥박 측정 방법으로 옳은 것은?

① ③ ⑤

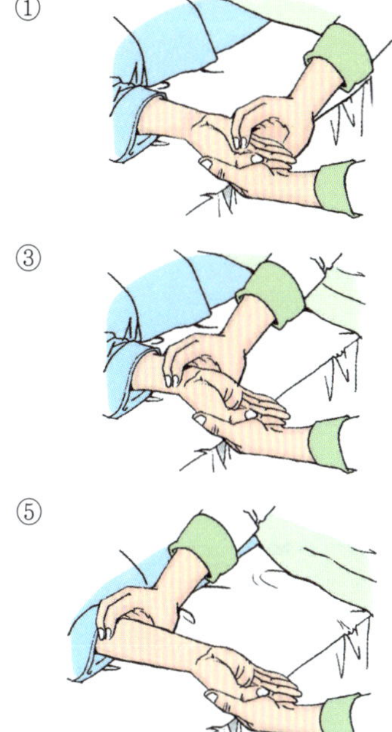

②

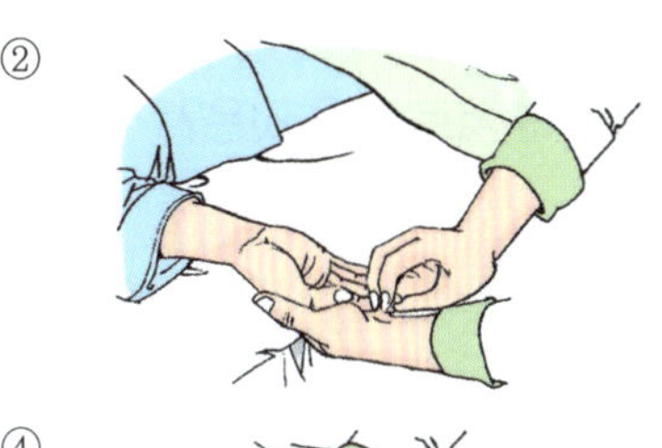

④

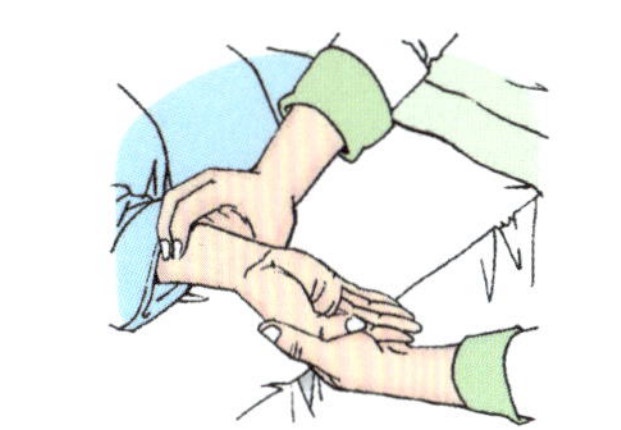

【해설】 **요골동맥에서의 맥박 측정 방법** : 환자의 요골동맥을 측정하는 방법은 환자의 손목 안쪽에서 엄지손가락을 연결하는 선 위에 간호사의 둘째, 셋째 손가락 끝을 대어 맥박을 측정한다. 보통 1분간 재며 동맥벽의 탄력성, 맥박 수, 리듬, 강도, 동일성 등을 주의깊게 촉지한다.

002 혈압을 정확히 측정하기 위한 자세로 옳은 것은?

①

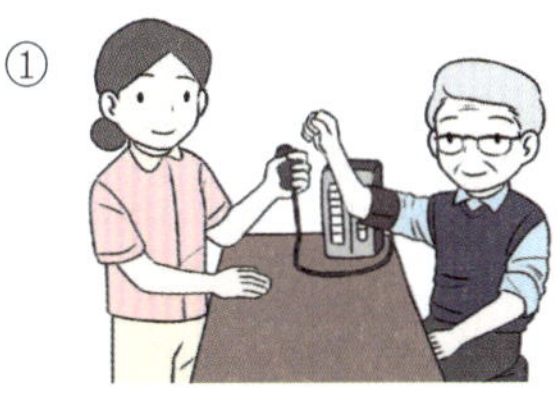

②

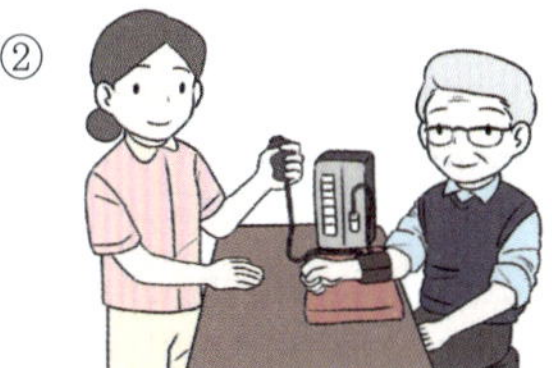

③

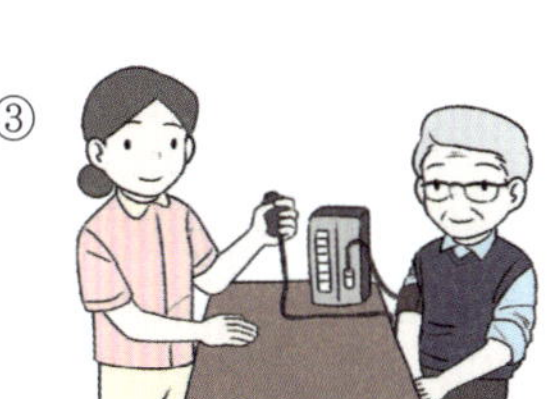

④

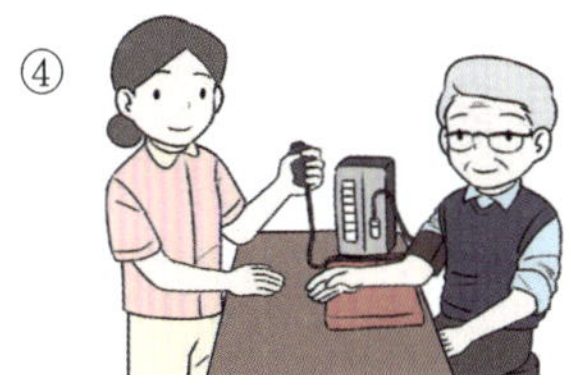

⑤

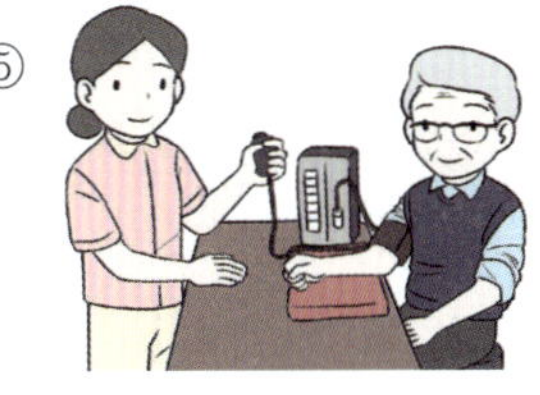

정답 01 ③ 02 ④

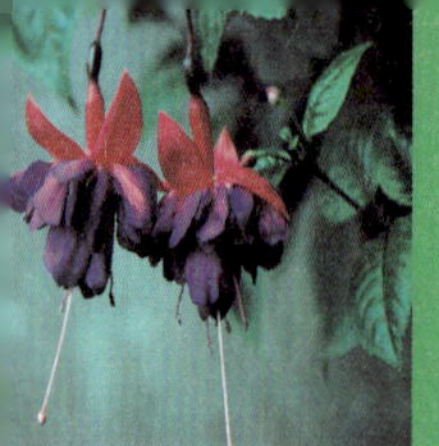

【해설】 혈압 측정 시 주의 사항 : 혈압을 정확하게 측정하기 위해서는 환자의 팔을 심장과 같은 높이로 놓는 것이 가장 중요하다.

003 소독 장갑의 착용 순서로 옳은 것은?

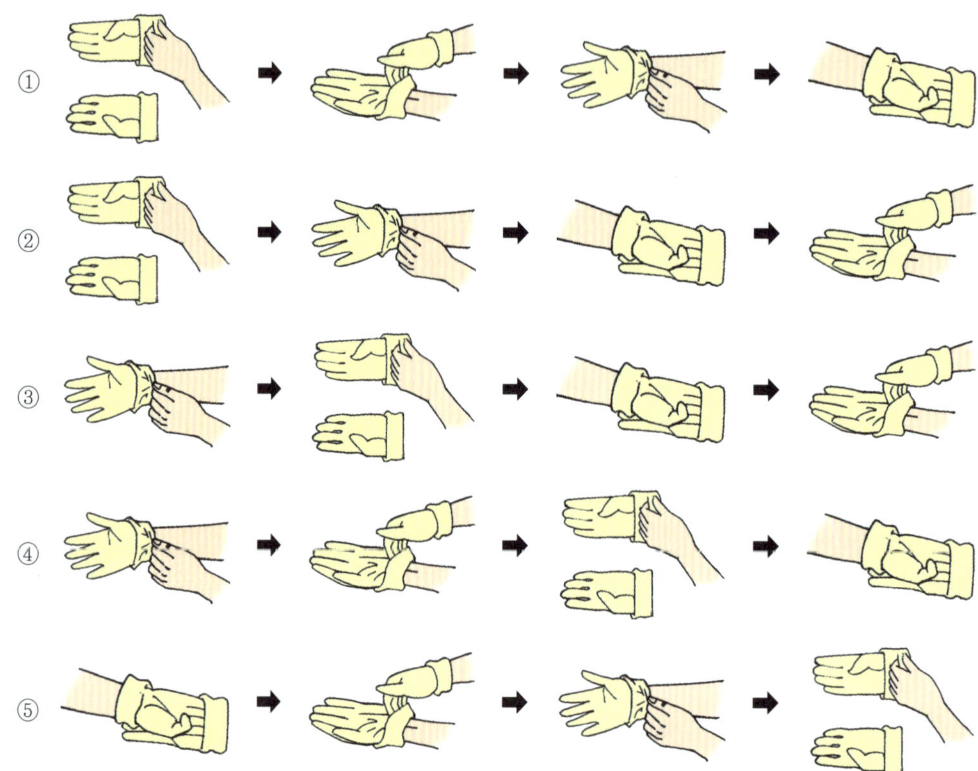

【해설】 소독 장갑의 착용 순서

- 손을 씻는다. 필요하면 마스크를 착용한다.
- 멸균 장갑이 찢어지지 않도록 주의 깊게 착용한다. 멸균 가운을 입었을 때는 멸균 장갑을 잡아당겨서 소매를 덮도록 하고 멸균 가운을 입지 않았을 때는 손목 위까지 잡아당긴다.
- 일단 멸균 장갑을 끼고 나면 그 손은 허리와 어깨 사이에 있게 하여 시야에서 벗어나지 않도록 한다.

004 소독 장갑 벗는 순서로 옳은 것은?

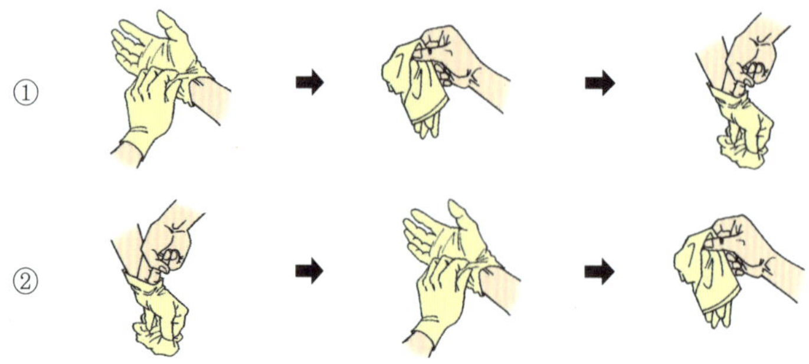

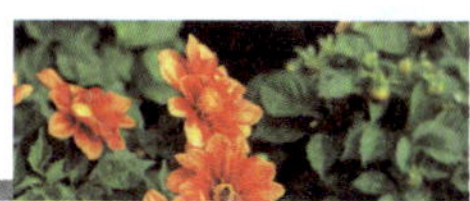

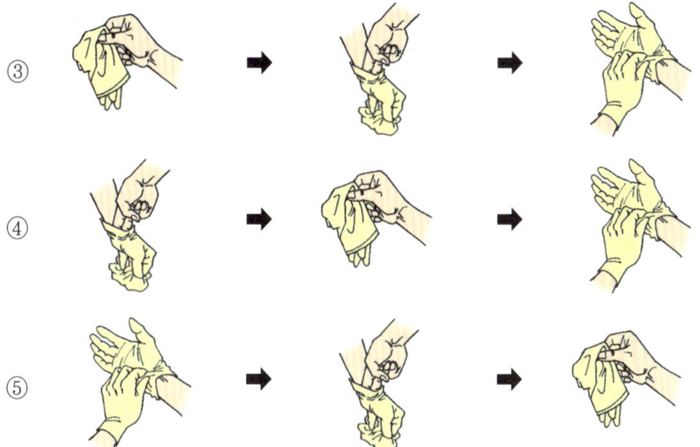

【해설】 **소독 장갑 벗는 순서** : 먼저 벗을 손의 장갑의 손바닥 쪽 손목 아랫부분을 장갑끼리만 닿도록 해서 잡는다. 오염된 장갑의 바깥쪽이 손목이나 손의 피부에 닿지 않도록 한다. → 먼저 벗을 장갑은 안쪽이 바깥으로 나오도록 뒤집으면서 조심스럽게 벗는다. → 장갑 낀 손가락은 뒤집어진 장갑을 잡고 있는다. → 벗은 쪽 손가락을 반대 손 장갑 안쪽에 넣는다. → 손가락을 바깥쪽을 향해 당기면서 뒤집어 벗는다. 이때 먼저 벗은 장갑이 두번째 장갑 안으로 들어가도록 한다. → 양쪽 장갑이 뒤집혀 말아진 채로 용기에 버린 후 손을 씻는다.

005 포장된 멸균 물품을 여는 순서로 옳은 것은?

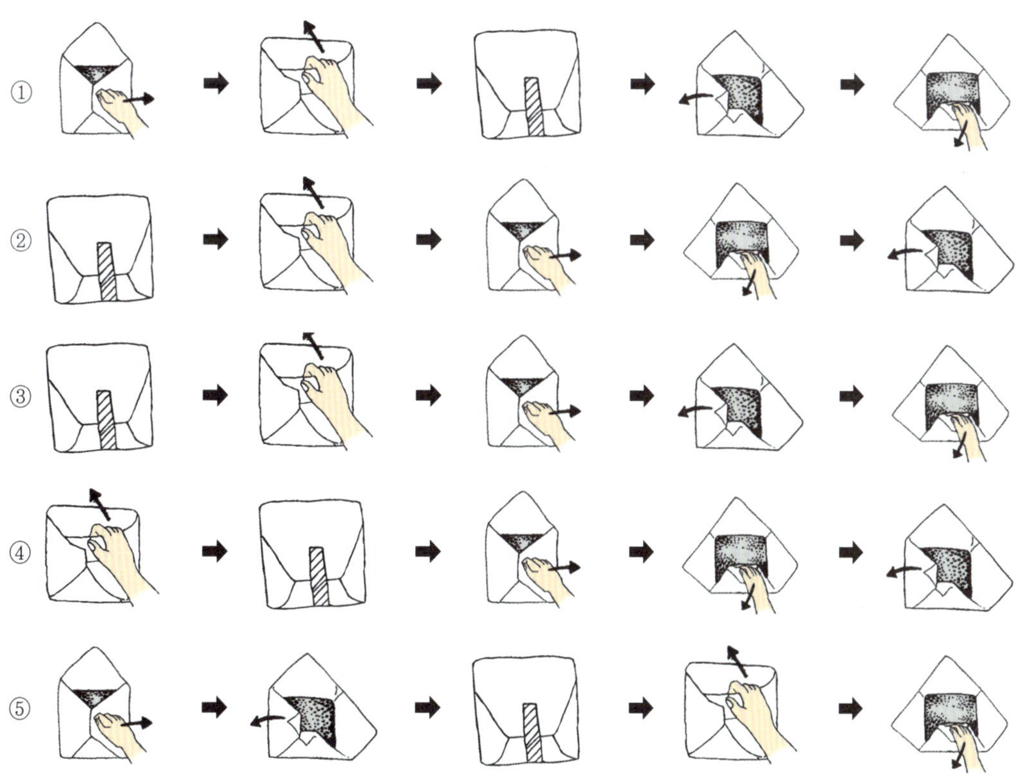

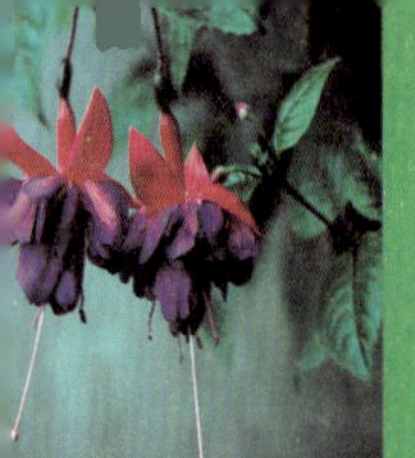

【해설】 **멸균된 물품을 꺼내는 순서** : 편평한 곳에 소독된 물품을 놓고 멸균 날짜를 확인 후 멸균 확인용 테이프를 뗀다. → 준비하는 사람으로부터 먼 쪽 귀를 먼저 손으로 잡고 편다. → 오른손으로 오른쪽 귀의 접혀진 끝을 잡고 편 뒤 왼손으로 왼쪽 귀의 접혀진 끝을 잡고 차례차례 편다. → 가장 가까운 쪽의 앞 귀를 잡고 포를 편다. → 포장의 안쪽 면은 가장자리 경계선 2~3cm 내에서부터 다른 멸균 물품을 놓을 수 있는 멸균 영역으로 간주한다.

006 멸균소독꾸러미를 푸는 방법과 멸균에 대한 그림이다. 옳은 것은?

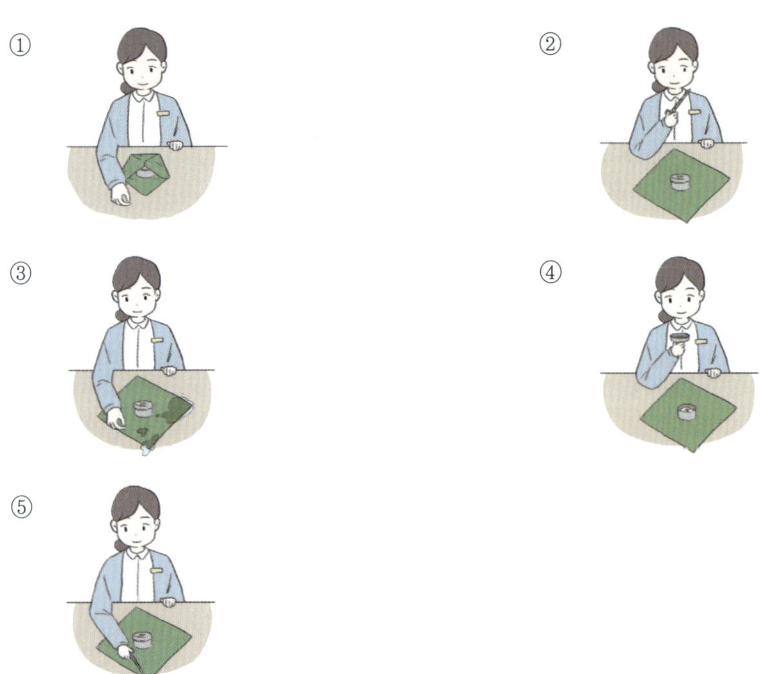

【해설】 ① : 포장된 멸균 물품을 개봉할 장소의 중앙 부분에 소독포(멸균포)의 맨 윗자락이 간호조무사 반대쪽으로 가도록 놓는다. 맨 뒤쪽 소독포의 바깥 표면만을 만져 간호조무사의 반대쪽으로 펼친다.

007 병에 들어 있는 소독 용액을 따르는 순서로 옳은 것은?

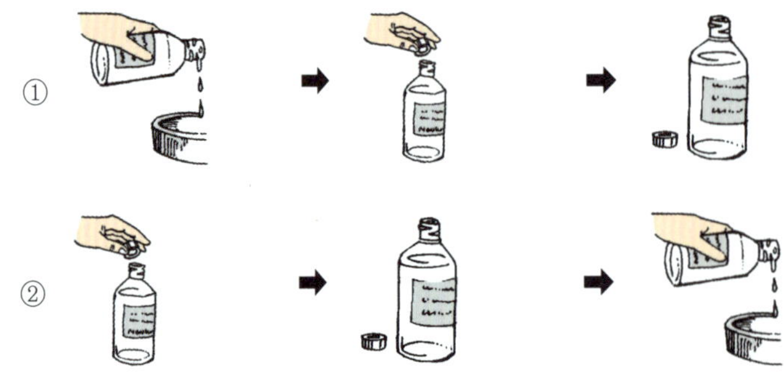

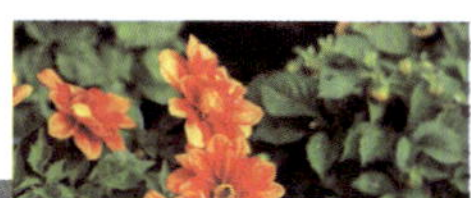

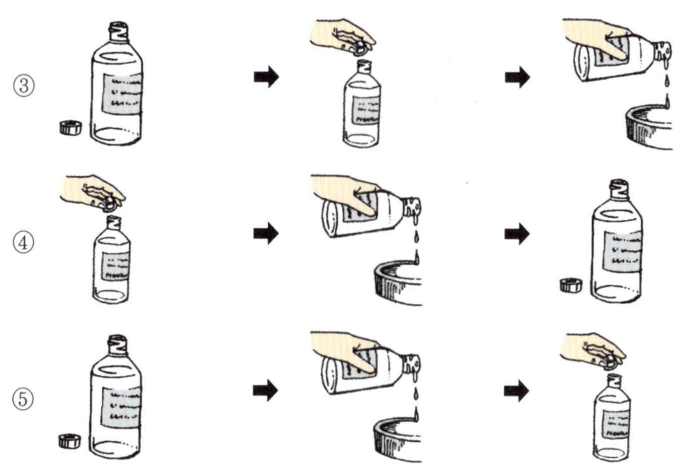

【해설】 **소독 용액 따르는 순서** : 필요할 때에만 열고 가능한 한 빨리 닫는다. → 뚜껑을 열어서 멸균된 내면이 아래로 향하게 잡는다. → 뚜껑을 놓아야 할 경우에는 멸균된 내면이 위로 향하게 놓는다. → 라벨이 붙은 쪽을 위로 가게 하여 병을 잡은 후 병이나 병마개의 가장자리는 오염된 것으로 간주하므로 용액을 조금 따라 버린 후 쓴다. → 일단 따른 것은 오염된 것으로 간주하므로 멸균된 용액을 용기에 따랐다가 다시 부어 채우지 않는다. → 뚜껑이 열린 소독 용기 위로 물건을 건네지 않는다.

008 격리 가운을 입는 순서로 옳은 것은?

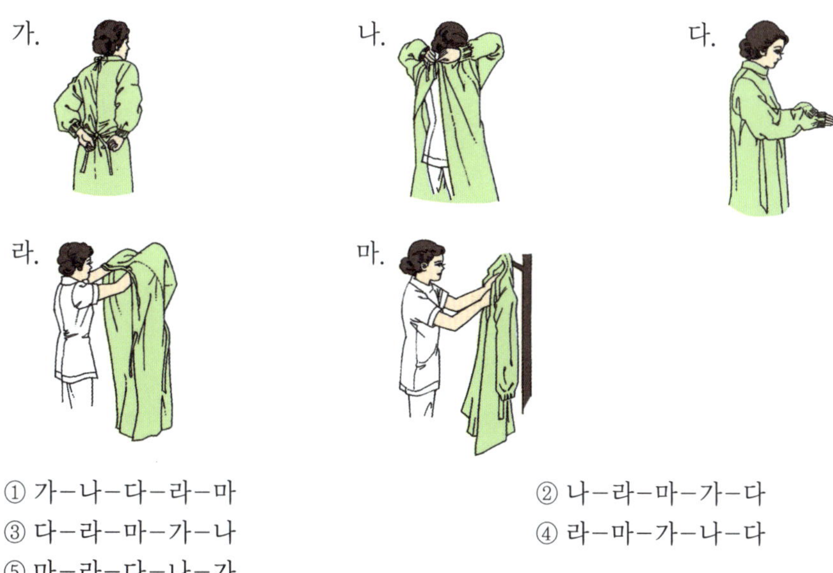

① 가-나-다-라-마
② 나-라-마-가-다
③ 다-라-마-가-나
④ 라-마-가-나-다
⑤ 마-라-다-나-가

【해설】 **격리 가운 착용 순서** : 먼저 손을 충분히 씻은 후 필요하면 마스크를 착용한다. → 양손으로 깨끗한 격리 가운의 목 가장자리를 집거나 안쪽 면을 잡고 가운이 바닥에 닿지 않게 하면서 조심스럽게 아래로 펼친다. → 동시에 격리 가운의 소매 속으로 양손을 집어넣는데 왼손을 소매 속에 넣은채 오른쪽 소매를 잡아당겨 소매 밖으로 오른손을 뺀다. 왼손은 위로 들고 흔들어 소매 밖으로 뺀다. → 목 뒤의 끈을 묶는다. → 등에서 가능한 한 많이 겹치도록 여민 후 허리를 굽혀 허리띠 끝을 잡아서 묶는다. → 필요하면 장갑을 낀다.

정답 06 ① 07 ② 08 ⑤

009 격리 가운을 벗는 순서로 옳은 것은?

①

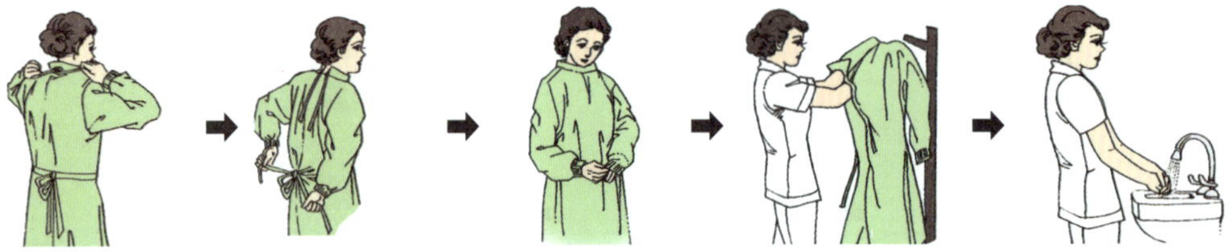

②

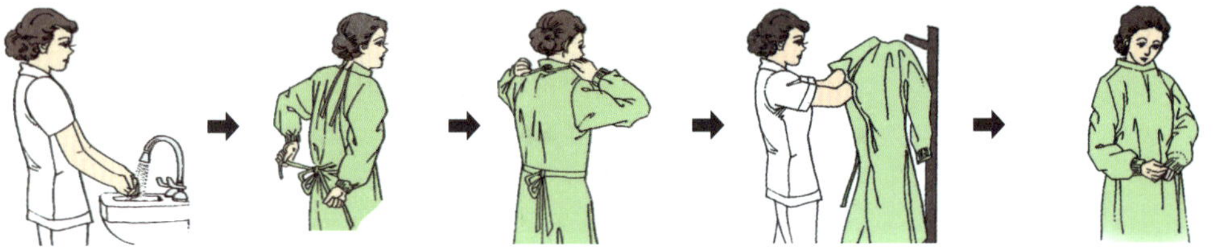

③

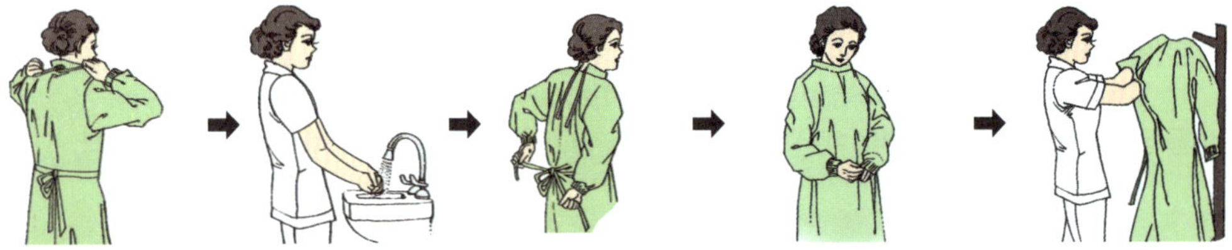

④

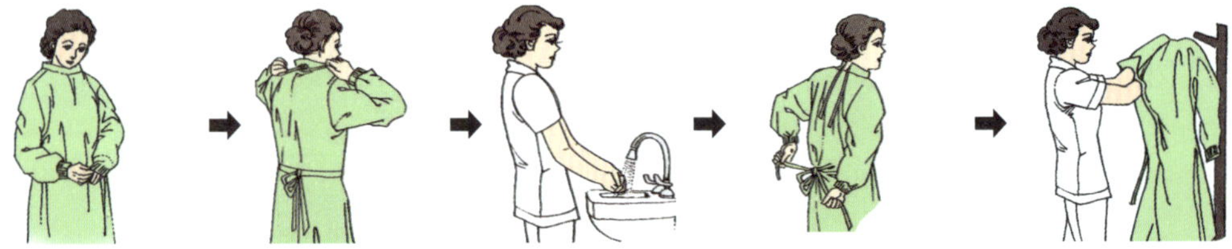

⑤

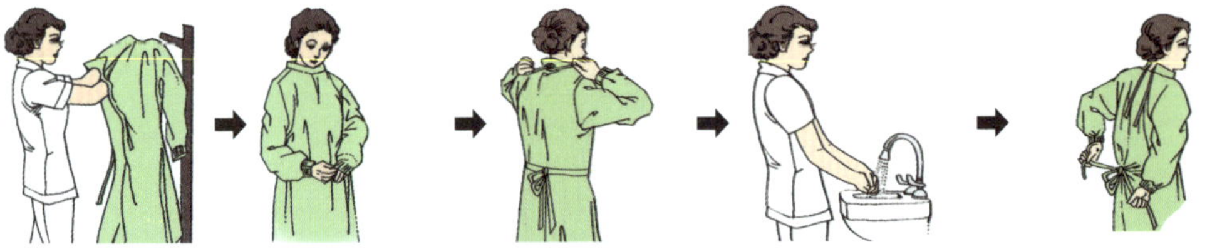

【해설】 **격리 가운 벗는 순서** : 장갑을 벗은 후 목 뒤의 끈을 풀고 가운이 어깨에 걸쳐지도록 내린다. 가능한 한 바깥 부분에 닿지 않도록 한다. → 허리끈을 풀어 양옆으로 늘어뜨린다.[가운의 허리끈을 앞(복부)에 묶는 경우에는 끈을 풀고 장갑을 제거하며, 가운의 허리끈을 뒤(등)에 묶는 경우에는 장갑을 벗고 끈을 목 → 등의 순서로 푼다.] → 오른손의 손가락을 격리 가운 왼쪽 소매 밑에 넣고 손등 위로 끌어내린다. → 격리 가운의 오른쪽 소매를 왼쪽 격리 가운의 소매 속에 덮여진 손으로 잡고 끌어내린다. → 가운 안쪽에서 손을 움직여 어깨의 내면을 잡고 가운을 벗는다. 이때 절대로 가운의 바깥 면을 만져서는 안 된다. → 안쪽에서 어깨솔기를 두 손으로 잡고 가운을 붙든 후 두 손을 모은다. 깨끗한 안쪽이 바깥으로 나오도록 한쪽 어깨를 위로 해서 뒤집는다. → 일회용의 경우 격리 의료 폐기물 전용 용기에 넣고 재사용 가운의 경우는 오염 세탁물 수집 용기에 넣거나 걸어 놓은 후 손소독제로 손위생을 실시한다. → 격리실 밖으로 나와서 물과 비누로 손위생을 한다.

010 마스크 착용 방법으로 옳은 것은?

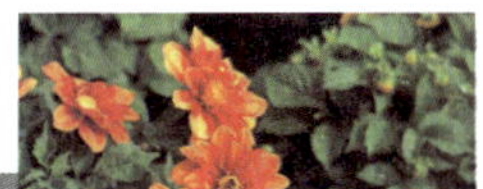

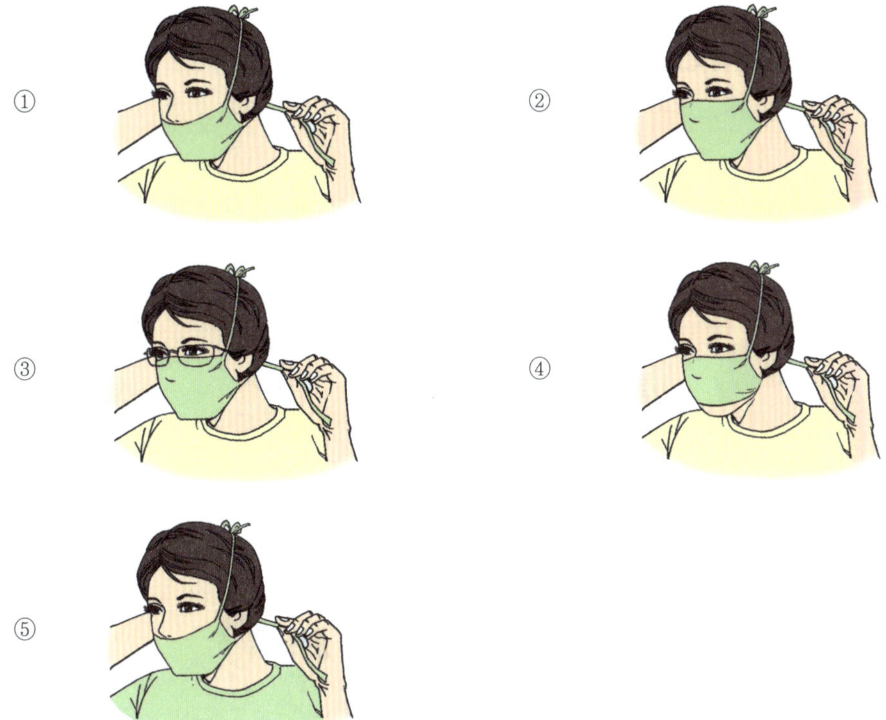

【해설】 마스크 착용 방법 : 손을 씻는다. → 마스크의 위쪽 가장자리를 콧마루 위에 놓고, 위끈부터 머리 뒤에서 단단히 묶는다. 안경을 쓴 경우는 안경 아래쪽 가장자리에 마스크의 위쪽 가장자리를 맞춘다. 마스크의 겉쪽은 오염된 것으로 간주한다. → 아래쪽 가장자리는 턱 밑까지 내려오게 하고 아래끈은 목뒤로 묶는다. → 코와 입이 완전히 가려지도록 한다. → 마스크를 모두 착용한 후 가운을 입는다.

011 흉강천자 시의 체위로 옳은 것은?

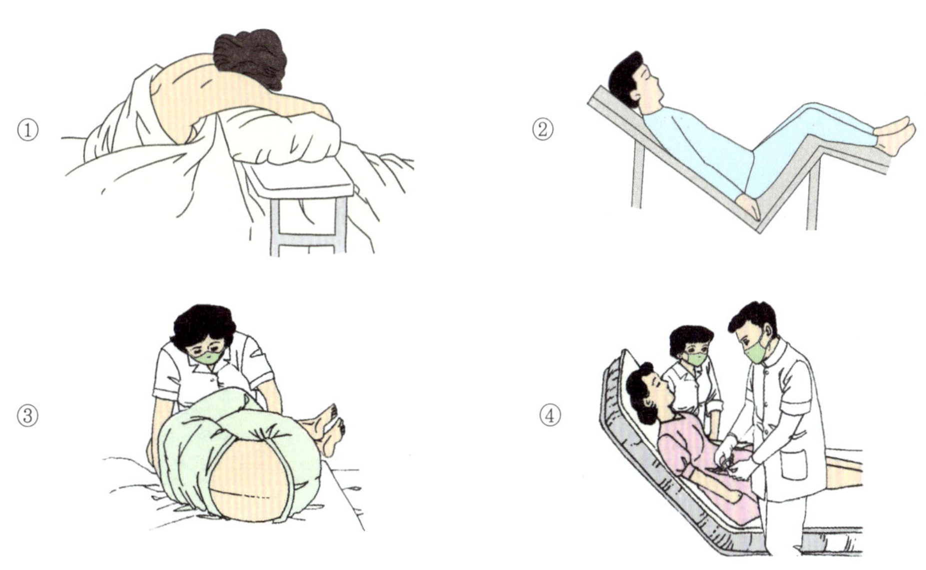

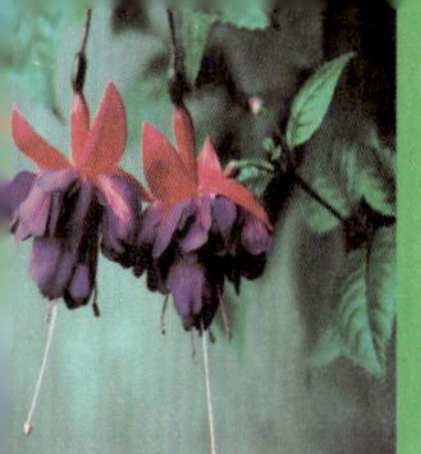

⑤ 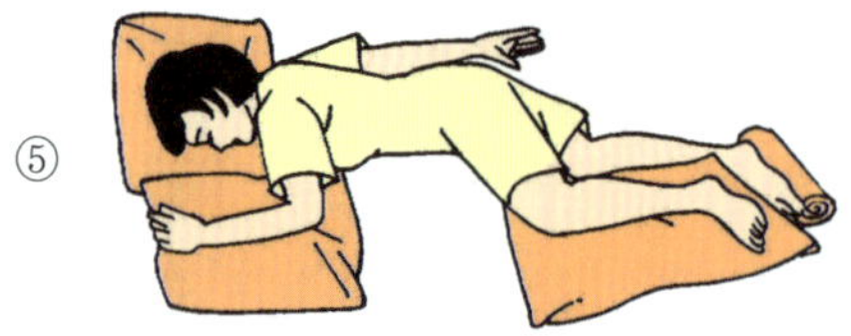

【해설】② : 잭-나이프 체위 중 등 체위, ③ : 요추천자 체위, ④ : 복수천자, ⑤ : 심스 체위(심즈 자세)

012 요추천자 시의 체위로 옳은 것은?

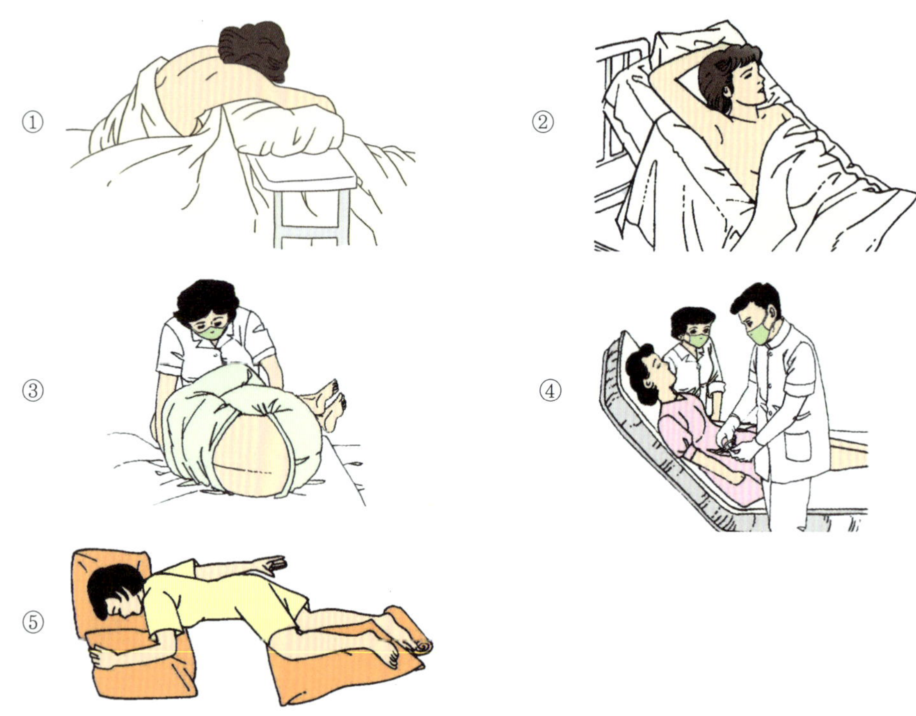

【해설】① · ② : 흉강천자 시의 체위, ④ : 복수천자, ⑤ : 심스 체위(심즈 자세)

013 복수천자는 천자침을 삽입해 복수 성분을 채취하게 되는데, 복수 배액이 지속적으로 필요시 배액 수집통의 위치는?

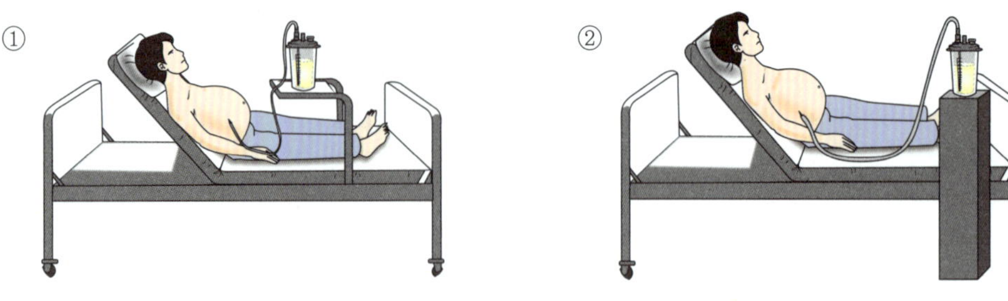

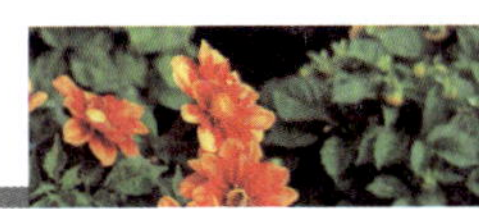

③
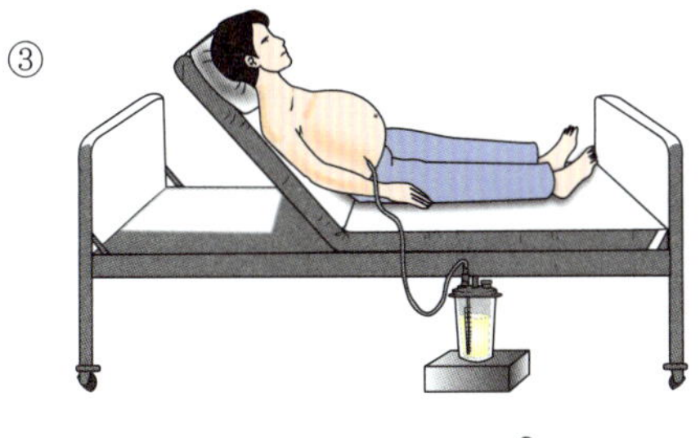

④
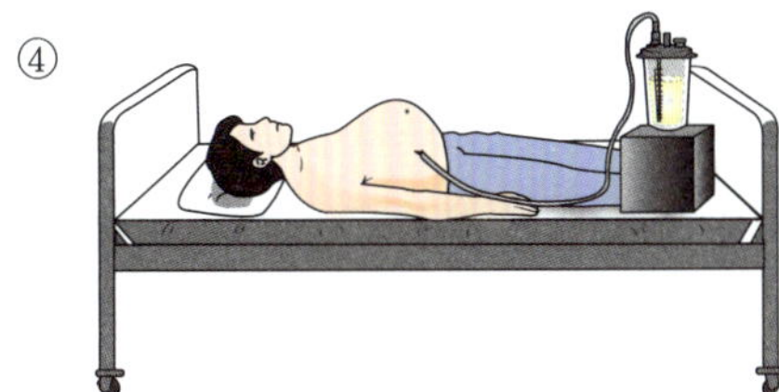

⑤
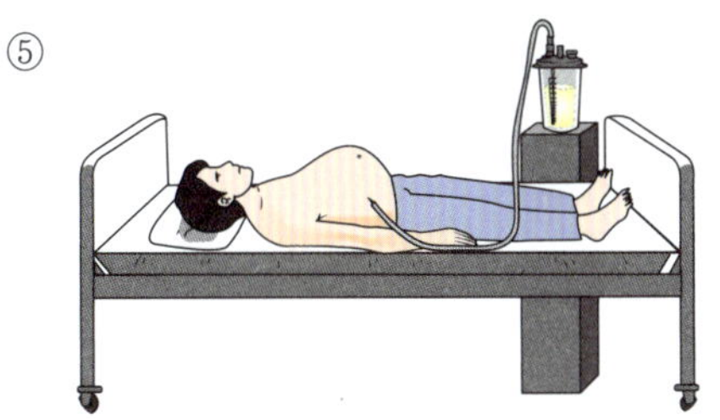

【해설】 복수천자 시 방법
- 방광 · 장관의 손상을 막기 위해 시행전에 환자에게 배설 · 도뇨하게 한다.
- 환자의 체위를 적절히 유지하도록 도와준다. 예 좌위, 반좌위, 앙와위
- 무균적으로 시행하며, 간호조무사는 시행전 · 후에 복부 둘레를 측정하여 비교한다.
- 계속 복수 배액이 필요 시 수집통을 침상 아래에 위치하게 한다.

014 다리의 외회전(external rotation)을 방지하기 위하여 사용하는 침대 보조 기구로 옳은 것은?

①
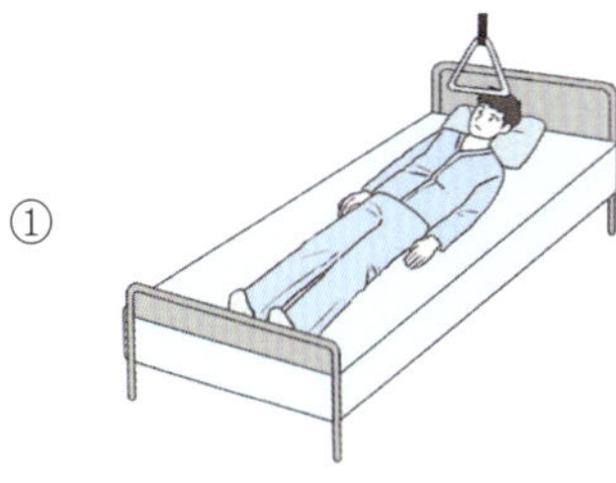

②
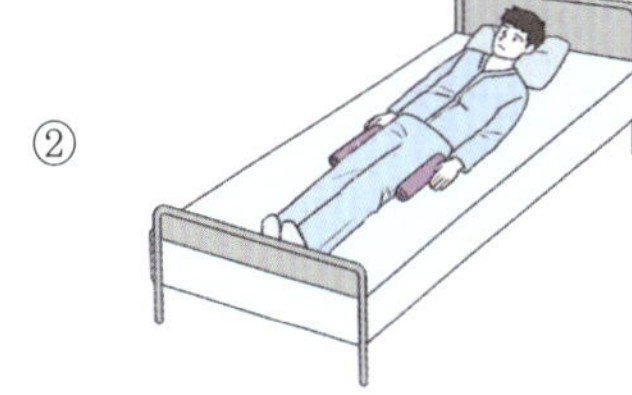

③
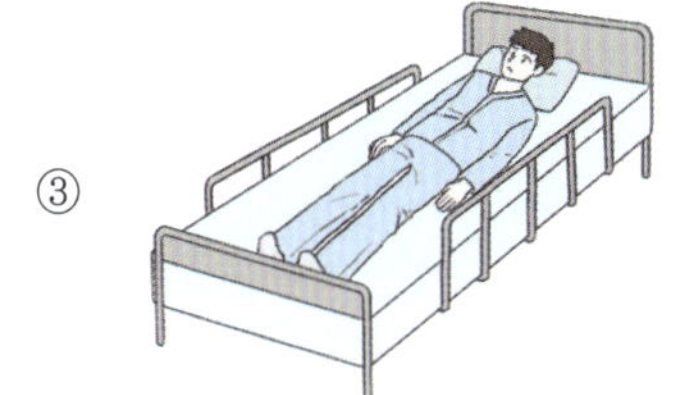

④
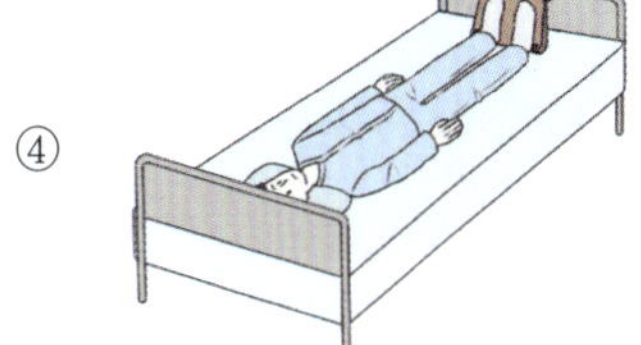

⑤
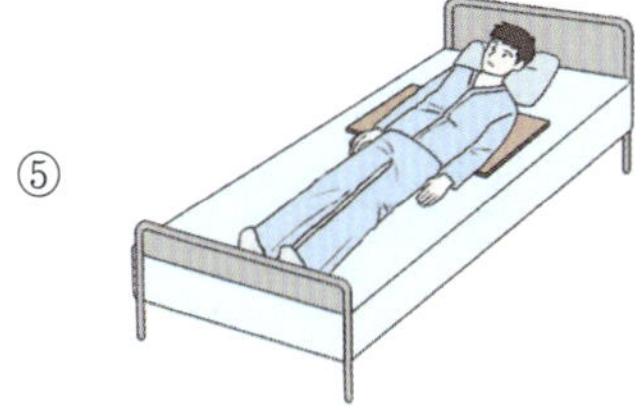

정답 12 ③ 13 ③ 14 ②

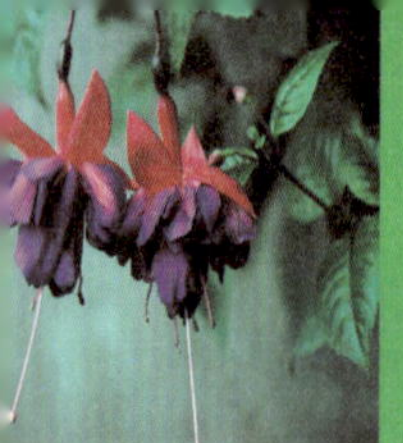

【해설】 침대 보조기구

- 골절용 판자(Fracture Board, Bed board) : 척추 손상 부위, 골절 부위를 지지해 주거나 허리 지지를 위하여 사용
- 발받침대(발지지대, Foot Board) : 발처짐(족저굴곡, foot drop)의 예방(예 무의식 환자의 등마사지를 위해 엎드려 눕힌 후 무릎 아래와 발등 사이에 쿠션을 넣어주는 경우)과 신체 선열 유지를 위하여 사용
- 손 두루마리(Hand roll) : 붕대, 스펀지 등을 손에 넣어 손 모양을 유지하고 손가락의 굴곡 상태를 유지하기 위하여 사용
- 대전자 두루마리(Trochanter roll) : 다리의 외회전(external rotation)을 방지하기 위하여 사용
- 삼각대(Trapeze bar) : 침대 위에서 스스로 운동할 수 있도록 돕는 기구
- 요람(크래들, Cradle) : 윗침구의 무게가 가해지지 않도록 하기 위해 사용 예 화상 환자
- 모래주머니(Sand bag) : 출혈의 방지나 다리의 외회전을 방지하기 위하여 사용
- 침대난간(Side rail) : 환자의 이동 시 추락을 방지하기 위하여 사용

015 척추 손상 부위, 골절 부위를 지지해 주거나 허리 지지를 위하여 사용하는 침대 보조 기구로 옳은 것은?

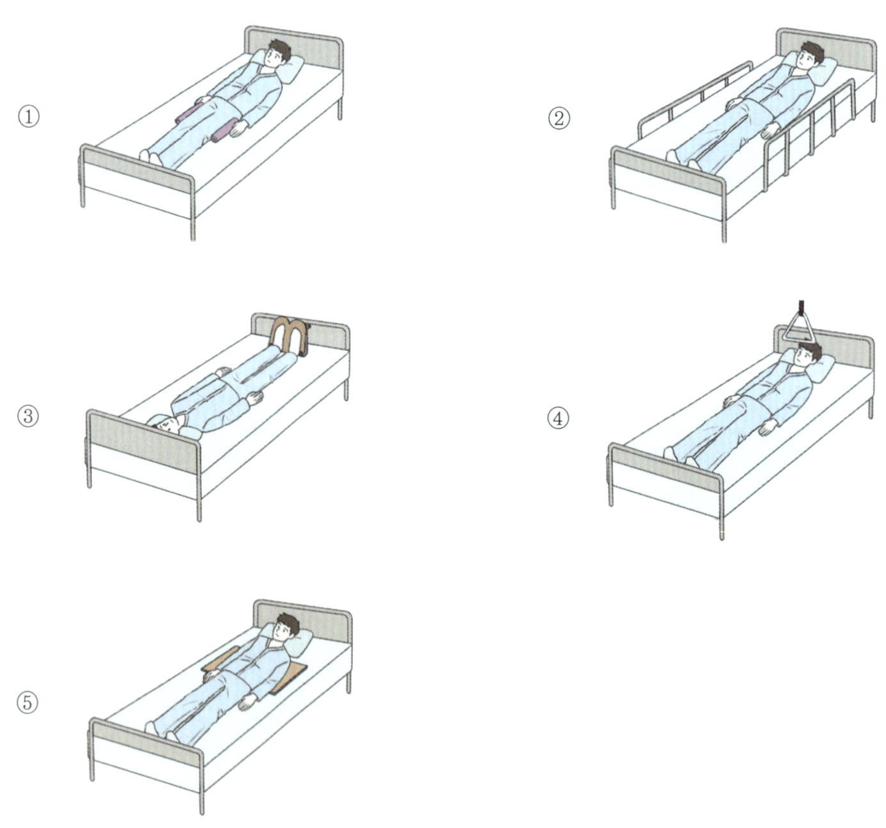

【해설】 문제 14번 해설 참조

016 발처짐(족저굴곡, foot drop)의 예방과 신체 선열 유지를 위해 사용하는 침대 보조 기구로 옳은 것은?

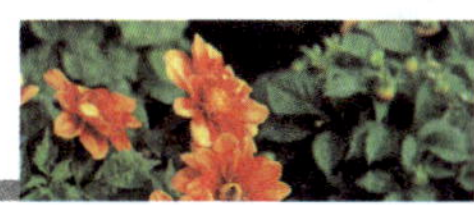

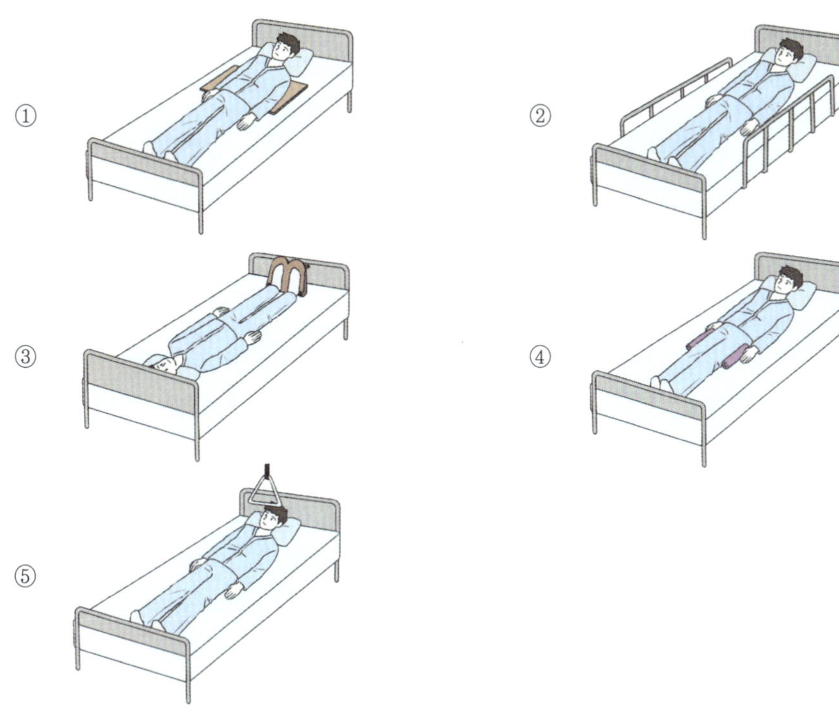

【해설】 문제 14번 해설 참조

017 다음의 〈그림〉과 관련이 깊은 침대로 옳은 것은?

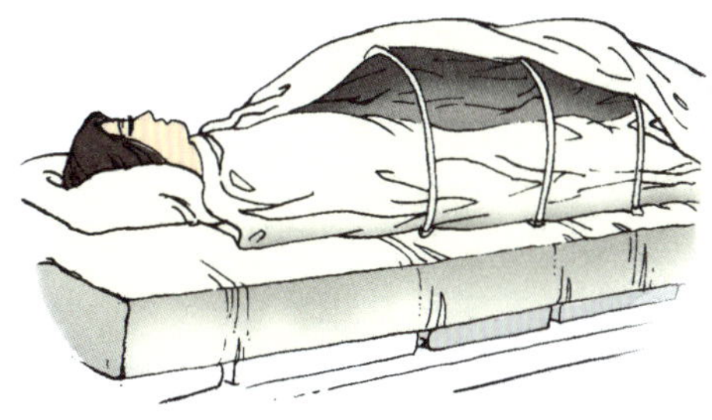

① 골절 환자 침대
② 크래들(요람) 침대
③ 개방 침대
④ 빈 침대
⑤ 사용 중 침대

【해설】 크래들(요람) 침대

- 크래들(요람)은 쇠나 나무로 만들어진 반원형의 침구 버티개를 말하며 사용 부위에 따라 크기가 다르다.
- **목적** : 윗침구의 무게로 인해 압박감을 느끼지 않도록 하기 위함이며, 특별 치료 시 침구가 직접 몸에 닿지 않도록 하기 위함이다. 예 화상, 피부염, 궤양, 피부 이식 환자

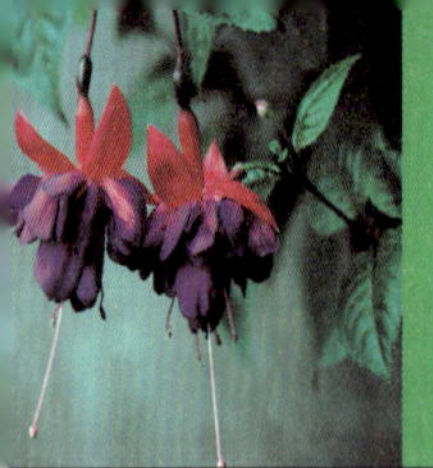

018 침대 목욕의 방법으로 옳은 것은?

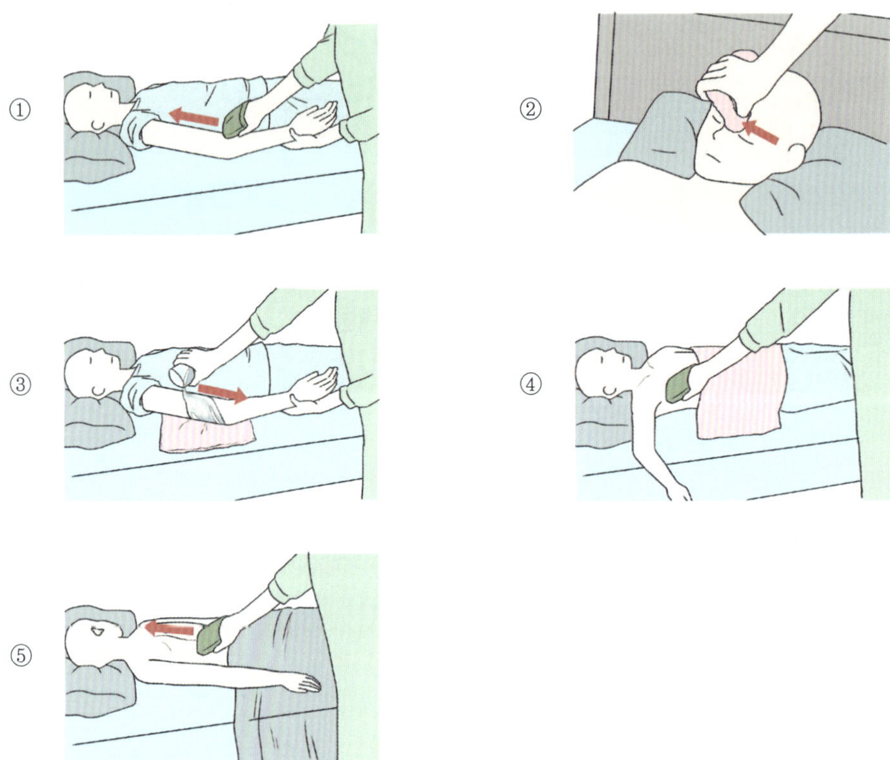

【해설】 세수수건을 가슴 위에 펴고 물수건을 적셔 눈, 코, 뺨, 입, 이마, 턱, 귀, 목을 빠짐없이 순서대로 닦아 준다.(환자가 할 수 있으면 손에 쥐어 준다.) 이때 비루관의 감염 방지를 위해 눈은 안쪽에서 바깥쪽으로 닦되 눈곱이 끼어 있을 경우에는 눈곱이 끼지 않은 쪽부터 닦는다. 비누는 사용하지 않는다. 상지를 닦을 때는 팔에서 어깨 쪽으로 닦고, 팔은 목욕수건을 반대쪽 팔 밑에 깔고 하박에서 상박으로 씻어 낸 후 잘 말리며, 하지는 발끝에서 허벅지 쪽으로 닦는다. 손은 대야물에 담그고 씻을 수 있도록 목욕수건을 깐 위에 대야를 놓고 물 속에서 씻기고 말린다. 등과 둔부는 옆으로 눕게 하여 목 뒤에서 둔부까지 닦아 주고 손톱을 청결히 한다. 목욕수건으로 가슴을 덮고 목욕담요를 허리까지 내린 후 수건 밑에서 가슴과 겨드랑이 부분을 씻고 잘 말린다.

019 침대 목욕 시 복부 닦는 방법으로 옳은 것은?

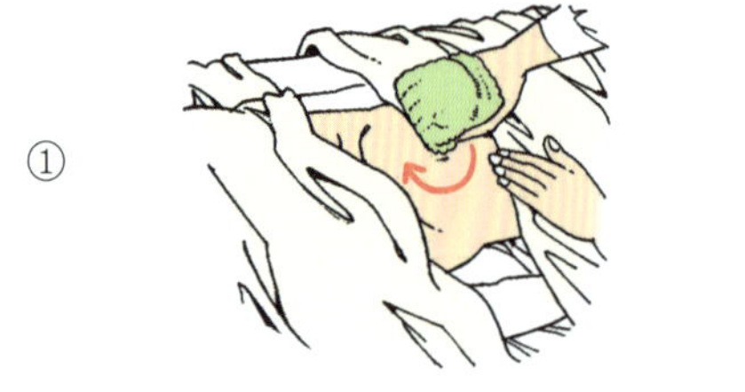

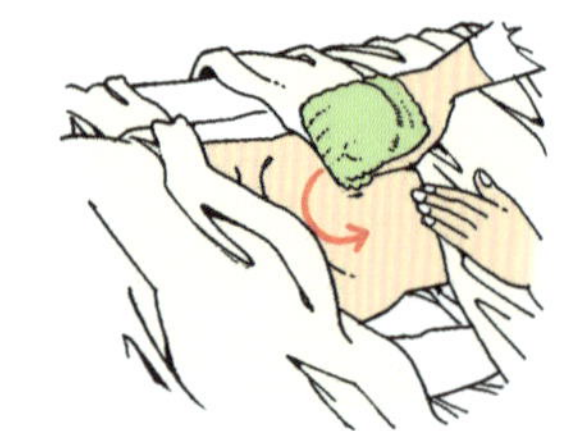

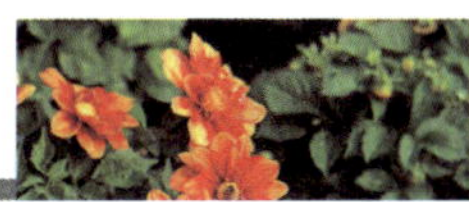

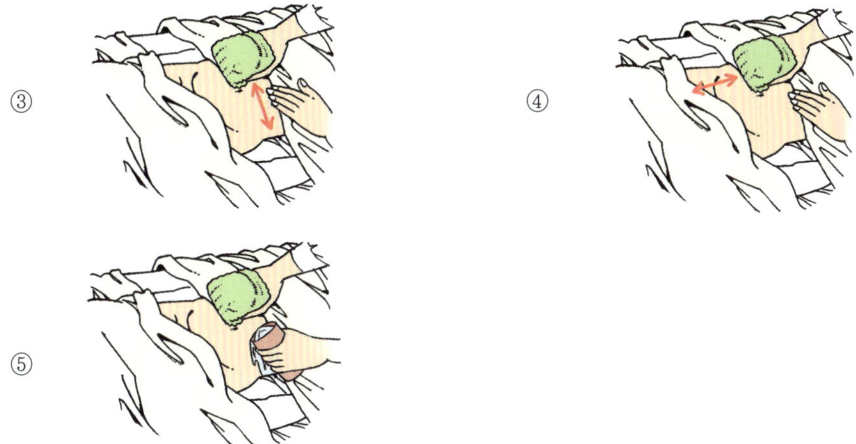

【해설】 목욕담요를 밑으로 접어 내린 뒤 장운동을 활발하게 하여 배변에 도움이 될 수 있도록 배꼽을 중심으로 시계 방향에 따라 마사지하듯 복부를 씻고 목욕담요로 가슴과 복부를 덮어 준다.

020 신체를 부드럽고 길게 문지르는 다음 그림의 마사지 방법으로 옳은 것은?

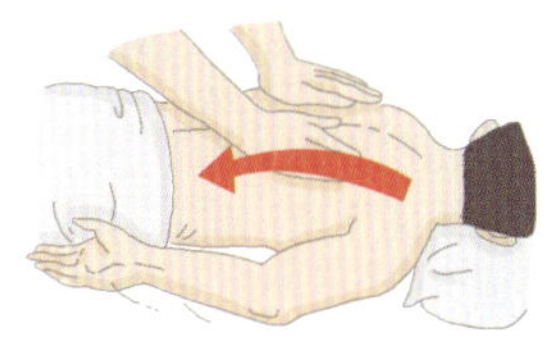

① 유날법
② 경찰법
③ 경타법
④ 지압법
⑤ 윤활법

【해설】 마사지의 종류
- **경찰법** : 신체를 부드럽고 길게 문지르는 마사지 방법이다.
- **유날법** : 척추를 사이에 두고 전체 등의 피부를 골고루 집는 마사지 방법이다.
- **지압법** : 양 엄지손가락으로 둥글게 원을 그리면서 누르는 마사지 방법이다.
- **경타법** : 손가락이나 손으로 등을 가볍게 때리는 마사지 방법이다.

021 대상자의 손 · 발톱을 손질한 그림 중 깎은 모양이 옳은 것은?

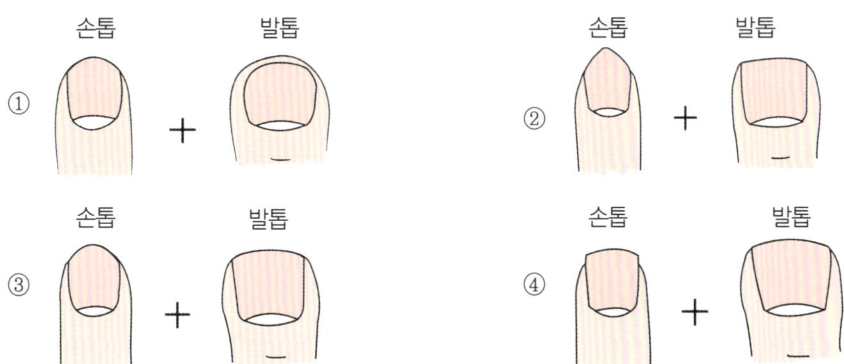

정답 18 ① 19 ① 20 ② 21 ③

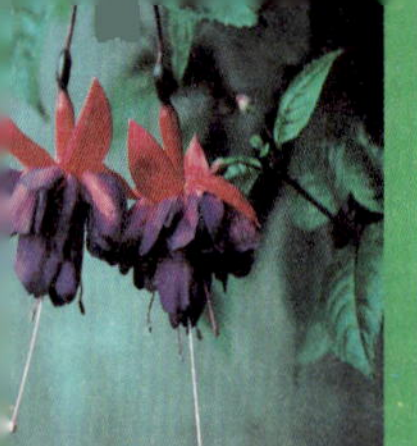

손톱 발톱

⑤ 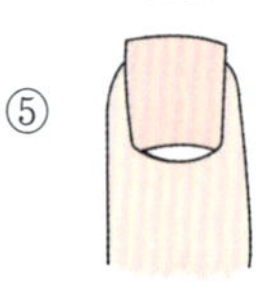 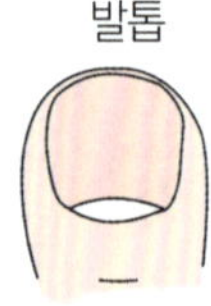

【해설】 대상자의 손 · 발톱 깎기 : 손톱깎이로 손톱은 둥근 모양으로, 발톱은 일자로 자른다.

022 전체 의치(틀니)를 보관하는 방법으로 옳은 것은?

① 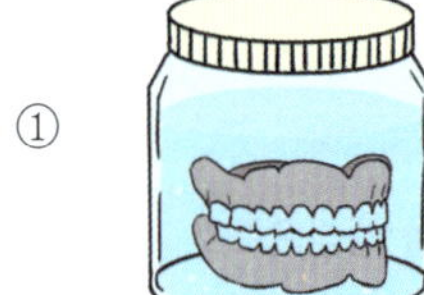

② 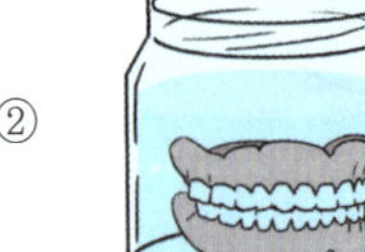

③ 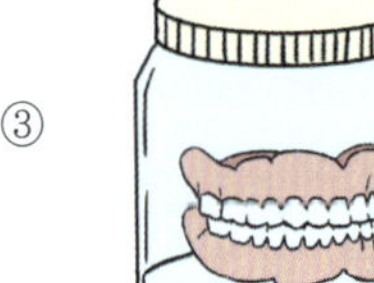

④ 

⑤ 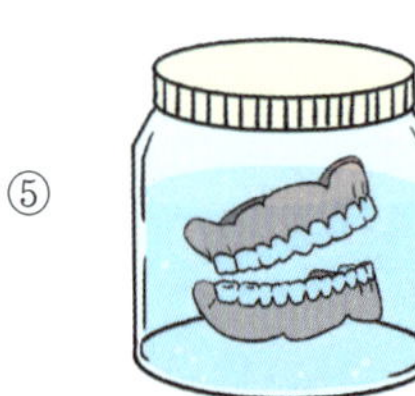

【해설】 의치(틀니) 보관법

- 의치(틀니)를 사용하지 않는 동안은 맑은 찬물이 담긴 거즈나 솜이 깔린 뚜껑 있는 컵이나 그릇 속에 넣어 안전한 곳에 보관한다.
- 수술실에 갈 때 무의식 · 경련 환자일 경우 의치(틀니)가 기도로 넘어가 질식할 우려가 있기 때문에 의치(틀니)를 반드시 빼놓는다. 이 의치(틀니)는 세척한 후 컵에 담고 이름표를 붙이도록 한다.

023 다음의 그림은 배변 돕기 시 환자가 엉덩이를 스스로 들어 올릴 수 없는 경우이다. 그 설명이 옳은 것은?

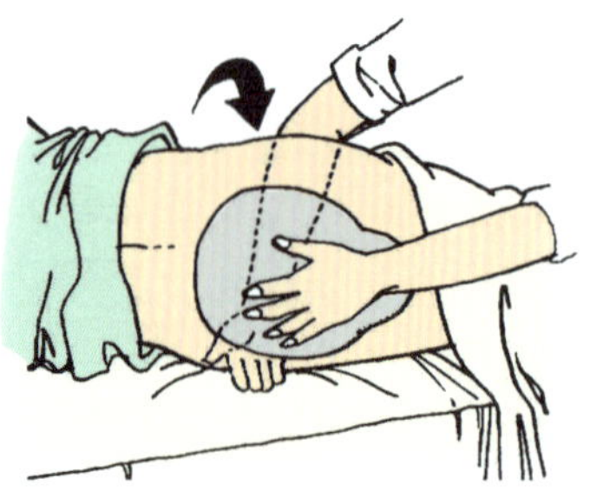

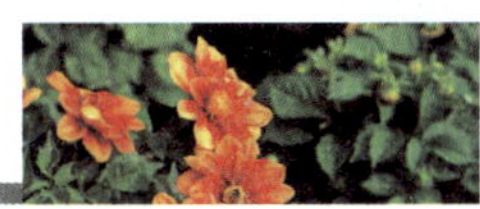

① 기저귀를 채워 주고 난 후 용변이 끝나면 씻어 준다.
② 환자의 엉덩이를 들어 올려 손으로 받친 후 변기를 아래에 넣는다.
③ 환자 스스로 변기를 사용할 수 있도록 옆에서 지켜본다.
④ 측위로 뉘었다가 변기를 대어 준 후 앙와위로 바꿔 준다.
⑤ 환자를 앉게 한 후 변기 위에 올라앉게 도와준다.

【해설】 환자가 엉덩이를 스스로 들어 올릴 수 없는 경우라면 환자가 간호조무사 쪽으로 등을 대고 옆으로 눕는 자세를 취하게 한 후 엉덩이에 대변기를 대준다. 한 손은 변기에 대고 다른 손은 환자 엉덩이를 완전히 감싸듯이 환자 몸의 앞쪽으로 넣어 반대쪽 엉덩이에 밀어 넣는다. 변기를 대어준 후 금기가 아니라면 침대머리를 30。정도 올려 주고, 침대 난간을 올려 준다.

024 유치 도뇨 환자의 소변 배액 주머니를 침대에 연결시킨 모습이 옳은 것은?

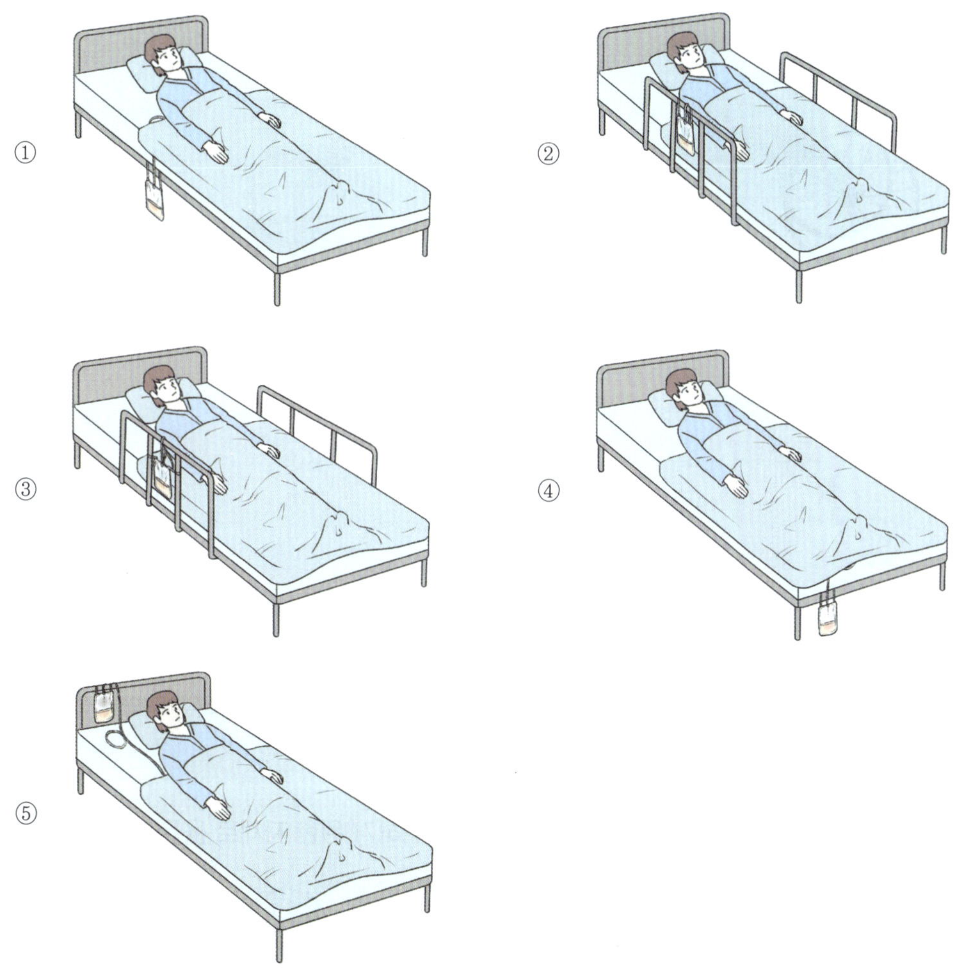

【해설】 소변 배액 주머니는 침대 난간에 매달지 않고 침대 틀 밑에 매달도록 한다.

정답 22 ① 23 ④ 24 ①

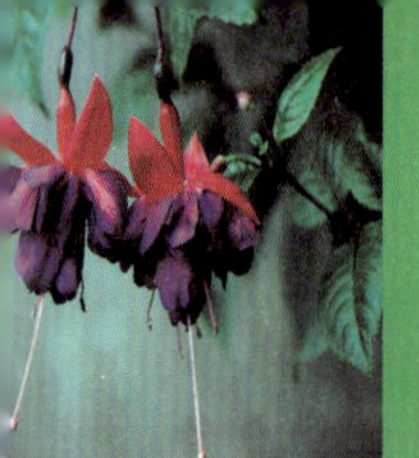

025 유치도뇨관을 사용하는 대상자의 소변주머니 위치가 옳은 것은?

①

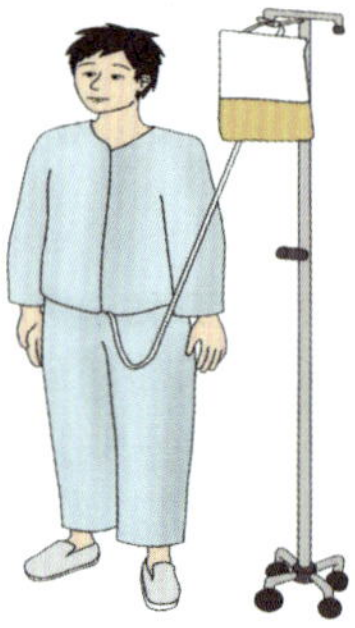

②

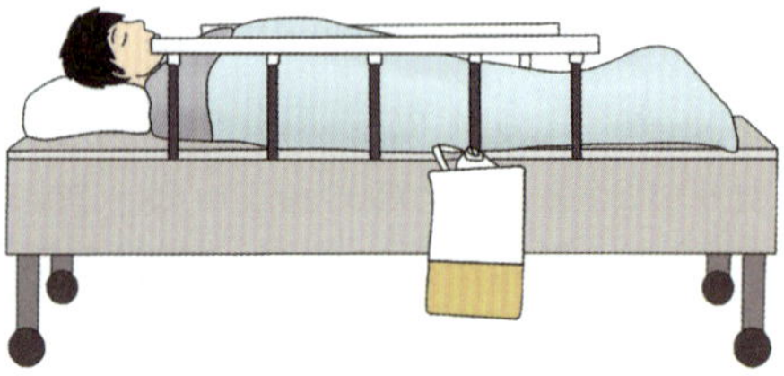

③

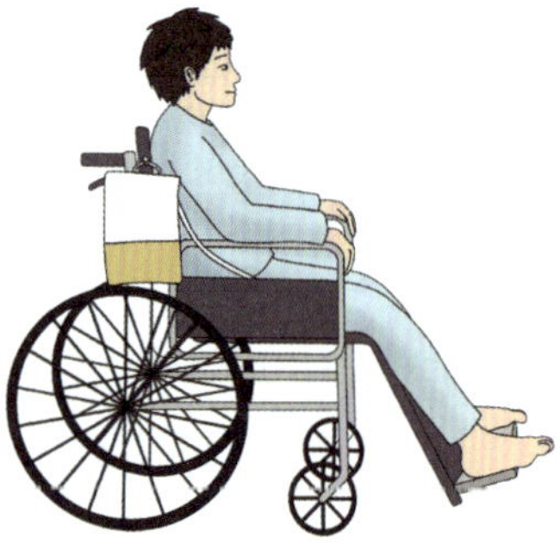

④

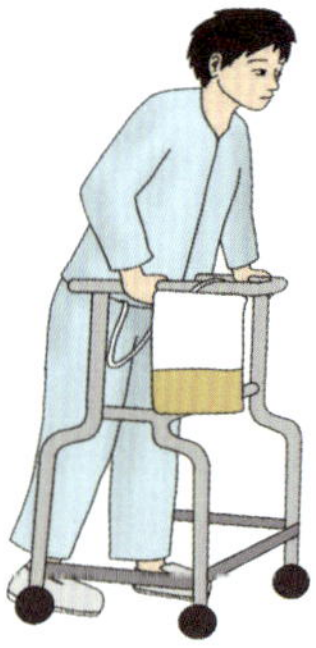

⑤

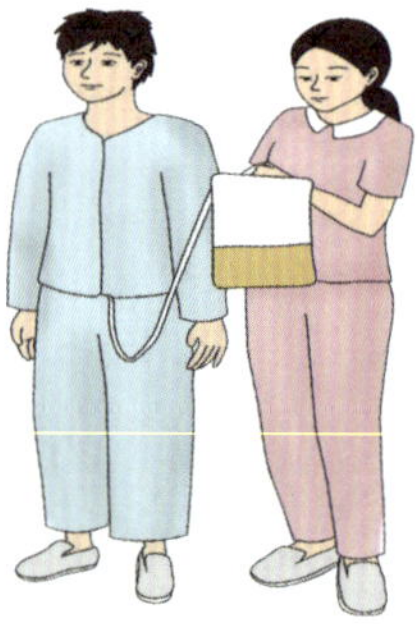

【해설】 소변 배액 주머니는 3/4 이상 채우지 않도록 하며, 항상 방광의 위치보다 아래에 놓아 중력에 의해 소변이 흐르게 함으로써 소변이 역류되지 않게 하거나 요로 감염을 방지해야 한다.

026 모든 체위의 기초로서, 척추 천자 후 요통이나 두통을 방지하기 위한 자세로 옳은 것은?

① 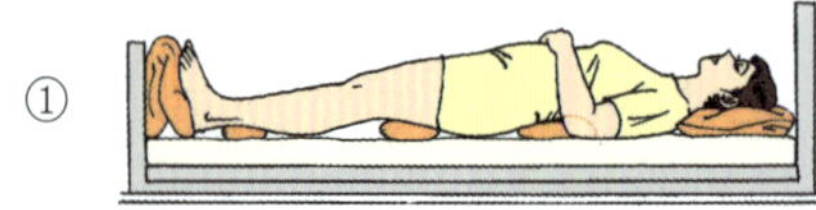

② 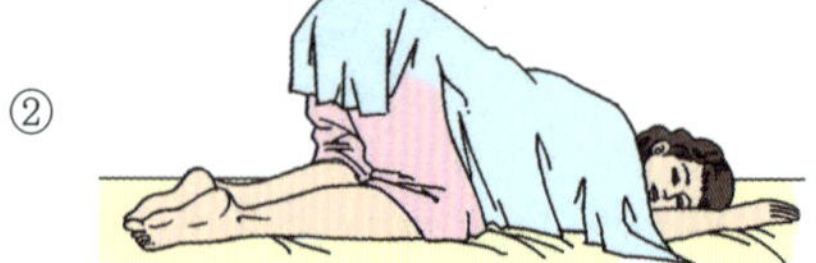

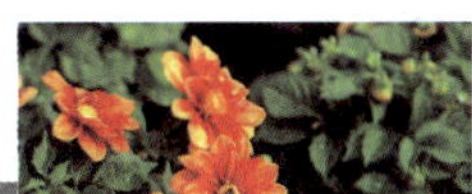

③ 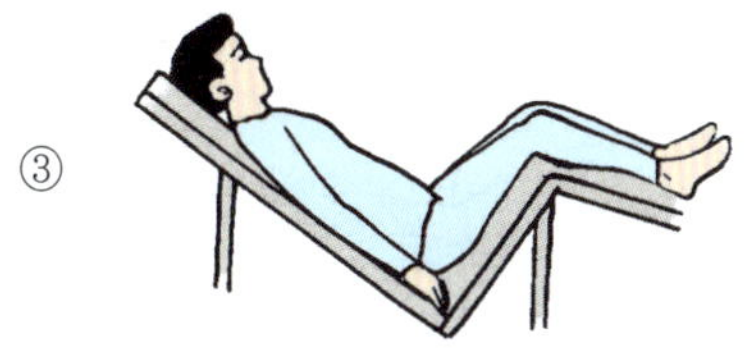

④ 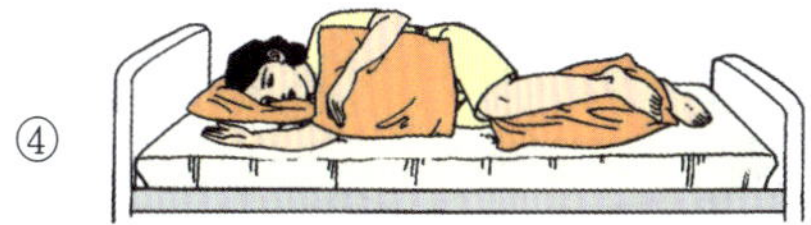

⑤ 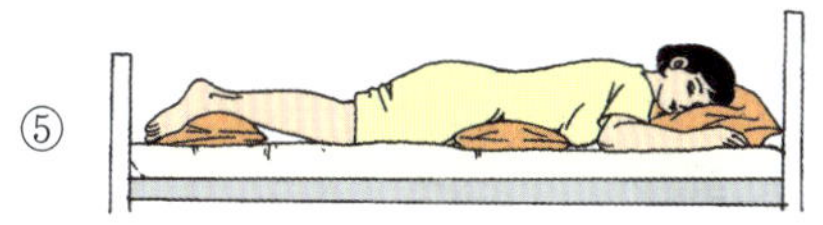

【해설】 바로누운 자세(앙와위 supine 또는 배위 dorsal position)

- 이 체위는 모든 체위의 기초이다. 앙와위와 배위는 혼용되어 사용되며 엄격히 말하면 머리와 어깨를 지지하지 않을 때를 앙와위라고 한다.
- 목적
  - 휴식 또는 수면 시에 편안감을 주기 위함이다.
  - 척추 수술 또는 척추 손상 시 척추 선열을 유지하기 위함이다.
  - 척추 천자 후 요통이나 두통을 방지하기 위함이다.
  - 남성의 인공 도뇨 시와 복부 검사 시에 적절한 체위를 유지하기 위함이다.

027 호흡곤란 환자나 흉부 수술 또는 심장 수술 후에 환자를 편하게 하기 위한 자세로 옳은 것은?

① 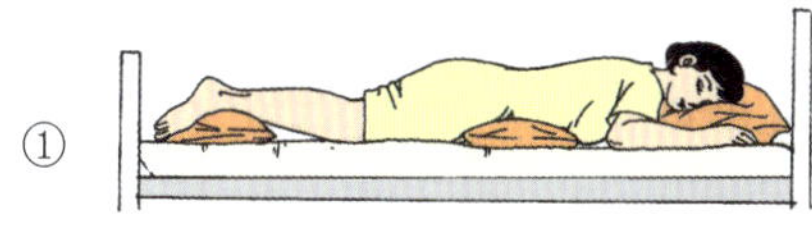

② 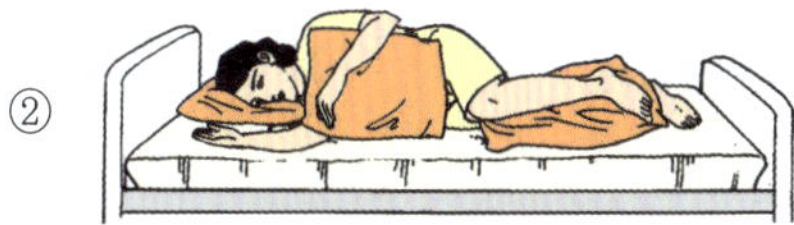

③ 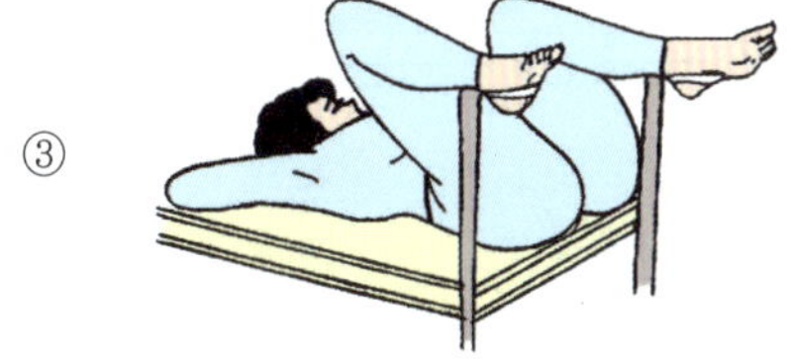

④ 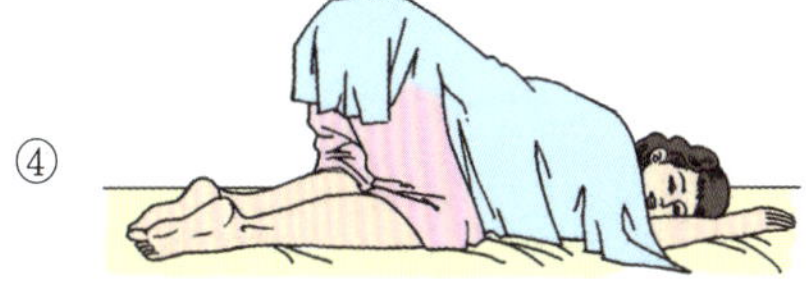

⑤ 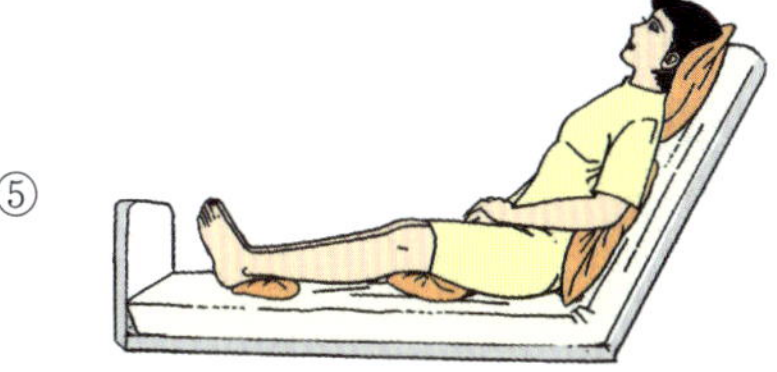

【해설】 파울러 자세(Fowler's position, 반좌위)

- **특징** : 일반적인 파울러 자세(반좌위)는 45°로 올린 상태이다.
- **목적** : 폐 확장을 최대로 하여 호흡곤란 환자, 흉부 수술 또는 심장 수술 후에 환자를 편안하게 하고, 자궁의 산후질분비물 배출을 촉진하기 위함이다.

정답 25 ② 26 ① 27 ⑤

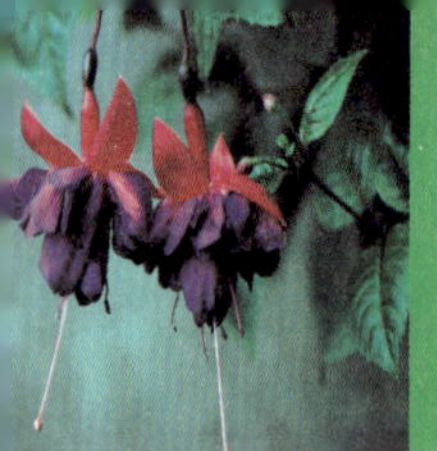

028 복부 검사, 질 검사, 여자의 인공 도뇨 시와 회음열 요법 시 취해야 하는 자세로 옳은 것은?

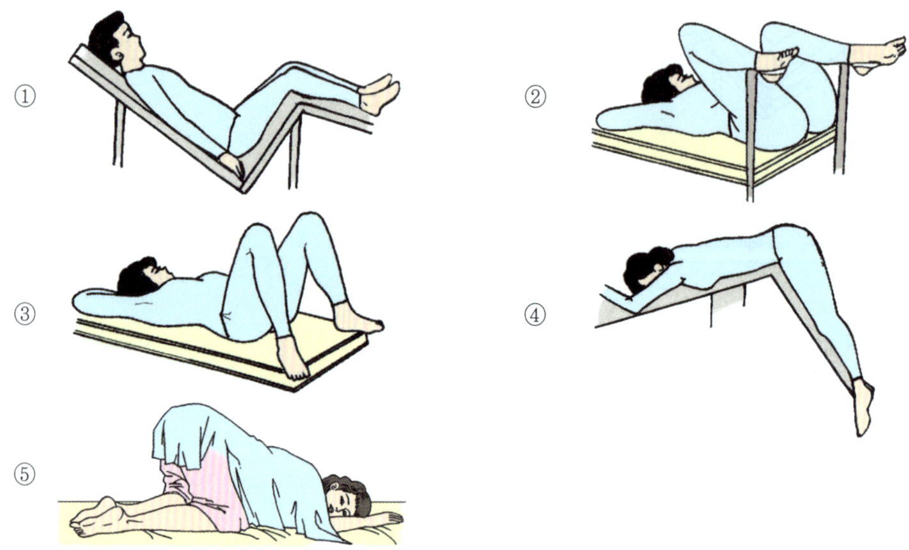

【해설】 배횡와위(Dorsal recumbent position)

- 목적 : 이 체위는 복부 검사, 질 검사, 여자의 인공 도뇨 시와 회음열 요법 시 적절한 자세를 유지하기 위함이다.
- 방법 : 등을 대고 눕게 한다. → 다리를 약간 벌린다. → 발바닥을 침대에 붙이고 무릎을 구부린다.

029 산후 자궁후굴 예방, 자궁 내 태아 위치 교정, 월경통 완화를 위한 자세로 옳은 것은?

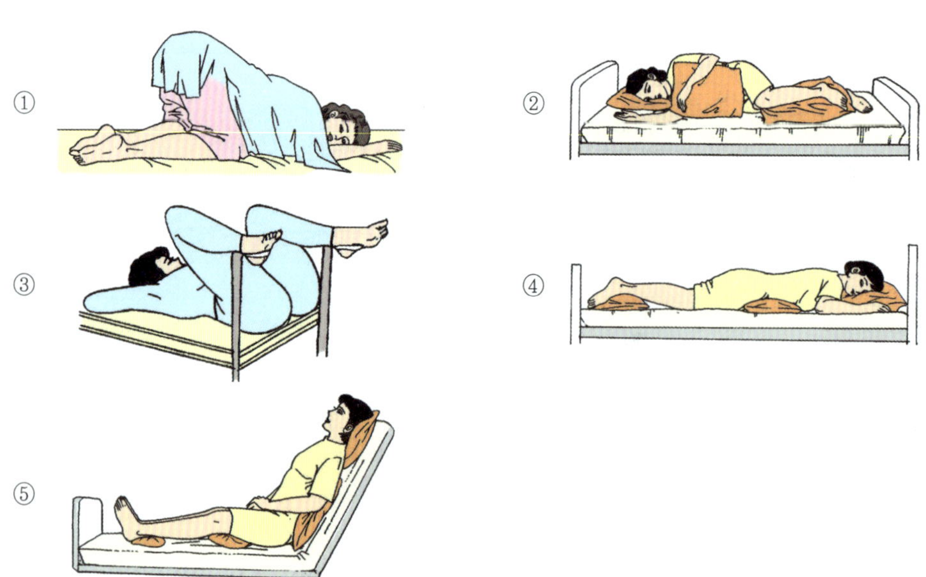

【해설】 무릎가슴 자세(슬흉위, knee-chest position) : 무릎가슴 자세는 나이 든 사람에게는 매우 힘든 자세이므로 모든 기구가 준비되어 시작할 때까지 미리 체위를 취하지 않는다.

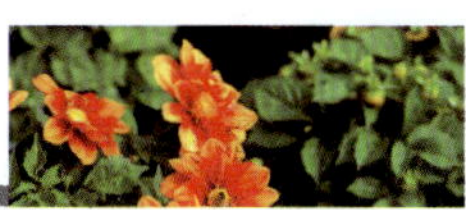

030 저혈당으로 쇼크에 빠졌을 때 취하는 체위로 옳은 것은?

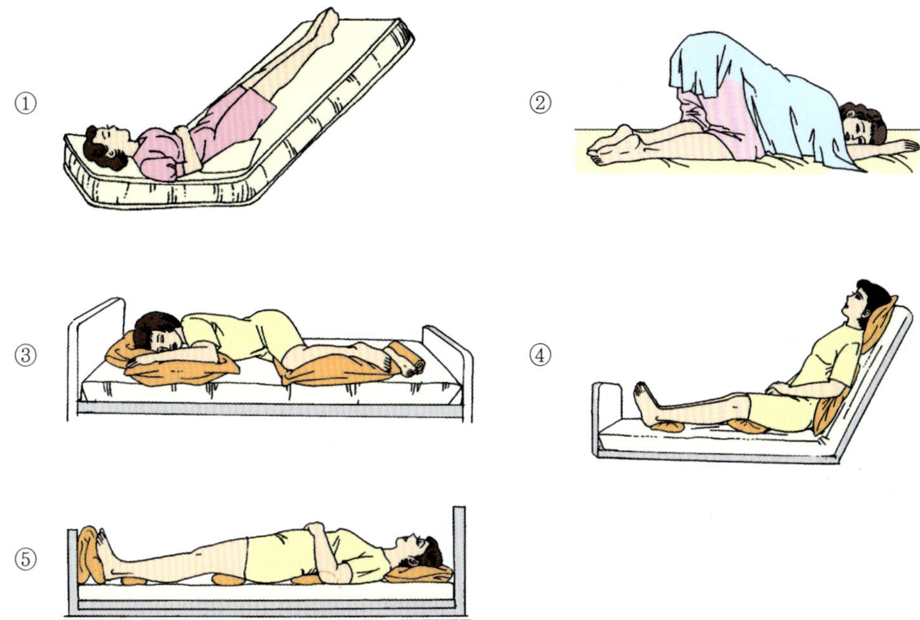

【해설】 트렌델렌부르크 자세(Trendelenburg's postion) : 복부 진찰, 쇼크 시 신체 하부의 혈액을 심장으로 모으기 위해 취해 주는 체위이다.

031 머리와 목의 능동적 관절 범위 운동에서 과신전에 해당되는 것은?

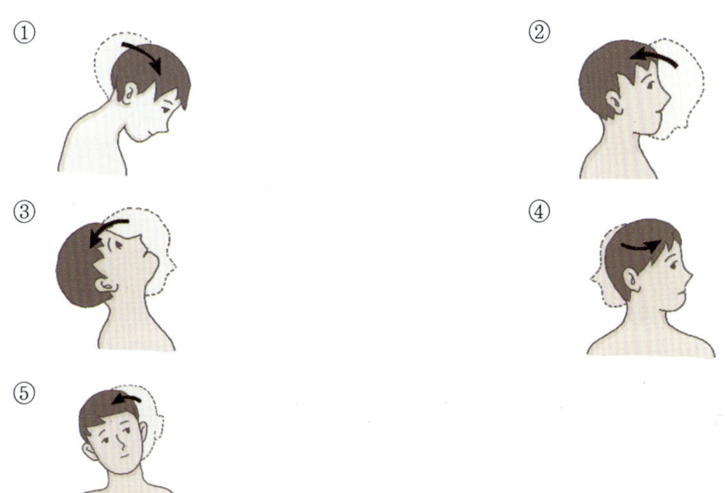

【해설】 ① : 굴곡(45~50°), ② : 신전(45~50°), ③ : 과신전(10°), ④ : 회전(70~80°), ⑤ : 측면굴곡(측방굴곡, 40~45°)

정답 28 ③ 29 ① 30 ① 31 ③

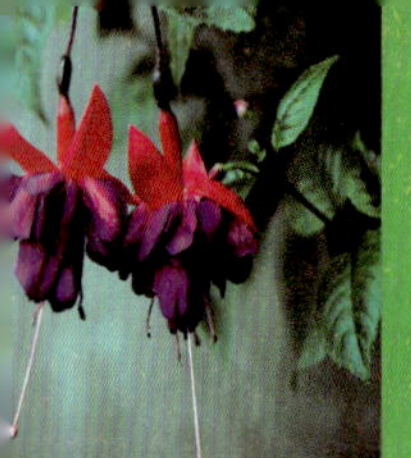

032 다음과 같은 목관절 움직임에 해당되는 것은?

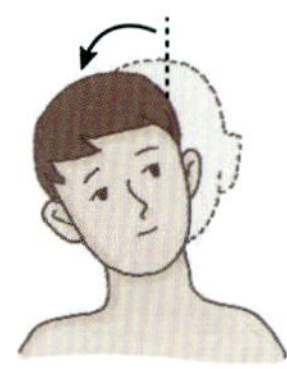

① 측방굴곡
② 과신전
③ 외회전
④ 외번
⑤ 외전

【해설】 문제 31번 해설 참조

033 어깨의 능동적 관절 범위 운동에서 굴곡에 해당되는 것은?

①
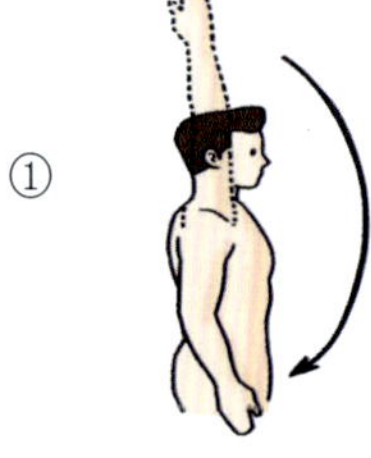

②
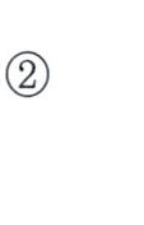

③
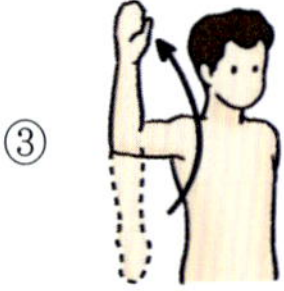

④

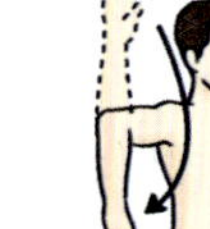

⑤
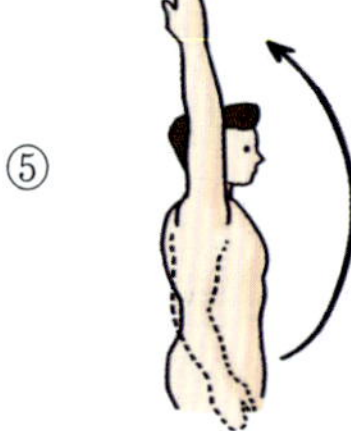

【해설】 ① : 신전(180°), ② : 과신전(50°), ③ : 외회전(90°), ④ : 내회전(90°), ⑤ : 굴곡(180°)

034 다음 중 능동적 고관절의 운동 범위(관절 가동 범위)운동에서 외전 운동에 해당하는 그림은?

①
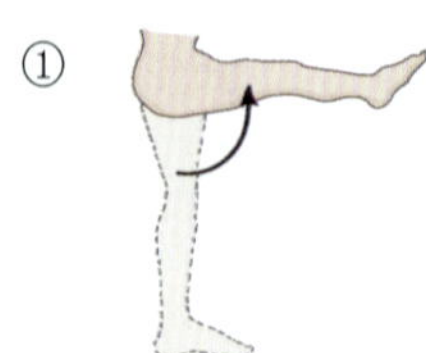

②
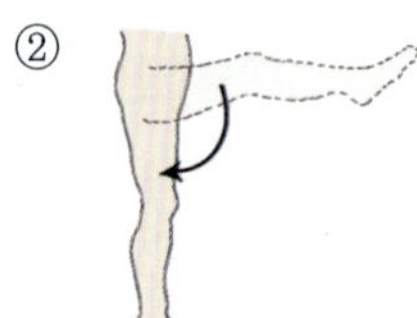

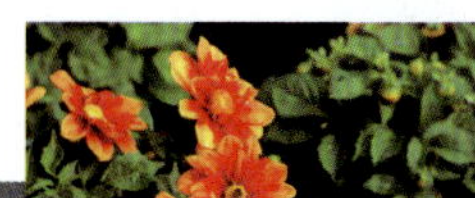

③ 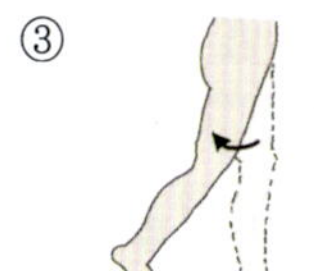 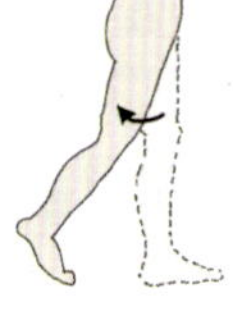

④ 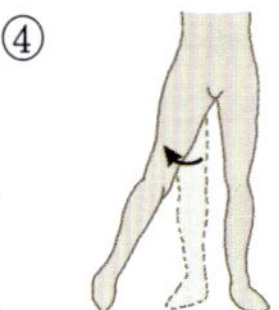

⑤ 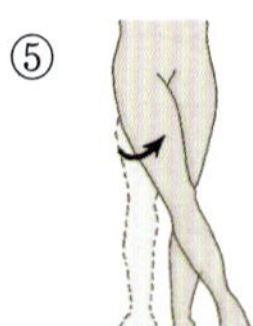

【해설】 ① : 굴곡, ② : 신전, ③ : 과신전, ④ : 외전, ⑤ : 내전

035 발목의 능동적 관절 범위 운동에서 족저굴곡에 해당되는 그림은?

① 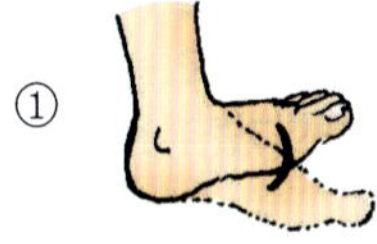

② 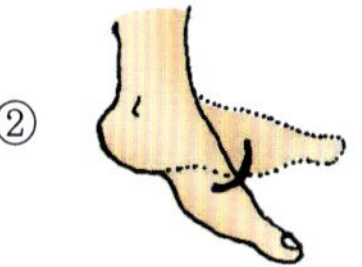

③ 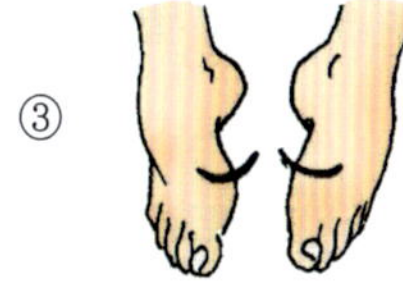

④ 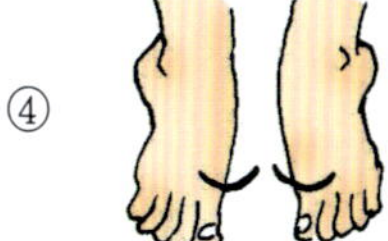

⑤ 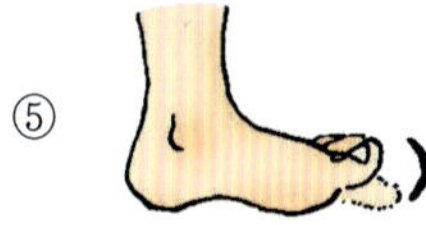

【해설】 ① : 족배굴곡(20°), ② : 족저굴곡(45~50°), ③ : 내번(40~50°), ④ : 외번(15~20°), ⑤ : 발가락의 신전(35~60°)

036 발목 부위 관절가동범위 중 아래 그림과 관련이 있는 운동으로 옳은 것은?

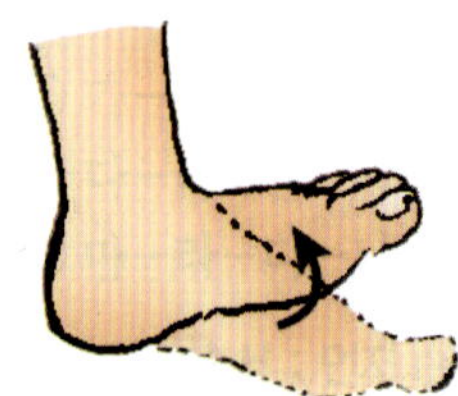

① 발처짐(족저굴곡)
② 내번
③ 등쪽굽힘(족배굴곡)
④ 외번
⑤ 측방굴곡

【해설】 문제 35번 해설 참조

정답 32 ① 33 ⑤ 34 ④ 35 ② 36 ③

037 무릎의 능동적 관절 범위 운동에서 내회전에 해당되는 그림은?

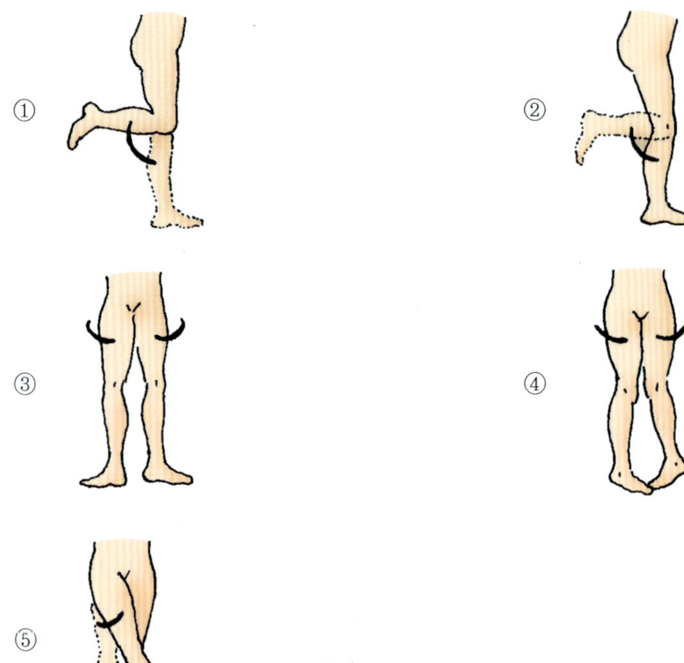

【해설】 ① : 굴곡(120~130°), ② : 신전(120~130°), ③ : 외회전(90°), ④ : 내회전(90°), ⑤ : 고관절의 내전(20~30°)

038 능동적 관절 가동 범위 중 고관절의 외회전으로 옳은 것은?

①
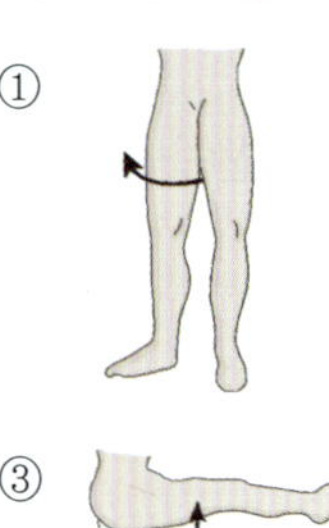

②
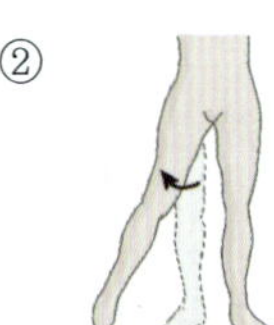

③
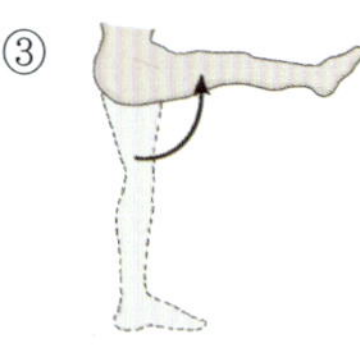

④
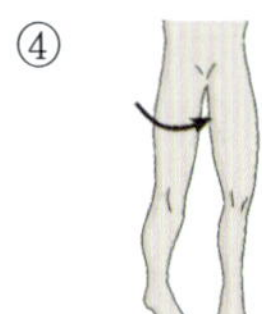

⑤
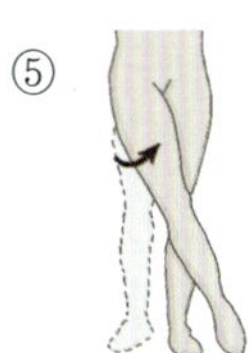

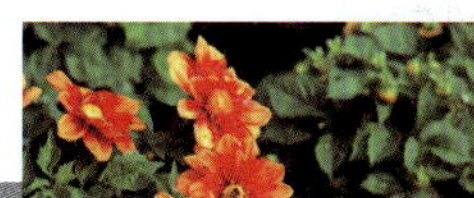

【해설】 ① : 외회전(90°), ② : 외전(40~50°), ③ : 굴곡(90~120°), ④ : 내회전(90°), ⑤ : 내전(20~30°)

039 발가락의 능동적 관절 범위 운동에서 외전에 해당되는 것은?

①
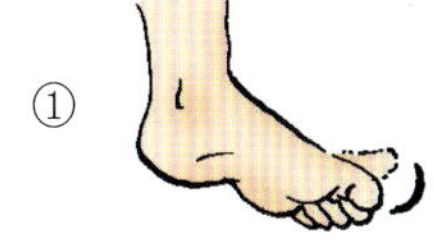

②
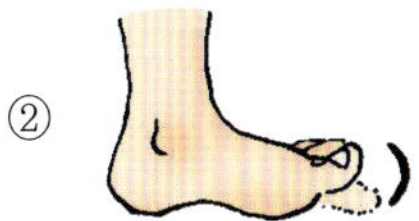

③
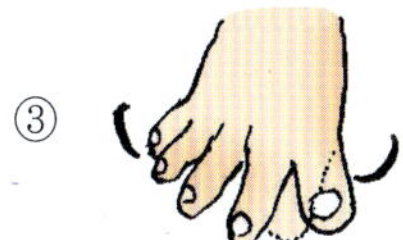

④
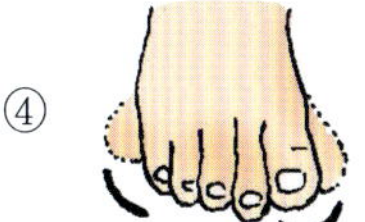

⑤
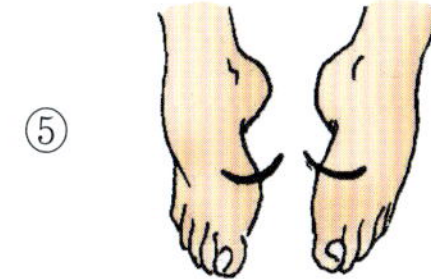

【해설】 ① : 굴곡(35~60°), ② : 신전(35~60°), ③ : 외전(0~15°), ④ : 내전(0~15°), ⑤ : 발목의 내번(40~50°)

040 팔꿈치의 능동적 관절 범위 운동에서 신전에 해당되는 그림은?

①
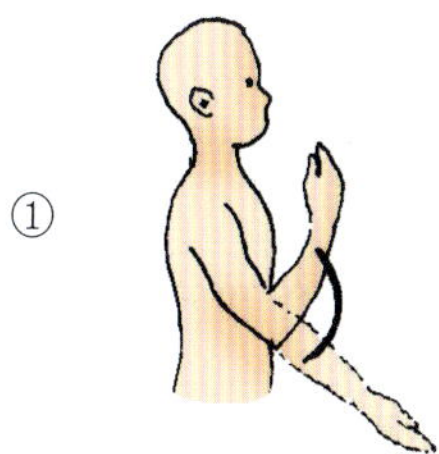

②
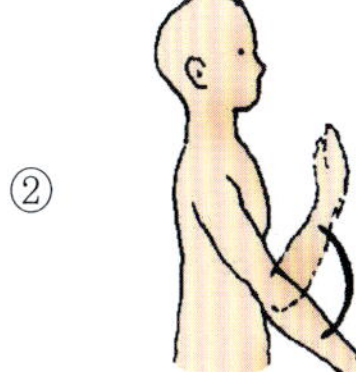

③
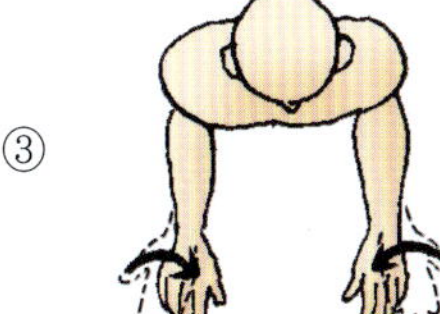

④
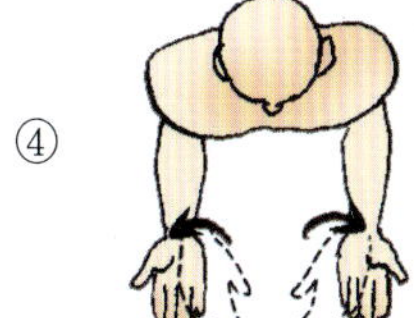

⑤
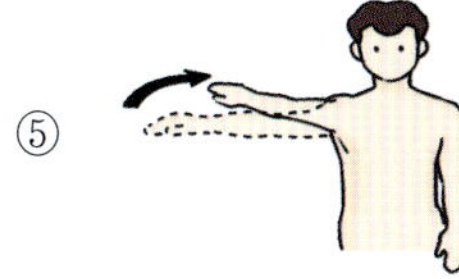

【해설】 ① : 굴곡(150°), ② : 신전(150°), ③ : 전완의 회내(70~90°), ④ : 전완의 회외(70~90°), ⑤ : 어깨의 수평외전(30~45°)

정답 37 ④ 38 ① 39 ③ 40 ②

041 손목의 능동적 관절 범위 운동에서 과신전에 해당되는 그림은?

① 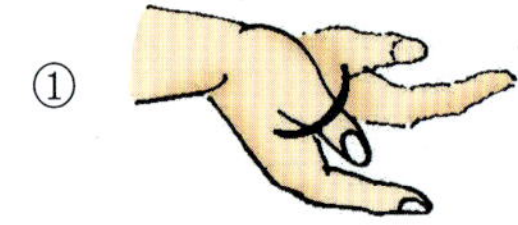

② 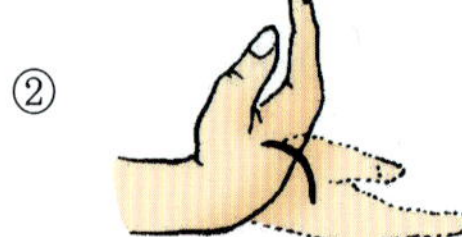

③ 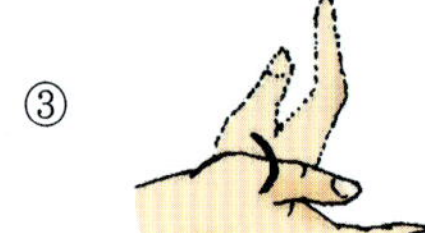

④ 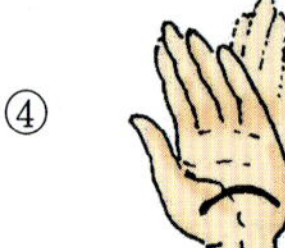

⑤ 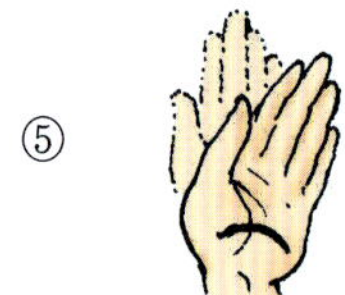

【해설】 ① : 과신전(70~90°), ② : 굴곡(80~90°), ③ : 신전(80~90°), ④ : 외전(0~20°), ⑤ : 내전(0~20°)

042 엄지손가락의 능동적 관절 범위 운동에서 외전에 해당되는 그림은?

① 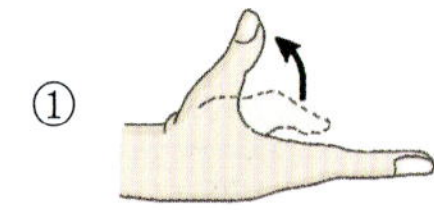

② 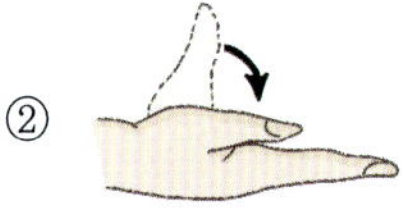

③ 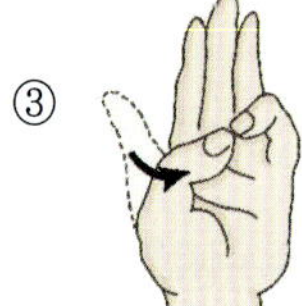

④ 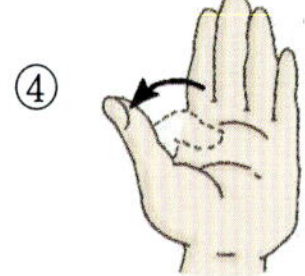

⑤ 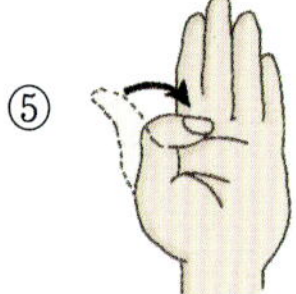

【해설】 ① : 외전(30°), ② : 내전(30°), ③ : 대립, ④ : 신전(90°), ⑤ : 굴곡(90°)

043 신체 부위별 관절 운동에서 척주의 측면 굴곡에 해당되는 그림은?

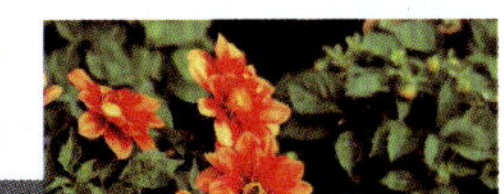

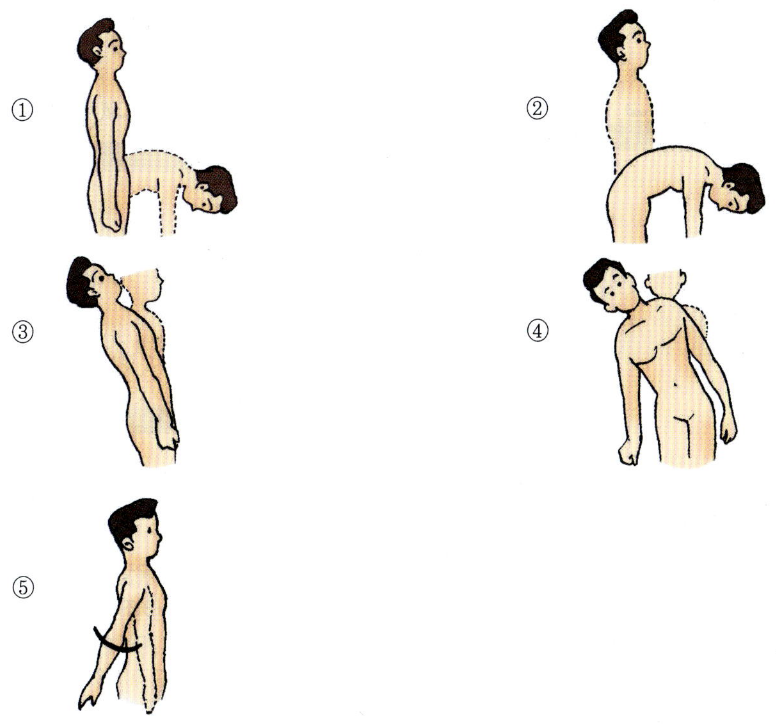

【해설】 ① : 신전(70~90°), ② : 굴곡(70~90°), ③ : 과신전(20~30°), ④ : 측면굴곡(35°), ⑤ : 어깨의 과신전(50°)

044 간호조무사가 물건을 양손으로 들어 올려 이동시킬 때 신체적 손상을 예방하기 위한 자세로 옳은 것은?

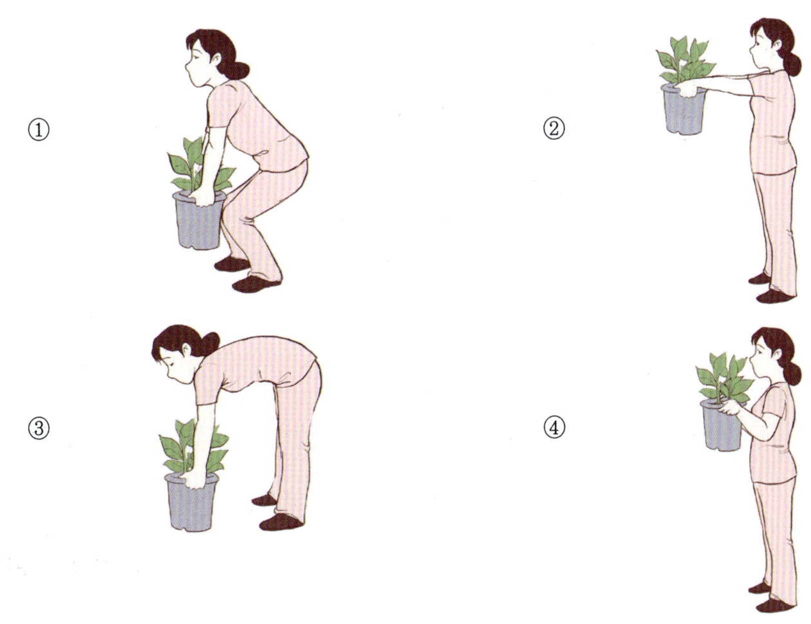

정답 41 ① 42 ① 43 ④ 44 ①

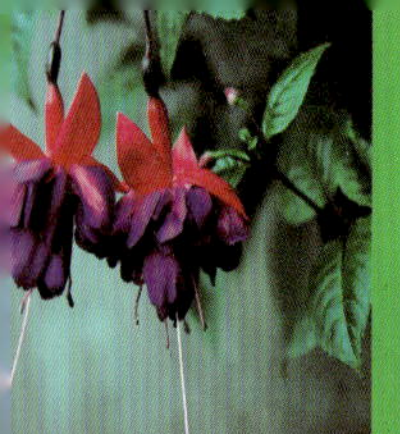

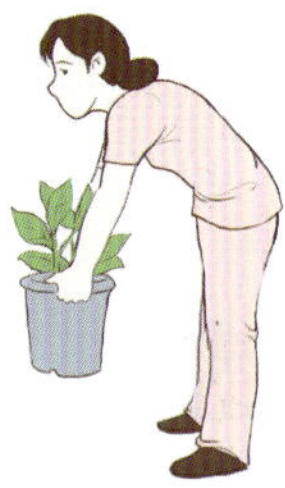

【해설】 간호조무사가 물건을 양손으로 들어 올릴 때의 자세
- 허리를 펴고 무릎을 굽혀 몸의 무게중심을 낮추고 지지면을 넓힌다.
- 물건을 든 상태에서 방향을 전환 시 허리를 돌리지 않고 발을 움직여 조절한다.
- 물체는 최대한 몸 가까이 위치하도록 하여 들어 올린다.
- 허리가 아닌 다리를 펴서 들어 올리며, 무릎을 펴서 들어 올린다.

045 대상자를 옆으로 눕히려 할 때 순서로 옳은 것은?

가.

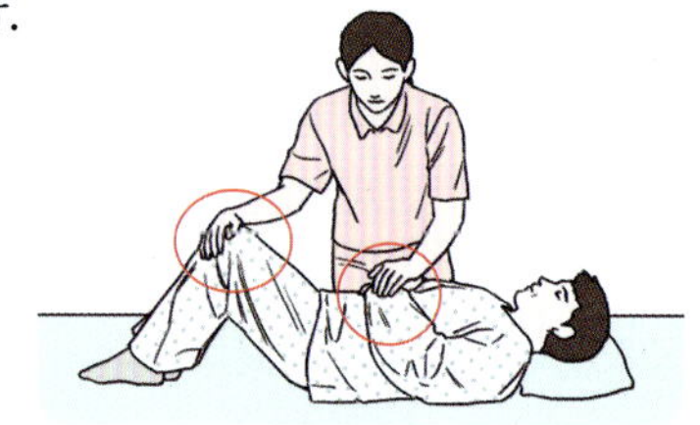

나.

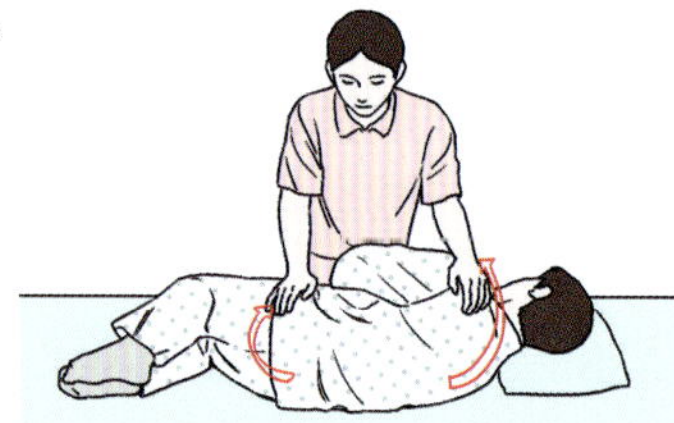

다.

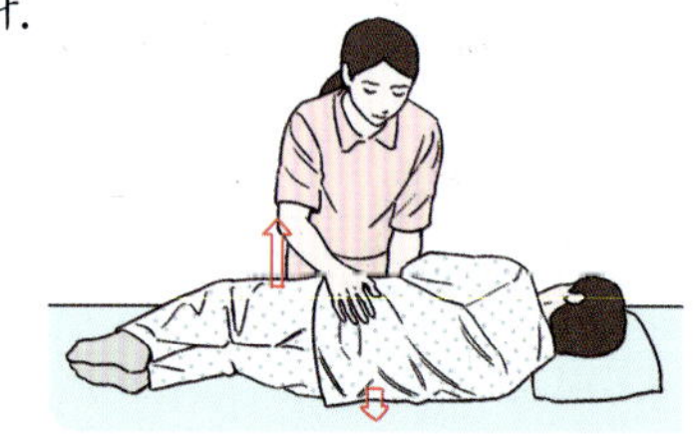

라.

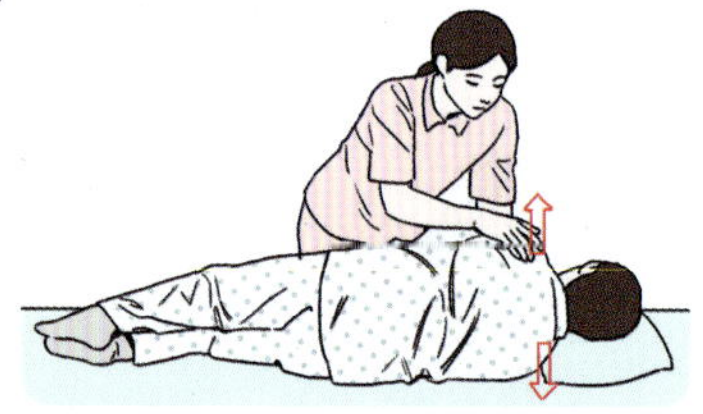

① 가－나－다－라
② 나－라－가－다
③ 다－라－가－나
④ 라－가－나－다
⑤ 라－다－나－가

【해설】 대상자 옆으로 돌려 눕히는 순서 : 무릎을 세우고 팔을 가슴 위에 놓기 → 간호조무사로부터 먼 쪽에 있는 환자의 어깨나 팔꿈치를 한 손으로 잡고 다른 한 손으로 반대편 엉덩이 부분이나 무릎 밑을 잡는다. → 엉덩이를 뒤로 이동시키고 아래쪽 어깨를 살짝 뒤로 움직여 대상자를 간호조무사 쪽으로 돌려 눕힌다.

046 환자를 침대에 앉히고자 하는데, 환자의 상태가 전혀 협조할 수 없는 경우이다. 이때 환자를 침대에 앉히는 방법으로 옳은 것은?

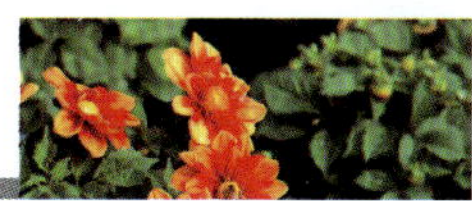

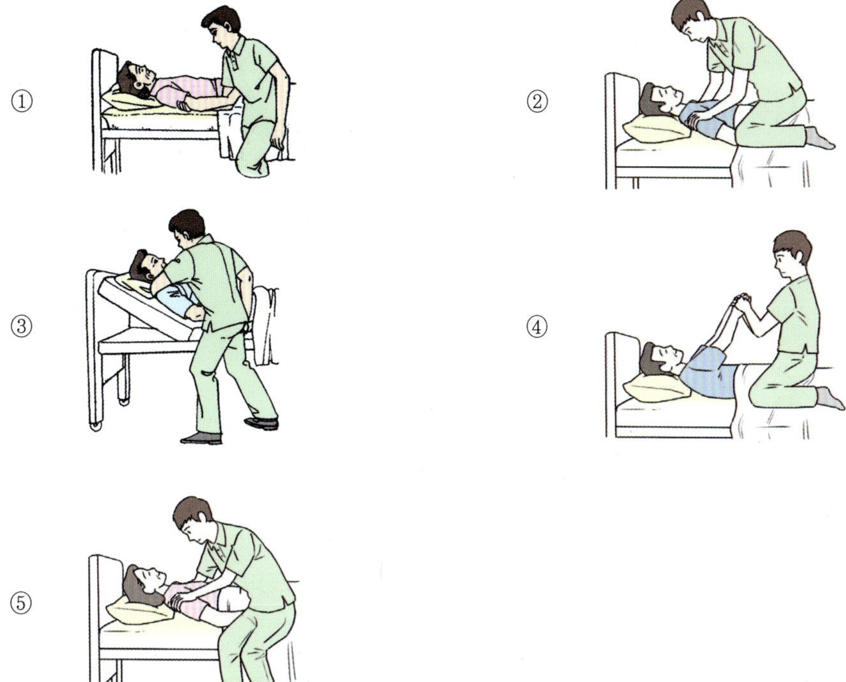

【해설】 침대에 앉는 것을 돕는 법

- 앙와위 또는 반좌위(파울러 자세)를 해주고, 간호조무사는 환자를 향해 두 발을 비껴 벌려 기저면을 넓힌다.
- 환자가 협조할 수 있는 경우라면 환자에게 무릎을 구부리게 하고 서로 양팔을 붙잡는다. 간호조무사는 환자를 들 때 팔꿈치를 침대에 댄다.
- 환자가 협조할 수 없으면 환자의 양 어깨 사이에 한 쪽 손을 넣고 다른 손은 침대를 잡는다.
- 간호조무사는 뒷다리에 체중을 이동하고 엉덩이를 내리면서 무릎을 구부려 환자를 일으켜 앉힌다.

047 협조할 수 있는 와상 환자가 침대 발치 쪽으로 미끄러져 내려가 있을 때 침대 머리 쪽으로 이동시키는 방법으로 옳은 것은?

①

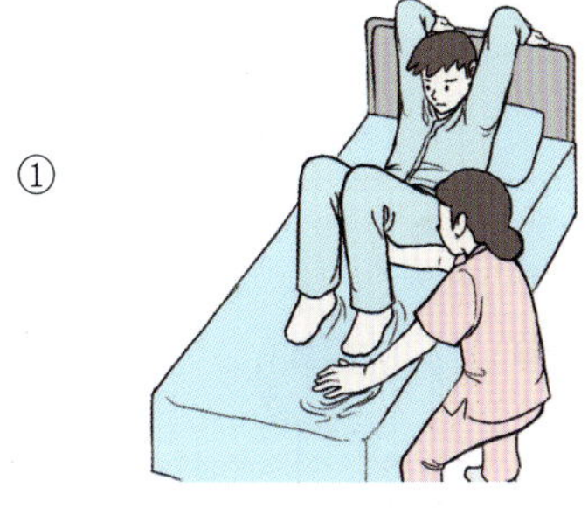

②

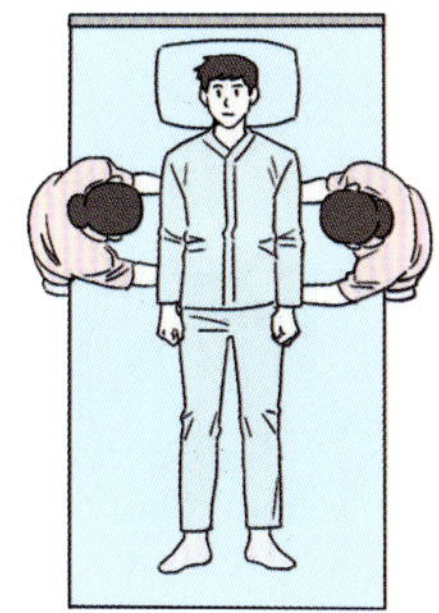

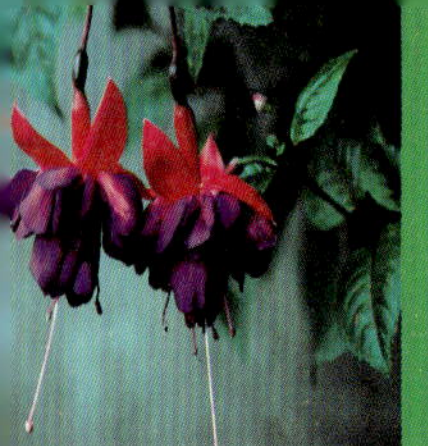

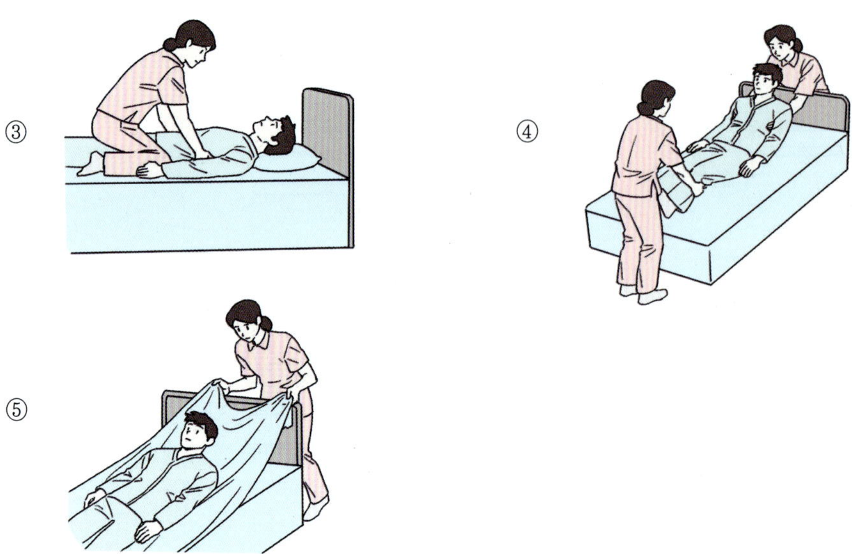

【해설】 **대상자가 침대 아래(발)쪽으로 미끄러져 내려가 있을 때 옮기는 순서** : 침대 매트를 수평으로 눕히고 베개를 머리 쪽에 옮긴다.

- **대상자가 협조를 할 수 있는 경우** : 대상자가 침대 머리 쪽 난간을 잡게 한 후 간호조무사는 대상자의 대퇴 아래에 한쪽 팔을 넣고 나머지 한팔은 침대 면을 밀며 신호를 하여 대상자와 같이 침대 머리 쪽 방향으로 움직인다.
- **대상자가 협조를 할 수 없는 경우** : 침대 양편에 한 사람씩 마주 서서 한쪽 팔은 머리 밑으로 넣어 어깨와 등 밑을, 다른 팔은 둔부와 대퇴를 지지하도록 하여 신호에 맞춰 두 사람이 동시에 대상자를 침대머리 쪽으로 옮긴다.

048 협조할 수 없는 와상 환자가 침대 발치 쪽으로 미끄러져 내려가 있을 때 침대 머리 쪽으로 이동시키는 방법으로 옳은 것은?

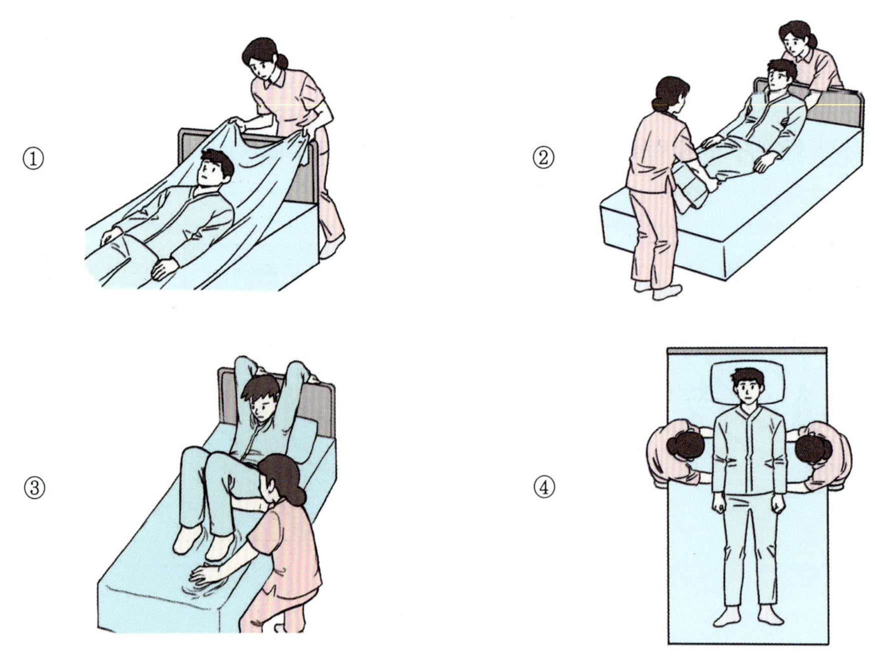

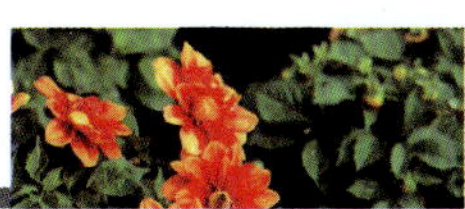

⑤ 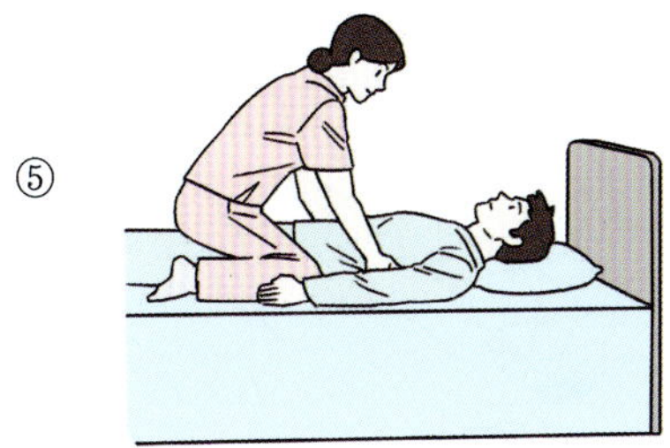

【해설】 문제 47번 해설 참조

049 사지마비 대상자를 침대에서 일어나 앉히는 순서로 옳은 것은?

가. 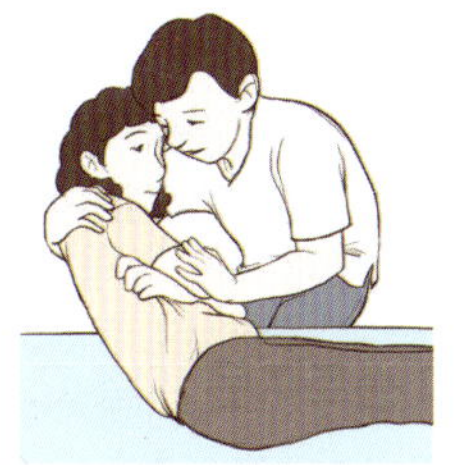

나. 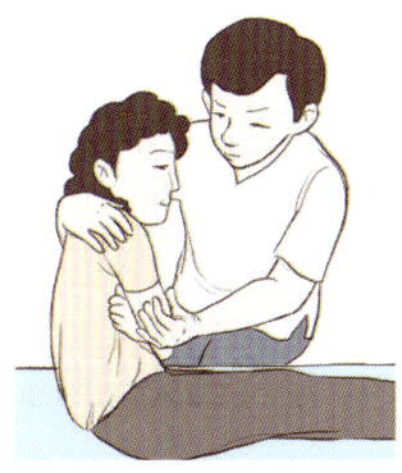

다. 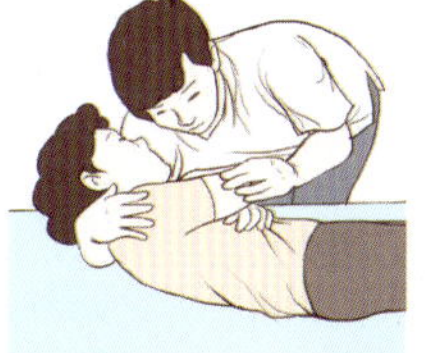

라. 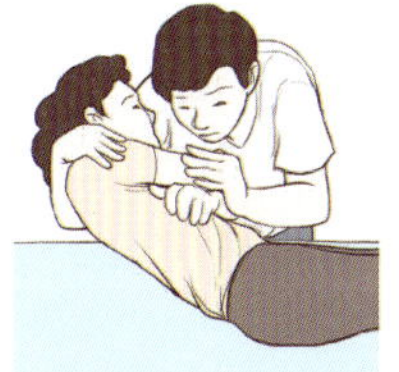

① 가－나－다－라
② 나－가－라－다
③ 나－라－다－가
④ 다－라－가－나
⑤ 라－가－다－나

【해설】 사지마비 대상자를 일어나 앉히는 방법 : 간호조무사는 대상자를 향하여 가까이 서고 대상자의 마비된 양손은 가슴 위에 올려 놓는다. → 간호조무사는 한쪽 팔을 대상자의 목 밑을 받쳐 깊숙하게 넣은 후 손바닥으로 반대쪽 어깨 밑을 받쳐 준다. → 간호조무사의 다른 손은 대상자의 가슴 위에 올려진 손을 지지한다. → 대상자 어깨 밑에 위치한 손바닥으로 대상자의 상체를 밀어 올리면서 간호조무사 쪽으로 몸통을 돌려 일으켜 앉힌다.(먼저 돌아 눕힌 후 앉힐 수도 있다.)

050 오른쪽 편마비(반신마비) 대상자를 침대 밖으로 일으켜 세울 때 앞에서 보조하는 경우로 옳은 것은?

① 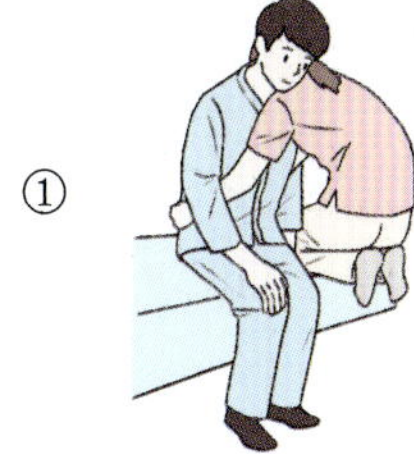

② 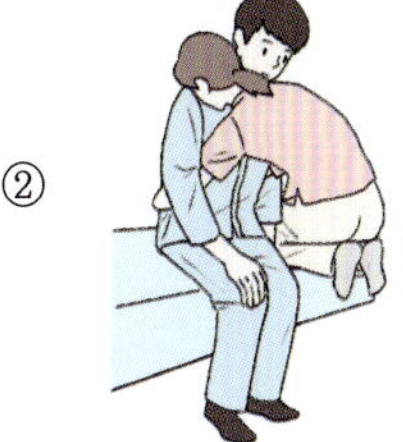

정답 48 ④ 49 ④ 50 ⑤

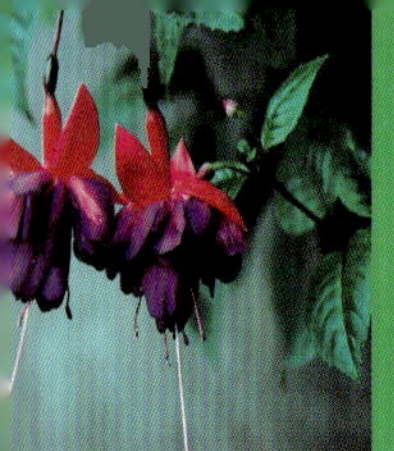

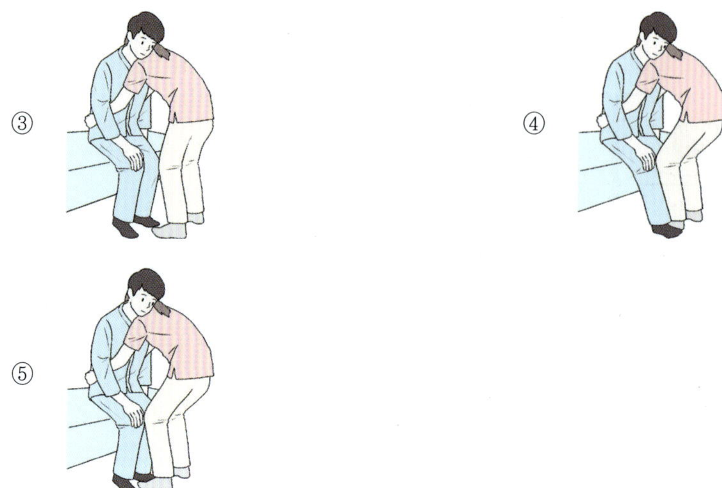

【해설】 **편마비(반신마비) 대상자를 일으켜 세울 때 앞에서 보조하는 경우의 순서** : 대상자는 침대에 가볍게 걸터앉아 발을 무릎보다 살짝 안쪽으로 옮겨 준다. → 간호조무사는 자신의 무릎으로 대상자의 마비된 쪽 무릎 앞쪽에 대고 지지하여 준다. → 양손은 허리를 잡아 지지하고 대상자 상체를 앞으로 숙이며 천천히 일으켜 세운다. → 대상자가 좀 더 많은 보조가 필요하다면 간호조무사의 어깨로 대상자의 가슴(어깨 앞 쪽)을 지지하여 상체를 펴는 데 도움을 줄 수 있다. → 대상자가 완전하게 양 무릎을 펴고 선 자세를 취하면 간호조무사는 앞쪽으로 넘어지지 않도록 선 자세에서 균형을 잡을 수 있을 때까지 잡아 준다.

051 왼쪽 편마비(반신마비) 대상자를 침대 밖으로 일으켜 세울 때 옆에서 보조하는 경우로 옳은 것은?

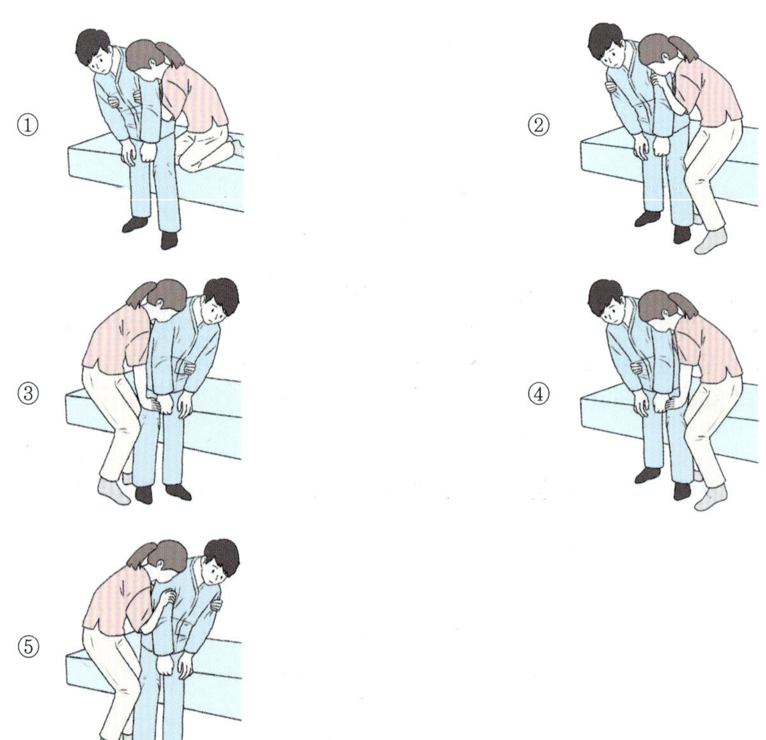

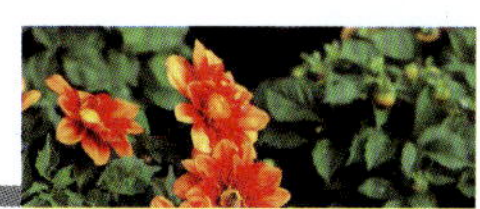

【해설】 **편마비(반신마비) 대상자를 옆에서 보조하여 일으켜 세우는 순서** : 대상자를 침대 끝에 앉혀 양발을 무릎보다 조금 뒤쪽에 놓는다. → 간호조무사는 대상자의 마비된 쪽에 가까이 위치하고, 발을 대상자의 마비된 발 바로 뒤에 놓는다. → 간호조무사는 한 손으로 대상자의 마비된 대퇴부를 지지하고, 다른 한 손은 대상자의 반대쪽 허리를 부축하여 천천히 일으켜 세운다. → 대상자가 양쪽 무릎을 펴서 일어서면 대퇴부에 있던 손을 대상자의 가슴 부위로 옮겨 대상자가 상체를 펴서 자세가 안정될 수 있도록 한다.

052 오른쪽 편마비(반신마비) 대상자를 침대 위에서 일어나 앉힐 때의 방법으로 옳은 것은?

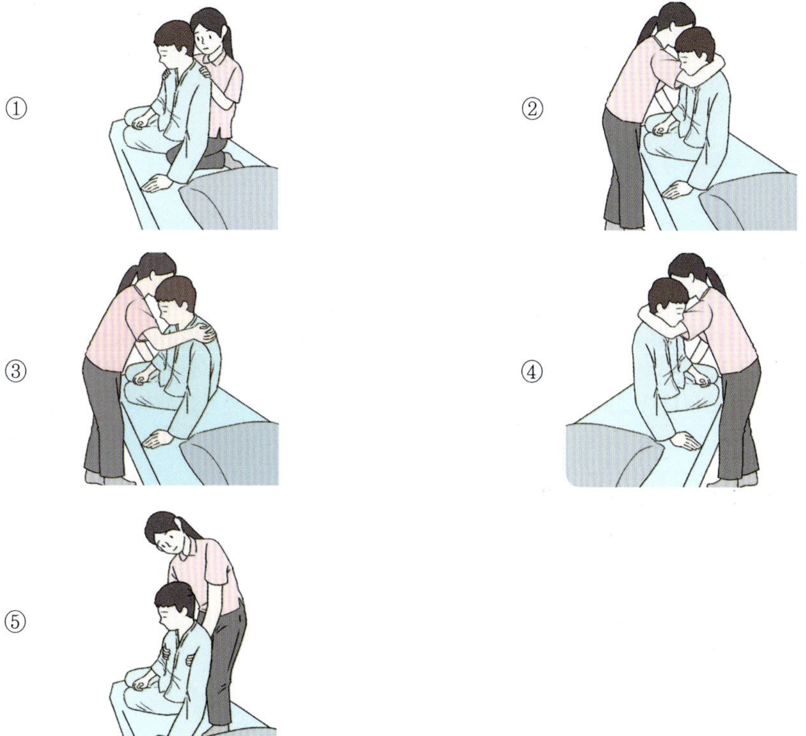

【해설】 **편마비(반신마비) 대상자를 침대에서 일어나 앉히는 순서** : 일어나는 것에 대해 설명한다. → 간호조무사는 대상자의 건강한 쪽에 선다. → 대상자의 마비된 손을 가슴 위에 올려 놓는다. → 대상자의 양쪽 무릎을 굽혀 세운 후 어깨와 엉덩이 또는 넙다리를 지지하여 간호조무사 쪽으로(마비 측이 위로 오게) 돌려 눕는다. → 간호조무사의 팔을 대상자의 목 밑에 넣어 손바닥으로 등과 어깨를 지지하고, 반대 손은 엉덩이 부분(넙다리)을 지지하여 일으켜 앉힌다. → 이때 대상자는 건강한 손을 짚고 일어날 수 있도록 한다.

053 대상자를 침대가에 걸터 앉게 하는 방법으로 옳은 것은?

① 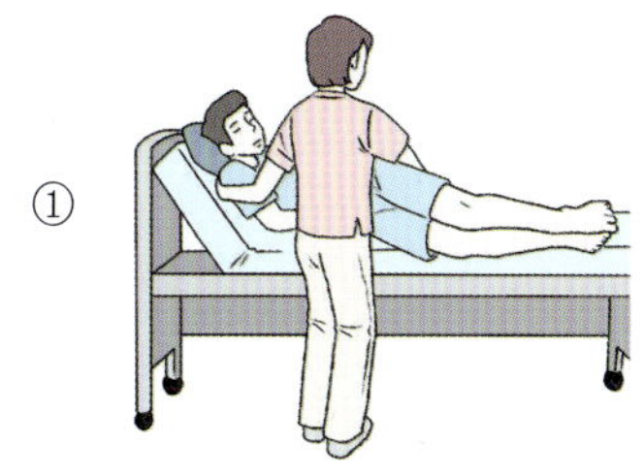

② 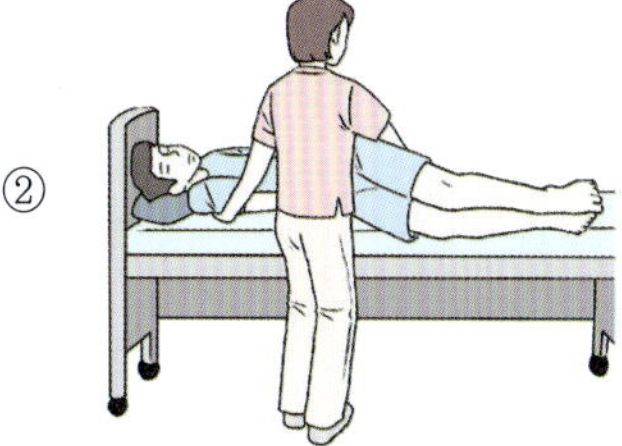

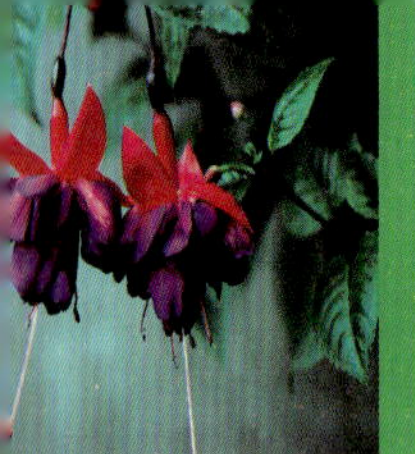

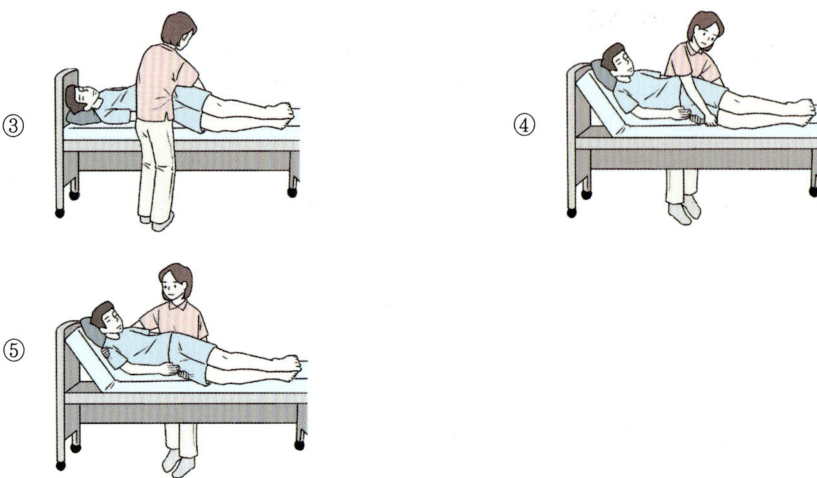

【해설】 **침대가로 이동시키거나 앉도록 돕는 법** : 환자에게 수행 절차를 설명한다. → 환자를 똑바로 눕게 하고 침대 머리를 45°정도 올린다. → 간호조무사는 이동하려는 쪽에 서서 발을 벌리고 한 발을 앞으로 놓는다. → 환자 가까이 서서 돌아 눕히는 방법에 따라 환자를 돌아 눕힌다. → 침대 끝에 환자의 발과 다리가 오도록 다리를 모은다. → 상반신을 이동시킬 때는 환자의 아픈 쪽 어깨 밑에, 하반신을 이동시킬 때는 환자의 아픈 쪽 허리와 대퇴부에 팔을 놓는다. → 체중을 뒷다리에 이동하면서 환자의 다리를 침대가로 끌어내린다. → 환자의 두 팔을 쓰러지지 않도록 침상을 짚게 한다. → 환자가 균형을 유지할 때까지 지지해 준다.

054 왼쪽 다리가 마비된 환자를 휠체어에 태울 때 올바른 휠체어 위치로 옳은 것은?

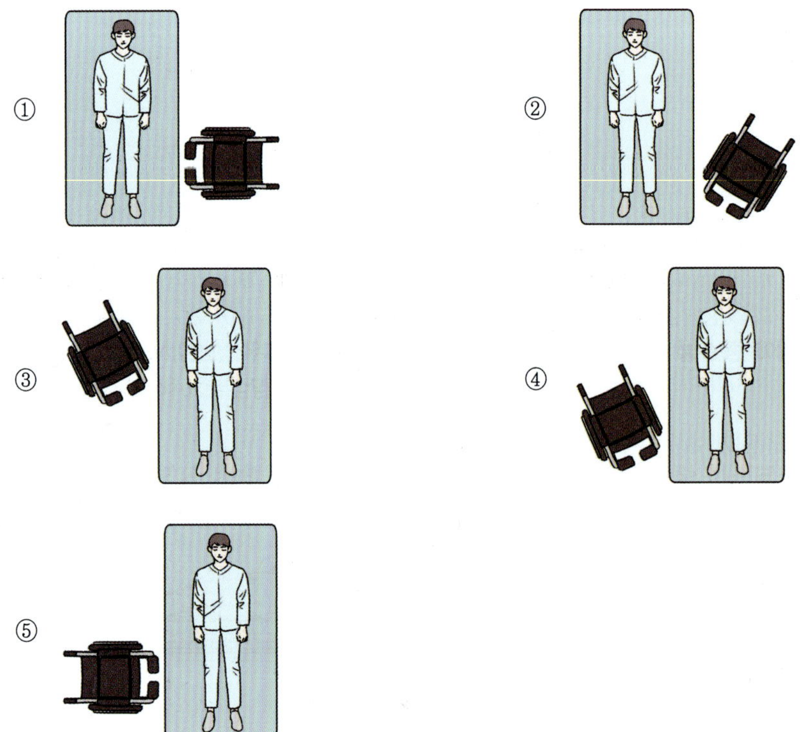

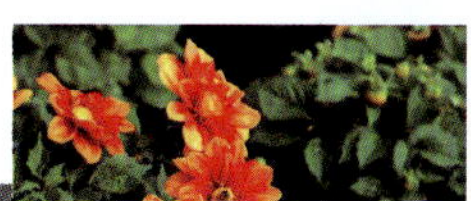

【해설】 침대에서 휠체어로의 이동 방법 : 침대 가까이에 휠체어를 놓는다. 편마비 대상자의 경우, 건강한 쪽에 휠체어를 두고, 침대 난간에 빈 틈없이 붙이거나 30~45° 비스듬히 붙인다. 옮기는 동안 대상자가 다치지 않도록 휠체어를 고정하고, 발 받침대는 올려 두도록 한다.

055 오른쪽 편마비(반신마비) 대상자를 바닥에서 휠체어로 옮길 때 휠체어를 놓는 위치로 옳은 것은?

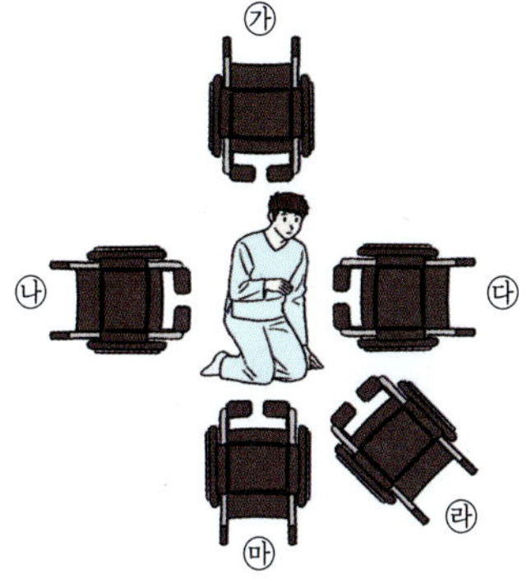

① ㉮
② ㉯
③ ㉰
④ ㉱
⑤ ㉲

【해설】 대상자를 바닥에서 휠체어로 옮기는 순서 : 대상자 가까이에 휠체어를 가져와 잠금장치를 잠근다. 대상자는 바닥에 무릎을 대고 한 손으로 준비한 휠체어를 잡게 한다. → 대상자 양쪽 무릎을 바닥에 지지한 상태로 무릎을 꿇고 엉덩이를 들어 허리를 편다. → 간호 조무사는 대상자 뒤에서 한 손으로 허리를 잡아주고 한 손은 어깨를 지지하여 준다. → 대상자 건강한 쪽 무릎을 세워 천천히 일어 나도록 도와주어 휠체어에 앉힌다.

056 오른쪽 편마비 대상자의 이동을 돕는 방법으로 옳은 것은?

①

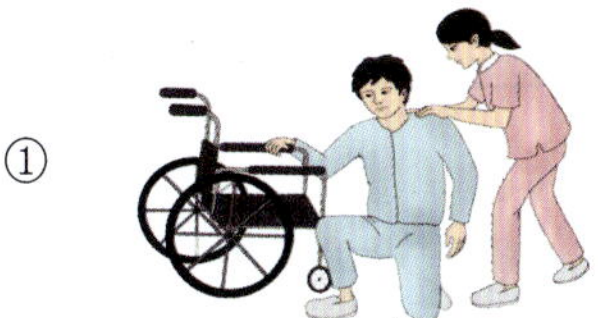

바닥 → 휠체어

②

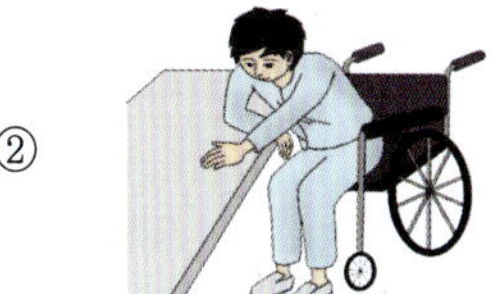

휠체어 → 침대

③

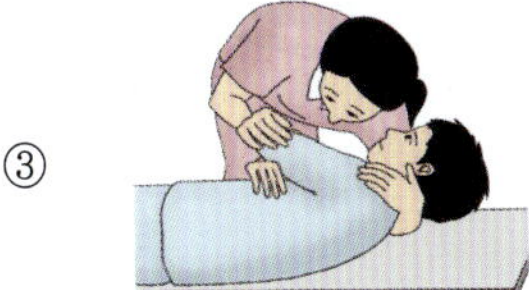

침대에서 일으키기

④

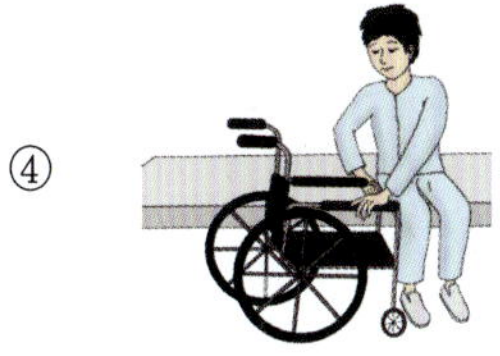

침대 → 휠체어

⑤

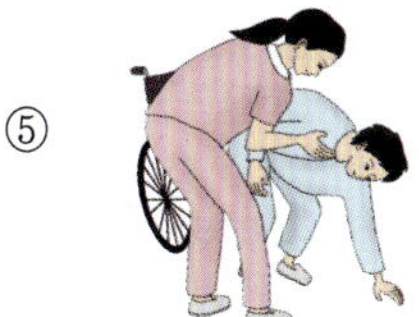

휠체어 → 바닥

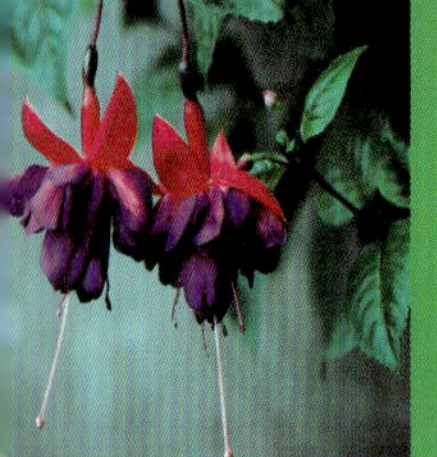

【해설】 휠체어에서 바닥으로 이동 시 돕는 법 : 휠체어의 잠금장치를 잠그고 발받침대를 올려 발을 바닥에 내려놓는다. → 간호조무사는 환자의 마비 측옆에서 어깨와 몸통을 지지해 준다. → 환자는 건강한 손으로바닥을 짚고 건강한 다리에 힘을 주어 바닥에 내려앉는다. → 간호조무사는 환자가 이동하는 동안 상체를 지지하여 준다.

057 왼쪽 편마비(반신마비) 대상자를 침대로 이동할 때 휠체어 위치로 옳은 것은?

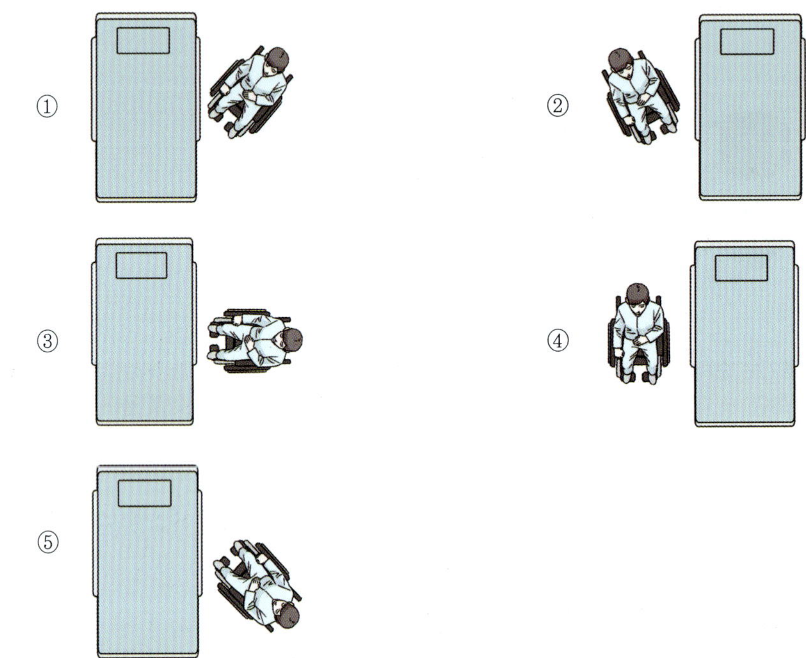

【해설】 휠체어에서 침대로 옮기기

- 대상자의 건강한 쪽이 침대와 붙여서 평행이 되도록(또는 30~45° 비스듬히) 휠체어를 두고 잠금장치를 잠근다.
- 휠체어 발 받침대를 올리고, 발을 바닥에 내려놓아 대상자 발이 바닥을 지지하게 한다.

058 오른쪽 편마비(반신마비) 환자를 침대에서 휠체어로 이동시킬 때의 방법으로 옳은 것은?

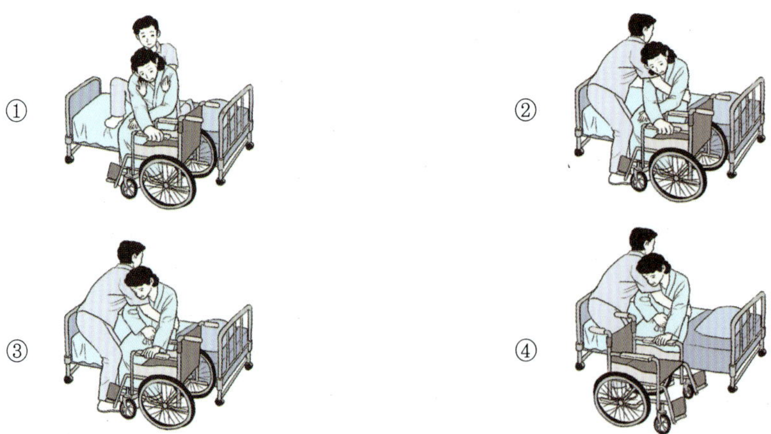

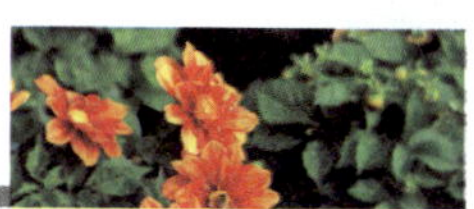

⑤ 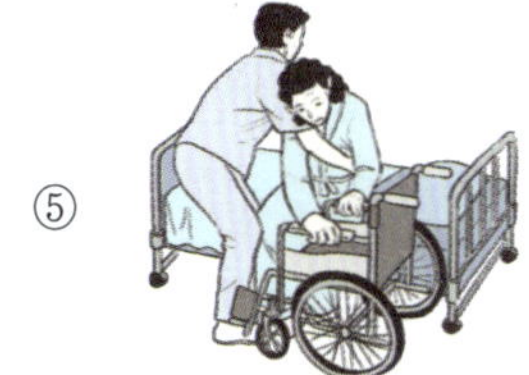

【해설】 침대에서 휠체어로 옮기는 방법

- 대상자의 건강한 쪽 침대난간에 붙인(또는 30~45° 비스듬히 놓은) 다음 반드시 잠금장치를 잠근다.
- 발 받침대는 다리가 걸리지 않도록 젖혀 놓고, 대상자의 양발이 휠체어 앞쪽 바닥을 지지하도록 한다.
- 간호조무사의 무릎으로 대상자의 마비 측 무릎을 지지하여 주고, 간호조무사 쪽으로 허리를 굽히면서 양발을 축으로 하여 몸을 회전시켜 휠체어에 앉힌다.("일어섭니다. 또는 하나, 둘, 셋" 등의 말을 한다.)
- 대상자가 건강한 쪽 손으로 고정된 휠체어 팔걸이를 잡도록 한다.
- 대상자의 뒤에서 겨드랑이 밑으로 간호조무사의 손을 넣어 의자 깊숙이 앉힌다.(또는 상체와 골반을 좌 · 우 교대로 기울여 엉덩이를 교대로 옮긴다.)
- 앉은 후 발 받침대를 펴고 발을 받침대에 올려 놓는다.
- 대상자를 옮길 때 휠체어 위치를 잘못하면, 낙상을 당할 수 있으니 주의한다.

059 오른쪽 편마비(반신마비) 환자를 휠체어에서 바닥으로 옮길 때의 그림으로 옳은 것은?

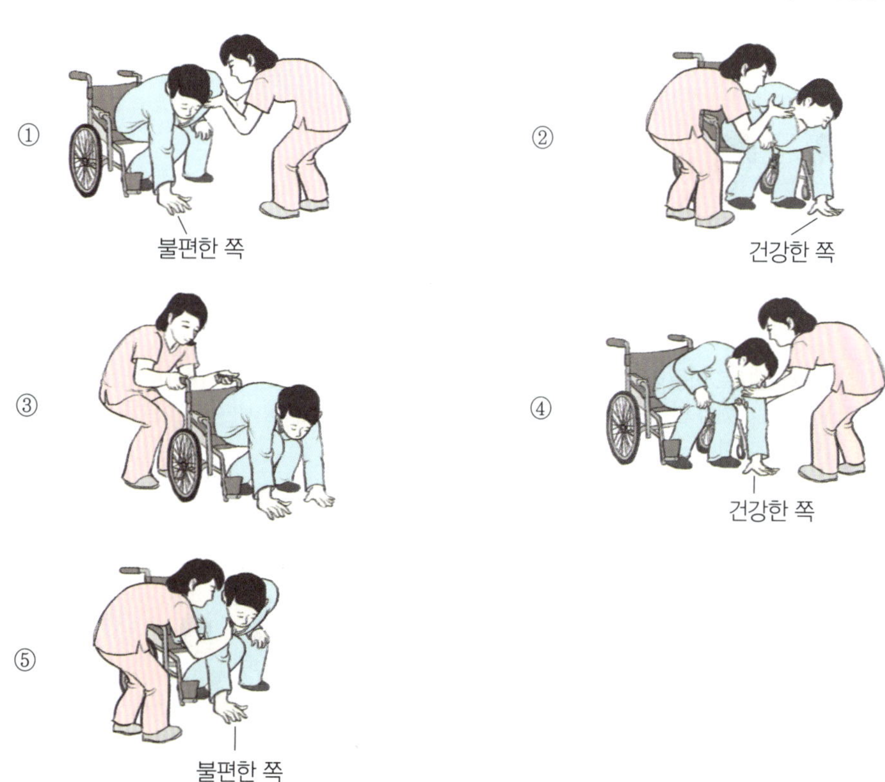

【해설】 휠체어에서 바닥으로 옮기기

- 휠체어의 잠금장치를 잠그고 발 받침대를 올려 발을 바닥에 내려 놓는다.
- 간호조무사는 대상자의 마비 측 옆에서 어깨와 몸통을 지지해 준다.
- 대상자는 건강한 손으로 바닥을 짚고 건강한 다리에 힘을 주어 바닥에 내려 앉는다.
- 간호조무사는 대상자가 이동하는 동안 상체를 지지하여 준다.

060 두 사람이 사지마비 대상자를 침대에서 침대로 옮기고자 할 때의 방법으로 옳은 것은?

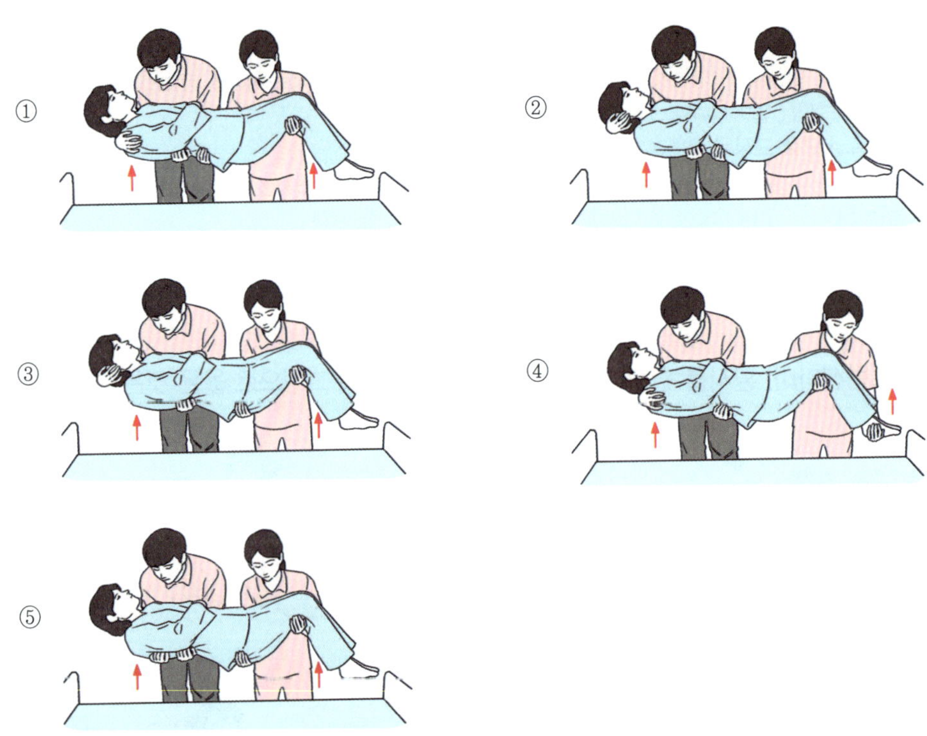

【해설】 **두 사람이 대상자를 침대에서 침대로 이동 시 순서** : 대상자의 두 팔을 가슴에 모아 준다. → 대상자의 두 다리를 모으고 무릎을 세운다. → 한 사람은 대상자의 어깨와 다른 팔은 허리 쪽에 넣고 지지한다. → 다른 한 사람은 한 팔을 대상자의 허리 아래를 지지하고 한 팔은 두 무릎 밑을 지지한다. → 두 사람이 호흡을 맞추어 들어 올린다.

061 세 사람이 침대에 누워 있는 대상자를 이동차(운반차)로 옮기고자 할 때의 방법으로 옳은 것은?

① 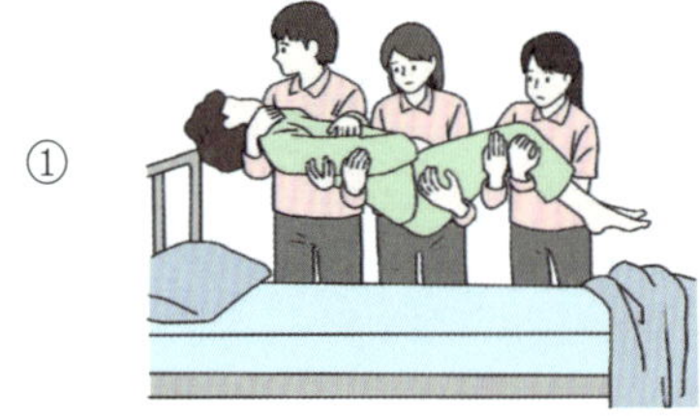

② 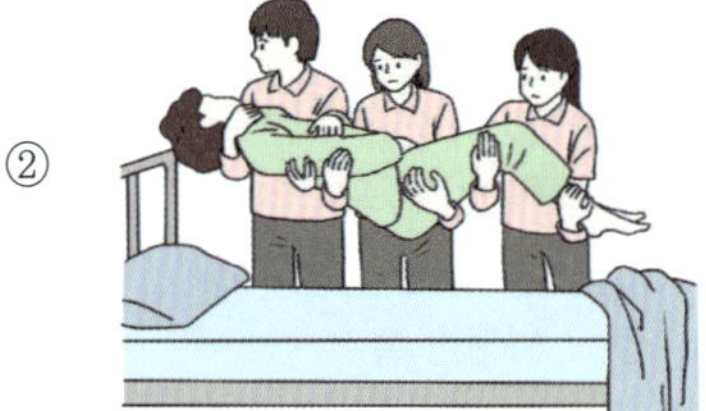

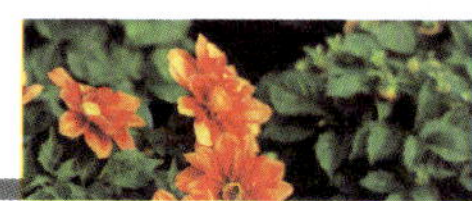

③ 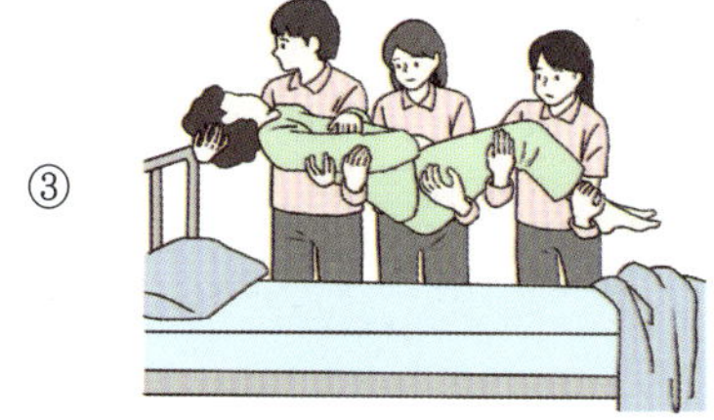

④ 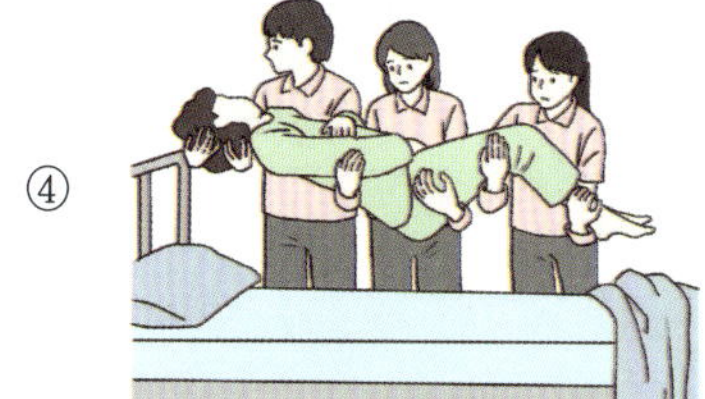

⑤ 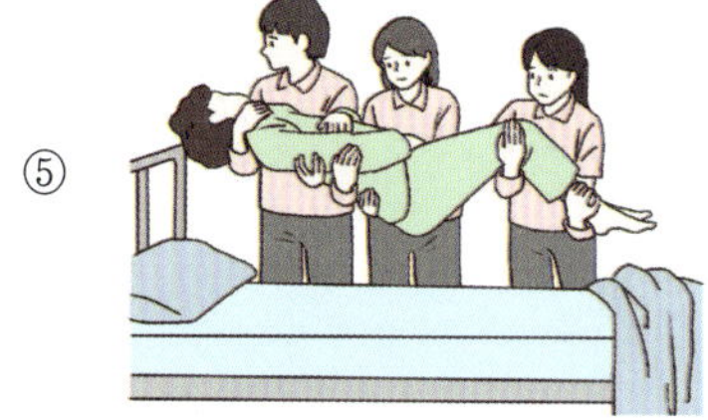

【해설】 세 사람이 대상자를 침대에서 이동차(운반차)로 이동 시 순서 : 환자에게 수행 절차를 설명한다. → 이동차(운반차)의 바퀴를 고정시켜 둔다. → 환자를 옮기는 세 간호조무사는 침대 옆에서 환자를 향하여 서고 환자의 양팔을 가슴 위에 포개 놓는다. → 첫번째 간호조무사는 머리와 목, 가슴 상부에 양팔을 넣고, 두번째 간호조무사는 가슴 하부와 엉덩이 부분에, 세번째 간호조무사는 대퇴와 다리에 양팔을 넣어 대상자의 반대편 쪽에 손이 나오도록 한다. 이때 운반자는 몸을 최대한 환자에 가깝게 하고 무릎을 굽힌 자세를 취하여 환자를 침대가로 옮긴다.

062 오른쪽 편마비(반신마비) 대상자를 간호조무사가 보행차로 이동시키는 방법으로 옳은 것은?

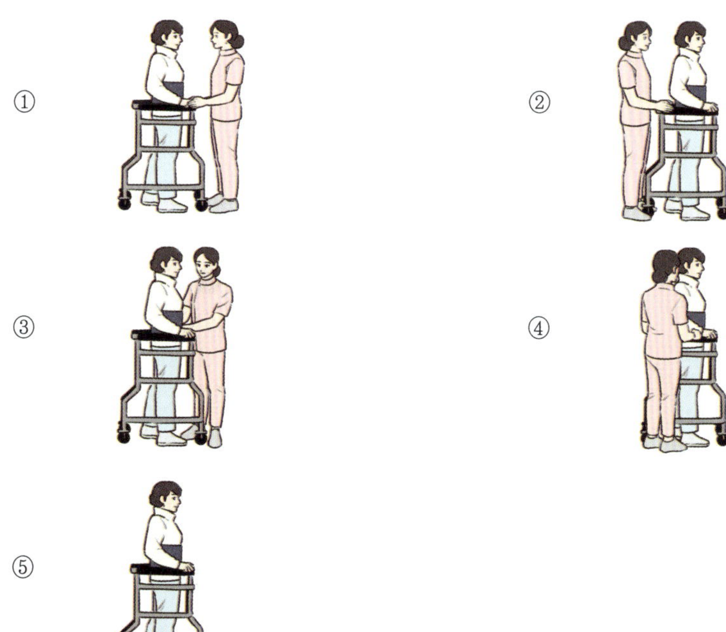

【해설】 한쪽 다리만 약한 대상자의 보행기 사용법 : 약한 다리와 보행기를 함께 앞으로 한 걸음 정도 옮긴다. → 일단 체중을 보행기와 손상된 다리 쪽에 의지하면서 건강한 다리를 앞으로 옮긴다. → 간호조무사는 대상자의 뒤쪽에 서서 보행 벨트를 잡고 걷는다.

정답 60 ① 61 ② 62 ②

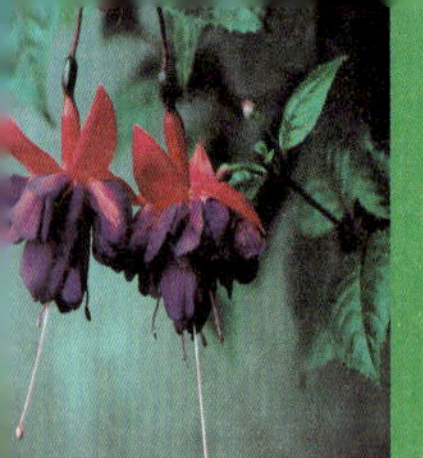

063 한쪽 다리만 약한 대상자의 보행기 이동 방법으로 옳은 것은?

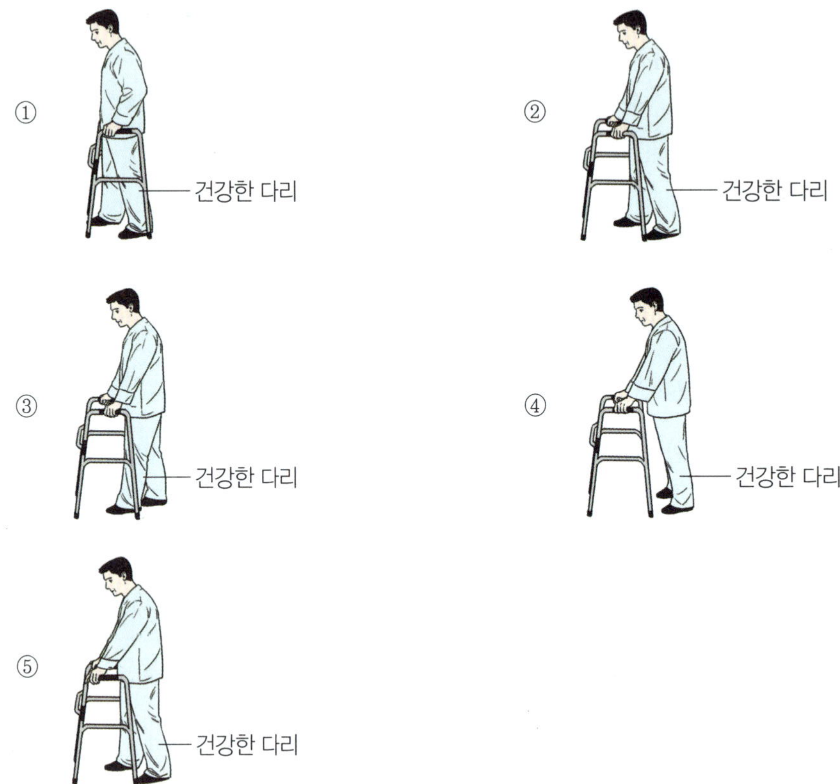

【해설】 문제 62번 해설 해설 참조

064 왼쪽 편마비(반신마비)가 있는 대상자의 지팡이 사용 시 옳은 것은?

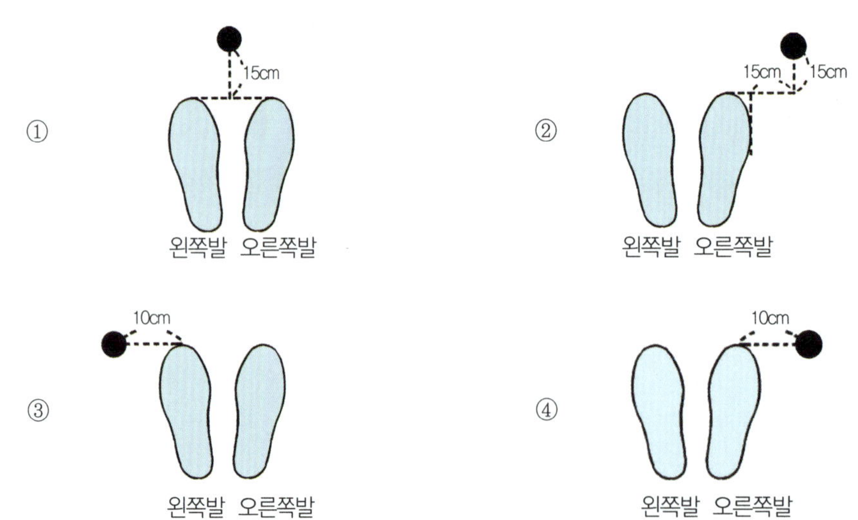

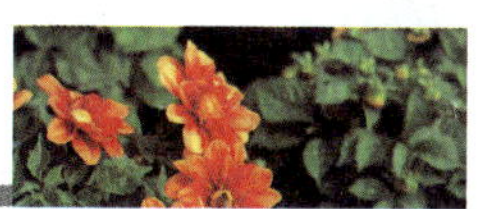

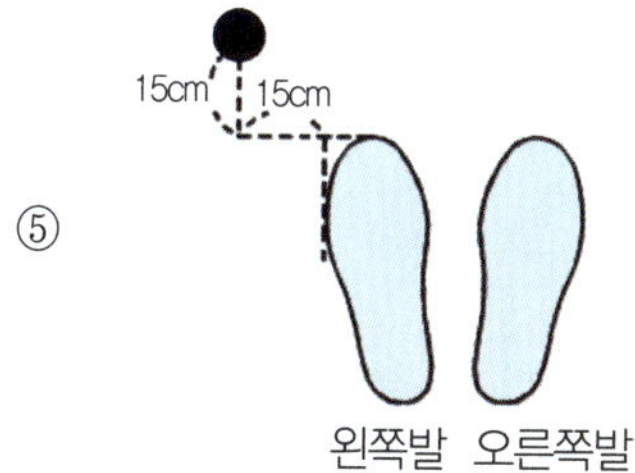

【해설】 지팡이 평지 보행 방법 : 지팡이 종류를 확인한다. 지팡이의 고무 받침이 닳지 않았는지, 손잡이가 안전한지를 확인한다. → 미끄러지지 않는 양말과 신발을 신도록 돕는다. → 낙상의 위험이 있는 물건을 치운다. → 대상자의 건강한 쪽 손으로 지팡이를 잡고 선다. → 대상자의 발 앞 15cm, 옆 15cm 지점에 지팡이 끝을 놓는다. → 마비 측 다리를 앞으로 옮겨 놓는다. → 건강한 쪽 다리를 옮겨 놓는다.

065 지팡이를 사용하지 않는 오른쪽 손상 환자를 1인이 부축해서 이동하는 방법으로 옳은 것은?

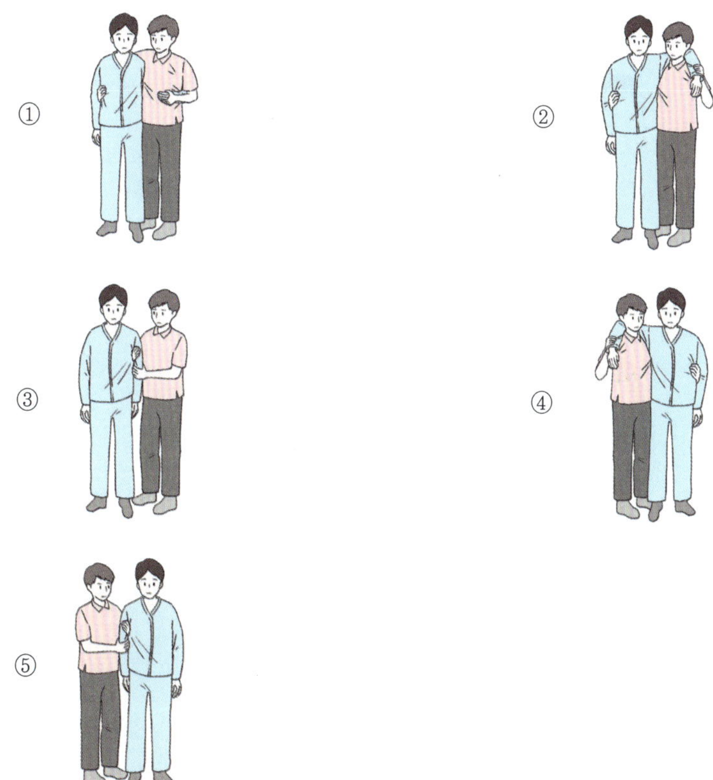

【해설】 편마비(반신마비)가 아닌 일반 손상 환자 부축하기 : 간호조무사는 대상자의 손상되지 않은 쪽에 서서 대상자의 손상되지 않은 쪽(건강한) 팔을 간호조무사의 어깨에 걸치게 하고 대상자의 손목을 잡고 이동한다.

066 지팡이 보행 시 오른쪽 다리가 불편한 대상자가 평지를 갈 때 순서로 옳은 것은?

정답 63 ② 64 ② 65 ② 66 ⑤

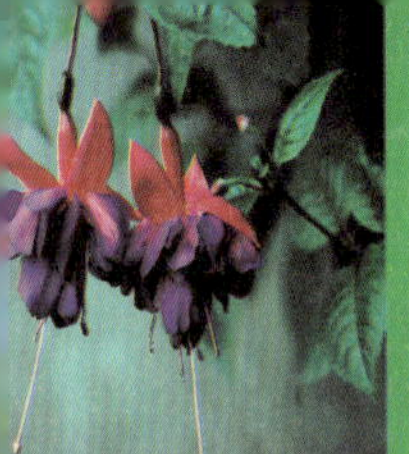

①

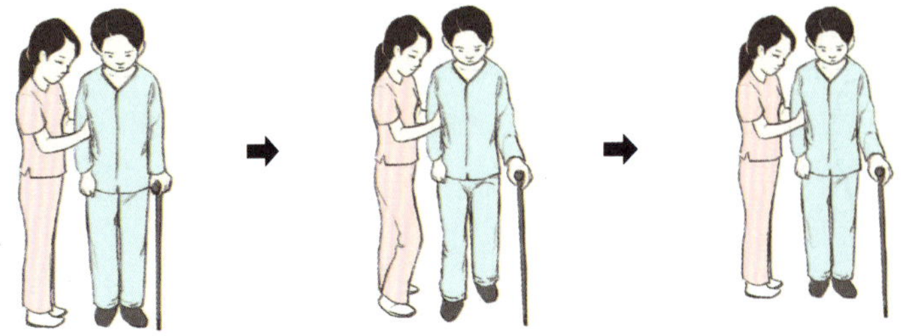

②

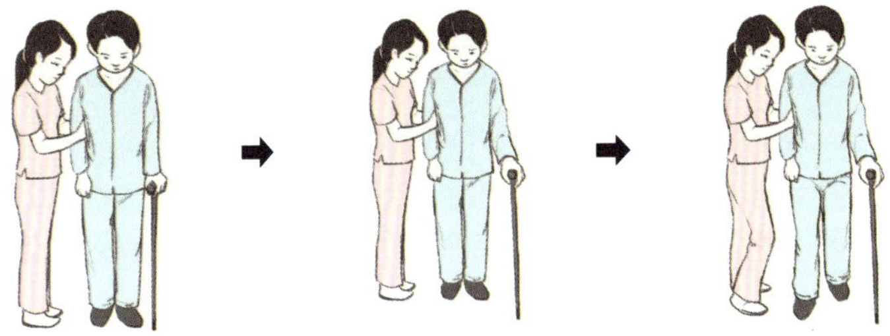

③

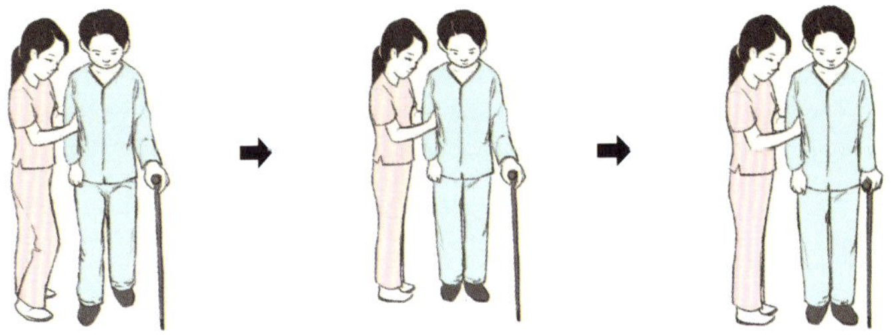

④

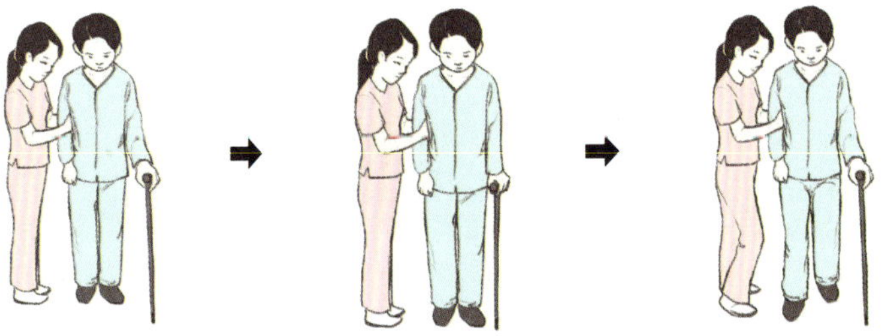

⑤

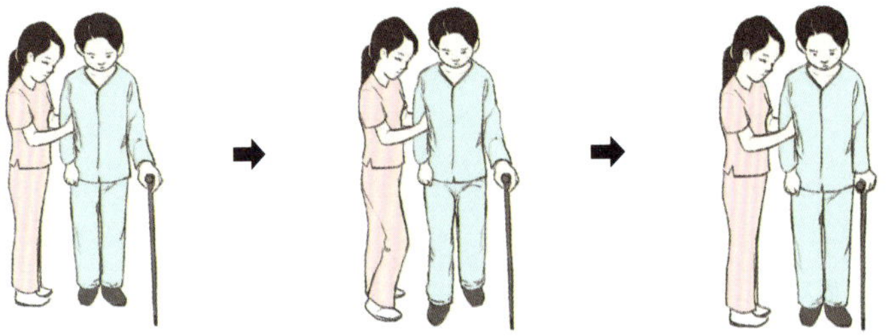

【해설】 지팡이 보행

- 평지를 이동하거나 계단을 내려갈 때 : 지팡이 → 마비된 다리 → 건강한 다리
- 계단을 오를 때 : 지팡이 → 건강한 다리 → 마비된 다리

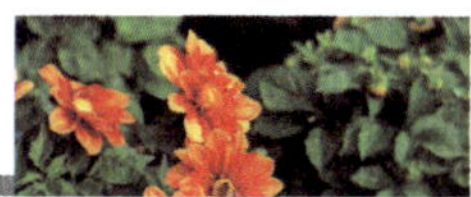

067 왼쪽 편마비(반신마비) 대상자의 지팡이 이용 보행 돕기로 옳은 것은?

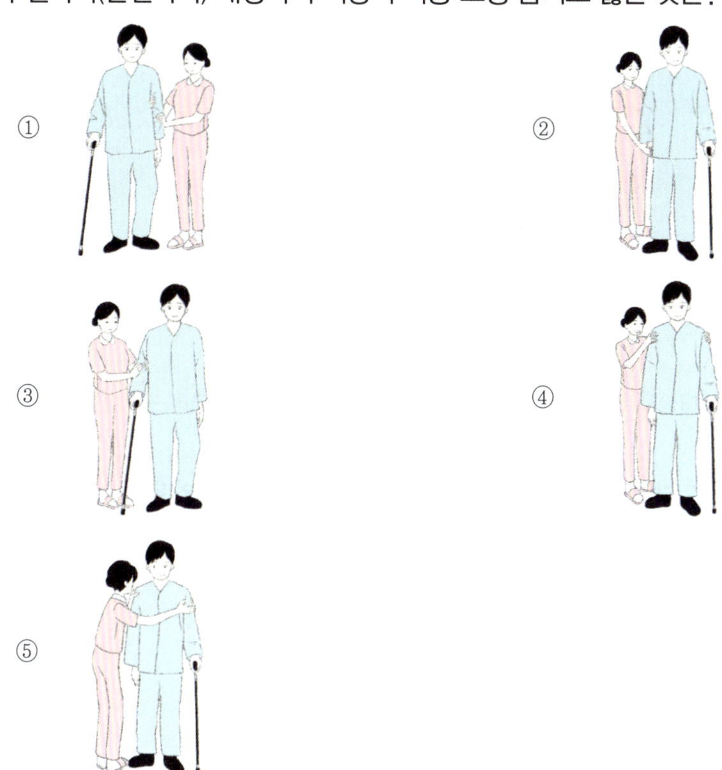

①

②

③

④

⑤

【해설】 지팡이 이용 보행 돕기(옆에서 보조) : 간호조무사는 지팡이를 쥐지 않은 옆쪽에 위치하여 겨드랑이에 손을 넣어 대상자가 넘어지지 않도록 잡고 대상자와 호흡을 맞춰 보행한다.

068 오른쪽 편마비(반신마비) 대상자가 지팡이를 이용하여 계단을 오를 때의 순서로 옳은 것은?

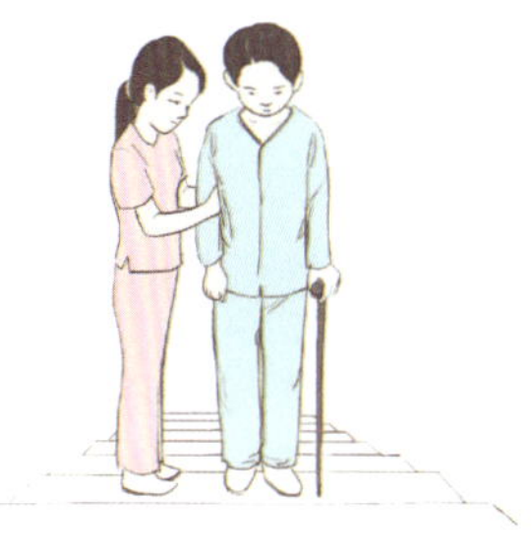

① 지팡이 → 왼쪽 다리 → 오른쪽 다리
② 왼쪽 다리 → 지팡이 → 오른쪽 다리
③ 오른쪽 다리 → 지팡이 → 왼쪽 다리
④ 지팡이 → 오른쪽 다리 → 왼쪽 다리
⑤ 왼쪽 다리 → 오른쪽 다리 → 지팡이

【해설】 편마비(반신마비) 대상자가 지팡이를 이용하여 계단을 오를 때의 순서 : 지팡이 → 건강한 다리 → 마비된 다리 순서로 이동한다.

069 지팡이 보행 시 왼쪽 편마비(반신마비) 대상자가 평지를 걸어갈 때의 순서로 옳은 것은?

정답 67 ① 68 ① 69 ④

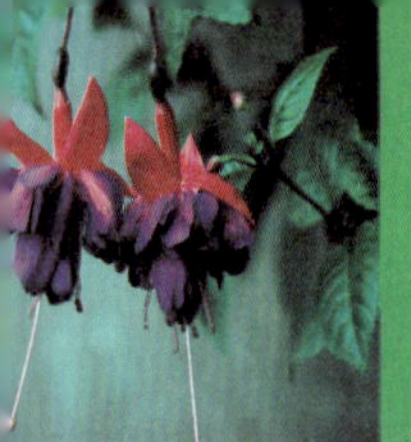

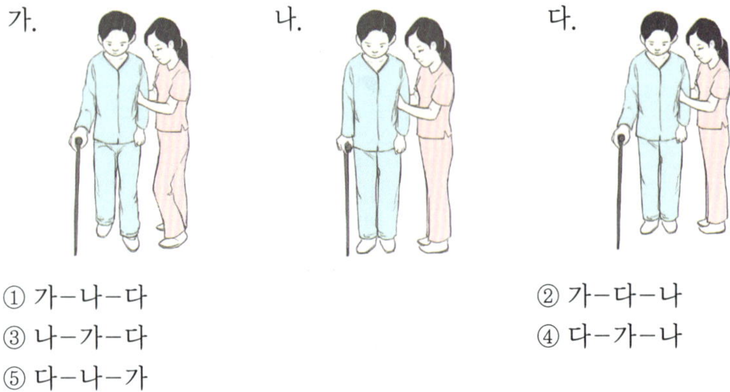

① 가－나－다　　② 가－다－나
③ 나－가－다　　④ 다－가－나
⑤ 다－나－가

【해설】 지팡이 보행 시 왼쪽 편마비(반신마비) 대상자가 평지를 걸어갈 때의 순서 : 지팡이 → 마비된 다리 → 건강한 다리

070 오른쪽 편마비(반신마비) 환자가 지팡이를 이용하여 계단을 내려갈 때의 순서로 옳은 것은?

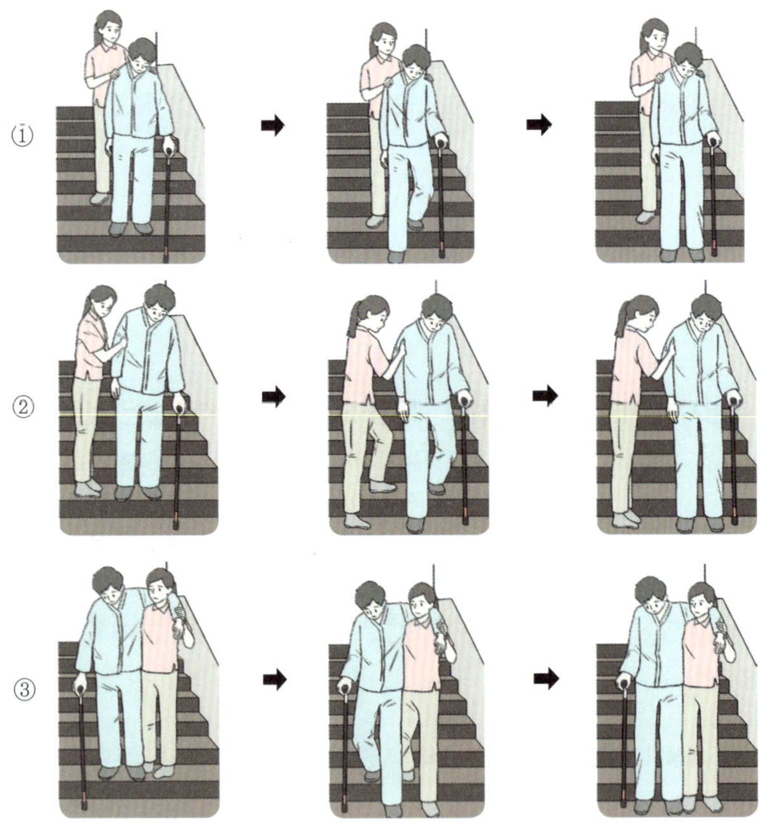

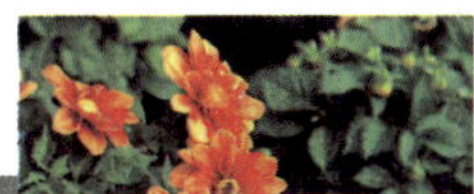

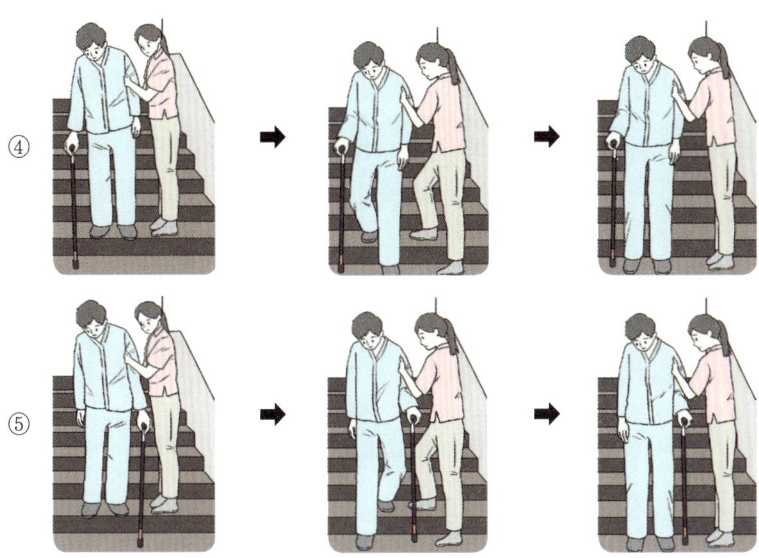

【해설】 지팡이를 이용하여 계단을 내려갈 때 : 지팡이 → 마비된 다리 → 건강한 다리의 순서로 이동한다.

071 왼쪽 다리를 다친 대상자가 목발을 이용하여 계단을 오를 때의 순서로 옳은 것은?

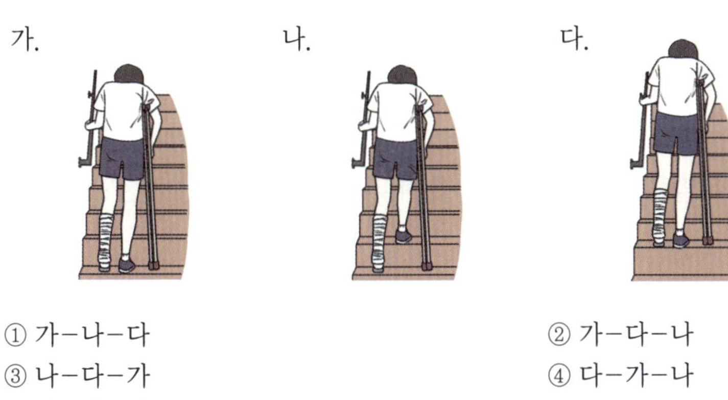

① 가-나-다
② 가-다-나
③ 나-다-가
④ 다-가-나
⑤ 다-나-가

【해설】 목발을 이용하여 계단 오르기 : 수술한 쪽 손으로 계단의 난간을 잡고, 난간과 목발 사이에 고르게 무게를 지탱한 다음 건강한 다리를 위 계단에 올린다. → 환측 다리와 목발을 계단 위로 올린다.

※ 손잡이 난간이 없을 때에는 양측 겨드랑이 밑에 각각의 목발을 유지한다. 만일 층계가 미끄럽거나 가파르다면 앉은 자세에서 한 계단씩 움직인다.

072 오른쪽 다리를 다친 목발 사용 환자가 계단을 올라갈 때 처음 하는 동작으로 옳은 것은?

정답 70 ② 71 ① 72 ①

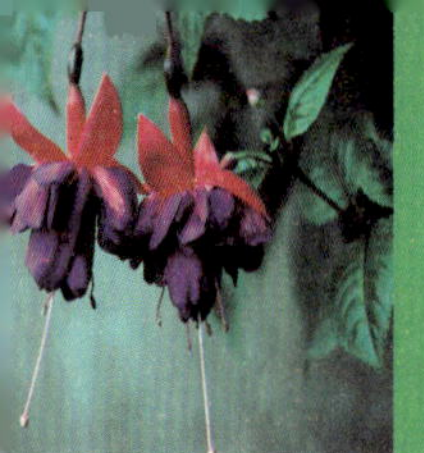

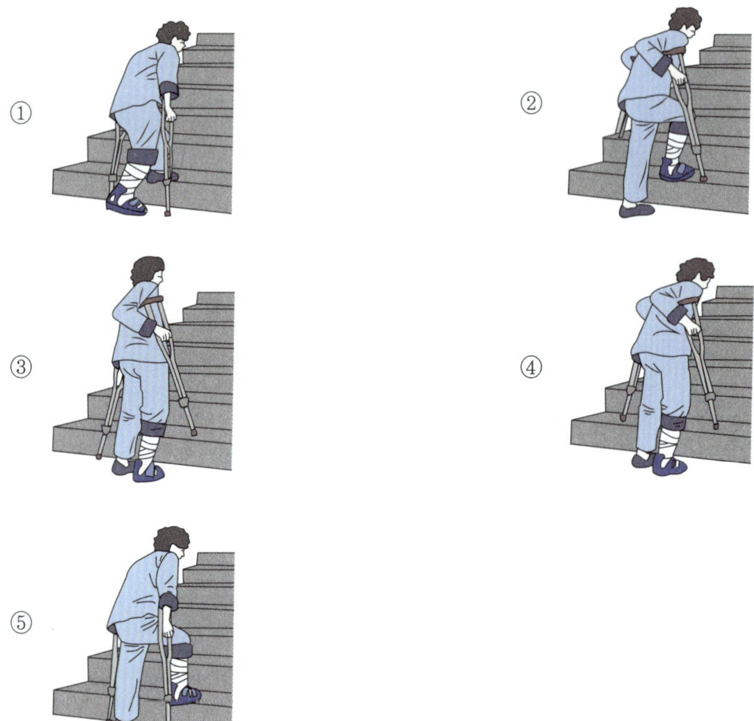

【해설】 **목발로 계단 오르기 순서** : 목발과 목발 사이에 고르게 무게를 지탱한 다음 건강한 다리를 위 계단에 올린다. → 환측 다리와 목발을 계단 위로 올린다.

073 오른쪽 다리를 다친 대상자가 목발을 이용하여 계단을 내려갈 때의 순서로 옳은 것은?

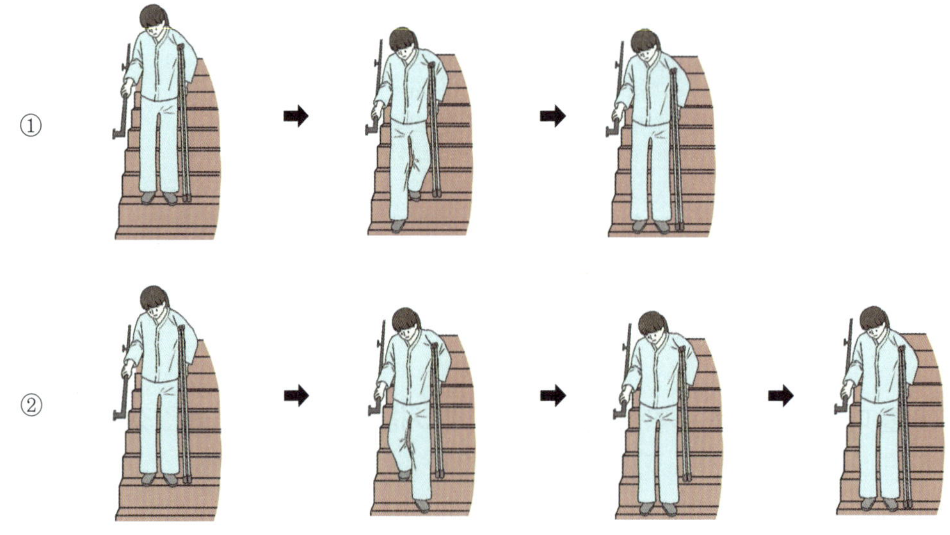

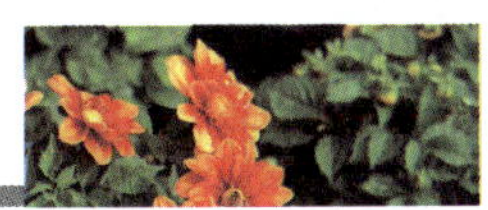

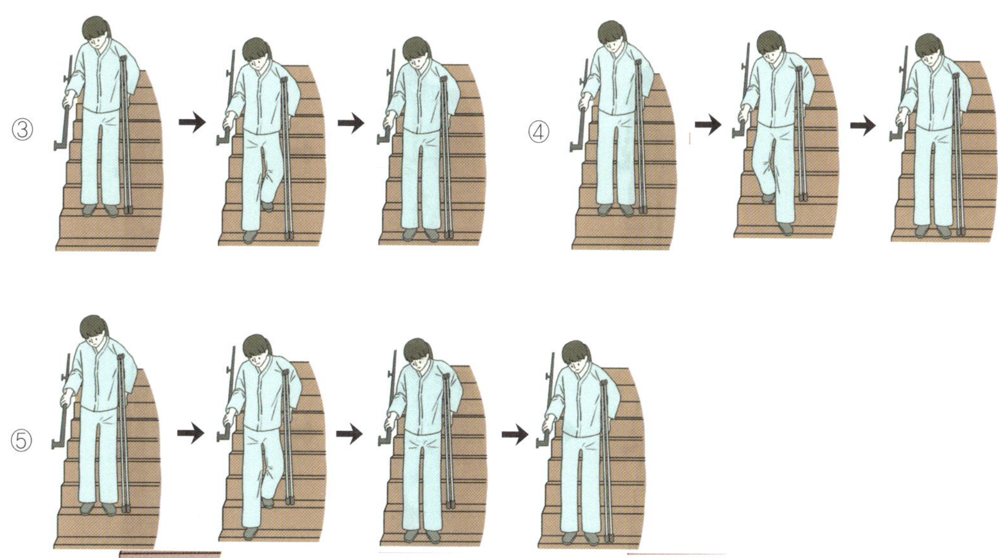

【해설】 목발을 이용하여 계단 내려가기 : 한 손으로 난간을 잡은 상태에서, 건강한 다리에 몸무게를 싣고 환측 다리와 목발을 내려놓는다. → 난간과 목발 사이에 고르게 무게를 지탱하고, 천천히 건강한 다리를 내려놓는다.

※ 손잡이 난간이 없을 때에는 양측 겨드랑이 밑에 각각의 목발을 유지한다. 만일 층계가 미끄럽거나 가파르다면 앉은 자세에서 한 계단씩 움직인다.

074 왼쪽 다리를 다쳐 보행이 불편한 환자가 목발 3점 보행으로 첫 발을 내딛을 때 옳은 것은?

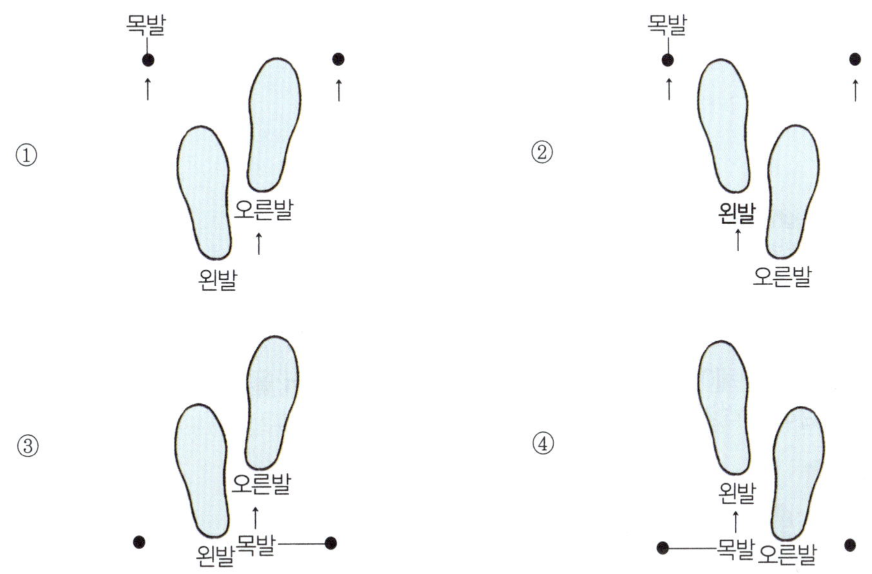

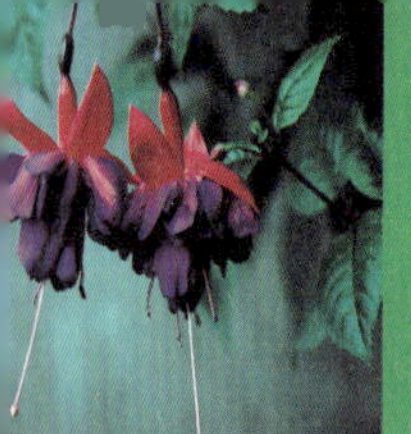

⑤ 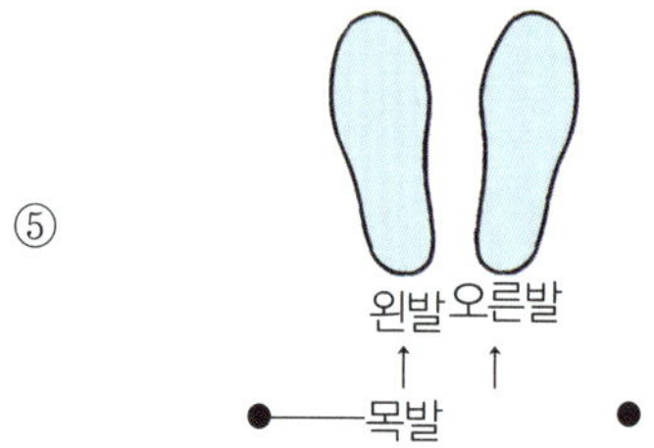

【해설】 3점 보행

- 이 방법은 한쪽 하지가 약해서 체중 부하를 할 수 없고 다른 한쪽 하지는 튼튼하여 전체 체중 유지가 가능할 때 사용한다.
- 양쪽 목발로 환측 다리를 지탱하면서 동시에 나가고 그 다음 강한 쪽 다리를 내딛는다.
- 좌측 목발, 우측 목발, 환측 발, 건측 발의 순이며, 점차적으로 좌측 목발과 우측 목발을 동시에 내고 환측 발, 건측 발의 순으로 훈련시킨다. 나중에는 좌측, 우측 목발과 환측 발을 동시에 내고 건측 발의 순으로 한다.

075 다음과 관련이 깊은 목발 보행법으로 옳은 것은?

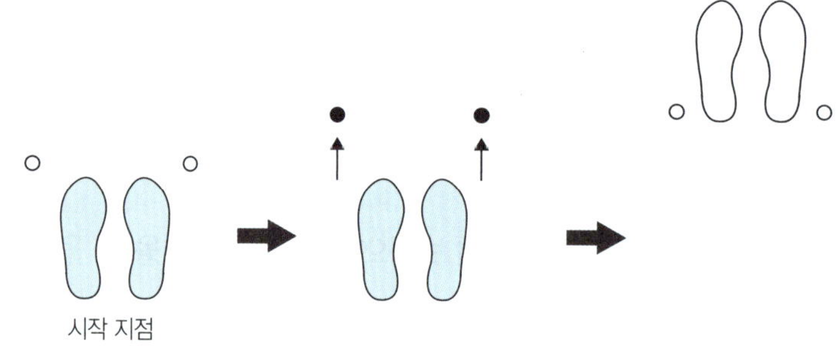

① 1점 보행
② 2점 보행
③ 건너뛰기 보행
④ 4점 보행
⑤ 뛰기 보행

【해설】 건너뛰기 보행(Swing Through Gait)

- **정의** : 다리에 힘이 없는 목발 환자가 그네 타듯 양쪽 목발을 내딛고 발을 목발보다 앞에 착지
- **순서** : 양쪽 목발 → 양발
- **특징** : 빠른 보행, 팔 힘과 균형 조절 필요

076 간호조무사가 뒤에 서서 휠체어의 뒷바퀴를 내려놓고, 앞바퀴를 들어 올린 상태로 뒷바퀴를 천천히 뒤로 빼면서 앞바퀴를 조심히 내려놓는 이동은?

① ② 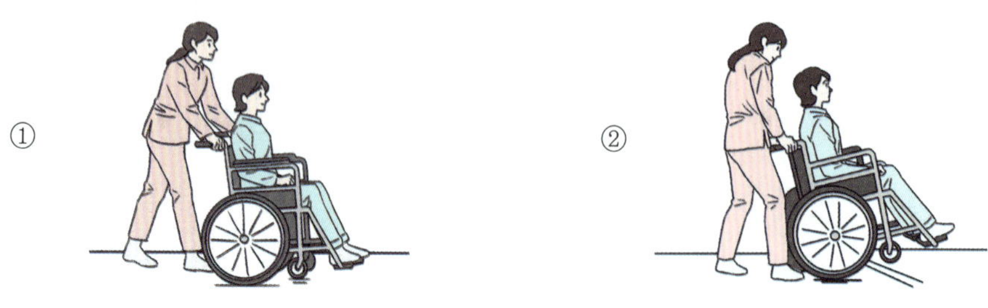

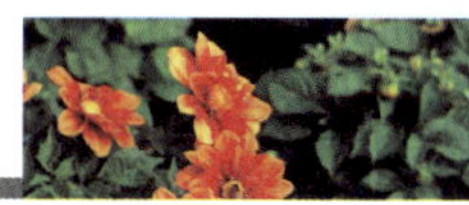

③ 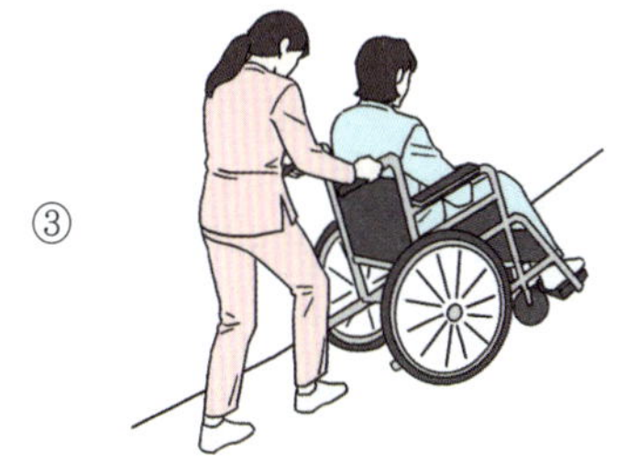

④ 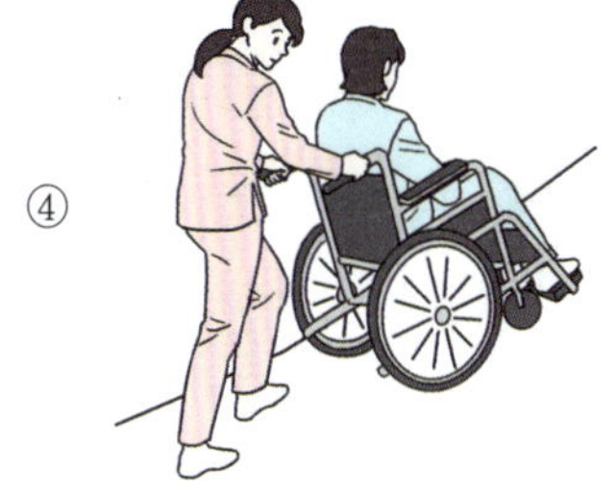

⑤ 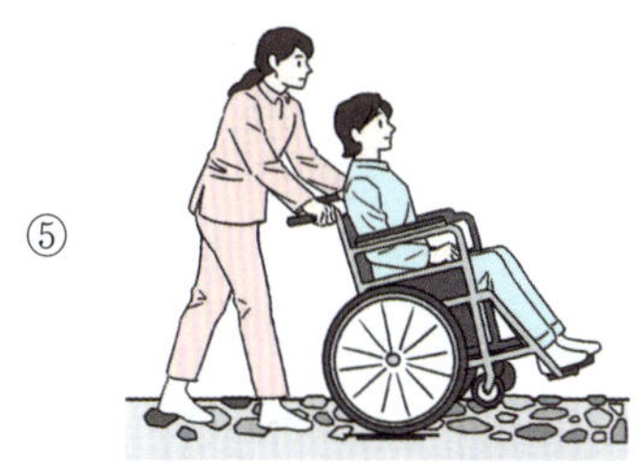

【해설】 ① : 평지를 가는 방법, ③ : 경사길 올라가는 방법, ④ : 경사길 내려가는 방법, ⑤ : 울퉁불퉁한 길 가는 방법

077 다음의 〈그림〉은 어떤 상황에서의 휠체어 이동 방법인가?

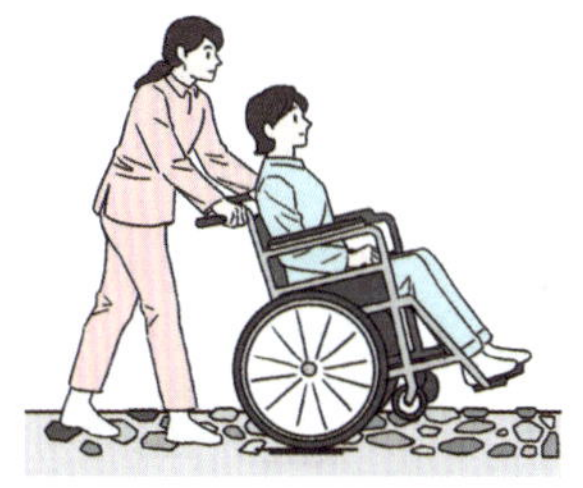

① 평지를 이동할 때
② 엘리베이터를 타고 내릴 때
③ 울퉁불퉁한 길을 갈 때
④ 내리막길을 내려갈 때
⑤ 오르막길을 올라갈 때

【해설】 울퉁불퉁한 길을 갈 때 휠체어 이동 방법
- 휠체어 앞바퀴를 들어 올려 뒤로 젖힌 상태에서 이동한다.
- 크기가 작은 앞바퀴가 지면에 닿게 되면 휠체어를 앞으로 밀기가 힘들고, 대상자가 진동을 많이 느끼기 때문이다.

078 휠체어 이동 돕기에서 엘리베이터를 탈 때의 방법으로 가장 옳은 것은?

① 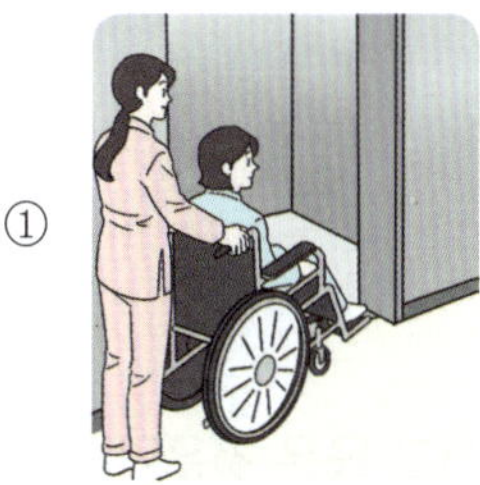

② 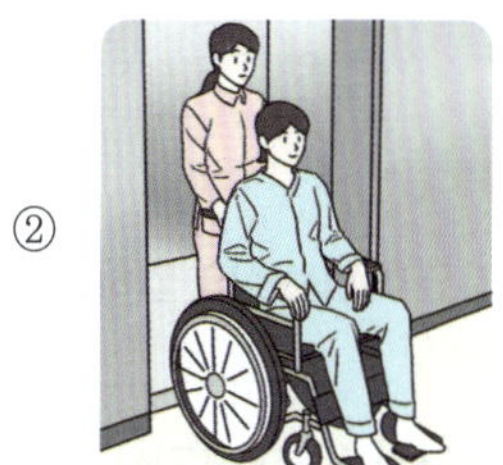

정답 75 ③ 76 ② 77 ③ 78 ②

③ 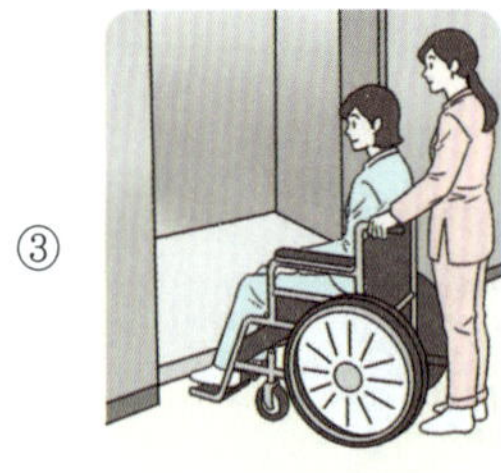

④ 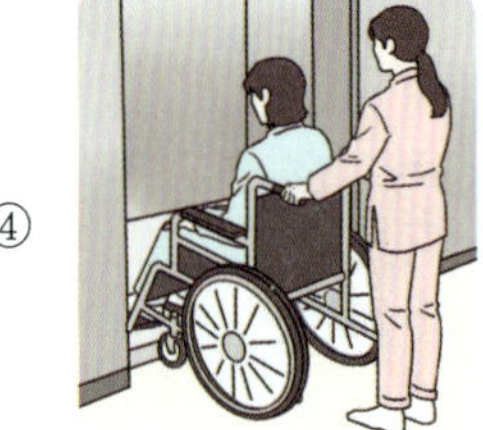

⑤ 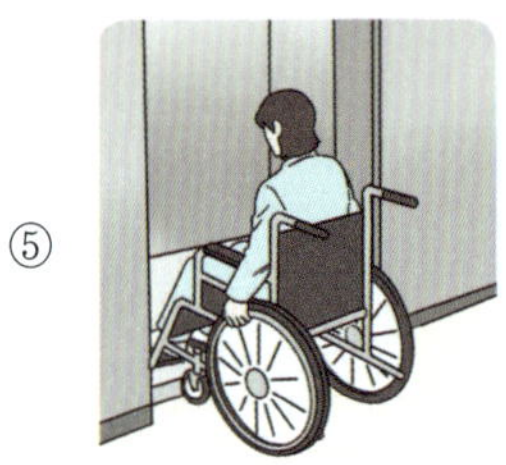

【해설】 엘리베이터 타고 내리기 : 뒤로 들어가서 앞으로 밀고 나온다. 이는 엘리베이터 층 버튼에 쉽게 접근할 수 있으며, 엘리베이터에서 나갈 때 돌려야 하는 불편함을 피할 수 있기 때문이다.

079 누워 있는 왼쪽 편마비(반신마비) 대상자의 단추 없는 상의 갈아입힐 때의 순서로 옳은 것은?

가. 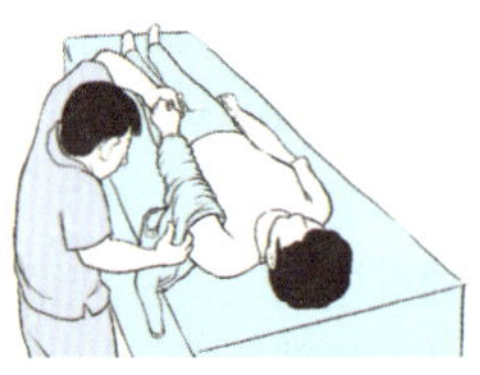

나. 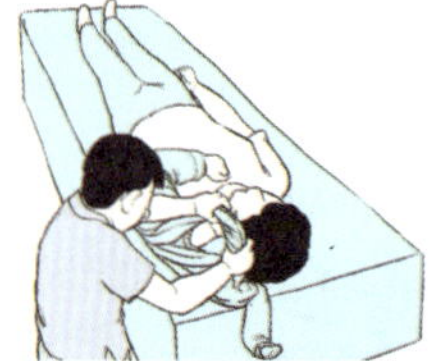

다. 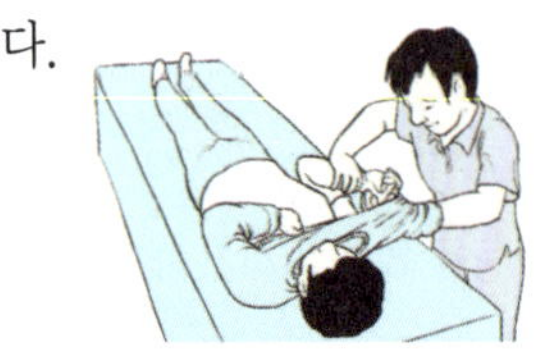

라. 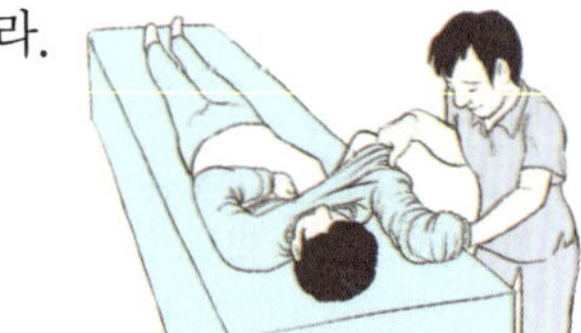

① 가-나-다-라
② 나-가-라-다
③ 나-다-라-가
④ 다-나-가-라
⑤ 라-나-다-가

【해설】 왼쪽 편마비(반신마비) 대상자의 단추 없는 상의 입히기 : 왼쪽 팔 → 머리 → 오른쪽 팔

080 누워 있는 왼쪽 편마비(반신마비) 대상자의 단추 없는 상의 벗길 때의 순서로 옳은 것은?

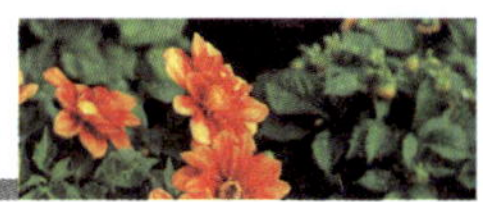

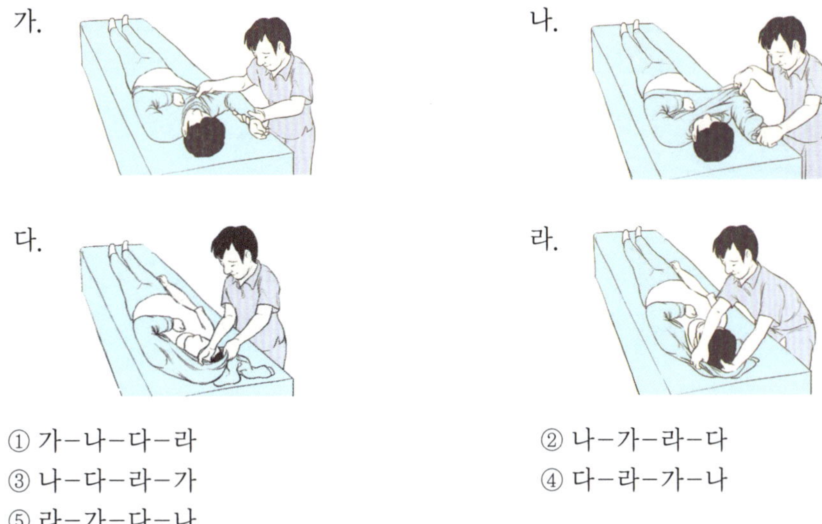

① 가-나-다-라
② 나-가-라-다
③ 나-다-라-가
④ 다-라-가-나
⑤ 라-가-다-나

【해설】 누워 있는 대상자 상의 벗기기 : 간호조무사는 대상자의 건강한 쪽 팔꿈치를 구부려 머리 방향으로 올리게 한다. → 건강한 쪽 상의를 허리 쪽에서 겨드랑이까지 모아 쥔다. → 대상자의 얼굴 쪽에서 시작하여 머리 쪽으로 옷을 벗긴다. → 마비된 쪽 어깨, 팔꿈치, 손목 순으로 옷을 벗긴다. → 대상자의 마비된 쪽 손목을 잡고 한쪽 팔을 벗긴 후 양팔을 편안하게 한다.

081 지남력이 상실된 혼돈 환자나 진정제를 투여한 환자에게 사용하여 낙상을 예방하기 위한 보호대는?

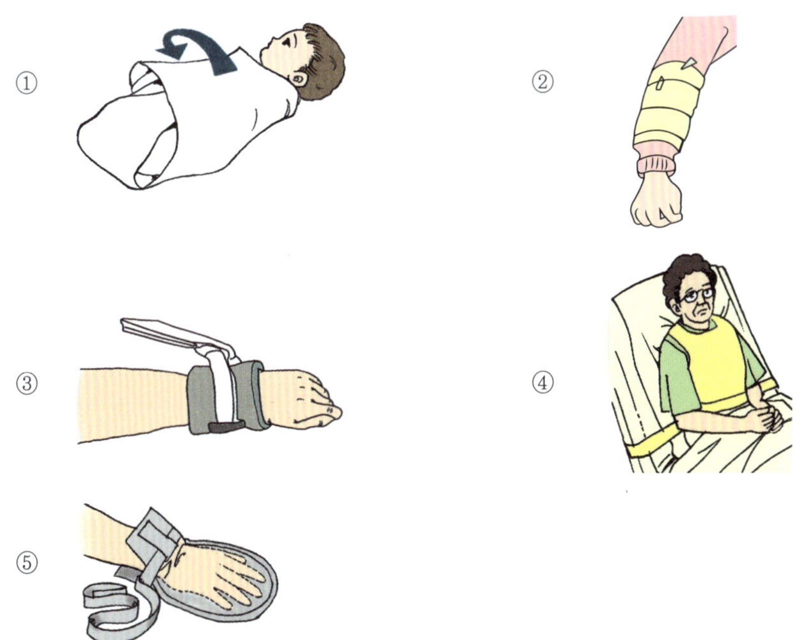

【해설】 재킷 보호대(jaket restraint) : 지남력이 상실된 혼돈 환자나 진정제를 투여한 환자에게 사용하여 낙상을 방지하기 위함이다. 또한 환자가 자해하려 하거나 폭력적 행동을 보일 경우, 환자 운반차나 휠체어에서 안전하게 이동시킬 때도 사용한다.

정답 79 ① 80 ① 81 ④

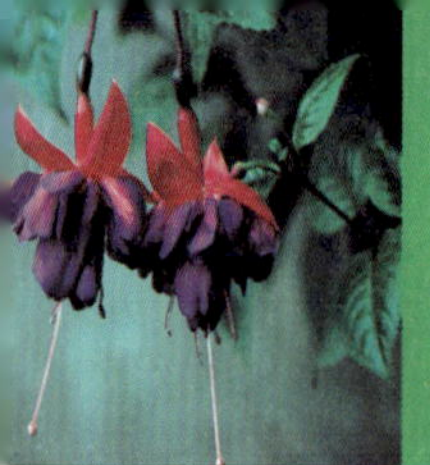

082 혼돈된 환자가 주삿바늘이나 삽입한 튜브를 제거하는 것을 방지하기 위한 보호대는 무엇인가?

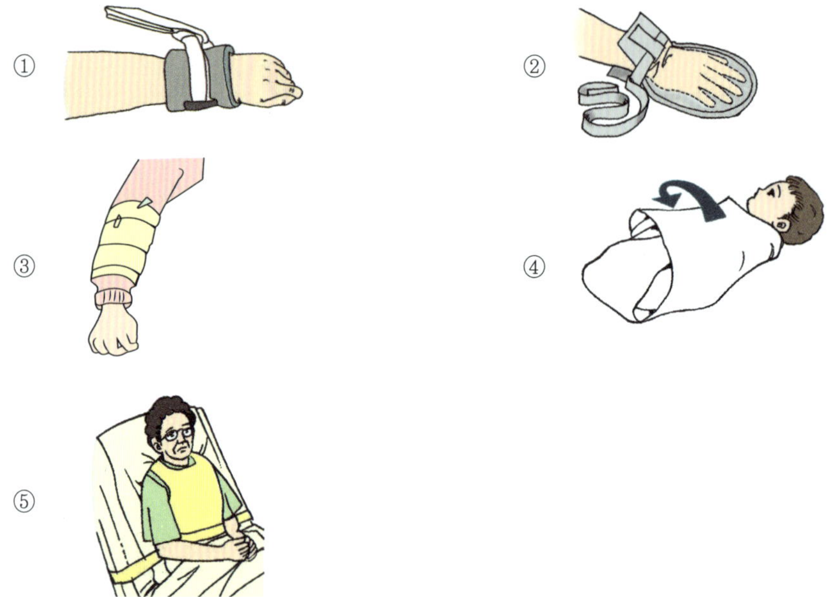

【해설】 **장갑 보호대(mitt restraint)** : 혼돈된 환자가 자신의 손으로 긁거나 손상을 입히는 것(예 주삿바늘이나 삽입한 튜브 제거)을 방지하기 위함이다. 이는 손과 손가락의 움직임만을 제한할 뿐 팔의 움직임은 제한하지 않아 팔을 자유롭게 움직일 수 있다.

083 정신이 혼미한 성인이 몸의 심한 가려움증을 호소할 때 긁지 못하도록 억제할 수 있는 방법으로 옳은 것은?

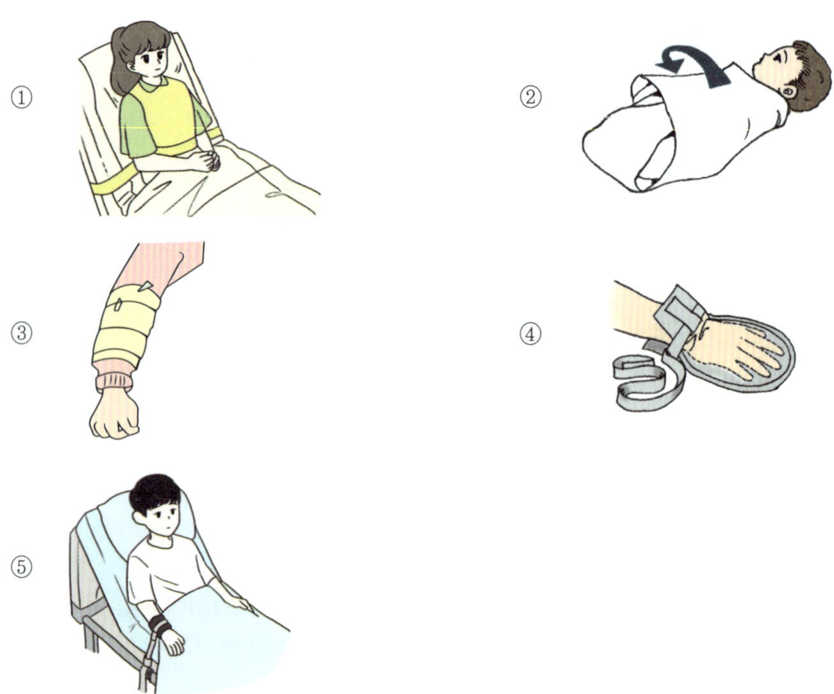

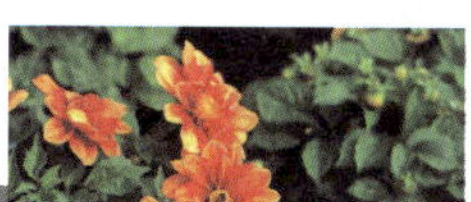

【해설】 문제 82번 해설 해설 참조

084 영아나 어린아이에게 주로 적용되며, 수술 상처나 피부 병변을 긁지 못하게 예방하는 보호대는?

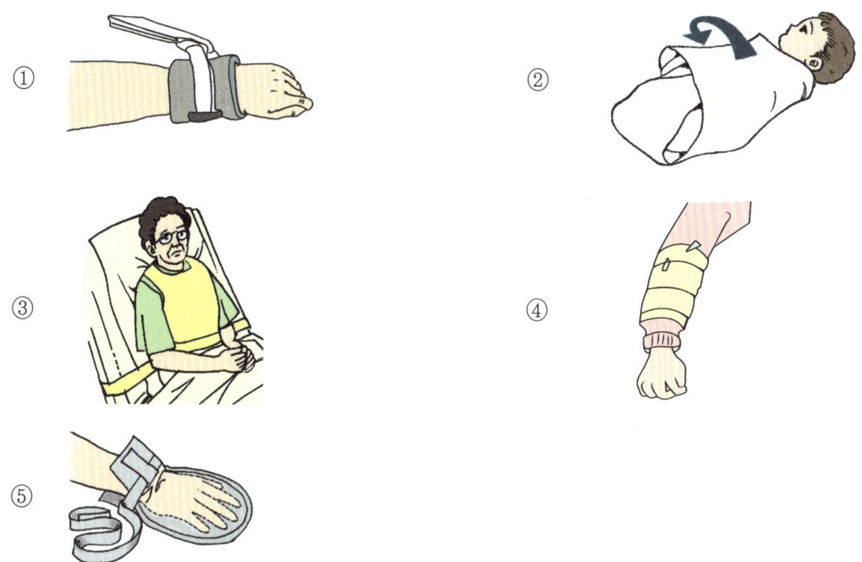

【해설】 **팔꿈치 보호대(주관절 보호대, elbow restraint)** : 영아나 어린아이에게 주로 적용(예 소아에게 정맥주사 후 또는 구개 수술 후 사용)되며 수술 상처나 피부 병변을 긁지 못하도록 팔꿈치를 구부리는 것을 방지하기 위함이다. 무릎을 구부리지 못하게 할 필요가 있을 경우 무릎에도 적용할 수 있다.

085 보호대를 위한 매듭 중 클로브 히치 매듭 만드는 순서가 옳은 것은?

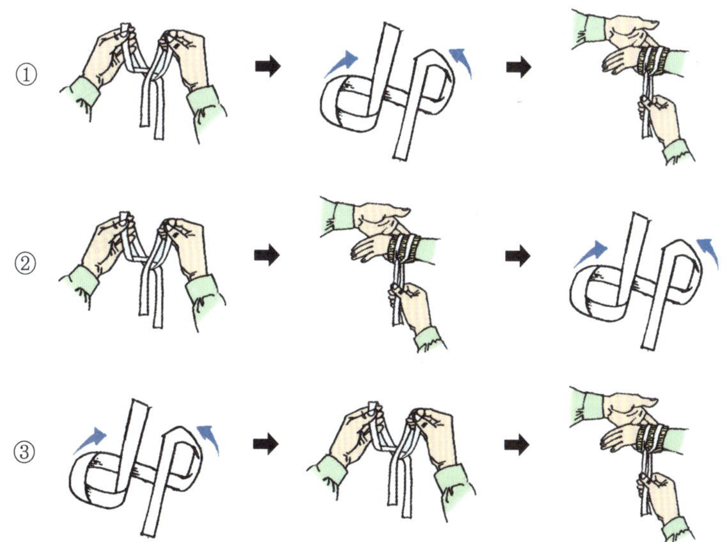

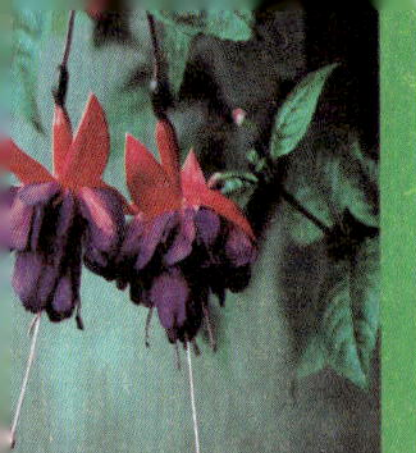

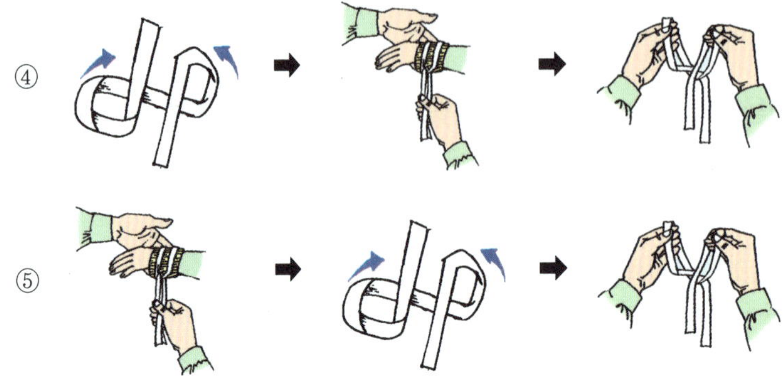

【해설】 **클로브 히치(clove hitch) 매듭** : 손목이나 발목 보호대에 사용한다. 잡아당겼을 때 조여지지 않으며 쉽게 풀리고, 환자의 움직임을 어느 정도 허용하는 장점이 있다.

- 8자를 만든 후 8자의 두 고리를 집어 든다.
- 두 개의 고리를 마주 붙이고 고리 속으로 손목을 넣어 끝은 잡아당겨 안전하게 묶는다.

086 보호대에 사용되는 매듭 중 정방형 매듭 만드는 순서가 옳은 것은?

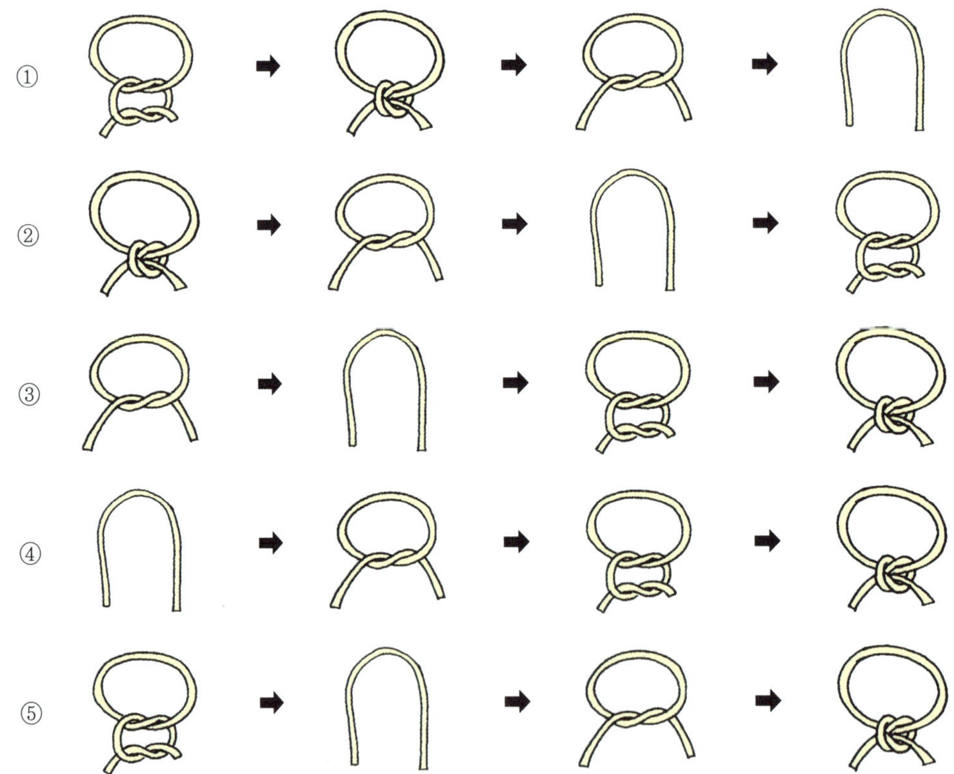

【해설】 **정방형 매듭** : 두 개의 끈을 서로 묶을 때 사용한다. 잡아당겼을 때 조여지지 않고 압력이 풀려도 미끌어지지 않는다.
U자 모양의 고리를 만든다. → 한쪽 끝은 다른쪽 끝의 밑에 놓은 후 교차한다. → 반대 방향으로 다시 한번 교차한다. → 매듭을 단단히 조인다. → 매듭이 다 만들어지면 같은 쪽의 양끝이 똑같이 고리 위나 아래에 있게 된다.

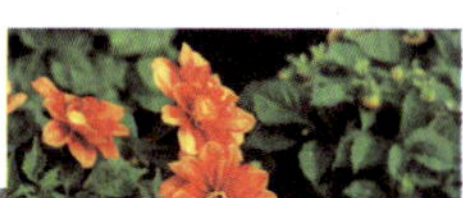

087 다음의 〈그림〉 중 욕창이 특히 잘 발생하는 부위로 옳은 것은?

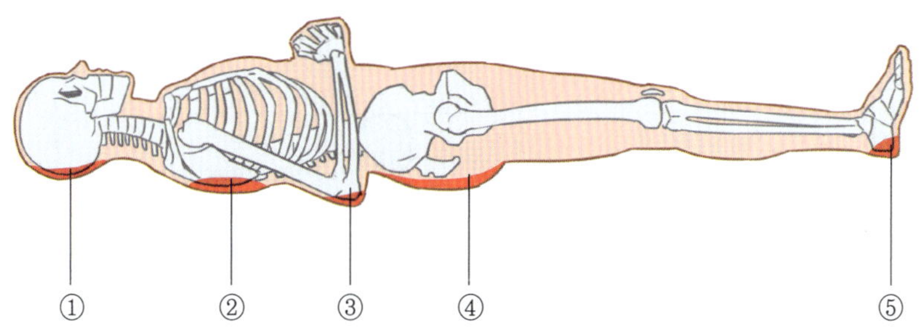

【해설】 **욕창 발생 부위** : 욕창이란 병상에 오래 누워 있는 대상자의 등, 허리 및 엉덩이, 어깨, 팔꿈치 등 바닥면과 접촉되는 피부가 혈액의 공급을 받지 못해서 괴사되는 상태를 말한다. 천골(엉치뼈) 부위의 엉덩이는 욕창이 특히 잘 생기는 부위이다.

088 대상자가 반 앉은 자세(반좌위)에서의 욕창 발생 부위로 옳은 것은?

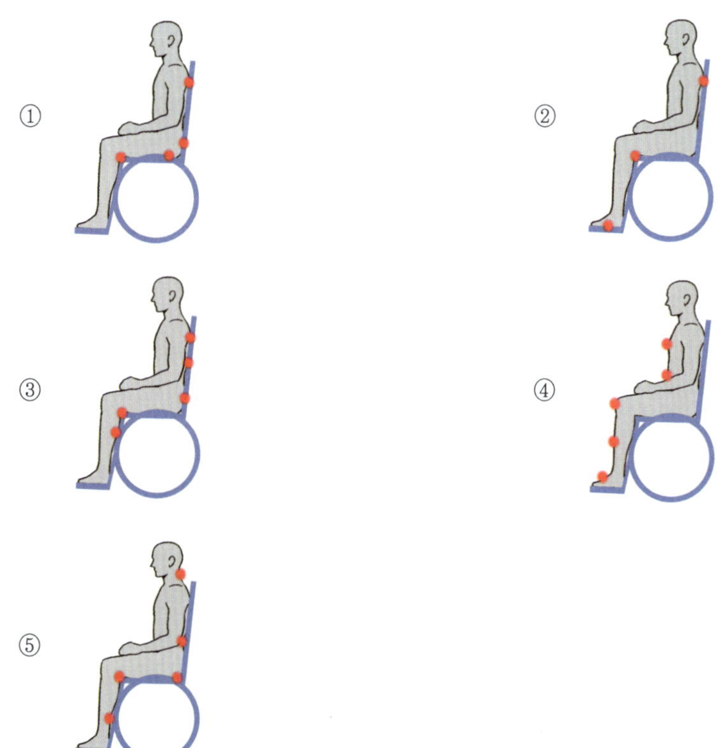

【해설】 반 앉은 자세(반좌위)에서의 욕창 발생 부위 : 궁둥뼈결절, 넙다리뒷면, 척추뼈가시돌기

089 대상자가 엎드린 자세에서의 욕창 발생 부위가 옳은 것은?

정답 86 ④ 87 ④ 88 ① 89 ①

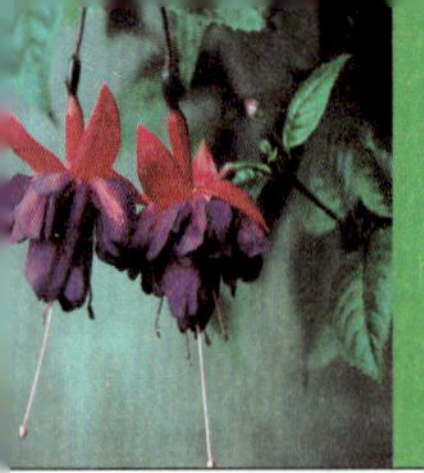

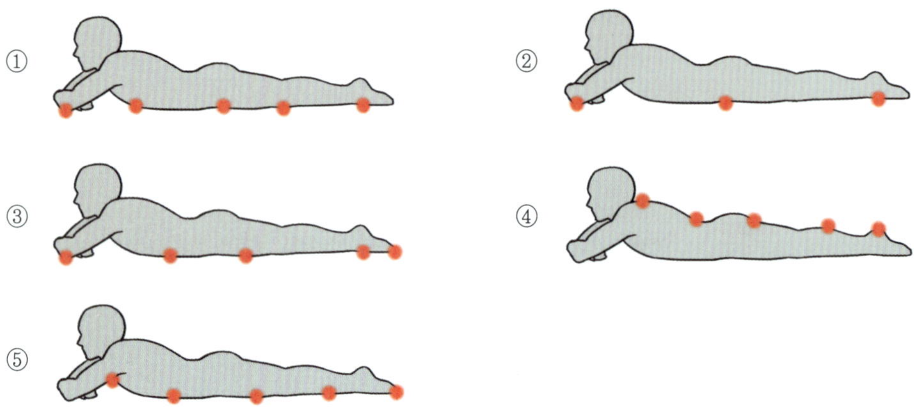

【해설】 엎드린 자세에서의 욕창 부위 : 위팔뼈 앞머리, 복장뼈, 위앞엉덩뼈가시, 무릎뼈, 정강뼈능선, 발등

090 손목, 발목 등의 드레싱을 고정할 목적으로 이용하며, 모든 붕대법의 처음 시작과 마지막에 사용하는 붕대법은?

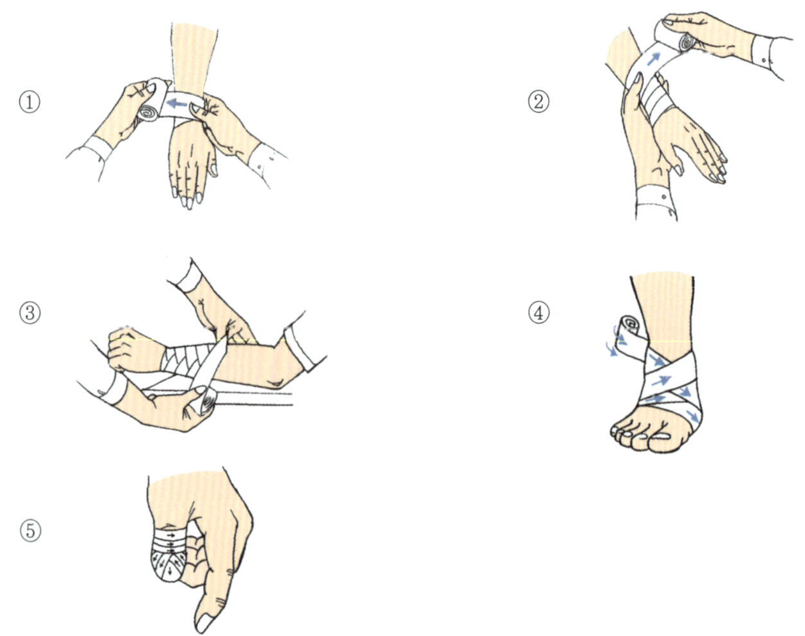

【해설】 환행대(돌림붕대, circular turns)

- 이마, 목, 손목, 발목 등의 드레싱을 고정할 목적으로 이용되며 어떤 붕대법이든 처음 시작과 마지막은 환행대를 한다.
- 동일 부위를 수차 돌려 감는다.

091 주위 굵기가 비슷한 곳, 즉 손가락이나 상완부 또는 몸 등의 드레싱, 부목을 고정할 때 사용하는 붕대법은?

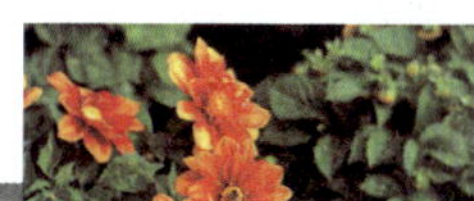

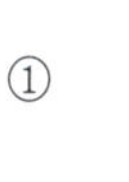

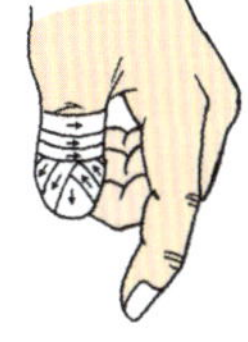

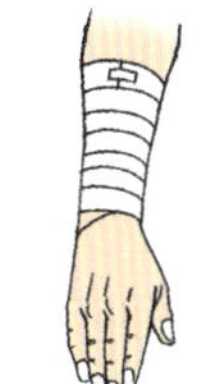

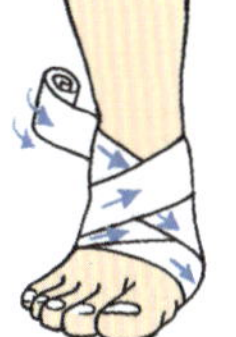

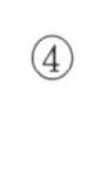

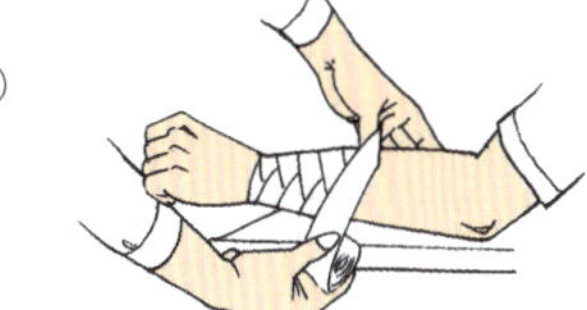

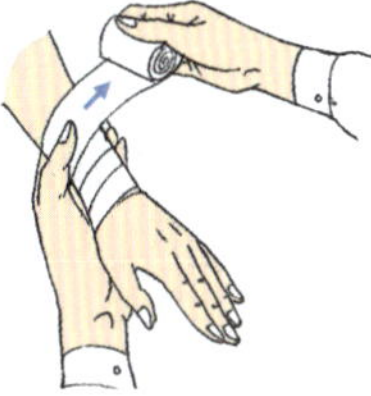

【해설】 나선붕대(spiral turns)

- 주위 굵기가 비슷한 곳, 즉 손가락, 상완부, 몸 등의 드레싱, 부목을 고정할 때 이용한다.
- 먼저 감은 곳보다 1/2~1/3 정도 올려 감는다.

092 종아리의 부종을 감소하기 위한 붕대법으로 옳은 것은?

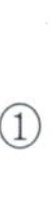

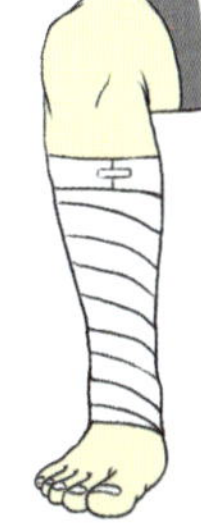

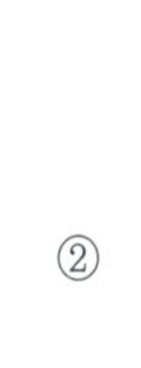

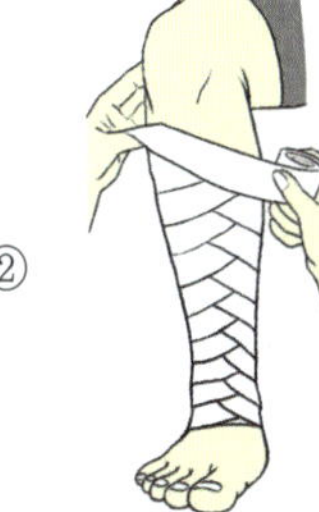

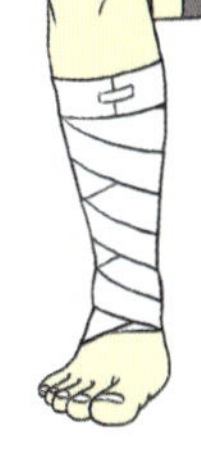

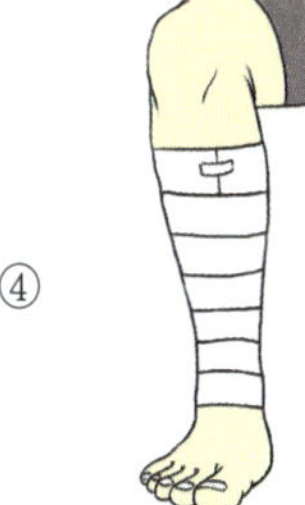

정답 90 ① 91 ⑤ 92 ②

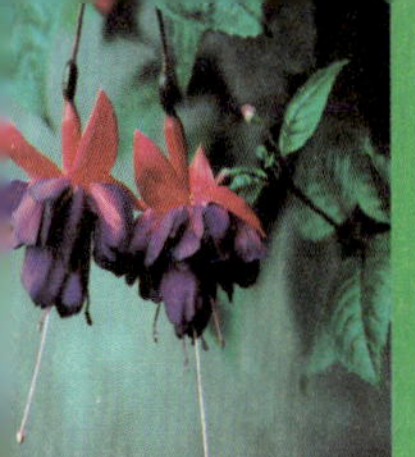

⑤ 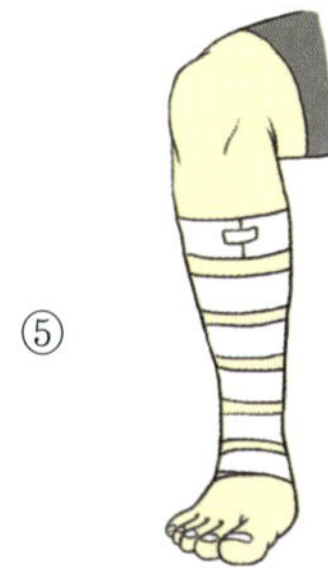

【해설】 나선절전대(나선역행붕대, spiral reversed turns)

- 전박, 다리 등 굵기가 급히 변하는 부분에 사용한다.
- 두 번 환행으로 감은 후 약 30° 각도로 위쪽으로 비스듬히 감는다. 이후 붕대의 위쪽에 왼손의 엄지손가락을 뺀 후 붕대를 뒤집어서 돌린다.
- 붕대가 2/3 정도 겹치도록 하면서 계속 감아 내려온다.

093 다음의 〈그림〉은 대상자에게 안약을 투여하려고 한다. 안약을 투여할 때의 위치로 옳은 것은?

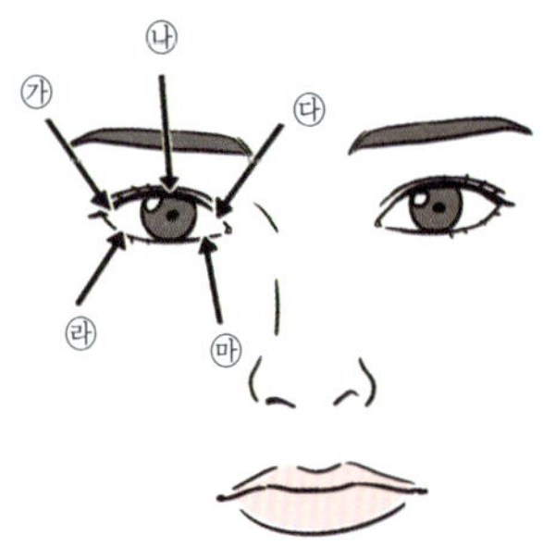

① ㉮
② ㉯
③ ㉰
④ ㉱
⑤ ㉲

【해설】 안약 투여 : 안약 투여 시 대상자에게 천장을 보도록 하고 약물 명, 점적 방울 수를 확인하여 눈의 측면에서 하부 결막낭의 바깥쪽 3분의 1 부위에 안약을 투여한다.

094 성인 대상자의 귀에 약물을 투여할 때의 모습으로 옳은 것은?

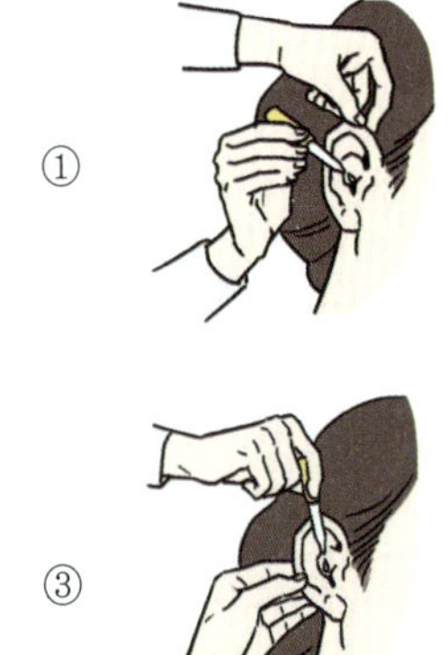

① ③

② 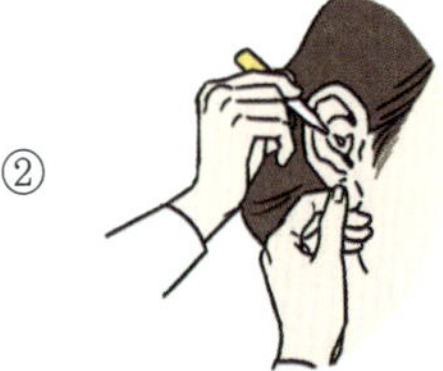

④ 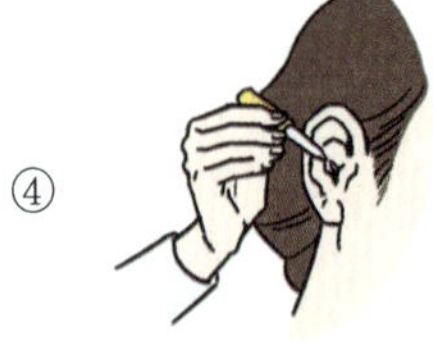

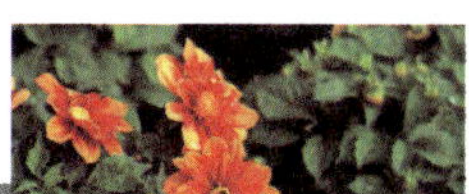

⑤ 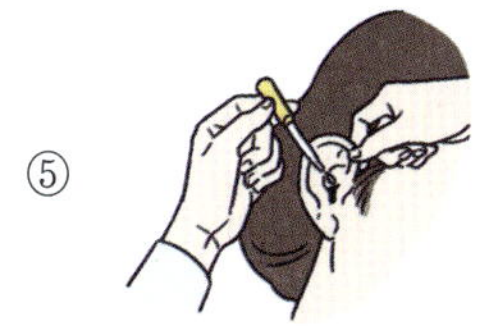

【해설】 **귀약 점적** : 성인 대상자의 귀에 약물을 투여할 때는 귓바퀴(이개)를 후상방으로 잡아당겨 약물 투여가 쉽도록 한 후 측면을 따라 정확한 방울 수의 약물을 점적한다.

095 2세 유아에게 귀약을 투여할 때의 방법으로 옳은 것은?

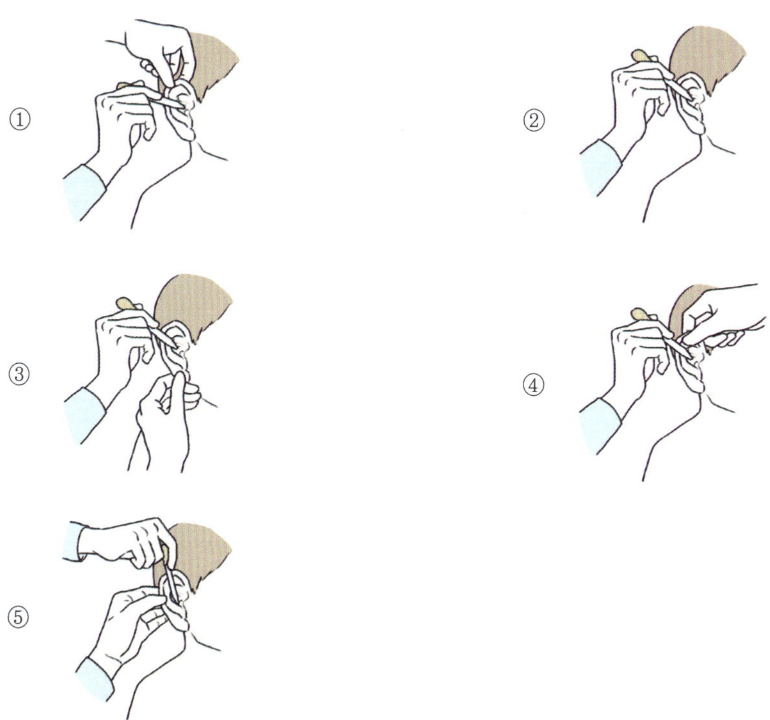

【해설】 3세 미만의 아동은 이수(lobe)를 후하방(귓바퀴를 아래쪽 뒤쪽)으로 잡아당겨서 약을 귀에 떨어뜨려 넣는다.

096 대상자가 갑자기 침을 흘리며 경련을 일으켰을 때 응급처치 방법으로 옳은 것은?

① 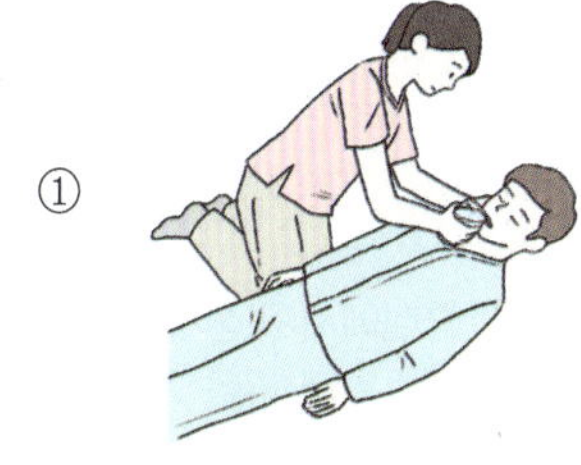

② 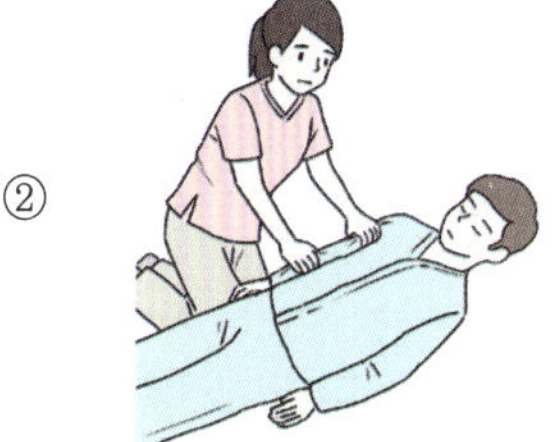

정답 93 ④ 94 ① 95 ③ 96 ⑤

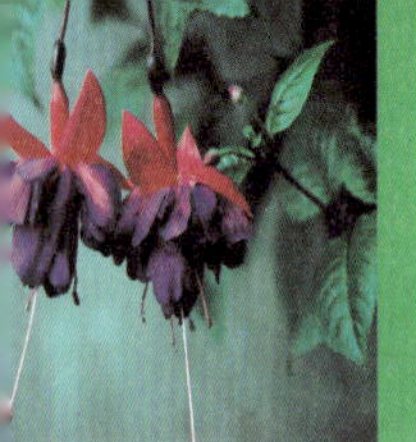

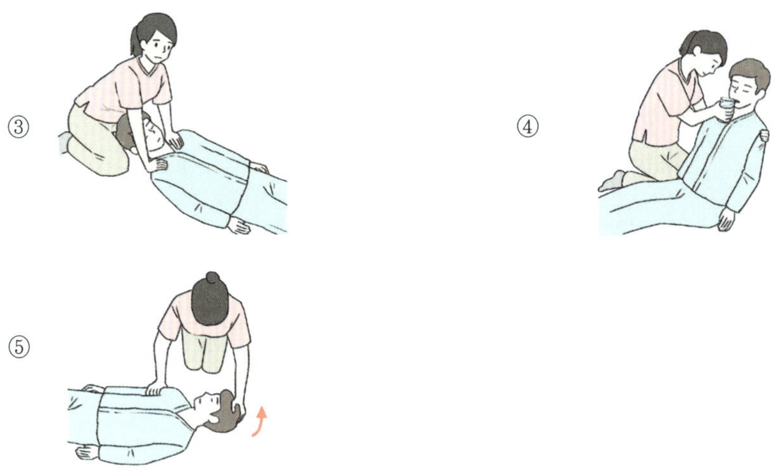

【해설】 경련 환자의 간호 돕기 : 뇌전증(간질) 환자가 발작 증상을 보이거나 경련 시에는 신속한 판단과 행동이 요구된다.

097 개복 수술을 한 환자의 상처 부위를 소독하는 방법으로 옳은 것은?(※ 소독 시작 지점(•)마다 새로운 소독솜을 사용함)

•: 소독 시작 시점	①~⑥ : 소독 순서	→ : 소독 방향

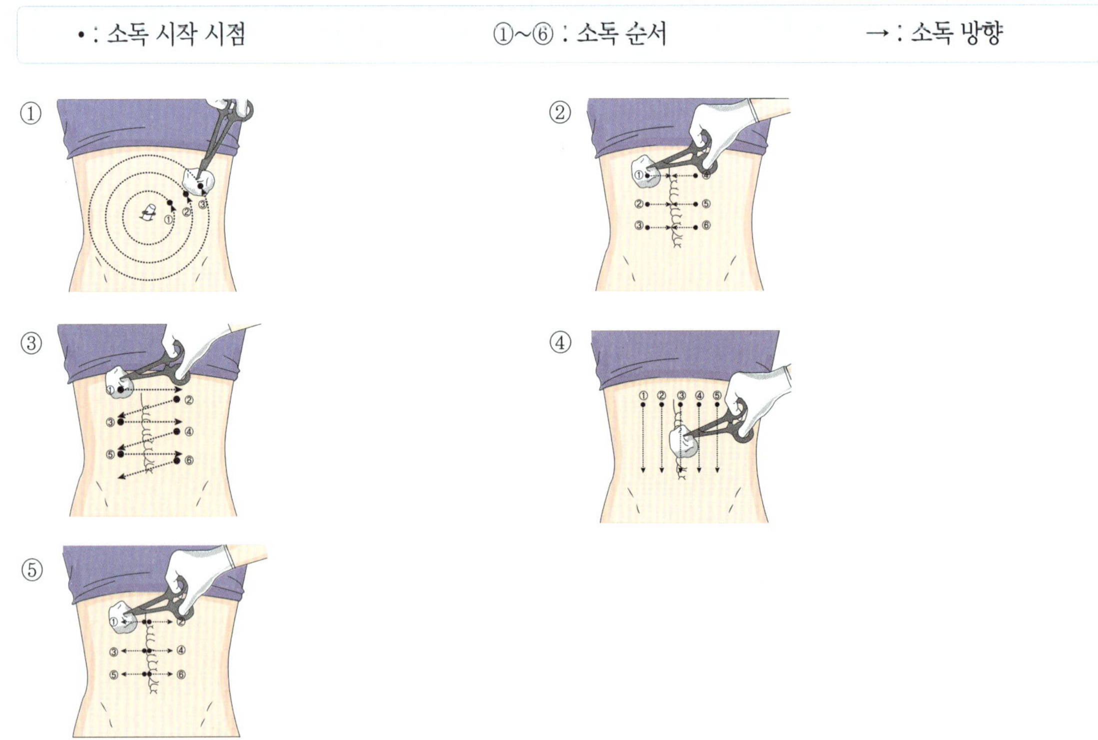

【해설】 상처나 수술 부위를 소독할 때는 가장 오염이 안 된 부위에서 심한 쪽으로, 위에서 아래로, 중심에서 가장자리로 닦는다. 절개 부위와 함께 습한 배액관이 있는 경우에는 절개선을 닦은 후에 배액관 가까이에서 시작하여 밖을 향해 원을 그리며 닦아내되, 하나의 거즈로 하나의 원 만큼만 닦는다.

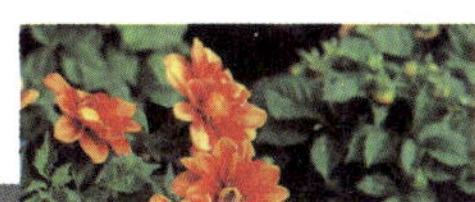

098 손목에 출혈이 있을 경우 출혈 부위의 압박과 그 위치로 옳은 것은?

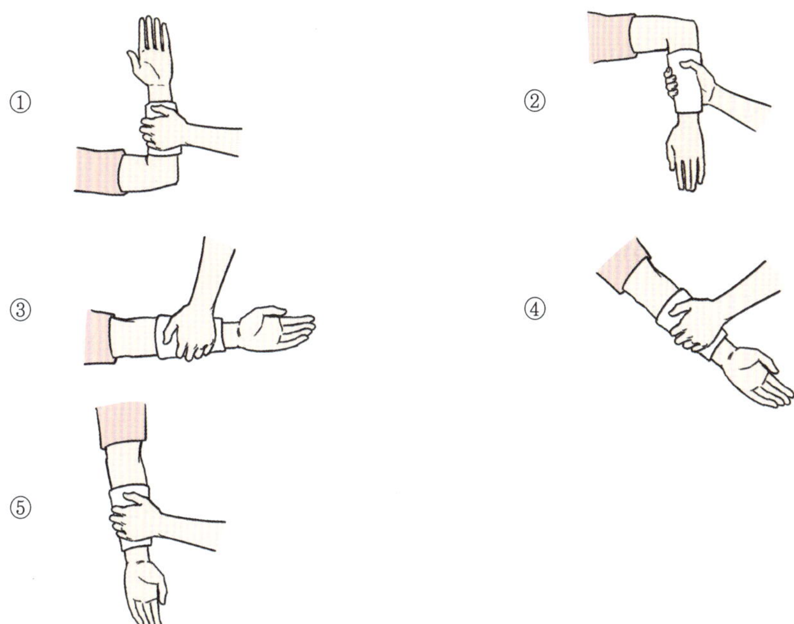

【해설】 손목에 출혈이 있을 경우 출혈 부위의 압박과 그 위치 : 출혈 부위를 압박하면서 출혈 부위를 심장보다 높게 위치하도록 한다.

099 가슴압박을 위한 손의 위치로 옳은 것은?

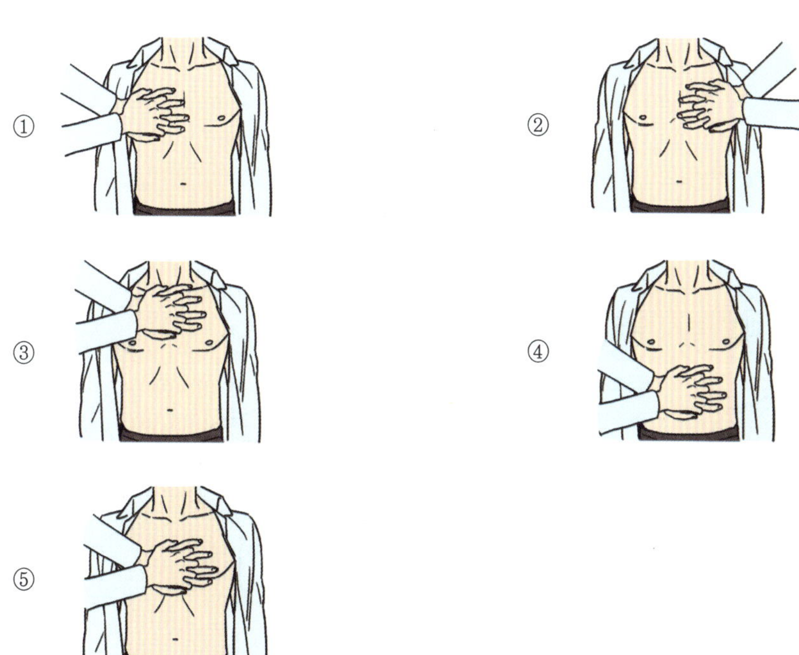

【해설】 기본소생술 중 가슴압박의 특징

- 가슴압박은 분당 100~120회를 유지한다.
- 30회의 가슴압박이 끝나면 2회의 인공호흡을 실시한다.(가슴압박 대 인공호흡 30 : 2)
- 손가락이 가슴에 닿지 않도록 주의하면서 양팔을 쭉 편 상태에서 체중을 실어 대상자의 몸에 수직이 되도록 하며 가슴이 최소 5cm 정도 눌릴 정도의 강도로 압박한다. 6cm가 넘지 않도록 한다.
- 대상자의 흉골의 아래쪽 절반 부위(해부학적 위치)에 두 손을 깍지 끼고 올려놓는다.
- 호흡이 없거나 비정상적이면 가슴압박을 시작해야 한다.

100 자동심장충격기의 사용 단계가 바르게 나열된 것은?

가.

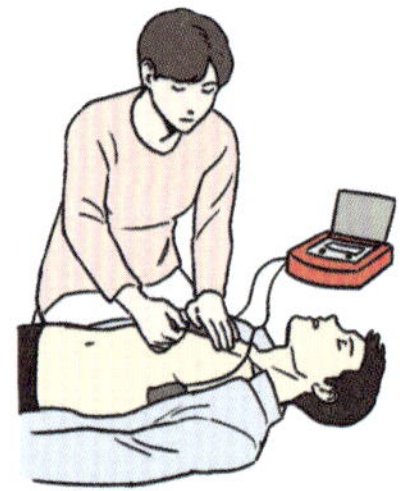

나.

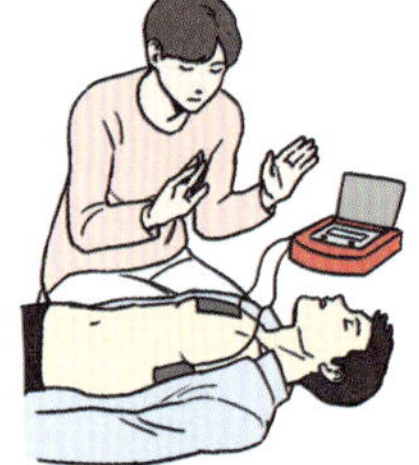

다.

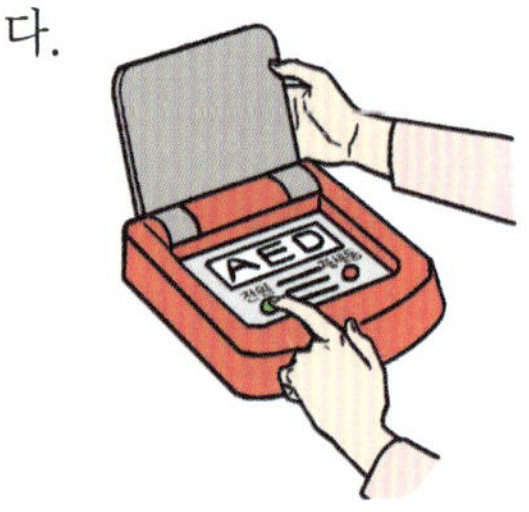

라.

① 다-가-나-라 ② 다-가-라-나
③ 다-나-가-라 ④ 다-나-라-가
⑤ 다-라-가-나

【해설】 자동심장충격기의 사용 단계 : 전원 켜기(다)-전극 패드 부착(가)-심장 리듬 분석(나)-심장충격 시행(라) 순이다.

101 자동심장충격기 사용 시 패드 부착 위치로 옳은 것은?

①

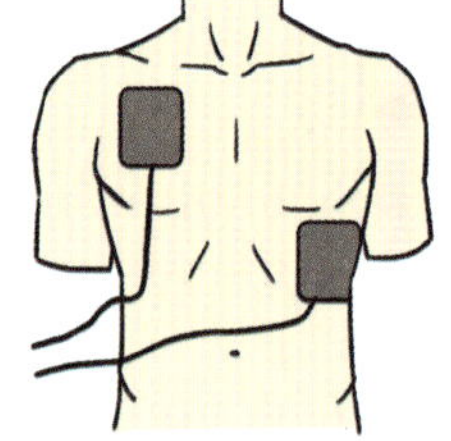

②

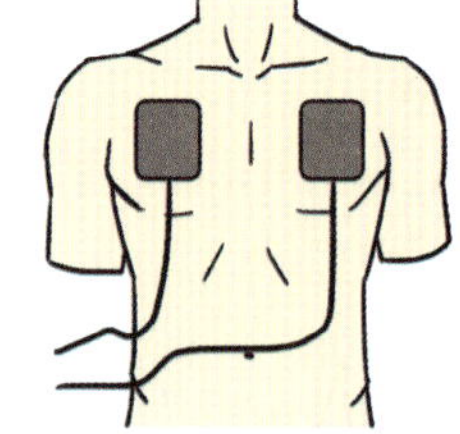

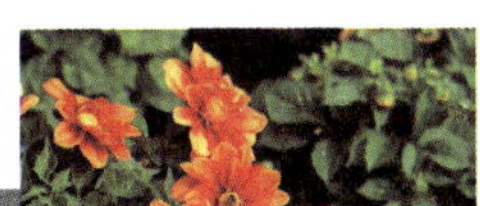

③ 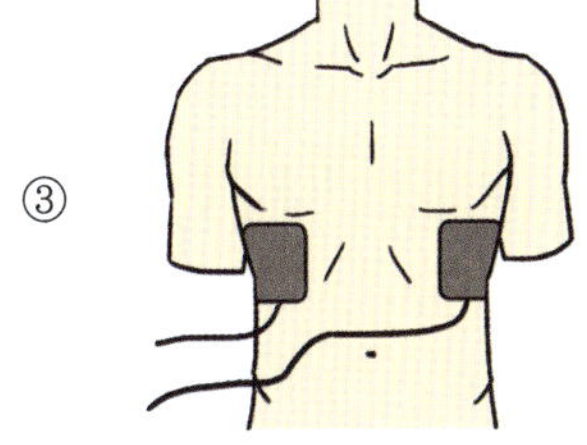

④ 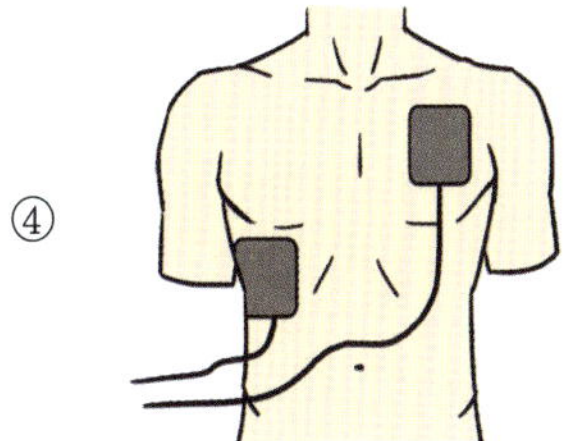

⑤ 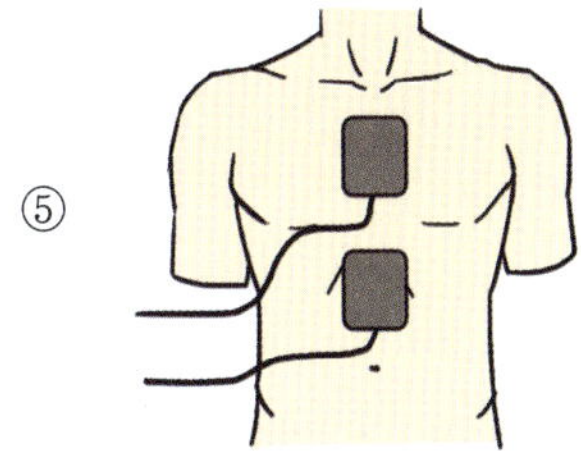

【해설】 자동심장충격기 사용 시 패드 부착 위치 : 전극 패드 1은 오른쪽 빗장뼈(쇄골) 바로 아래에 부착하고, 전극 패드 2는 왼쪽 젖꼭지 아래 중간 겨드랑이 선에 부착한다.

102 자동심장충격기의 사용 단계 중 다음의 〈그림〉에 해당하는 단계로 옳은 것은?

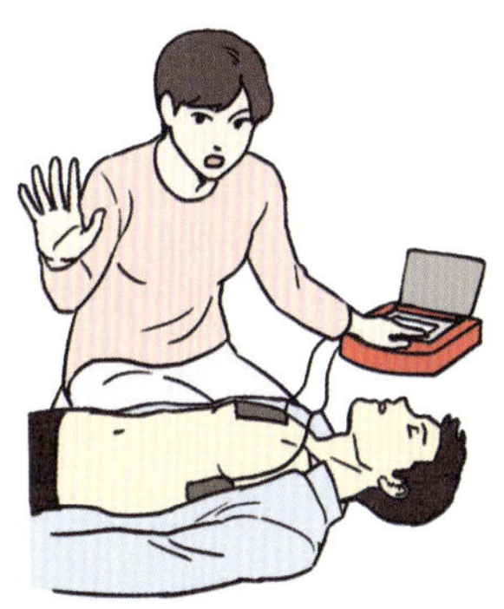

① 전원 켜기
② 전극 패드 부착
③ 심장 리듬 분석
④ 심장충격 시행
⑤ 심폐소생술 다시 시행

【해설】 심장충격 시행

- 심장충격이 필요한 경우에만 심장충격 버튼이 깜박인다.
- 깜박이는 심장충격 버튼을 눌러 심장충격을 시행한다.
- 심장충격 버튼을 누르기 전에는 반드시 다른 사람이 대상자에게서 떨어져 있는지 다시 한 번 확인한다.

정답 100 ① 101 ① 102 ④

약 력

■ 편저자 박이균

- 경희대학교 간호대학 졸업
- 경희대학교 간호학 박사
- 경희의료원 수간호사(전)
- 경희대학교 간호학과 교수(전)
- 상지대학교 간호학과 교수(전)
- 대진대학교 간호학과 교수(전)
- 우리몸사랑 보완 대체 연구소 대표

기본 간호 실무지침

2026년 2월 10일 인쇄
2026년 2월 10일 발행

저 자 · 박 이 균
발행자 · 이 종 소
발행처 · **은하출판사**
주 소 · 서울시 서초구 강남대로 97길 49-3 은하빌딩(잠원동)
등록번호 · 제2-200호(1974. 7. 22)
대표전화 · (02)540-6181
FAX · (02)540-6183
홈페이지 · http://www.eunhapub.co.kr
이메일 · eunha@eunhapub.co.kr

값 19,000원

ISBN 978-89-316-8614-2 93510